Das große *Mama* Handbuch

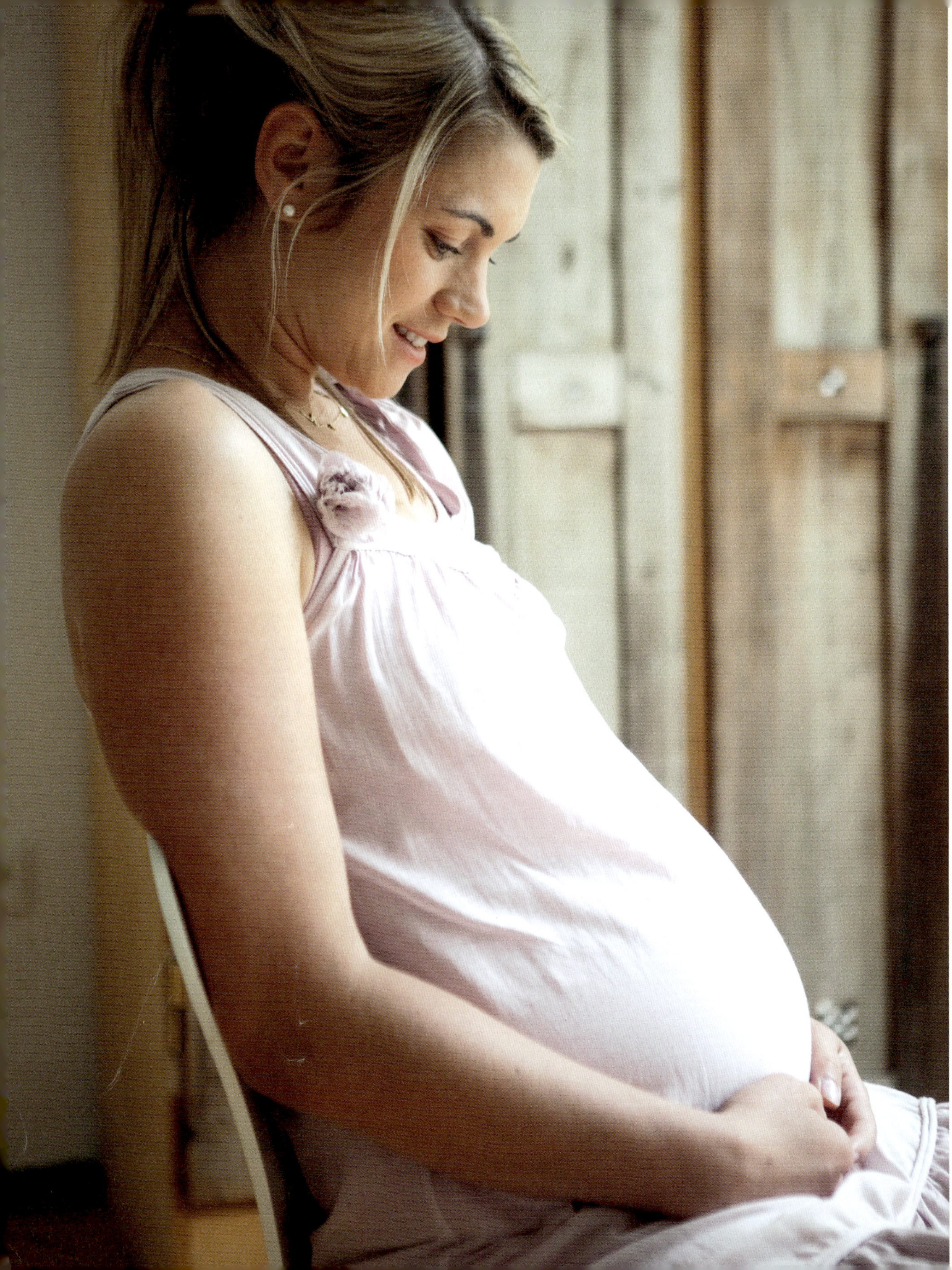

Vivian Weigert · Dr. med. Wolf Lütje

Das große Mama Handbuch

Alles über Schwangerschaft, Geburt und die ersten 10 Monate mit Baby

Mit Fotografien von **Susanne Krauss**

Kösel

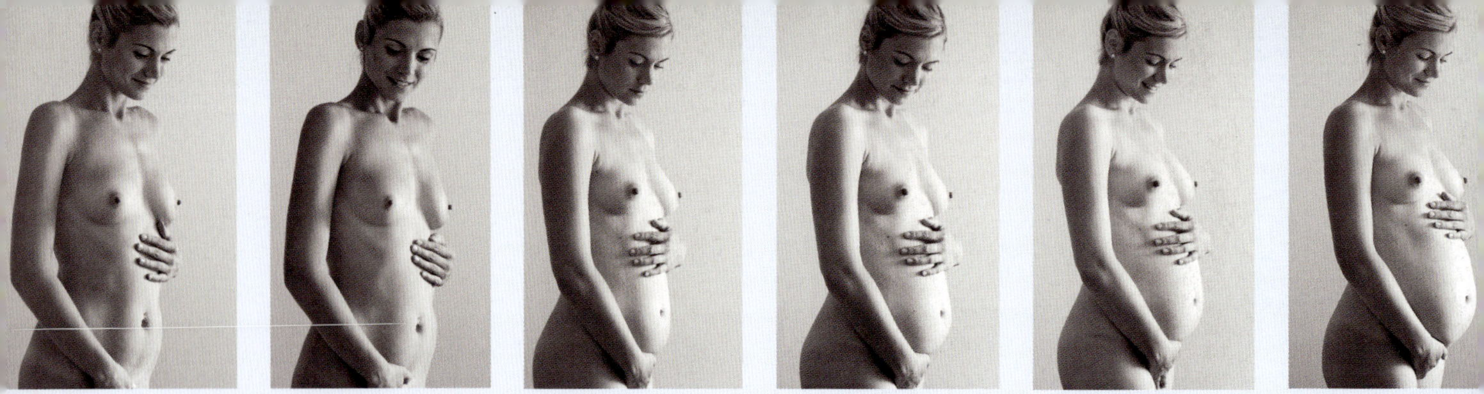

Ein Baby ist unterwegs – und Sie mit ihm!

Gibt es eine spannendere »Reise« als die Schwangerschaft? Sie führt Sie mitten hinein in eine vollkommen neue Welt – in Ihr Leben mit Kind!

Woche für Woche können Sie auf den folgenden Seiten nachlesen, **wie sich Ihr Baby entwickelt:** Wann beginnt das kleine Herzchen zu schlagen? Wann wachsen die winzigen Wimpern? Was sieht und hört das Baby da drinnen in seiner Bauchhöhle? Was tut es überhaupt den ganzen Tag? Und warum wird es eigentlich immer ausgerechnet dann so munter, wenn Mama ins Bett geht?

Auch **Papa spielt natürlich eine Promirolle** und bekommt hier viele hilfreiche Tipps für seine rasch wachsenden Aufgaben.

Und schließlich geht es um **die Frage aller Fragen:** Wie bereiten wir uns am besten auf das große Ereignis vor? Um das Thema Geburt ranken sich so viele Mythen – mit ihnen wird hier tüchtig aufgeräumt.

Dann ist das Baby da … und mit ihm die hellste Aufregung. Und die schlaflosen Nächte. Und gefühlte 1000 neue Fragen. Täglich. Was braucht so ein kleines Wesen für sein Wohlbefinden? Muss denn jedes Baby schreien? Wie lässt sich der kleine Glückskäfer ganz, ganz schnell trösten? Was hilft ihm beim Schlafen? Und was tut ihm gut, wenn die ersten Zähnchen kommen?

Auf alle diese und andere bewegende Fragen finden Sie in diesem Buch bewährte und verlässliche Antworten, mit aktuellstem wissenschaftlichen Hintergrund.

Das hat es bisher **noch nie in einem Buch** gegeben: Zwei Freundinnen, Caro und Amelie, wurden zufällig gleichzeitig schwanger – und wir durften sie die ganzen **10 Monate vor und nach der Geburt** fotografisch begleiten! Sogar bei den Geburten war unsere Kamera mit dabei. So sehen Sie gleich in zwei Varianten, wie ein zunächst noch flaches Bäuchlein von

Rückbildung im Schnelldurchlauf:
1. Tag, 3. Tag, 1. Woche, 1. Monat, 3. Monat,
6. Monat und 10. Monat nach der Geburt

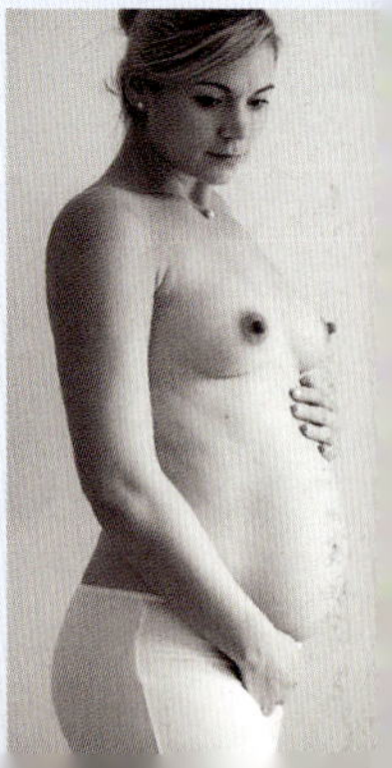

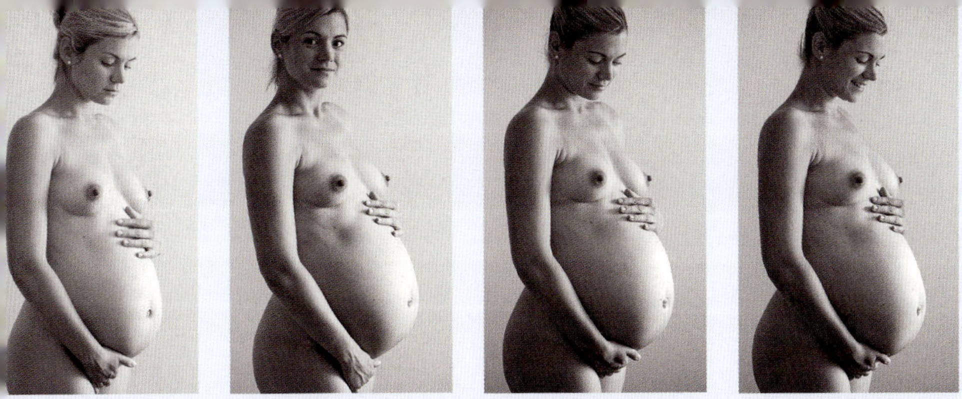

Amelies Babybauch:
1.–10. Monat

Monat zu Monat zu einer immer stattlicheren Babykugel wird, was dabei Tolles herauskommt und wie lange es dauert, bis Mamas Körper danach wieder so schlank wie vorher wird. Außerdem durften wir (fast) alle **E-Mails** veröffentlichen, die sich Caro und Amelie in all den Monaten geschrieben haben – kleine authentische Reise-Blitzlichter.

Schwangerschaft und erstes Babyjahr – das ist eine besondere Zeit, in der sich Mama auch immer wieder etwas Besonderes gönnen darf, denn schließlich gilt: **Mama glücklich – Baby glücklich!** Dafür gibt es im Buch viele extra schöne Queen-Mama-Tipps zum Seele-baumeln-Lassen, Wohl- und Schönfühlen, kurz: einmal **ganz Königin sein!** Von duftenden Tees und Badeölen über pflegende Aroma-Massagen bis hin zu pfiffigen Rezepten für Papas Wochenbett-Küche finden Sie hier die besten Rezepte.

Keine andere Lebensphase ist faszinierender und aufregender als die, die nun vor Ihnen liegt. Also, lassen Sie es sich gut gehen und schmökern Sie gleich los, dann wissen Sie über alles rechtzeitig Bescheid und können entspannt bleiben.

Und weil es in diesen aufregenden 20 Monaten noch viel mehr Wissenswertes gibt, als zwischen zwei Buchdeckel passt, hat dieses Handbuch eine einzigartige Erweiterung im Internet: MamaPlus. Überall dort, wo Sie dieses Symbol Mam@Plus entdecken, gibt es Bonusmaterial zum jeweiligen Thema auf **www.mama-kind-buch.de.** Dazu einfach den danebenstehenden Code auf der Startseite eingeben.

Eine wunderbare Bauch- und Babyzeit!
Ihre

Lilian Weigert

P.S.: Auf Fußnoten im Buch haben wir der Lesbarkeit halber verzichtet. Sie gibt es stattdessen als **Mam@Plus 0501.** Im Buch finden Sie außerdem zahlreiche Links. Abtippen ist da manchmal ganz schön lästig. Deshalb gibt es sie auf **Mam@Plus 0502** direkt verlinkt.

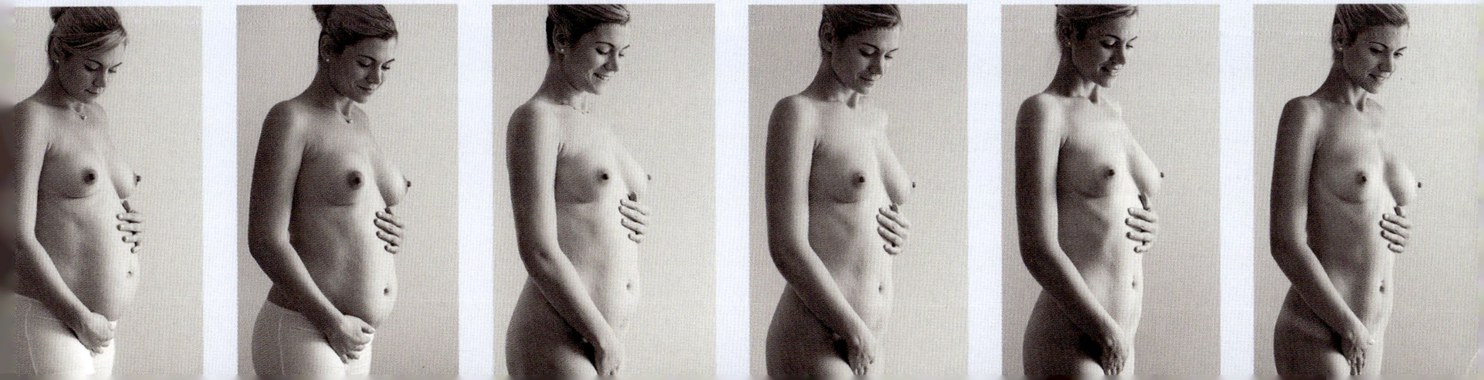

Schwangerschaft bis Geburt

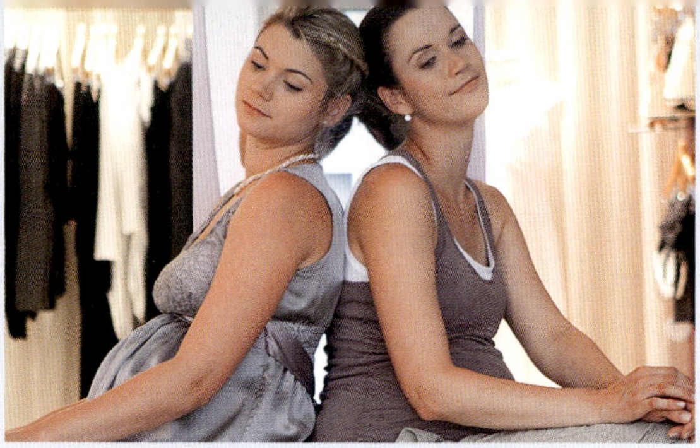

Wir warten auf dich, Baby! 8
Projekt Wunschkind 14
Ein und Alles: Die Liebe 18

Willkommen, kleiner Stargast 28
Schmetterlinge im Bauch 34
Zur Vorsorge in guten Händen 38
»Stop & Go« in der Schwangerschaft 42

Hallo, liebe Fragezeichen! 46
Medizinisches 52
Es sind die Hormone, Schatz! 56
Zeit für gutes Essen! 62

Sehr schön schwanger! 70
Mama im Job 76
Mamas kleines (Büro-)Yoga-Programm 78
Schön, ohne Umstände 82
Körper fit – Kopf frei 86

Sooo viel Bauchgefühl 90
Ab in den Urlaub! 96
Sex & Partnerschaft 100
Pflegen, entspannen, hineinhorchen … 102
Kreißsaal oder Wohnzimmer? 108

Jetzt geht's rund! 112
Schick schwanger 118
Der feine Draht zum Baby 122
Wer soll bei der Geburt dabei sein? 124
Vorsorge 126
Putztrieb lass nach! 130

Wir haben nur dich im Kopf 134
Geburtsgedanken 140
Wedding Bells 142
Yoga 144
Vorsorge 150
Schöne Beine machen 154

Du bist unser Sonnenschein 158
Fit durch die Kugelzeit 164
Lust zu spielen, kleiner Bauchbewohner? 168
Immer mehr Geburtsgedanken 172
Nestbau 178

Zeit für uns 182
Tausche Bürostuhl gegen Wickeltisch 188
Alles klar, kleiner Bauchbewohner? 190
Geburt und Wochenbett: To do 196
Baby im Sitzstreik? 200
Rund und gesund 202

Come on, baby! 204
Souvenir, Souvenir 210
Es kreisen die Geburtsgedanken 214
Auf die Plätze … 216
… fertig … 220
… los? 224

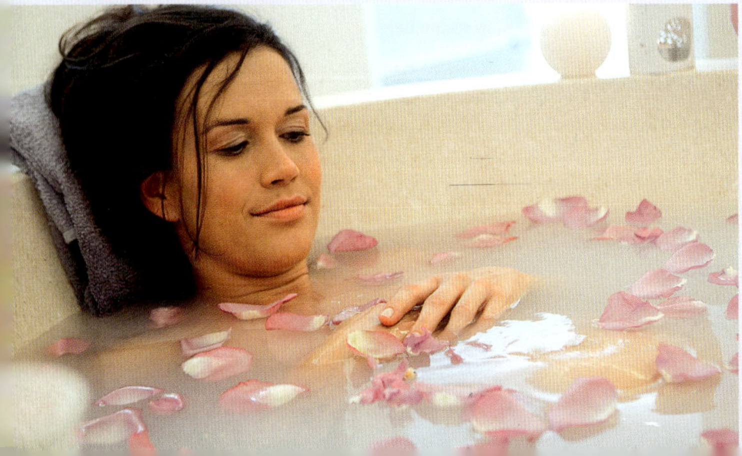

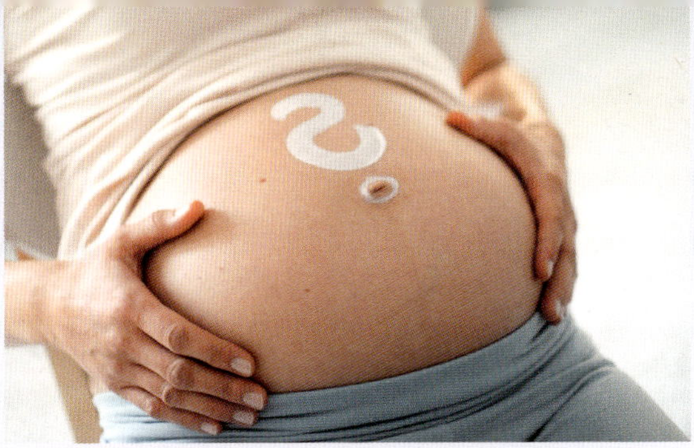

Die Geburt – Jetzt kommst du! 228
Es geht los! 230
Hier kannst du kommen, Baby! 238
Der Weg des Babys 244
Alles, was die Geburt erleichtert 246
Papas Job während der Geburt 252
Schmerzlinderung 254
Komm, Baby, komm! 258
Geburt mit Nachhilfe 264

1. Tag bis 10. Monat danach

Du bist da! 268
Happy Bonding! 274
Stillen: So klappt es 276
Den Zauber festhalten 280

Schnupperstunden 282
Baby trinkt, Mama ruht! 288
Beim Kinderarzt 292
Wir gehen heim! 294
Schick angezogen 298

Mein neues Leben »XXS« 300
Baby-Wellness 306
Mama Mia 312
Den Beckenboden fit halten 316

Baby-Flitterwochen 318
Auf Tuchfühlung 324
Stillen oder Flasche? 330
Warum weinst du nur, Baby? 334

Wir haben ein tolles Baby 340
Wichtig für Mama: Gut essen & trinken 346
Baby-Massage 350
Starke Mitte, straffer Bauch 354
Sport nach der Geburt 360

Kleiner Glückskäfer 364
Hallo Welt! 370
Ran an den Teller! 376
Muttermilch anders füttern 382
Heile, heile Segen 384

Krabbelalarm! 388
Das perfekte Baby-Dinner 394
Schlaf Kindchen, schlaf … doch endlich! 396
Die Liebe nach der Geburt 402

Anhang 408
Glossar 410
Literatur 416
Register 419
Schwangerschafts-Kalender 426
Autoren, Fotografin und Models 428
Bonustrack 430
Dank der Autorin 432

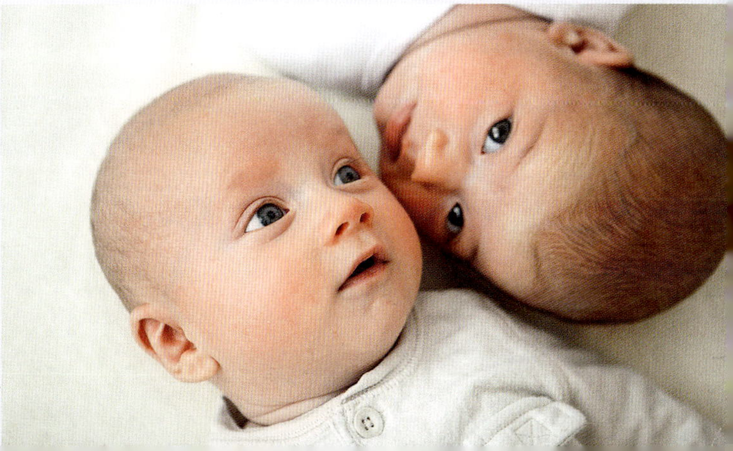

Wir warten auf dich, Baby!

1. Monat | SSW 0+0 bis 3+6*

Projekt Wunschkind • Ein und Alles: Die Liebe

Jetzt aber schwanger werden! In diesem Kapitel erfahren Bald-Mamas (und -Papas), wie Eizelle und Spermafaden sich finden und unzertrennlich bleiben, wie still und unbemerkt die Stunde null des neuen Lebens schlägt und ein Baby auf die Reise geht.

* Was die Schreibweise bedeutet, finden Sie auf S. 23.

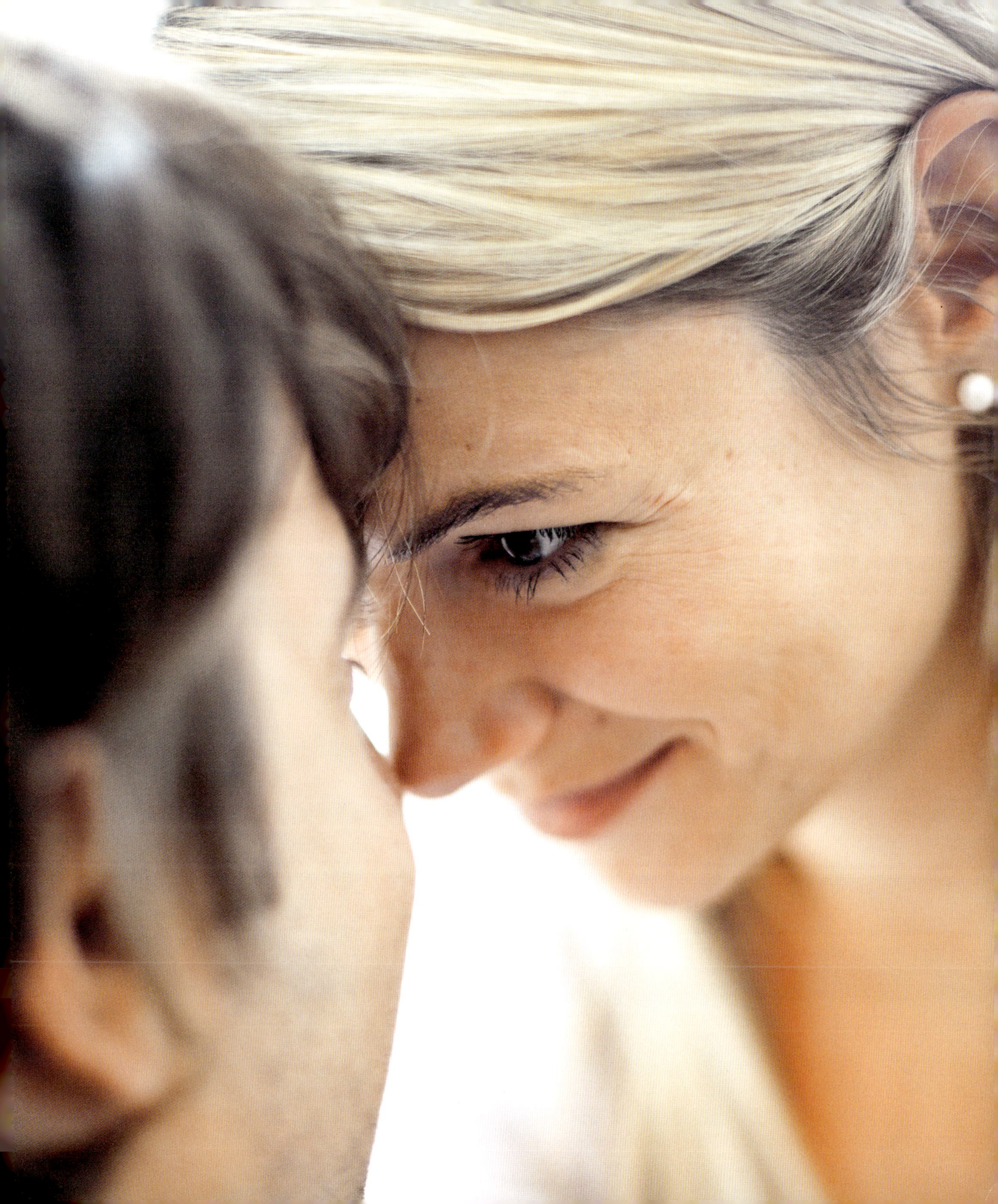

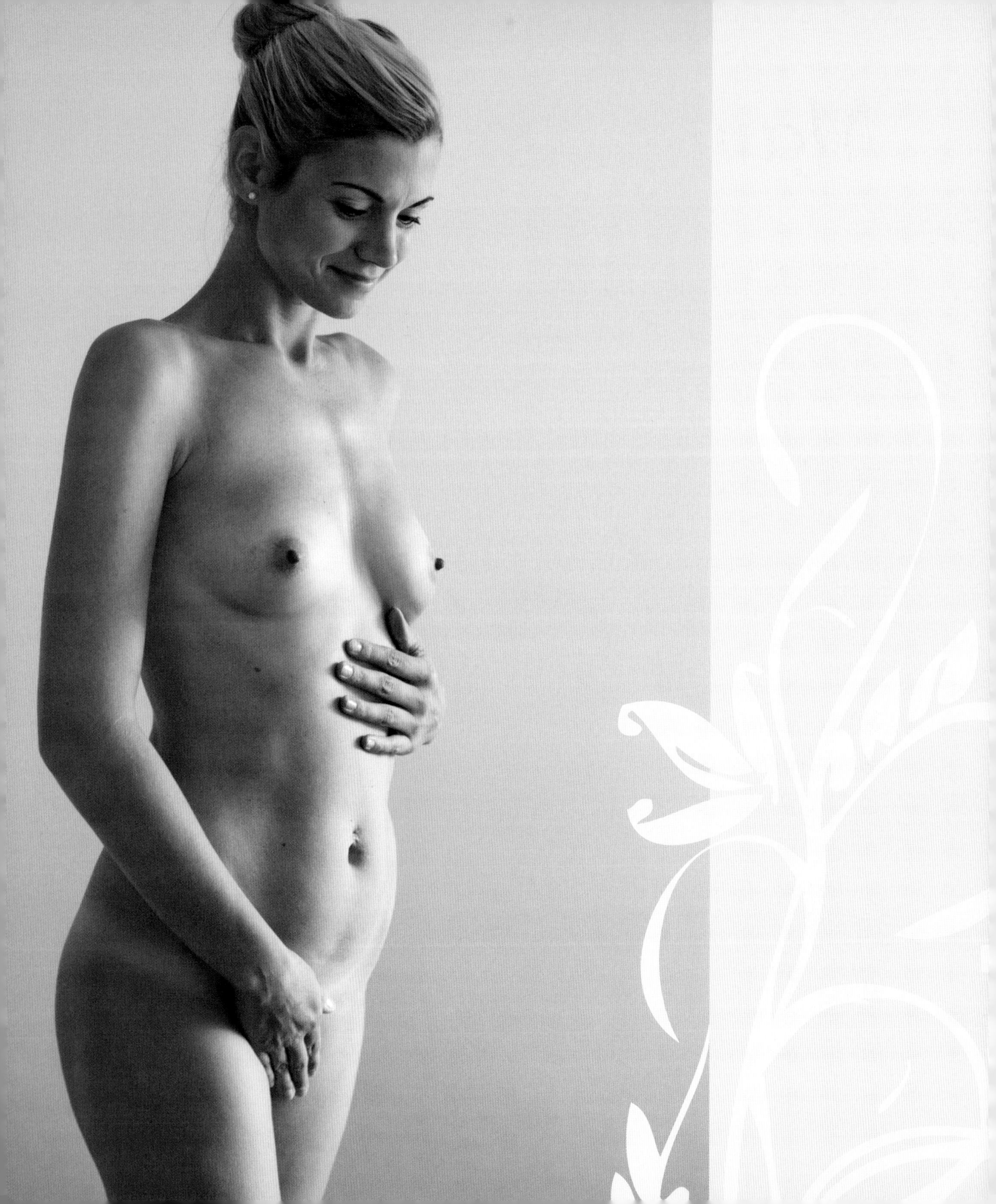

Mama-Body

Einnistungsblutung: Der erste Schwangerschaftsmonat beginnt ohne Posaunen & Trompeten – mit einer ganz normalen Periode. Klingt eigenartig, liegt aber an der offiziellen Zählweise der Schwangerschaftswochen – und die beginnt mit dem ersten Tag der letzten Periode (mehr dazu siehe S. 23). In der 4. SSW (3+0 bis 3+6) kann es dann zu einer sehr kurzen, schwachen Blutung kommen, wenn sich die befruchtete Eizelle in der Gebärmutter einnistet. Ist aber eher selten.

Oberweite: Die Hormone, die das kleine Ei bei der Einnistung auslöst, wecken die Brustdrüsen aus ihrem »Dornröschenschlaf«. Sie werden nun verstärkt durchblutet, räkeln und dehnen sich … Das prickelt, zieht oder spannt – vergleichbar mit der Empfindlichkeit vor jeder Periode.

Mamillen (Brustwarzen): Manchmal wird die Haut um sie herum schon in den ersten heimlichen Wochen einer Schwangerschaft dunkler.

Sonderbare Gelüste: Appetit auf Rollmops, Schokolade, Saures und Süßes direkt nacheinander? Das sprichwörtliche Frühzeichen einer Schwangerschaft! Es ist okay, diesen Gelüsten nachzugeben – egal wann sie kommen –, weil sie oft einen ungewöhnlichen Bedarf an Mineralstoffen oder Spurenelementen decken (siehe S. 64).

Nase & Magen: So viele Gerüche überall – und einige nicht zum Aushalten! Die Nase wird überaus pingelig – manchmal schon ganz zu Beginn der Schwangerschaft. Mitunter meldet sich auch bereits der Magen mit Übelkeit zu Wort, als ob er etwas mitteilen möchte … (Tipps: siehe S. 36).

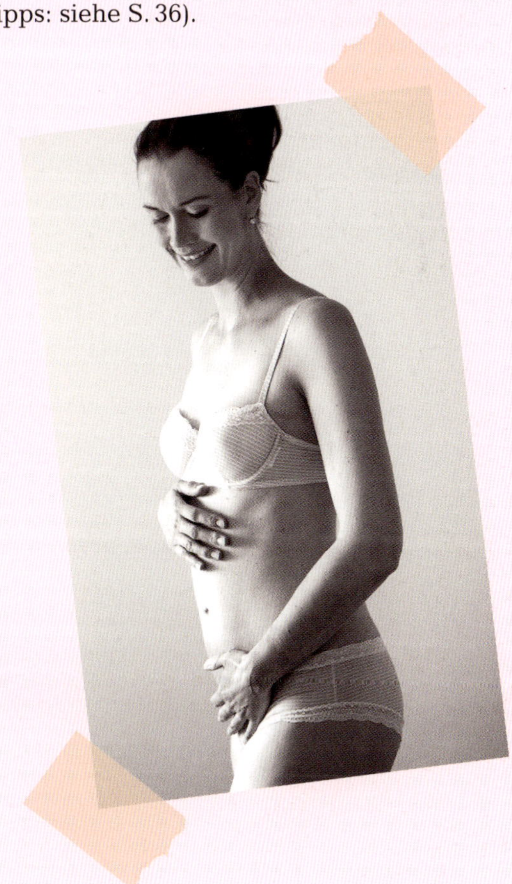

Baby-Body

Woche 1 = SSW 0+0 bis 0+6

Zu Beginn eines neuen Zyklus löst und verflüssigt sich die obere Schicht der Gebärmutterschleimhaut, weil keine Empfängnis stattgefunden hat. Durch den aufgelockerten Schleimpropf im Muttermund kann dieses Monatsblut abfließen. Ausgelöst durch das follikelstimulierende Hormon FSH beginnen in den Eierstöcken mehrere Eizellen zu reifen. Jede ist von einem Eibläschen (Follikel) umgeben und bereit für den neuen Zyklus.

Woche 2 = SSW 1+0 bis 1+6

Eines der Follikel wächst viel schneller und überholt alle anderen. Diese geben schließlich auf und widmen sich der Östrogenbildung. Das reifste Eibläschen aber wächst und wächst, bis es an der Wand des Eierstocks ankommt und dort schließlich durch den zunehmenden Druck platzt (Eisprung): Die so ausströmende Flüssigkeit schwemmt die reife Eizelle heraus. An dieser Stelle hat sich der Trichter des Eileiters um den Eierstock gelegt und fängt das Ei auf. Seit Tagen schon ist der Muttermundschleim durchlässig geworden, um Samenzellen – so vorhanden – in die Gebärmutter einzuschleusen.

Woche 3 = SSW 2+0 bis 2+6

Baby: Woche 1 = 1. bis 7. Tag

Im Eileiter wird die Eizelle bald von den Samenzellen umschwärmt, die es bis hierher geschafft haben. Nur etwa 100 von ca. 300 Millionen, die sich auf den Weg gemacht haben, kommen so weit. Eine Art Zuckerschicht macht

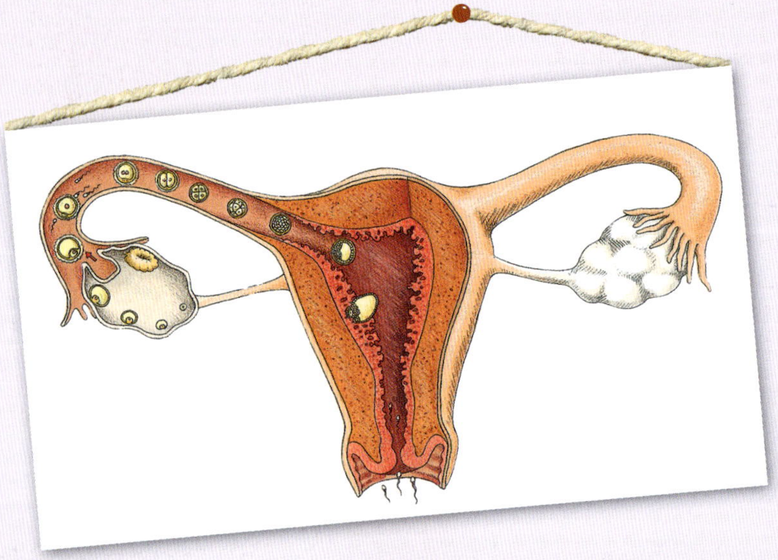

Im Eierstock ist eine Eizelle herangereift, die mit dem Eisprung in den Eileiter wandert. Dort findet die Befruchtung statt. Ca. 30 Stunden danach beginnt die Zellteilung. Währenddessen wandert die Eizelle weiter in Richtung Gebärmutter und nistet sich dort in ihr »Flauschbettchen« ein.

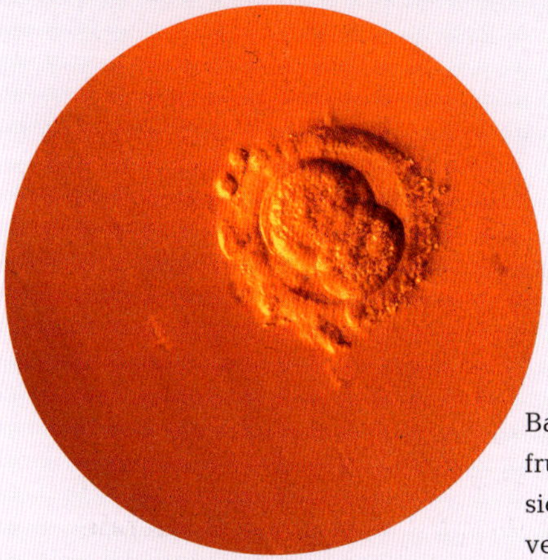

Bald nach der Befruchtung beginnen sich die Zellen zu verdoppeln.

die Eizellenoberfläche klebrig, damit sich eine Samenzelle anhaften kann. Dann geschieht es: Die Eizelle öffnet sich kurz für eine einzige Samenzelle, rasch dringt diese ein und augenblicklich verschmelzen beide Zellmembranen. Ein Baby ist gezeugt! Die väterlichen und mütterlichen Erbinformationen beginnen, sich zu neuen Chromosomen zu formen, die fähig sind, sich bei jeder Zellteilung zu verdoppeln. Etwa 30 Stunden nach der Befruchtung ist es so weit, und die Zellteilung beginnt.

Nach 2 Tagen sind es schon 16 Zellen geworden. Sie formen nun eine innere Schicht, aus der sich das Baby entwickelt, und eine äußere, nährende Schicht. Diese beginnt mit der Bildung des hCG-Hormons, das einen neuen Monatszyklus verhindert und dafür sorgt, dass die Gebärmutterschleimhaut stark durchblutet und aufgelockert wird.

In diesem »Flauschbettchen« kommt der Babykeim gegen Ende der Woche an. Er besitzt jetzt ca. 100 Zellen und hat die Gestalt einer Keimscheibe mit den ersten beiden Keimblättern. Zurück im Eierstock ist das leere Eibläschen zum Gelbkörper geworden, der seitdem Progesteron bildet, das schwangerschaftsschützende Hormon. Die Östrogenbildung ist dabei zurückgegangen.

Woche 4 = SSW 3+0 bis 3+6

Baby: Woche 2 = 8. bis 14. Tag

Der Babykeim hat den besten Platz gefunden und beginnt, sich einzunisten. Im neuen Dottersack formen sich erste Inseln blutbildender Zellen, und der Stoffaustausch mit dem mütterlichen Blut beginnt. Um den Baby-Embryo herum bildet sich ein großer, flüssiger Hohlraum und wird zur Chorionhöhle. Darin entsteht auch die erste Anlage der Fruchtblase. Die Gestalt des Babykeims verändert sich: Weil sich eines der beiden Keimblätter im vorderen Teil verdickt, bekommt die Keimscheibe eine längsovale Form. Die Chorionhöhle wird schnell größer, nur noch im Bereich des Haftstiels zwischen dem Embryo und der ursprünglichen Nährschicht (Chorionplatte) bleibt eine Verbindung bestehen. Später wird dieser Haftstiel zur Nabelschnur.

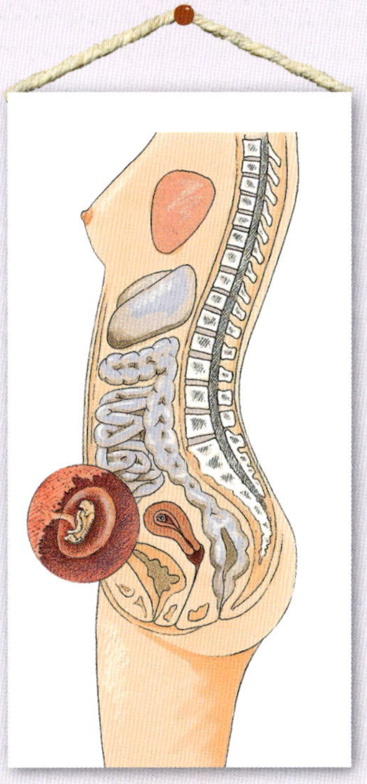

Der Babykeim wächst in einer Woche von 0 auf 100 (Zellen)! Würde er in diesem Tempo weiterwachsen, wäre sein Volumen bei der Geburt so groß wie das der Erde!

Projekt Wunschkind

Das Gefühl, dass sofort eine Schwangerschaft eintritt, wenn man einmal nicht verhütet, steckt ganz tief in einem drin. Schließlich hat man ja lange dafür gesorgt, nicht schwanger zu werden. Dabei liegt die normale Chance für eine Schwangerschaft nur bei etwa 30 % pro Monatszyklus. Also noch lange kein Grund zur Sorge, wenn es einige Monate dauert, bis sich der Wunsch erfüllt. Jedes 3. bis 4. Paar in Europa »übt« sogar länger als ein Jahr, bis sich eine Schwangerschaft einstellt, in Deutschland sind das ca. 2 Millionen Paare.

Bloß kein Stress!

Anspannung, Sorgen und Nervosität können den Weg zum Wunschkind noch länger machen. Aufgrund von Studienergebnissen empfehlen Kinderwunsch-Mediziner gerne: Am besten ein möglichst glückliches und entspanntes Leben führen! In einer bekannten Studie wurden Frauen, die sich gestresst fühlten, tatsächlich seltener als andere Frauen schwanger, mit einem Unterschied von ca. 30 %. Aber es gibt auch eine Meta-Analyse, der zufolge Stress, Ängste oder andere emotionale Belastungen keinen Einfluss auf die Chancen für eine Schwangerschaft haben. Das sollte allen Paaren Mut machen, die ihre Furcht vor der Kinderlosigkeit nicht abschütteln können, während sie alles tun, um schwanger zu werden. Es genügt, wenn sie daneben einfach auch gut für ein allgemeines Wohlbefinden sorgen – das ist ja sowieso immer sinnvoll. Besonders wichtig für Männer: Stressmanagement ohne Koffein und Alkohol. Wenn sich Arbeitsstress oder andere Belastun-

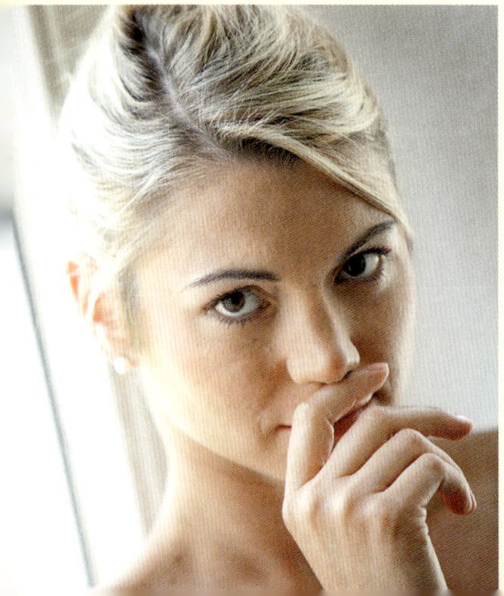
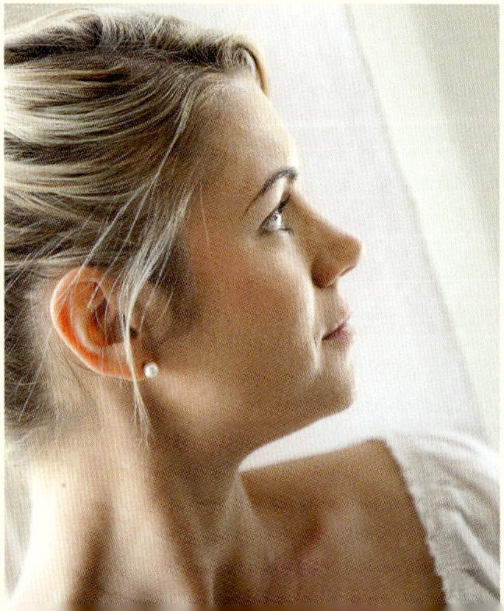
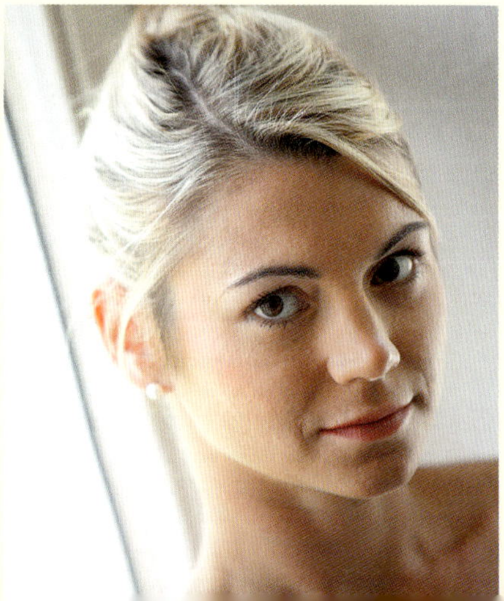

gen nicht abstellen lassen, hilft das Einüben von effektiven Entspannungstechniken dabei, eine gesündere Balance zu schaffen. Natürliche Tipps und Tricks: Mam@Plus 1501.

Wenn das Warten etwas länger dauert

Vielen, bei denen es länger dauert, wird irgendwann zu einer künstlichen Befruchtung geraten. Begründet? Nur bei etwa 2 von 10 Paaren, für die es keinen anderen Weg mehr zu geben scheint, führt die medizinische Kinderwunsch-Behandlung zum ersehnten, positiven Schwangerschaftstest. Das ist die schlechte Nachricht. Und hier die gute: Ganz überraschend werden 2 weitere dieser »unfruchtbaren« Paare ebenfalls schwanger – unerwartet und ohne Medizin, nach Abbruch der Behandlung oder während einer längeren Atempause auf dem mühsamen, reproduktionsmedizinischen Weg. Kinderwunsch-Behandlungen gehen in der Regel mit einer ziemlichen Anspannung einher – der Abschied vom Wunsch sorgt manchmal für Erfüllung.

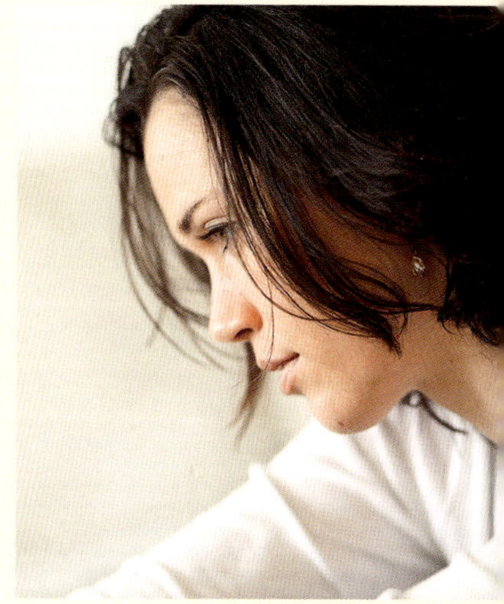

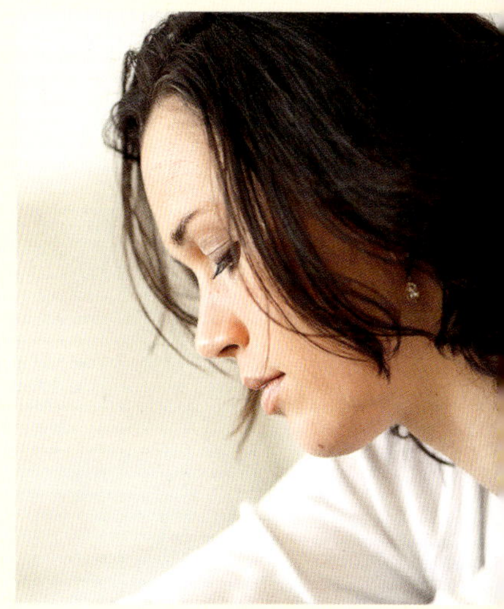

Geburtsraten nach Reproduktionsmedizin

- In-vitro-Fertilisation (IVF): 15–20 %
- Intrazytoplasmatische Spermieninjektion (ICSI): 15–20 %
- andere: 8–12 %

(Quelle: Bundeszentrale für gesundheitliche Aufklärung)

Übrigens können sich Paare, deren Kinderwunsch lange vergeblich bleibt, nicht nur in Kinderwunsch-Praxen Rat holen, sondern auch in Selbsthilfegruppen mit anderen Paaren austauschen. Mehr Informationen unter: **www.wunschkinder.net**

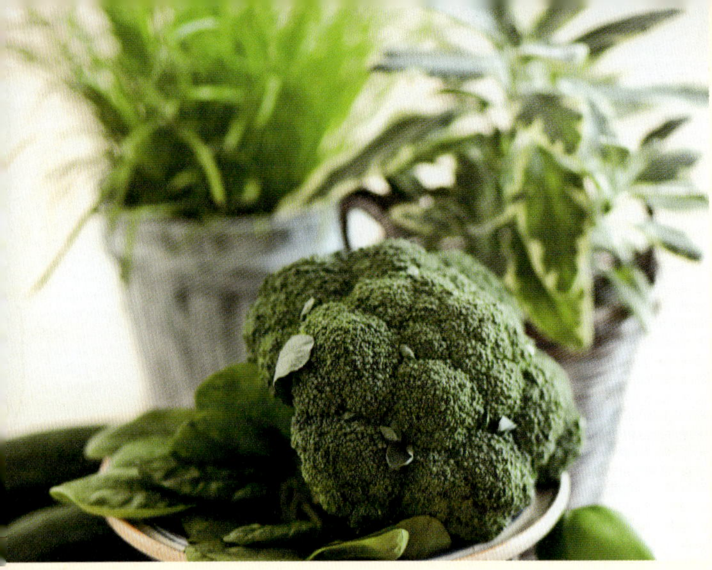

Unser Tipp

Frauen, die schon vor der Schwangerschaft **Sport** gemacht haben, sagen häufig, dass sie die Geburt dadurch besser überstanden haben. Sportmediziner erklären dies damit, dass Sport in der Muskulatur **Endorphine** freisetzt, was die Schmerztoleranz erhöht.

Röteln ausschließen

Röteln ist zwar ein harmloser Infekt, doch ist es für jede (nicht geimpfte) Frau ratsam, schon mindestens 3–4 Monate *vor* Eintritt einer Schwangerschaft per Blutuntersuchung testen zu lassen, ob sie dagegen immun ist – und sich andernfalls impfen zu lassen. Denn eine Röteln-Infektion während der Schwangerschaft könnte dem Baby schaden. Auch in den ersten 3 Monaten nach der Röteln-Impfung darf eine Frau nicht schwanger werden.

Folsäure

Folsäure ist ein Vitamin aus der B-Gruppe, das besonders in grünem Gemüse, Hülsenfrüchten, Vollkornprodukten, Eigelb und Zitrusfrüchten vorkommt. Folsäure spielt im Körper bei vielen Stoffwechselvorgängen eine Rolle. Besonders wichtig ist sie für die Zellteilung und das Zellwachstum. Bei Erwachsenen fällt es normalerweise kaum auf, wenn sie zu wenig Folsäure zu sich nehmen. Doch in den ersten Schwangerschaftsmonaten kann ein Mangel für Fehlbildungen der Wirbelsäule und des Nervensystems (Spina bifida) beim Kind verantwortlich sein. Das lässt sich jedoch durch eine zusätzliche Einnahme von Folsäurepräparaten schon im Vorfeld einer Schwangerschaft verhindern. Wie alle B-Vitamine stärkt Folsäure den Hormonhaushalt – und hilft so dabei, schwanger zu werden. Der normale Tagesbedarf liegt bei 400 µg (Mikrogramm = 1 Millionstel Gramm). Bei Kinderwunsch und bis zur 12. SSW brauchen Frauen jedoch 800 µg (mehr dazu: Mam@Plus **1601**).

Besonders reich an Folsäure (je 100 g):

Weizenkeime (520 µg),
Kichererbsen (340 µg),
Sojabohnen (240 µg),
Linsen (168 µg),
Feldsalat (145 µg)

Storchenverscheucher Nr. 1: Nikotin

Dass Rauchen die Chancen auf ein Baby verringert, ist Fakt. Bei Paaren mit sehr ausgeprägter Fruchtbarkeit mag das kaum spürbar sein, während alle am besten gleich damit aufhören, die seit vielen Monaten vergeblich an einem Kind »basteln«. Frauen, die rauchen, sind weniger fruchtbar als Nichtraucherinnen und auch das Fehlgeburtsrisiko ist bei ihnen deutlich höher. Beim Mann verschlechtert das Rauchen die Spermienqualität und reduziert die Spermienzahl. Sie wollten schon immer mit dem Rauchen aufhören? Einen besseren Anlass gibt es nicht!

Storchenverscheucher Nr. 2: Alkohol

Männer mit Kinderwunsch werden vor »übermäßigem« Alkoholgenuss gewarnt, weil dieser den Anteil fehlgebildeter Samenfäden erhöht und die Samendichte reduziert. Bei ausgeprägtem längerfristigen Alkoholkonsum sinkt außerdem das Erektionsvermögen.
Die Leber von Frauen ist kleiner als die von Männern und baut Alkohol daher weniger rasch ab. Das kann den Regelkreis der Sexualhormone stören und dadurch die Eireifung beeinträchtigen. Und wie viel ist zu viel? Das ist individuell verschieden: Je schlechter Alkohol vertragen wird, desto schneller scheint auch die schädliche Dosis erreicht zu sein.

Hilfe beim Aufhören

Die Bundeszentrale **für gesundheitliche Aufklärung (BZgA)** bietet eine Telefonberatung zur Raucherentwöhnung an. Telefon: 01805–313131. Hier gibt es professionelle Unterstützung bei der Vorbereitung und Planung des Rauchstopps, bis zu 5 Rückrufe während der Ausstiegsphase und Hilfe bei Rückfällen. www.rauchfrei-info.de

Storchenverscheucher Nr. 3: Kaffee

Mehr als 5 Tassen Kaffee täglich können bei Kinderwunsch eher kontraproduktiv sein. Das gilt vor allem für Paare mit bereits geringer Fruchtbarkeit. Koffein scheint bei Frauen verstärkende Effekte auf verschiedene Erkrankungen zu haben, die die Fruchtbarkeit stören können – auch ein leicht giftiger Effekt auf Spermien wird vermutet. Zuletzt haben amerikanische Forscher festgestellt, dass Koffein die Muskelkontraktionen der Eileiterwand hemmt – jedenfalls bei weiblichen Mäusen. Liebe Forscher, bitte mal nachsehen, ob durch zu viel Espresso auch Spermien erlahmen! Bis dahin das bessere Getränk: Granatapfelsaft (siehe S. 19)!

Ein und Alles: Die Liebe

Missionare wollten doch eigentlich keine Babys zeugen, oder? Wieso ist die Missionarsstellung dann die beste Körperhaltung dazu? Ganz einfach: Jede Stellung beim Sex, in der das Sperma tief in die Vagina gelangt, ist für das »Baby-Basteln« vorteilhaft.

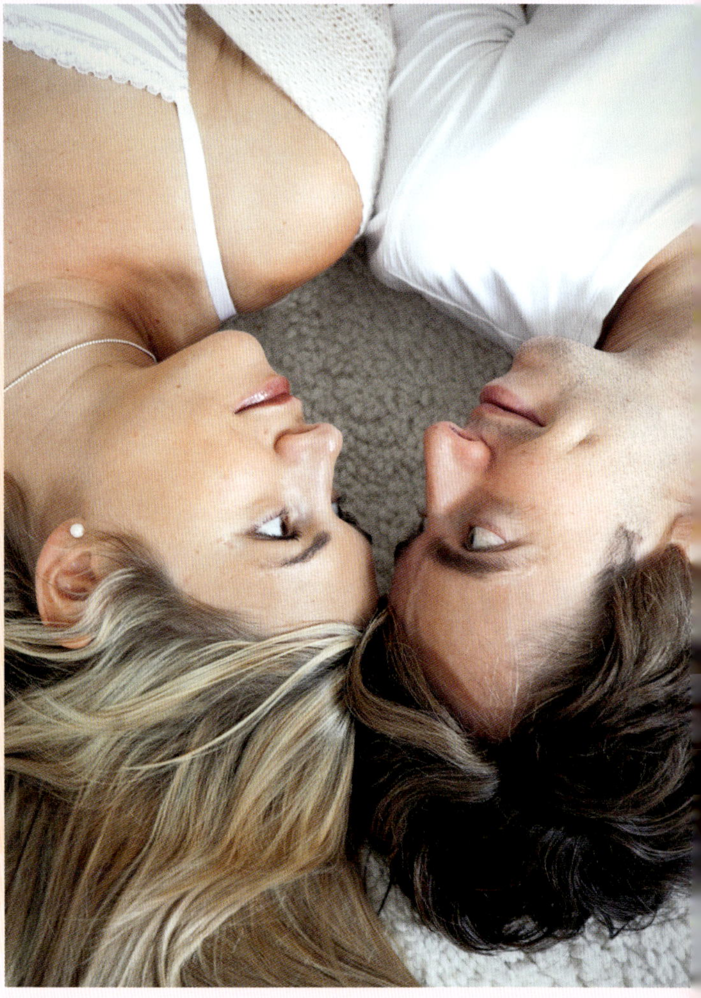

Sex zur richtigen Zeit

Falsche Zeiten für Sex gibt es natürlich nicht. Ein Baby entsteht dabei jedoch nur dann, wenn auch das Timing stimmt. Weil die Eizelle nur relativ kurz empfangsbereit auf ihre Lieblings-Samenzelle wartet, ist es gut zu wissen, wann der Eisprung in etwa stattfindet. Er liegt nicht immer genau in der Mitte eines Monatszyklus, aber er kündigt sich an: Die Beschaffenheit des Muttermundschleims verändert sich und die Körpertemperatur steigt. Hilfreich bei der Deutung dieser Anzeichen sind die Methoden »Natürliche Familienplanung« (www.nfp-online.de und www.nfp-forum.de) oder »Natürliche Empfängnisregelung« (www.iner.org).

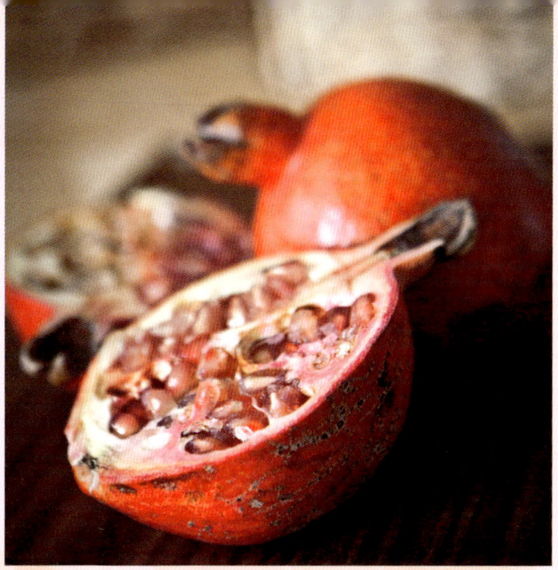

Aphrodisiaka

Der **Granatapfel** wird auch »Apfel der Aphrodite« genannt und soll pflanzliche Östrogene enthalten, die sich positiv auf die Gebärmutter, die Vaginalschleimhaut und die Libido auswirken. Er schmeckt auch gut als Saft. »Damit die Frauen fruchtbar werden, sollten sie **Basilikum** mit Lauch in die Suppe geschnitten essen«, empfahl Paracelsus. Auf jeden Fall zählt Basilikum zu den Aphrodisiaka, den Mitteln zur Belebung oder Steigerung der Libido.

Leben in Hülle und Fülle

Die Natur hat mehr als reichlich vorgesorgt, damit ein Baby entstehen kann: Schon von Geburt an sind bei einer Frau in jedem Eierstock unendlich viel mehr potenzielle Eizellen angelegt, als sie jemals brauchen wird: Die Zeit der Pubertät erreichen etwa 500 000 Eizellen – nur 500 davon würden während der fruchtbaren Lebensphase reifen können. Noch verschwenderischer ist die männliche Fruchtbarkeit: Spermien reifen innerhalb von 2 Monaten und bleiben dann einen Monat lang im Spermadepot des Mannes erhalten. Beim Orgasmus schießen bis zu 300 Millionen Samenzellen in die Welt hinaus.

Denn die Summe unseres Lebens sind die Stunden, in denen wir liebten.

Wilhelm Busch

Was alles passt, wenn ein Baby entsteht

Viele Faktoren müssen zusammenspielen, damit eine Schwangerschaft beginnen kann. Pro Monatszyklus reifen zwar bis zu 20 Eizellen heran, aber meistens kommt nur eine davon so weit, dass sie den Sprung aus der Follikelhülle schafft und befruchtet werden kann. Sind es doch einmal mehrere Eizellen: Voilà, dann wird Mama mit Zwillingen, Drillingen oder noch mehr Babys schwanger. In jedem Fall aber endet die Bereitschaft einer Eizelle, sich befruchten zu lassen, schon 12–24 Stunden nach dem Eisprung. Da ist es gut, dass die meisten Spermien unter günstigen Bedingungen auch 5–7 Tage nach dem Samenerguss noch zur Befruchtung in der Lage sind. So können sie schon an Ort und Stelle im Eileiter auf den Eisprung warten.

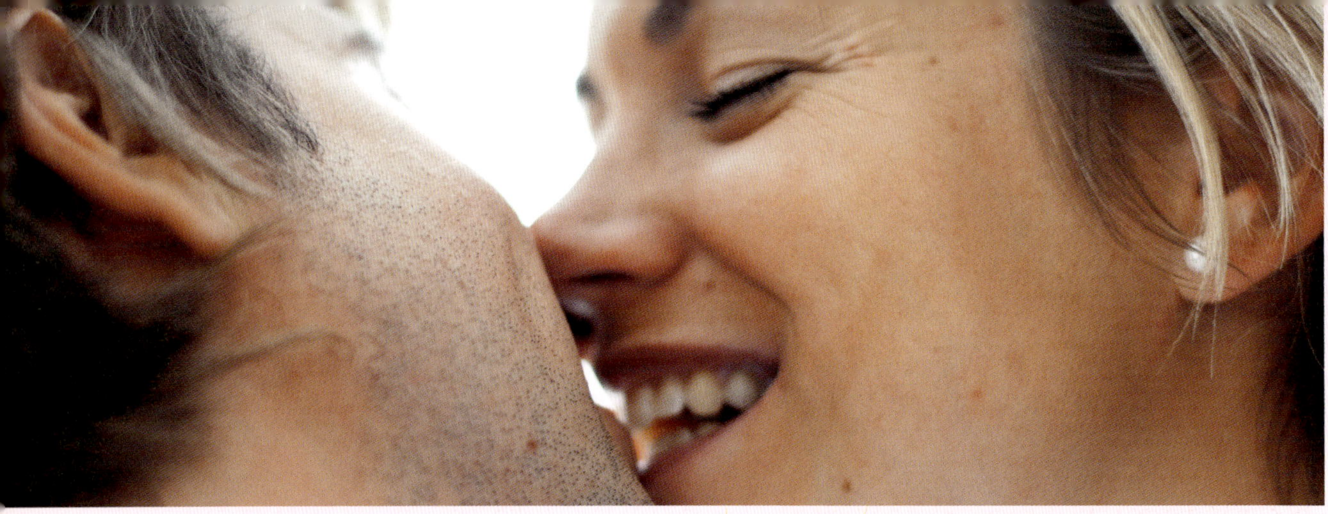

Das Trekking der Spermien – immer den Maiglöckchen nach!

Nach der Ejakulation sind Spermienzellen unterschiedlich lang zeugungsfähig, je nachdem, wo sie gerade sind. An der Luft bleibt ihre Potenz einen Tag erhalten, sofern das Ejakulat nicht davor vertrocknet. In der Vagina hingegen können sie während der fruchtbaren Tage so optimale Bedingungen vorfinden, dass sie bis zu einer Woche lang überleben, denn sie werden von einem speziellen Muttermundsekret mit Zucker und Eiweiß verwöhnt.
In der unfruchtbaren Zeit herrscht hier allerdings ein ungastliches Milieu; das überstehen Spermien nur wenige Stunden. Ohnehin ist dann der Muttermund mit undurchdringlichem Schleim verschlossen. Dieser lockert sich erst in den Tagen vor dem Eisprung kurz wieder auf – und verschließt sich dann erneut. Erinnert ein bisschen an Dornröschens Rosenhecke – die konnte auch nur der eine Prinz durchdringen, der zur rechten Zeit am rechten Ort war. Für ihn öffnete sich die Hecke ganz von selbst. Auch der Muttermundschleim schleust die Samenzellen in der fruchtbaren Zeit regelrecht ein. Und dennoch: Von den vielleicht 300 Millionen Spermien, die an den Start gehen, nimmt weniger als 1 % die ersten Hürden und nur wenige 100 Spermien errei-

Groß und klein

Eizellen sind die größten Zellen im menschlichen Körper. Sie sind kugelförmig und etwa so groß wie ein Punkt, also mit dem bloßen Auge sichtbar. Ganz anders die dünnen, langen Spermien: Sie sind die kleinsten Zellen und messen winzige 0,04 mm. Das ist ein Drittel vom Durchmesser der Eizelle, deren Volumen 85 000-mal größer ist als das eines Spermiums. Die Eizelle kann sich nicht selbstständig fortbewegen, die Spermien hingegen schon. Sie schaffen es durch schnellende Bewegungen mit ihrem langen Schwanzteil, der »Geißel«.

chen ihr Ziel in den Tiefen des Eileiters. 1–2 Stunden brauchen sie für diesen etwa 12 cm langen Weg. Gut, dass sie funktionierende Riechzellen besitzen und den Maiglöckchenduft (!) wahrnehmen, den die Eizelle extra zu ihrer Orientierung ausströmt. Ohne ihn bewegen sich die Samenzellen langsam und ziellos, aber lockt dieser Duft, schwimmen sie doppelt so schnell und direkt auf die Eizelle zu. Doch was nützt es? Gewinnen und mit der Eizelle verschmelzen wird nur eine einzige.

Chromosomen-Mix

Sobald die Samenzelle in die Eizelle eingedrungen ist, verliert sie ihren Schwanz und bildet einen größeren Kern, der sich mit dem entsprechenden Kern der Eizelle vereinigt – das ist die eigentliche Befruchtung. Sie ist abgeschlossen, sobald sich die 23 Chromosomen des Samenzellkerns mit den 23 Chromosomen der Eizelle vereinigt haben. Dabei entsteht eine neue Zelle mit insgesamt 46 Chromosomen, die alle Erbinformationen von Vater und Mutter enthalten. Das Geschlecht des Kindes wird dabei von der Samenzelle entschieden, nicht von der Eizelle. Denn eines der 23 Chromosomen der Eizelle ist ein X-Chromosom, während es bei der Samenzelle entweder ein X- oder ein Y-Chromosom sein kann. Verschmilzt eine Eizelle mit einer Samenzelle, die ein X-Chromosom enthält, so wird das Baby ein Mädchen. Verschmilzt sie aber mit einer Samenzelle, die ein Y-Chromosom enthält, so wird es ein Junge.

Lässt sich beim Storch ein Mädchen oder Junge bestellen?

Immerhin: Die Chance, das gewünschte Geschlecht zu zeugen, liegt von Natur aus schon bei 50 %! Wer mehr Wahrscheinlichkeit will, sollte wissen, dass im sauren Scheidenmilieu die X-Spermien, die ein Mädchen zeugen, länger überleben als Y-Spermien. In der Woche vor dem Eisprung ist das Milieu in der Scheide sauer und somit für die Fitness der X-Spermien günstiger. Je näher der Eisprung rückt, desto alkalischer (= weniger sauer) wird das Scheidenmilieu, das begünstigt die Y-Spermien, also einen Jungen.
Fazit: Beim Sex direkt vor dem Eisprung stehen die Chancen für einen Sohn besonders gut. Wer hingegen schon ein paar Tage vorher bastelt und sich dann enthält, bestellt beim Storch eher eine Tochter. Eine Garantie gibt der Storch allerdings nicht. Hat dieser einem Paar übrigens bereits drei Söhne »beschert«, wird das vierte Kind zu 80 % ebenfalls ein Junge (gilt umgekehrt natürlich auch für Töchter).

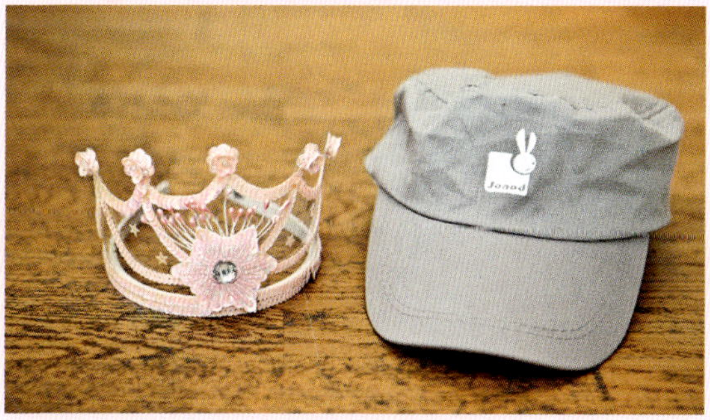

Betreff: Test ...

Hallo Caro,
heute hab ich mir wieder einmal einen Schwangerschaftstest mit nach Hause genommen. Ich fühl mich wirklich so anders seit ein paar Tagen, kann dir nicht sagen wie, ganz schwer zu beschreiben. Ist vielleicht auch alles Einbildung, aber ich bin sooo gespannt. Philipp ist die Geduld in Person, aber ich halt es nicht mehr aus ... Dieses Mal hat es geklappt, das spüre ich! Wenn ich bis zum Wochenende nicht meine Tage bekomme, dann mach ich gleich am Samstag den Test! Oh Mann, ich glaub, ich mach heute Nacht kein Auge zu ... Drück uns die Daumen, ja?
LG Amelie

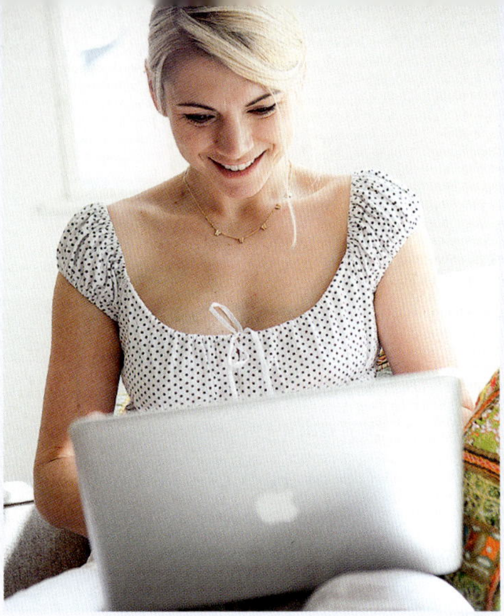

Ab wann funktioniert ein Schwangerschaftstest zu Hause?

Darin sind alle handelsüblichen Schwangerschaftstests gleich: Sie testen die Konzentration des hCG-Hormons im Urin. Dieses Hormon kommt nur während der Schwangerschaft vor. Von sogenannten »Frühtests«, die bereits vor dem Ausbleiben der Periode gemacht werden, raten wir ab. Sie sind sehr unsicher und sorgen oft für Verwirrung und Enttäuschung, denn der hCG-Wert steigt in der ersten Woche von Tag zu Tag. Je früher man also testet, desto wahrscheinlicher ist ein negatives Ergebnis wegen vorläufig noch zu niedriger hCG-Konzentration. Und: Selbst wenn ein Frühtest bereits ausreichend hCG im Urin gemessen hat, ist das leider noch kein sicherer Grund zur Freude. In der Woche vor der normalen Periode verabschiedet sich nämlich leider jede zweite befruchtete Eizelle wieder. Deshalb ist auch ein positiver Frühtest zu diesem Zeitpunkt noch sehr wackelig. Es ist nicht leicht, schützt aber vor Enttäuschungen: Besser warten, bis die ansonsten pünktliche Periode ausbleibt, und dann einen Schwangerschaftstest machen. Ist dieser positiv: Herzlichen Glückwunsch!

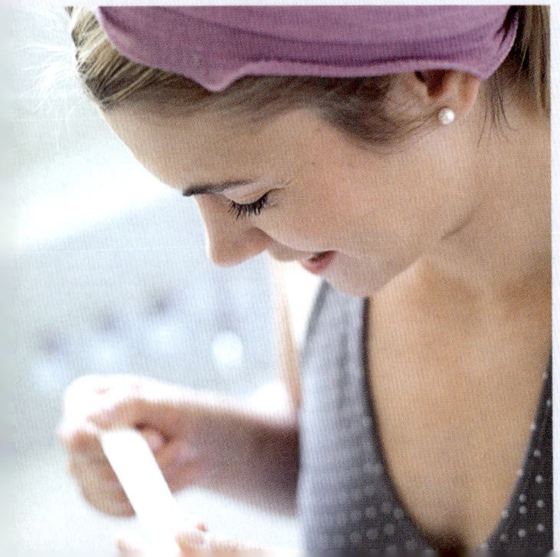

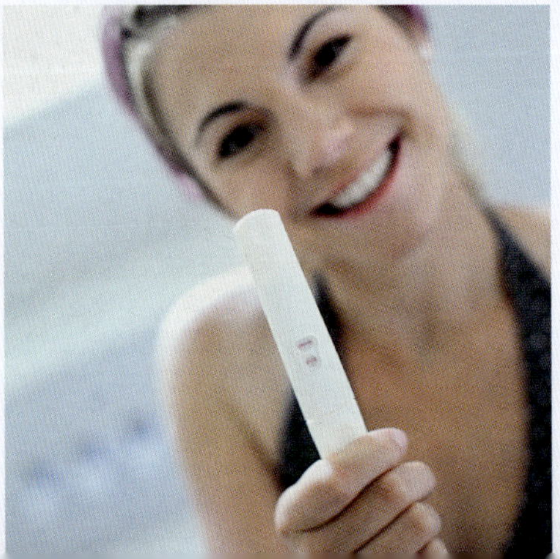

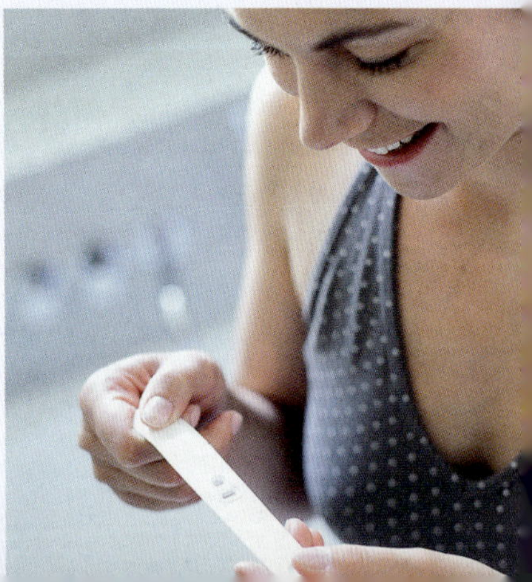

Wenn Sie möchten, können Sie jetzt in Ruhe einen Termin bei Ihrem Arzt ausmachen. Ab SSW 5+0 kann er bereits den kleinen Mitbewohner mittels Ultraschall erkennen. Er oder sie berät Sie außerdem zum Thema Folsäure, Röteln & Co.

Betreff: AW: Test ...

Liebe Amelie,
bin schon ganz fest am Daumendrücken! Versuch aber irgendwie, nicht zu sehr damit zu rechnen (auch wenn's super schwer ist!). Weiß aus Erfahrung, was das für ein Gefühl ist ... Tom und ich »üben« ja jetzt schon über 1 Jahr ... Aber jetzt hast du mich angesteckt, bin auch total gespannt!!!
GLG Caro

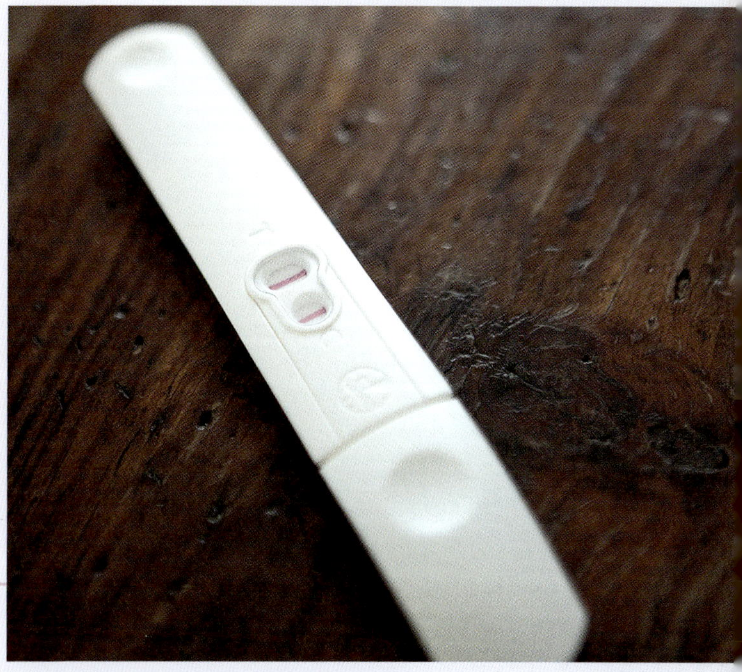

Wann kommt das Baby? 9 Monate später – oder 10?

Wer weiß schon genau das Datum des Eisprungs? Eben! Als erster Tag der Schwangerschaft gilt beim Zählen deshalb einfach der erste Tag der letzten Regel. Daran kann sich jede Frau erinnern. So gerechnet ergibt sich aus den guten 9 Monaten der vorgeburtlichen Entwicklung eine Schwangerschaftsdauer von 10 Kalendermonaten. Statt der 38 Entwicklungswochen, die das Baby bis zur Geburtsreife braucht, rechnet man mit 40 SSW (Schwangerschaftswochen): von SSW 0+0 bis SSW 39+6 (diese »offizielle« Schreibweise bedeutet: der 6. Tag der 40. Woche – die Alterszahl gilt immer rückwirkend, siehe nächste Seite). Die tatsächliche Befruchtung findet dabei also erst in der 3. Woche (das ist SSW 2+0 bis 2+6) statt.

Kompliziert? Hier ein Beispiel: Wenn die Regel zum ersten Mal ausbleibt, beginnt »offiziell« schon die 5. Schwangerschaftswoche (das ist SSW 4+0 bis 4+6). Das Baby ist jedoch erst 2 Wochen alt und startet in seine 3. Entwicklungswoche.

Und noch ein wenig mehr Zahlensalat: Sie werden sicherlich auch bald der Bezeichnung »Trimenon« bzw. »Trimester« oder einfach »Schwangerschaftsdrittel« begegnen. Das ist bei 10 Monaten natürlich nicht ganz gleichmäßig aufgeteilt: Das 2. Trimenon beginnt mit dem 4. Monat, das 3. Trimenon mit dem 8. Hilfe für mehr Durchblick: **Mam@Plus 2301.**

Betreff: SCHWANGER – Caro, ich bin schwanger!!!

Der Test sagt JA!!!!!!!!!!!!! Das waren die längsten 5 Minuten meines Lebens, bis das Ergebnis zu sehen war, aber es ist ganz eindeutig!!!! Wir fassen es nicht – wir werden heute Abend feiern. Kommt ihr vorbei? Bitte! Deine Amelie

Der Geburtstermin

Man nehme das Datum des 1. Tags der letzten Regel und rechne: plus 1 Jahr, minus 3 Monate, plus 7 Tage. Raus kommt der »errechnete Geburtstermin«, sofern der Zyklus regelmäßig und 28 Tage lang war. Kürzer oder längerer Zyklus: Einfach die entsprechenden Tage dazuzählen oder abziehen. Der Termin kann bei der Ultraschalluntersuchung um die 10. SSW anhand von Babys Wachstum noch einmal abgeglichen werden. Oder steht etwa der Tag der Empfängnis fest? Dann lautet die Rechnung: Datum, plus 1 Jahr, minus 3 Monate minus 7 Tage.

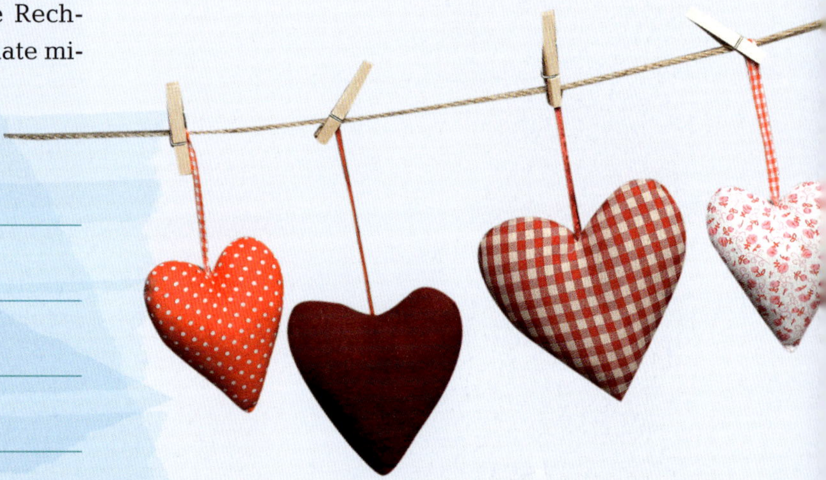

	MONAT	TAG
Erster Tag der letzten Regel	Mai (5)	10
Berechnung	*minus 3*	*plus 7*
Tag der Geburt	Februar (2)	17

Monate minus 3, Tage plus 7

Kein Baby reift auf den Tag genau. »Am Termin« geboren wird es im Zeitraum von jeweils 10 Tagen vor und nach diesem Datum. Wenn der 17. Februar errechnet wurde, kommt das Baby »Mitte/Ende Februar«. Keine Lust, selbst zu rechnen? Einen Geburtsterminrechner gibt es hier: **Mam@Plus 2401.**

Warum steht in der 5. Schwangerschaftswoche SSW 4+0 statt SSW 5+0? Weil die Alterszahl immer rückwirkend gilt. Beispiel: Mit dem 1. Geburtstag wird das Baby 1 Jahr alt – da hat es das 1. Lebensjahr schon hinter sich und startet in sein 2.

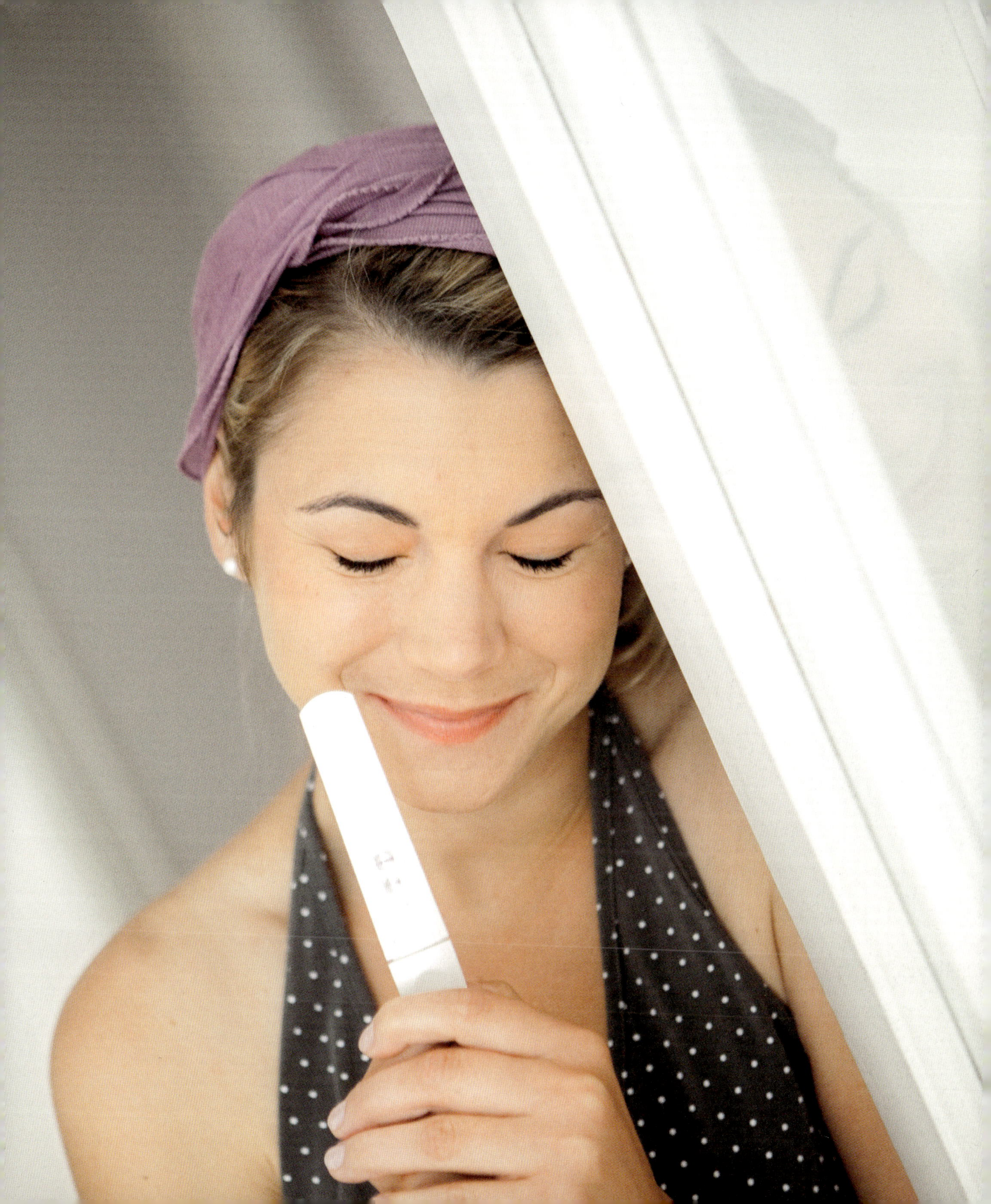

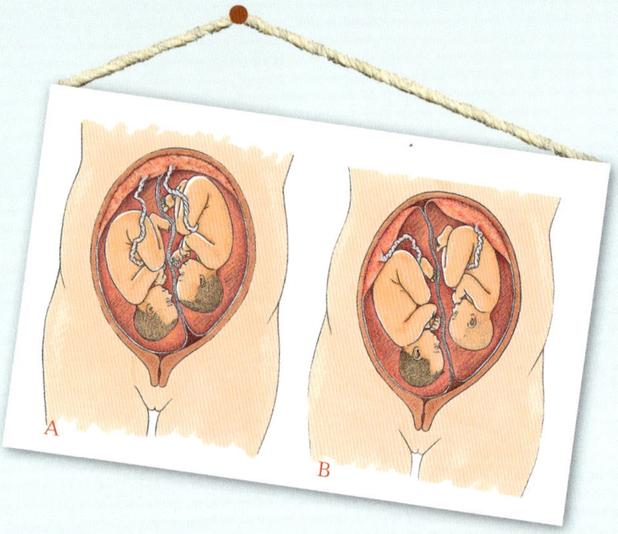

Zwei oder mehr Babys

Manchmal entstehen bei der ersten Zellteilung zwei eigenständige, getrennte Zellen, die sich unabhängig voneinander durch ihre eigene Zellteilung weiterentwickeln und getrennt voneinander in die Gebärmutter einnisten: Eine Zwillingsschwangerschaft beginnt. In diesem Fall entwickelt sich ein *eineiiges Zwillingspaar*, denn sie sind aus derselben Eizelle und derselben Samenzelle entstanden – somit haben sie dasselbe Geschlecht und Aussehen, allerdings hat jedes Baby seinen einzigartigen Fingerabdruck. Sogar charakterlich bleiben sie einander sehr ähnlich. In den meisten Fällen liegt jedes Kind in seiner eigenen Fruchtblase, aber sie teilen sich eine Plazenta – natürlich über eine jeweils individuelle Nabelschnur (A).

Zweieiige Zwillinge, Drillinge oder Vierlinge usw. entstehen meist, wenn mehrere Eizellen gleichzeitig den Eisprung geschafft haben und durch verschiedene Spermien befruchtet wurden. Zweieiige Zwillinge sind so verschieden voneinander, wie andere Geschwister auch. Während der Schwangerschaft hat hier jedes Baby seine eigene Plazenta (B).

Schwangerschaften mit mehr als zwei Babys können auch eine Kombination aus ein- oder zweieiigen Zwillingen sowie einzelnen Eizellen sein. Mit reproduktionsmedizinischer Hilfe kommt es besonders häufig zu Mehrlingsschwangerschaften.

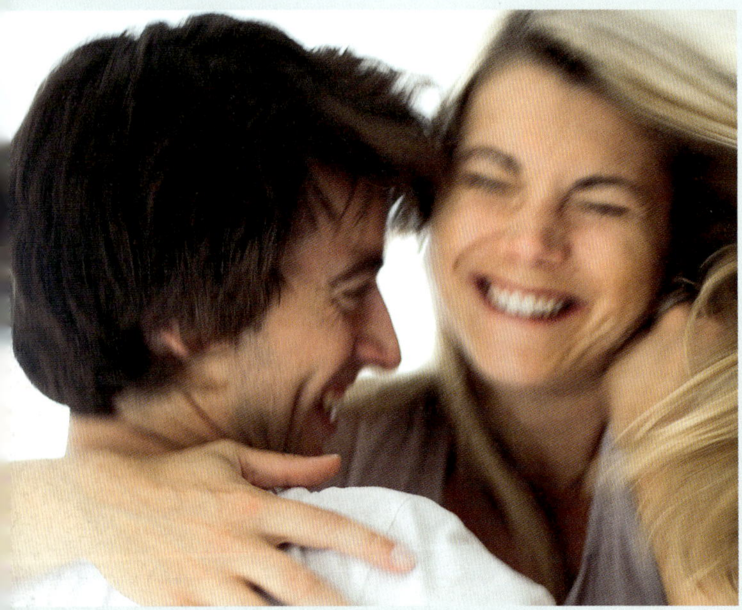

Alles oder nichts

In den ersten beiden Entwicklungswochen waltet die Natur nach dem »Alles-oder-nichts-Prinzip«. Hat es einen schädigenden Einfluss auf den Babykeim gegeben, folgt eine von zwei Reaktionen: Ja oder Nein. Entweder das Leben entwickelt sich fort – dann hat der Einfluss nicht geschadet oder der Schaden konnte repariert werden. War der Schaden aber so groß, dass er nicht zu reparieren war, dann setzt eine Blutung ein und die Schwangerschaft wird nicht fortgeführt. Das ist noch so früh, dass es praktisch einer normalen Regelblutung gleichkommt. Allenfalls kommt die Periode dann ein klein wenig später als sonst.

Froschtest

In Afrika und Südamerika fand man früher mithilfe einer weiblichen Kröte heraus, ob eine Frau schwanger ist. Man setzte die Kröte dazu einfach in den vollen Nachttopf der Frau – war ein Baby unterwegs, begann die Kröte prompt zu laichen. Ein Urintest mithilfe von Fröschen war auch bei uns bis in die 1960er-Jahre hinein üblich, allerdings spritzte man den Tieren ein wenig Blut oder Urin der Frau unter die Haut.

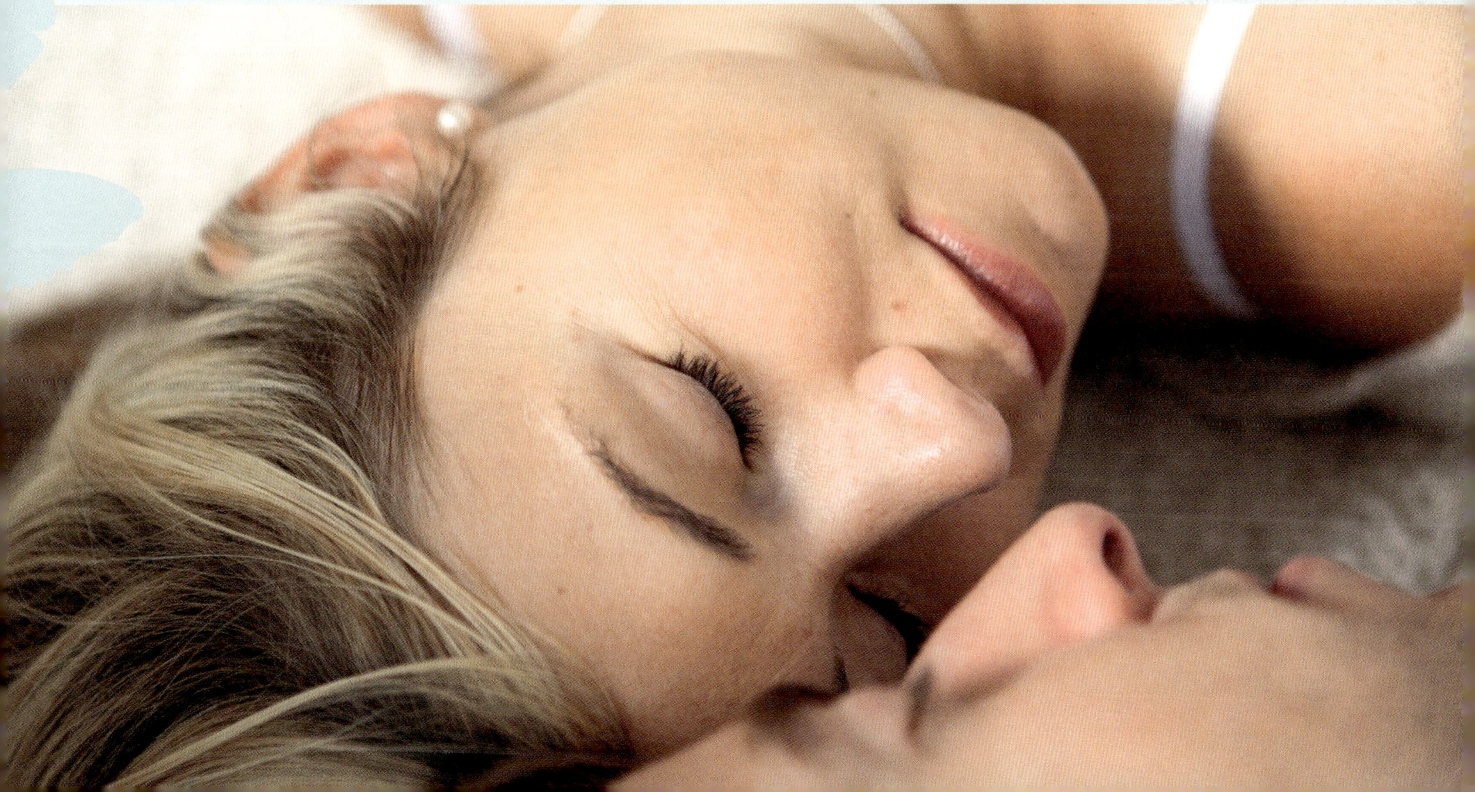

Willkommen, kleiner Stargast

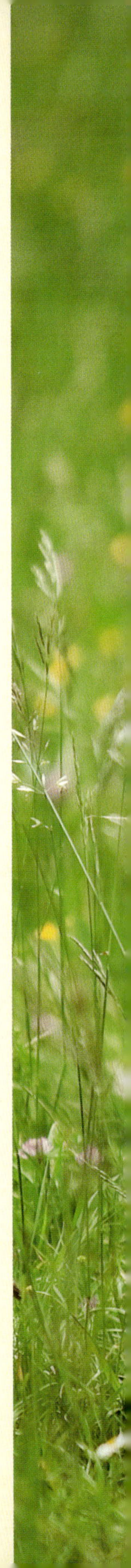

2. Monat | SSW 4+0 bis 7+6

Schmetterlinge im Bauch • Zur Vorsorge in guten Händen • »Stop & Go« in der Schwangerschaft

Das Abenteuer beginnt – und schon fühlt Mama sich wie reisekrank! Ein empfindlicher Magen, ständig diese Müdigkeit und so manche andere Sachen machen ihr zu schaffen. Und die vielen Fragen erst! Jetzt noch Haare färben oder joggen? Wann und zu welcher Vorsorgeuntersuchung? Arzt und/oder Hebamme? Während der kleine Mitbewohner in sportlichen 4 Wochen von 1 auf 15 mm wächst, ändert sich auch für Mama allerhand …

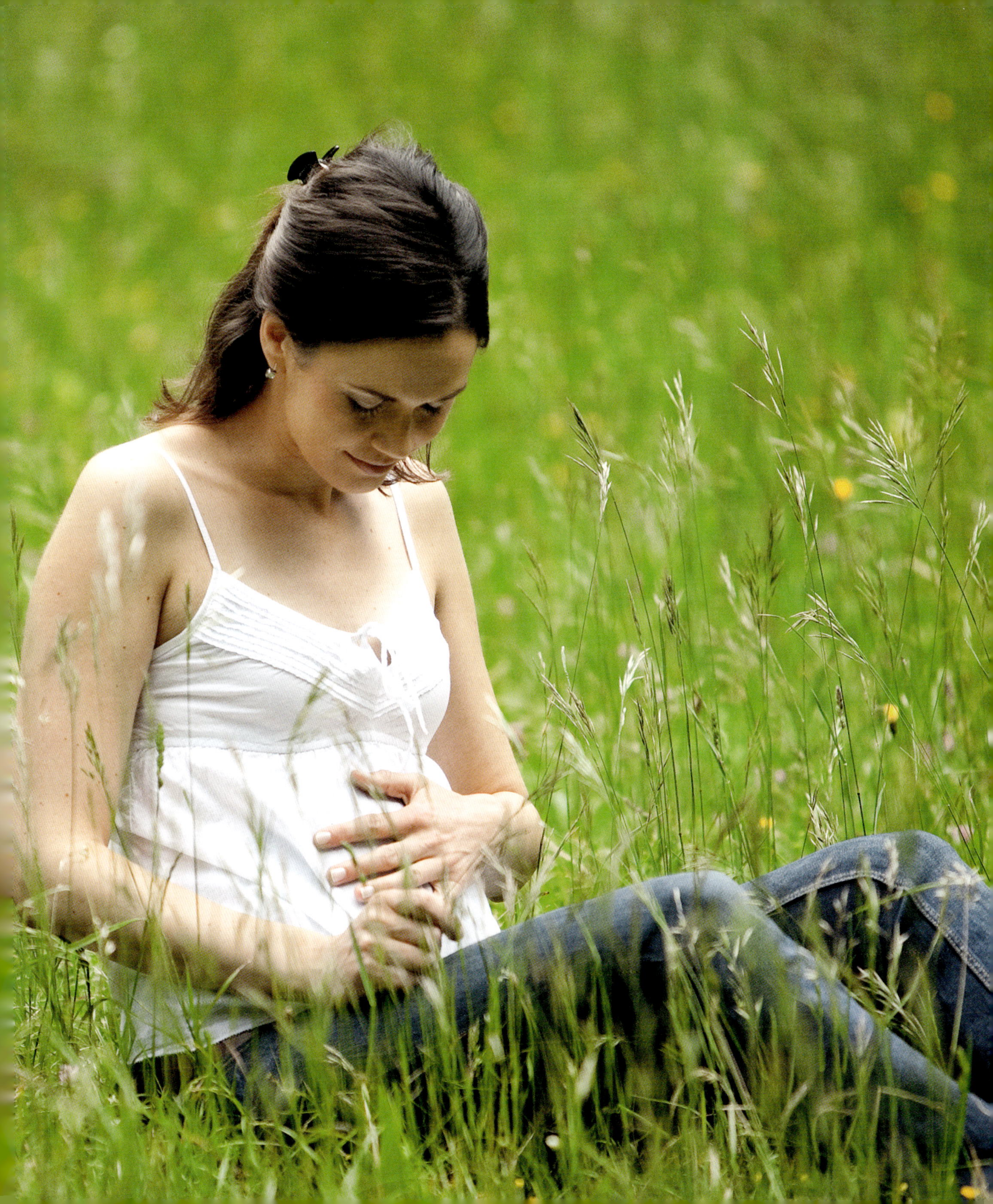

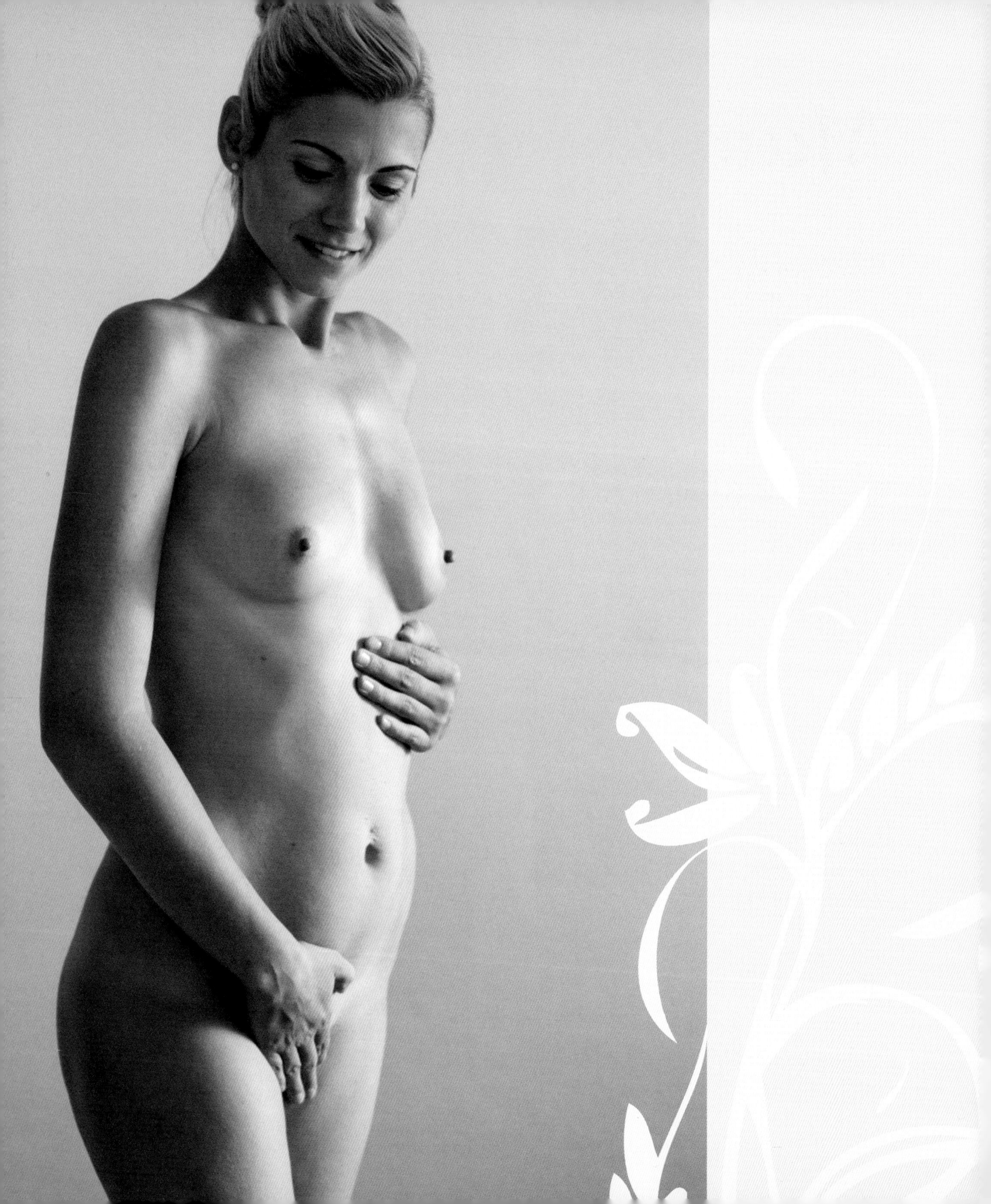

Mama-Body

Ausbleiben der Periode: Seit der letzten Periode sind 4 Wochen vergangen – nun bleibt die Regel aus.

Gebärmutter: Wächst kräftig und ist am Ende des Monats doppelt so groß wie bei der Empfängnis, von außen jedoch noch nicht tastbar.

Müdigkeit & Schwindel: Verursacht durch den gesteigerten Stoffwechsel und Hormonhaushalt, bei gleichzeitig niedrigerem Blutdruck und Blutzuckerspiegel. Gut tut, was den Kreislauf auf Touren bringt oder dem Körper Ruhe gönnt: zum Beispiel Bürstenmassagen (siehe S. 58), Spaziergänge, viel Schlaf, »Powernapping«. Ein Trost: Ende des 3. Monats wird die Müdigkeit meist von einem Energieschub abgelöst!

Harndrang: Durch das viele Progesteron wird die Blase zum Sensibelchen. Schon wenige Tropfen machen »Druck«. Hormone sorgen außerdem für eine verstärkte Nierenfunktion! Ganz schön nervig, aber deshalb auf keinen Fall weniger trinken!

Gewicht: Zeigt noch keine Veränderung nach oben an, manchmal sogar eher nach unten, wenn der Appetit sehr unter den Hormonen leidet und Mama unter Übelkeit. Ein Bäuchlein ist vorerst auch noch nicht zu sehen.

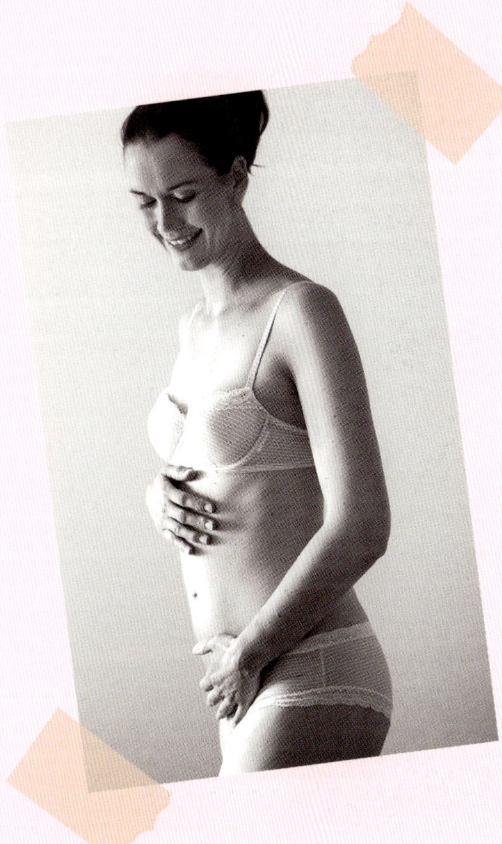

Baby-Body

Woche 5 = SSW 4+0 bis 4+6

Baby: Woche 3 = 15. bis 21. Tag

Zu Beginn des 2. Schwangerschaftsmonats hat das Baby die Form eines Sesamkorns – flach, oval, 1 mm lang. Zwischen den vorhandenen beiden Keimblättern, Entoderm und Ektoderm, entsteht gerade ein drittes: das Mesoderm. Jedes der drei Keimblätter trägt die Ur-Zellen von bestimmten Organen, doch keines ist ganz allein an deren Entwicklung beteiligt. Aus dem Entoderm entstehen Verdauungs- und Atmungssystem, aus dem Mesoderm bilden sich Herz und Gefäße, Skelett und Muskulatur und aus dem Ektoderm entwickeln sich Nervensystem, Sinnesorgane und Haut. Jetzt wölben sich die drei Keimblätter, denn im Mesoderm entsteht eine erste Art von Leibeshöhle. Der Schleimpfropf im Gebärmutterhals ist längst wieder fest verschlossen.

SSL (siehe rechts unten): 1 mm

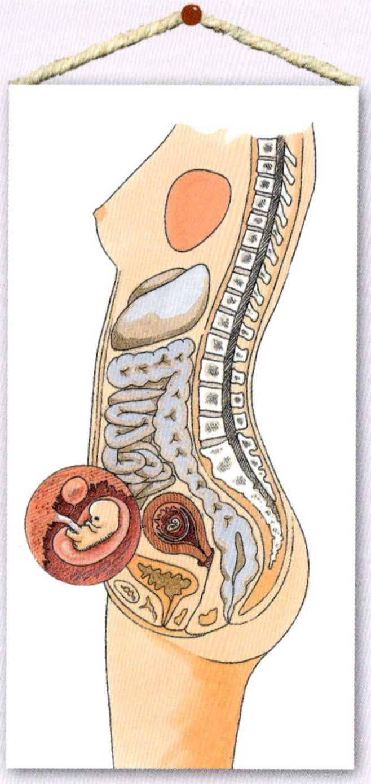

Woche 6 = SSW 5+0 bis 5+6

Baby: Woche 4 = 22. bis 28. Tag

In diesen Tagen wird aus dem kleinen flachen Samenkorn ein winziger runder Sprössling, der rasant wächst. Nun beginnt die entscheidende Zeit der Organbildung. Die allerersten Blutgefäße entstehen, je ein Venen- und Arterienpaar, woraufhin sich die Ur-Form des Herzens bildet – das am Ende dieser Woche schon zu schlagen beginnt! Es nimmt als erstes Organ des Babys eine eigene Funktion auf, auch wenn es noch 6 Wochen dauern wird, bis es mit allen 4 Kammern und Klappen fertig ausgebildet ist.

Gleich zu Beginn dieser Woche wölbt sich das Ektoderm zu einer Längsrinne, dem Neuralrohr, das sich bald zum Rückenmark und Gehirn entwickelt. Aus dem Mesoderm entspringt am Neuralrohr entlang ein Strang von paarweisen Hügelchen. Das sind die Somiten, aus denen später Wirbel, Rippen und Muskeln

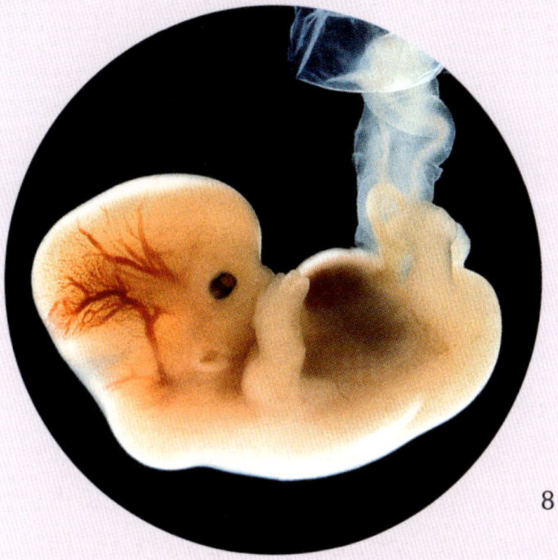

8 Wochen alter Embryo

wachsen. Am Nacken beginnend entstehen jeden Tag 3–4 Somiten, Ende kommender Woche sind sie vollzählig.

SSL: 3–4 mm

Woche 7 = SSW 6+0 bis 6+6

Baby: Woche 5 = 29. bis 35. Tag

Am Kopfende des Neuralrohrs entwickeln sich drei Bläschen als Urform des schnell wachsenden Gehirns. Hier teilt sich das spätere Großhirn bereits in zwei Hälften, während im späteren Zwischenhirn, wo Hormone gebildet und Sinneswahrnehmungen verarbeitet werden, das Riechorgan entsteht.

Am äußeren Kopf formt sich währenddessen die Andeutung einer Nase. Auch die Entwicklung der Augen und Ohren beginnt: Augenbläschen und Augenbecher, Ohrbläschen und Ohrgrübchen wachsen. Aus dem kleinen Rumpf knospen die Arme und Beine hervor. Erstere wachsen dabei zu Beginn schneller. Der Sprössling hat mittlerweile seine Länge verdoppelt.

SSL: 7–8 mm (so breit wie Mamas kleiner Fingernagel)

Woche 8 = SSW 7+0 bis 7+6

Baby: Woche 6 = 36. bis 42. Tag

Im kleinen Herzen formen sich Kammerwände und Herzklappen. Leber und Darm werden größer. Der Darm verlagert sich vorerst in die Nabelschnur hinein, bis der Bauchraum groß genug ist, ihn aufzunehmen. In der Leber bildet sich erstes eigenes Blut. Der Nährstofftransport vom mütterlichen zum kindlichen Organismus führt noch über das Choriongewebe, doch dies verwandelt sich täglich ein wenig mehr zur Plazenta. Durch die Entwicklung von Hand- und Fußplatten wachsen die Arme und Beine jetzt wie zu kleinen Paddeln heran und der Winzling schwimmt sicher im warmen Fruchtwassermeer, von der mittlerweile fertigen Fruchtblase umhüllt.

Gewicht: 0,5 g. SSL: 15 mm (Mamas Daumennagelbreite)

Gewicht & Länge: variabel

Babys wachsen schon in der Gebärmutter individuell verschieden. Unsere Angaben zu Größe und Gewicht sind Mittelwerte. Ein gesundes Baby kann z.B. bei der Geburt zwischen 2 500 und über 4 500 g wiegen. Mittelwert: 3 500 g.

Das Baby wird vorläufig vom Scheitel bis zum Steiß gemessen. Die Größenangaben sind deshalb in Scheitel-Steiß-Länge, kurz: SSL, und gelten immer für das Ende der jeweiligen Woche.

Schmetterlinge im Bauch

Unsere Omas hatten noch keinen Schwangerschaftstest. Übelkeit am Morgen? Brechreiz beim falschen Geruch? Das waren wichtige Signale. Heute lässt sich die Schwangerschaft normalerweise schon an dem Tag bestätigen, an dem die Regel ausbleibt. Wenn die ersten Anzeichen auftreten, sind sie keine Überraschung mehr. Oder doch?

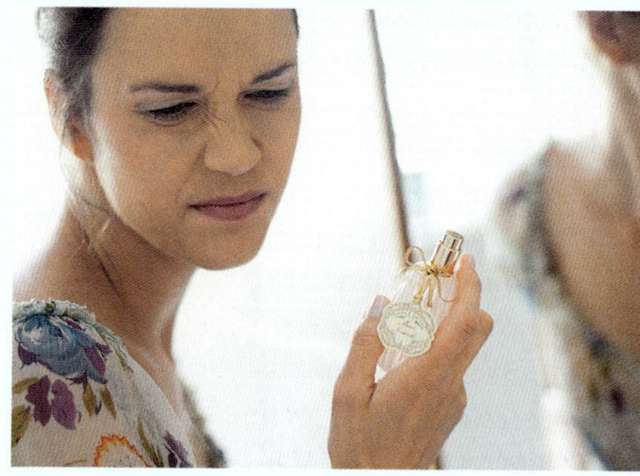

Empfindlicher Magen

Bisher durfte kein Tag ohne den geliebten Kaffee beginnen – jetzt dreht sich schon beim Gedanken daran der Magen um? Typisch schwanger! Bei vielen Frauen ändert sich der Geschmackssinn, plötzlich schmecken gewohnte Speisen unerträglich. Auch Sodbrennen ist eine häufige Plage beim Start in die Schwangerschaft. Dass besonders viel davon auf einen Jungen hinweist oder das Neugeborene mit einer Haarpracht gesegnet sein wird: Ammenmärchen!

Empfindliche Nase

Schon der Gedanke an bestimmte Duftstoffe kann Ekelgefühle auslösen. Warum? Eine Evolutionstheorie besagt, dass der feinere Geruchssinn von Schwangeren ein Schutzmechanismus ist, durch den Mutter und Kind besser vor Giften und Schadstoffen geschützt werden.

Wie wenig Lärm machen die wirklichen Wunder.

Antoine de Saint-Exupéry

Übelkeit

Gerade aufgewacht und schon von Übelkeit geplagt? Eindeutig: schwanger! Zwar morgens häufig, tritt Schwangerschaftsübelkeit leider auch mittags und abends nicht selten auf. Drei Viertel aller Schwangeren erleben das, und jede dritte wird zusätzlich von Erbrechen geplagt. Superlästig – und heißt doch nichts anderes als: Dem Baby geht es gut! Übelkeit ist während der Schwangerschaft ein positives Zeichen, sogar mit wissenschaftlichem Siegel. Ursache ist nämlich eine hohe Konzentration des Schwangerschaftshormons hCG im Blut (siehe S. 57). Die ist zwischen der 8. und 10. SSW auf dem Höhepunkt, deshalb lässt die Übelkeit nach der 12. Woche (meistens) nach. Verrückterweise heißt »keine Übelkeit« natürlich nicht »kein hCG« – nicht alle Frauen reagieren gleich, die Veranlagung zur Übelkeit ist angeblich erblich.

Eine amerikanische Studie mit 80 000 Frauen zeigte: Schwangeren wird vorwiegend von Stoffen schlecht, die der Gesundheit des Babys schaden. Ganz oben auf der Liste stehen Alkohol, Nikotin und Kaffee. Es folgen Fleisch, Eier, Geflügel und Fisch – alles Nahrungsmittel, die oft bakteriell belastet sind. Vielleicht ist die Übelkeit wie die Geruchsempfindlichkeit in der Schwangerschaft nur ein Trick der Natur – zum Schutz des ungeborenen Babys.

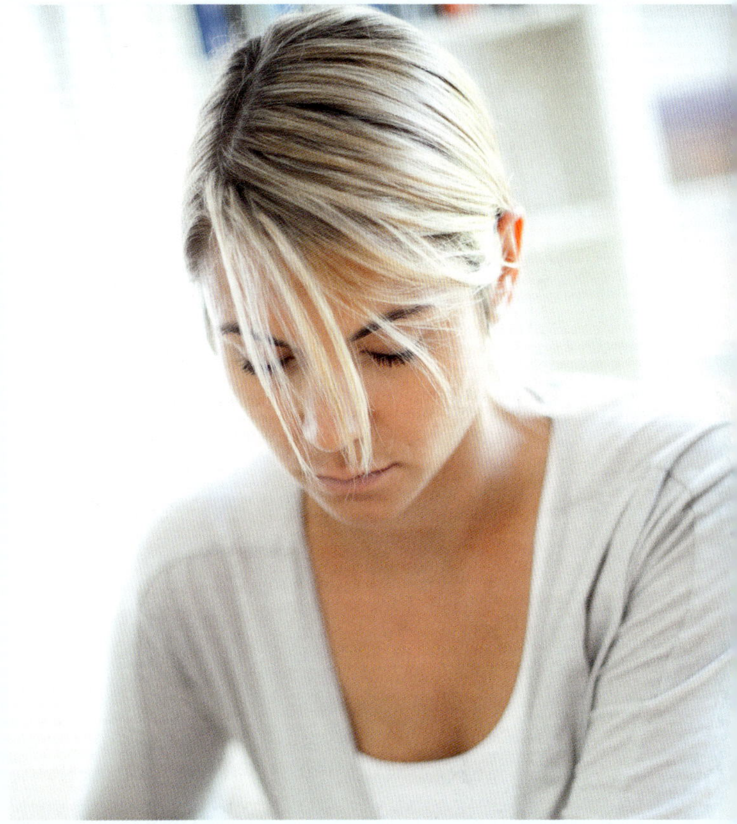

Betreff: Kann das sein?

Liebe Amelie,
was sagst du bitte dazu: Meine Periode ist überfällig! Ich warte jetzt seit 4 Tagen … Kann es sein, dass ich auch schwanger bin? Obwohl wir schon gar nicht mehr damit gerechnet hatten? Das wär doch unglaublich, wir beide gleichzeitig mit Bauchkugel!!! Tom ist abwartend, ich aber auch. Bin nachher bei meinem Arzt, dann werden wir ja sehn.
Oje, am Wochenende hab ich bei dir ja Sekt getrunken … LG Caro

Das hilft gegen Übelkeit und Erbrechen

- Bei Morgenübelkeit: Schon vor dem Aufstehen etwas essen oder trinken: beispielsweise Knäckebrot, Cracker, Zwieback, gesüßten Pfefferminztee.
- Häufig etwas trinken, und zwar, was immer einem gerade am besten bekommt: Wasser, Gemüsebrühe, Kräutertees (Melisse, Pfefferminze, Himbeerblätter, Kamille). Alternativ: saftiges Obst essen oder Fruchteis, Eiswürfel oder Zitronenscheiben lutschen.
- Öfter eine Kleinigkeit essen, denn mit leerem Magen wird einem leichter schlecht. Für unterwegs: Müsliriegel, Fruchtschnitten, getrocknete, ungeschwefelte Aprikosen (kaliumreich!).
- Dauerknabbern oder -kauen regt den Speichelfluss an, das schützt oft vor Übelkeit. Geeignet: rohe Gemüsestifte, Vollkornkekse, Haferflocken, getrocknete Bananenscheiben, kandierter Ingwer, Mandeln, Kürbiskerne.
- Ingwertee: 1–2 cm von einer Ingwerknolle fein abhobeln, mit kochendem Wasser aufgießen oder kurz darin aufkochen und ziehen lassen. Oder kandierten Ingwer knabbern (und Zähne öfter putzen, wegen des Zuckers).
- Akupressurbänder an beiden Handgelenken tragen, bis die Übelkeit nachlässt. Die Bänder gibt es in Drogerien oder Apotheken: www.akupressur-band.de
- Vitamin B, vor allem B6, enthalten in Vollkorn, Weizenkeimen, Bananen, grünem Gemüse, Walnüssen, Fleisch, Sardinen und Lachs. Kann auch als Dragee verordnet werden. Da alle B-Vitamine wasserlöslich sind, gibt es keine Gefahr der Überdosierung.
- Homöopathie: Ausprobieren darf man *Arsenicum album C6, Cocculus C6* oder *Tabacum C6* – nur dann regelmäßig einnehmen, wenn es auch hilft. Ansonsten professionell beraten und ein individuelles Mittel verordnen lassen.
- Manchmal hilft es auch, ein Tagebuch zu führen, um herauszufinden, ob es wiederkehrende Auslöser gibt, die sich vermeiden lassen.

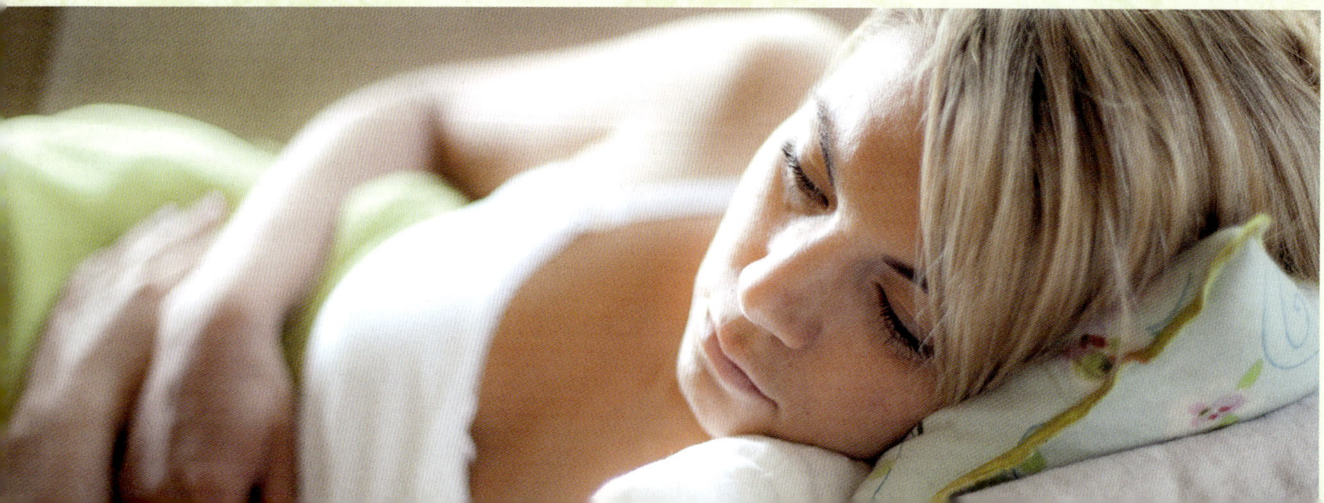

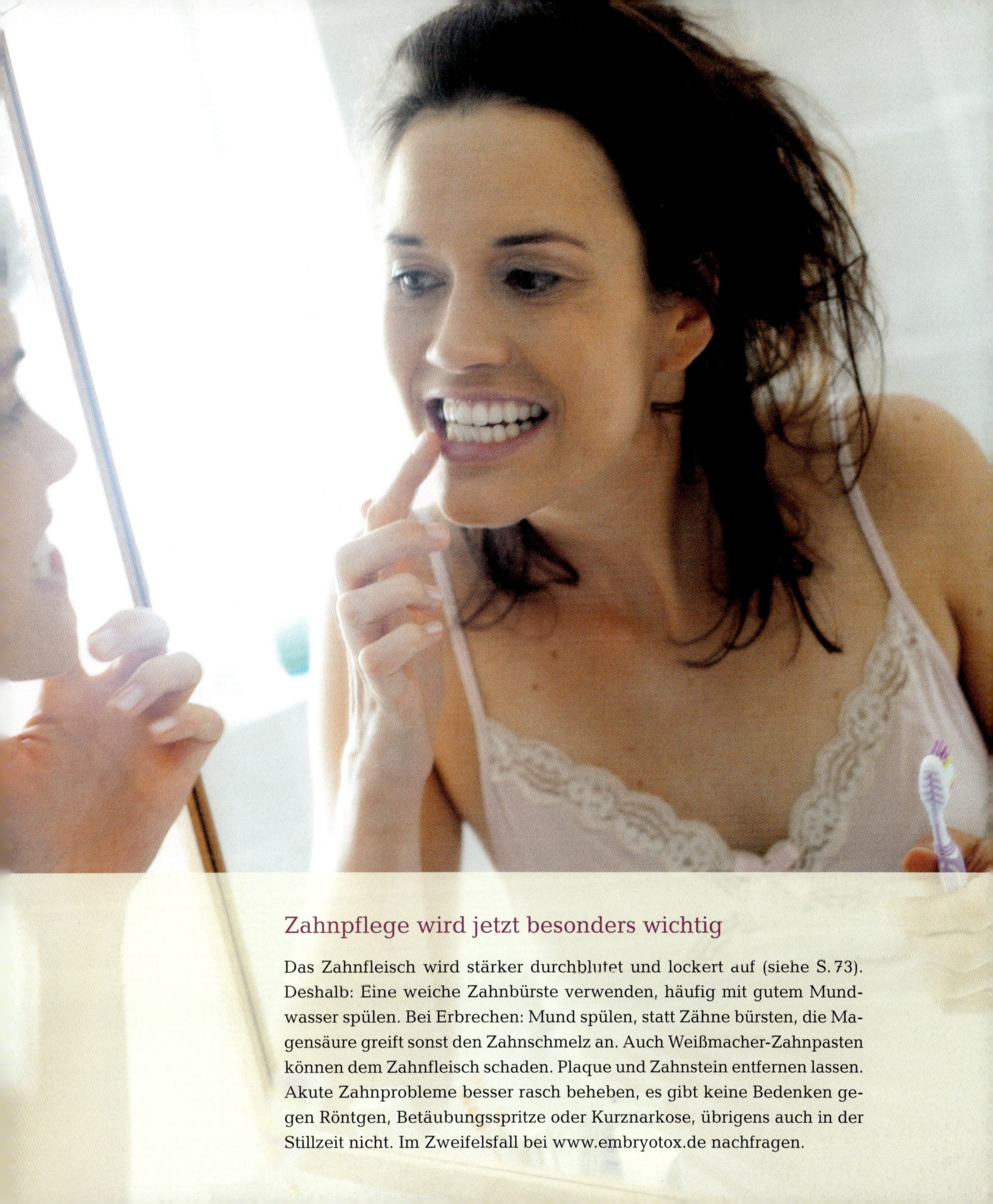

Zahnpflege wird jetzt besonders wichtig

Das Zahnfleisch wird stärker durchblutet und lockert auf (siehe S. 73). Deshalb: Eine weiche Zahnbürste verwenden, häufig mit gutem Mundwasser spülen. Bei Erbrechen: Mund spülen, statt Zähne bürsten, die Magensäure greift sonst den Zahnschmelz an. Auch Weißmacher-Zahnpasten können dem Zahnfleisch schaden. Plaque und Zahnstein entfernen lassen. Akute Zahnprobleme besser rasch beheben, es gibt keine Bedenken gegen Röntgen, Betäubungsspritze oder Kurznarkose, übrigens auch in der Stillzeit nicht. Im Zweifelsfall bei www.embryotox.de nachfragen.

Zur Vorsorge in guten Händen

Die »Schwangerenvorsorge« ist eine reguläre Leistung der Krankenkassen. In den ersten 8 Schwangerschaftsmonaten ist eine Untersuchung pro Monat Standard, danach zwei. Was gemacht wird, ist durch die Mutterschaftsrichtlinien festgelegt. Bei jedem Termin wird das Gewicht und der Blutdruck gemessen sowie eine Urin- und eine Blutprobe genommen. Der Urin wird auf den Eiweiß- und Zuckergehalt untersucht, auf Sediment und Bakterien. Im Blut interessiert der Hämoglobinwert und, falls dieser niedrig ist, die Zahl der roten Blutkörperchen.
Natürlich gilt der Entwicklung des Babys ein besonderes Augenmerk, jedes Mal werden seine Herztöne abgehört und sein Wachstum kontrolliert. Als drittes Element zählt die ausführliche Beratung zur empfohlenen Vorsorge und ist genauso ernst zu nehmen wie die Routineuntersuchungen.

Betreff: Ja, es kann!!!

Liebe Amelie,
ich fasse es nicht – es ist wahr – wir bekommen ein Baby!!!!!!! Tom ist sprachlos, wir stehen beide unter Schock ... Wie geht es dir? Besorgst du schon Babysachen? Sollen wir gleich erst mal Strampler kaufen gehen? Ich muss ja irgendetwas tun ... Das ist echt unglaublich – wir werden gleichzeitig Mamas!
LG Caro
P.S. Wegen des Sekts: alles ok, meint der Arzt!

Unser Tipp

Alle Fragen im Laufe des Monats notieren und dafür sorgen, dass sie beim nächsten Vorsorgetermin verständlich und ausreichend beantwortet werden.

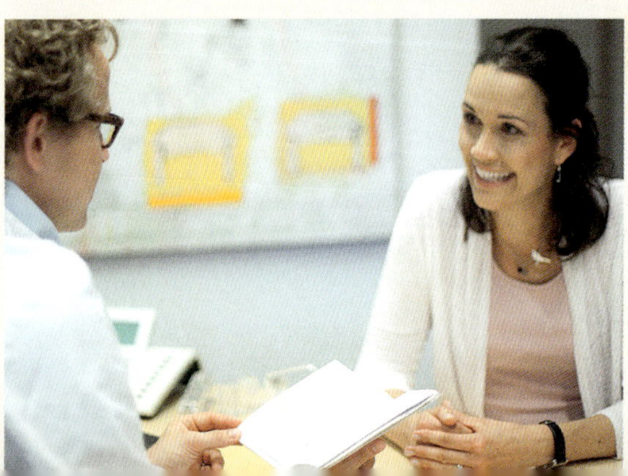

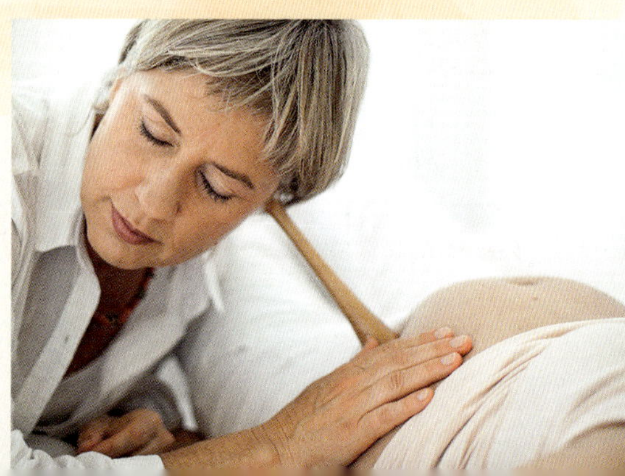

Ultraschalltermine:

Im Verlauf einer gesunden Schwangerschaft sind drei Ultraschall-Untersuchungen vorgesehen und zwar jeweils um die 9. bis 12. SSW, 19. bis 22. SSW und 29. bis 32. SSW.

Tipp: Je länger Sie jeweils warten, desto mehr ist zu erkennen! Zusätzlich zahlt die Kasse je einen Ultraschall zu Beginn sowie am Ende der Schwangerschaft.

Tipp: Bauch vor einem Ultraschalltermin nicht eincremen – das kann zu »schlechter Sicht« führen.

Vorsorgeuntersuchungen bei Arzt oder Hebamme?

Die Vorsorgeuntersuchungen können von einer Ärztin oder einem Arzt ebenso wie von einer Hebamme durchgeführt werden. Dabei darf jede gesunde werdende Mama nach Belieben abwechseln. Hebammen können in eigener Praxis arbeiten oder integriert in eine Frauenarztpraxis, dann sind dort Hebammentermine vorgesehen. Die Hebamme stellt auch den Mutterpass aus, schickt Blutproben ins Labor und macht alle vorgesehenen Untersuchungen, außer Ultraschall. Dazu schickt sie die Bald-Mama in eine geeignete Praxis.
Es ist nicht erforderlich, sich im Voraus für alle oder mehrere Termine auf eine bestimmte Praxis festzulegen. Im Verlauf der Schwangerschaft von einer Arzt- oder Hebammenpraxis zu einer anderen zu wechseln, hat keine Auswirkung auf die Krankenkassenleistungen. Hauptsache, man fühlt sich in guten Händen! Deshalb sollte jede Frau für sich entscheiden, zu wem sie zu den Vorsorgeuntersuchungen geht und was ihr wichtig ist – in den letzten Wochen vielleicht auch in die gewählte Entbindungsklinik. Das ist einfach Typfrage.
Hebammenadressen: www.hebammensuche.de oder www.hebammenverband.de
Das sagen die Verbände: Mam@Plus **3901.**

Der erste Vorsorge-Termin

Beim ersten Termin wird die Schwangerschaft festgestellt bzw. bestätigt. Außerdem wird der Gesundheitsstatus aufgenommen, mitsamt allen von nun an üblichen Tests anhand einer Blut- (=Serum) und Urinprobe. Dass der winzige Babykeim gut in der Gebärmutter angekommen ist, kann eine erste Ultraschalluntersuchung (beim Arzt) zeigen. Die wird dieses Mal durch die Vagina gemacht und nicht durch die Bauchdecke, so wie später.

Infos Schwangerenvorsorge

Angestellte Frauen dürfen sämtliche Vorsorgeuntersuchungen ohne Verdienstausfall während der Arbeitszeit wahrnehmen.
Grundsätzlich sind Vorsorgeuntersuchungen von der Praxisgebühr befreit, das gilt schon für den Termin zur Feststellung der Schwangerschaft.

Betreff: Ich will doch nur schlafen!

Liebe Caro,
bist du auch dauernd müde? Ich könnte mich zu jeder Tageszeit überall hinlegen und schlafen!!! Und in meinem Kopf geht es rund – so viele Gedanken! Wie der: Warum bin ich ausgerechnet dieses Mal schwanger geworden??? Weißt du, was ich meine? Jede der Millionen Spermienzellen hat doch eine spezielle Erbanlage, jede Eizelle auch, und wenn die beiden verschmelzen, entsteht so was Einzigartiges wie genau dieses Baby, das es auf der Welt nicht noch einmal gibt ... Junge, Mädchen, blonde oder dunkle Haare, braune oder blaue Augen ... Wäre das im Monat davor alles anders gewesen??? Worüber ich auch ständig grüble: Sind wir eigentlich wirklich bereit, Eltern zu werden? Werde ich eine gute Mama sein? Wie wird das Philipps und meine Beziehung verändern – schwirr, schwirr ... Schon gut, dass ein Kind ein paar Monate braucht, bis es zur Welt kommt. Stell dir mal vor, es wäre von jetzt auf gleich hier – da wäre man ja vollkommen überfordert! Weißt du, was ich meine?
LG Amelie

Schicke Hüllen

Den Mutterpass hat Mama nun immer dabei – da schützt ihn eine Hülle vor den Alltagsstrapazen in ihrer Handtasche ... Schöne gibt es z.B. hier: www.minilino.com oder bei www.dawanda.de

In 98 bis 99 Fällen wird auf diese Weise eine Bauchhöhlen- oder Eileiterschwangerschaft ausgeschlossen (kommt leider in 1–2 von 100 Schwangerschaften vor). Ist es bei diesem Ultraschall schon 2–3 Wochen seit Ausbleiben der Regel her, sieht man wahrscheinlich schon das winzige Babyherzchen schlagen. Schließlich bekommt man noch den nagelneuen Mutterpass (in Österreich Mutter-Kind-Pass) ausgestellt und es werden darin gleich einige Eintragungen gemacht (S. 1, 4, 5 und 6). In manchen Praxen behält man ihn noch zurück. Er wird dann erst mitgegeben, wenn die ersten Laborergebnisse der Blutuntersuchungen (Mutterpass S. 2 und 3) vorliegen.

Willkommen im Land der wachsenden Wunder! Hier ist mein Pass – ich bin MAMA-2-B.

Lassen Sie sich bei jedem Vorsorgetermin alle Eintragungen verständlich erklären. Es ist Ihr Pass, Sie möchten ihn also lesen können. Hat aber doch einmal die Zeit gefehlt, finden Sie unter Mam@Plus **4001** die einzelnen Seiten und die Abkürzungen noch mal erklärt.

Wenn Sie auf Seite 5 im roten Feld angekreuzt finden, dass ein »Schwangerschaftsrisiko« vorliegt, lassen Sie sich den Grund dafür genau erklären. Vielleicht gut zu wissen, dass dieses Kreuzchen in 80 % der Mutterpässe steht. Trotzdem kommen 97 % der Babys gesund zur Welt. Dieses Kreuzchen ermöglicht es Ihrem Arzt, sich mehr Zeit für Sie zu nehmen, weil die Krankenkassen dadurch etwas höhere Versorgekosten erstatten. Auch die Stellenberechnung für das medizinische Personal an Geburtskliniken fällt mit mehr Risikoschwangerschaften im Einzugsgebiet günstiger aus.

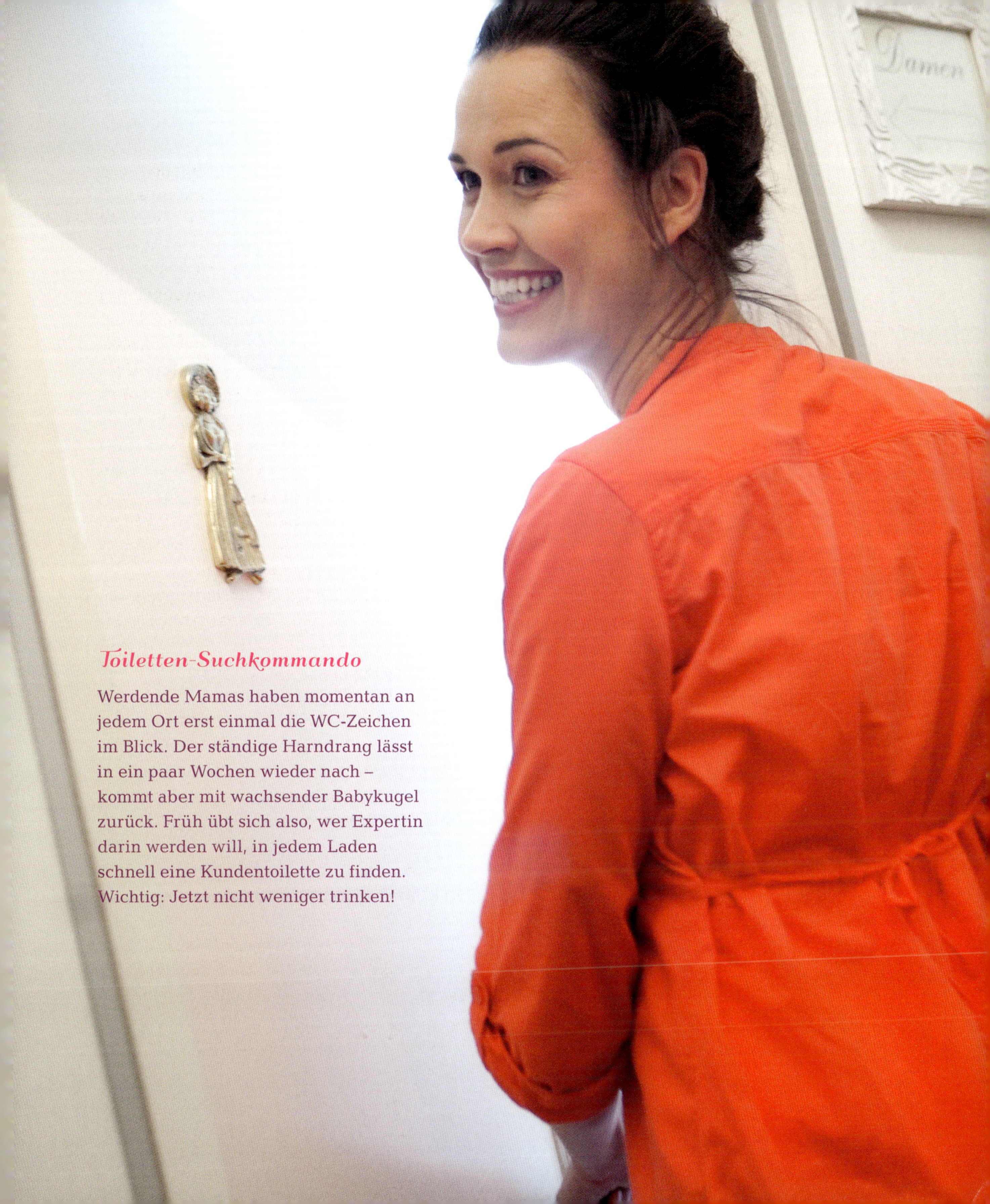

Toiletten-Suchkommando

Werdende Mamas haben momentan an jedem Ort erst einmal die WC-Zeichen im Blick. Der ständige Harndrang lässt in ein paar Wochen wieder nach – kommt aber mit wachsender Babykugel zurück. Früh übt sich also, wer Expertin darin werden will, in jedem Laden schnell eine Kundentoilette zu finden. Wichtig: Jetzt nicht weniger trinken!

»Stop & Go« in der Schwangerschaft

Schwanger! Kaum ist das klar, tauchen viele Fragen auf: Was muss ich SOFORT ändern? Und wo lauern eigentlich überall Schadstoffe? Das Krümelchen ist ja gerade im ersten Schwangerschaftsdrittel (Trimester) besonders empfindlich.

Striktes »Stop«: Alkohol

Ab sofort ist strikter Verzicht angesagt: Das »gute Tröpfchen« schadet dem Baby und kann in den ersten drei Schwangerschaftsmonaten, wenn alle Organe ausgebildet werden, sogar zu Fehlbildungen führen (aber auch danach ist es tabu). Zur Beruhigung, falls Sie etwas getrunken haben, bevor die Schwangerschaft feststand: Hier gilt das »Alles-oder-nichts-Prinzip« (siehe S. 27). Jetzt also nur noch mit O-Saft oder alkoholfreien Getränken anstoßen.

Striktes »Stop«: Rauchen

Die Liste der schädigenden Wirkungen von Nikotin auf das Baby ist so lang und schrecklich, dass man sie einer werdenden Mutter gar nicht vor Augen führen möchte. Aktiv- und Passivrauchen drosselt die Blutversorgung in allen Gefäßen, das steigert sich nach jeder Zigarette wieder. Erster Schritt zum Abgewöhnen: Jetzt auf der Stelle dieses Buch weglegen, zum Telefonhörer greifen und die BZgA-Telefonberatung zur Raucherentwöhnung unter Telefon 01805–313131 anrufen (siehe S. 17).

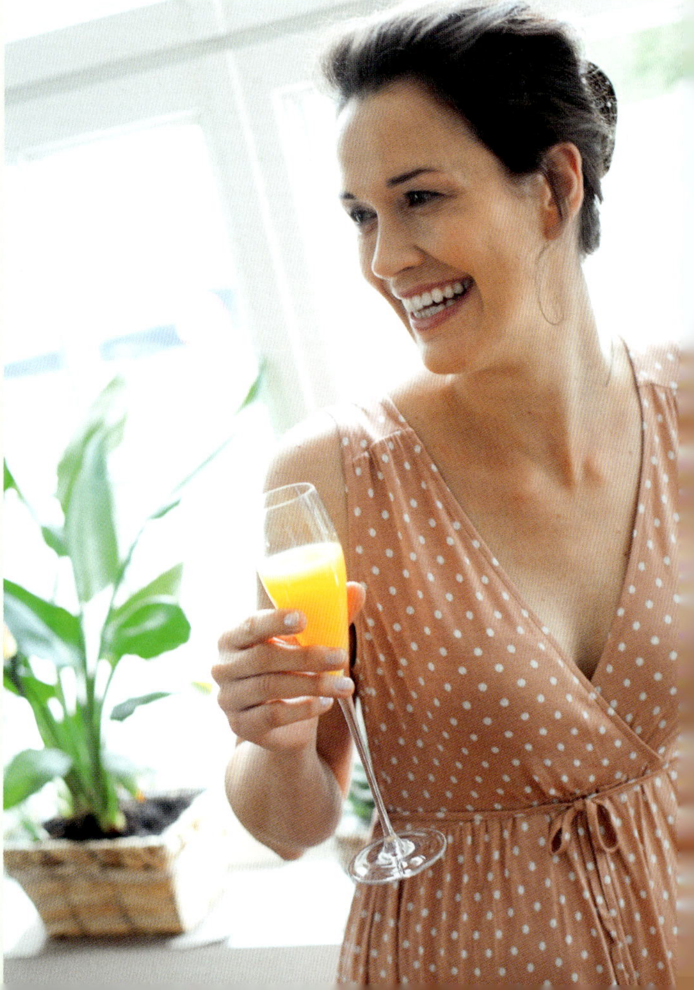

»GO« – aber behutsam: Sport

Wie viel Aktivität jetzt guttut, hängt ganz davon ab, wie sportlich der Alltag bisher war: Die Messlatte ist das eigene Körpergefühl. Kopfschmerzen, Muskelschwäche, Wadenschmerzen oder Unwohlsein sind Warnsignale für eine Überanstrengung.

Sie waren bisher … supersportlich
Wer täglich eine kräftige Ration Sport gewohnt ist, muss sich in den ersten drei Schwangerschaftsmonaten vielleicht ein wenig zurückhalten. 7 Trainingseinheiten pro Woche sind okay, aber nicht mehr als 1 Stunde pro Tag. Sportarten, die in der Schwangerschaft ungünstig oder tabu sind (siehe Liste S. 88), lassen sich gut durch Lauftraining ersetzen.

Sie waren bisher … sportlich
Wer vor der Schwangerschaft regelmäßig 2–3-mal in der Woche leichten Ausdauersport gemacht hat, kann das im Allgemeinen auch in den ersten Schwangerschaftsmonaten so weitermachen, um den individuellen Fitness-Level zu erhalten.

Sie waren bisher … unsportlich
Wer bisher den Lift statt die Treppe genommen hat, darf das jetzt ändern. Eine gute Kondition erleichtert den Alltag – vor und nach der Geburt! Aber: Das Bewegungs-Pensum behutsam steigern, am besten mit gelenkschonenden Sportarten wie Walken, Radfahren, Schwimmen. 2-mal wöchentlich 20 Minuten sind ein guter Einstieg. Nach der 15. SSW darf es mehr werden, stets im Einklang mit dem eigenen Wohlbefinden.

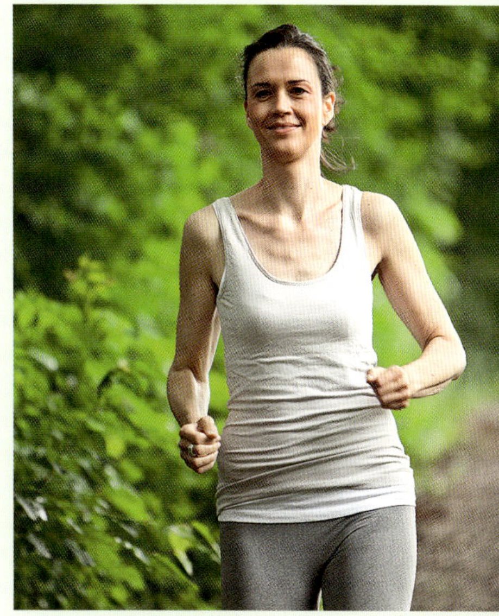

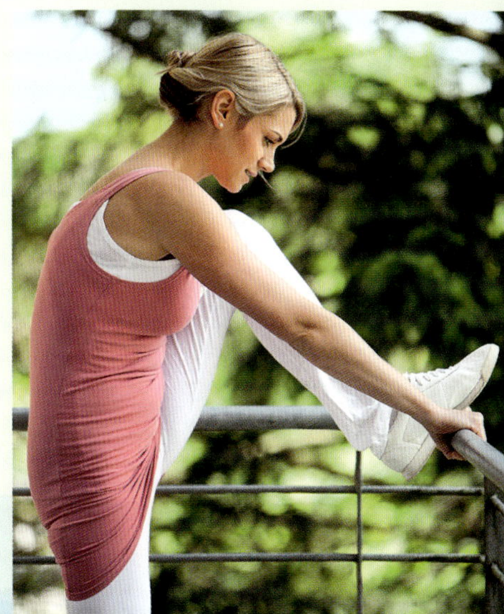

Unser Tipp

Weil in den ersten 3 Monaten das Fehlgeburtsrisiko etwas höher ist, wird vorsichtshalber empfohlen, auf Bewegungen zu verzichten, die mit Erschütterungen oder speziellem Bauchmuskeltraining verbunden sind.

»GO« – aber behutsam: Sauna

Regelmäßige Saunagängerinnen brauchen auch in den ersten drei Schwangerschaftsmonaten nicht zu verzichten, sollten aber jeweils nur gute 5 Minuten in der Kabine bleiben. Das erhöht die Temperatur nur an der Körperoberfläche. Im Körperinneren soll die Temperatur jetzt nicht gesteigert werden – denn würde sie länger als 10 Minuten auf mehr als 38,9 Grad liegen – was nur ein ungewöhnlich langer und sehr heißer Saunagang schafft –, wäre laut einer Studie in den ersten drei Schwangerschaftsmonaten das Fehlgeburtsrisiko erhöht. Danach kann das Ganze wieder entspannter betrachtet werden (siehe S. 89).

Bedingt »GO«: Haare färben

Zwar sind die Chemikalien in Haarfärbemitteln nicht hochgiftig, aber ob sie während der Schwangerschaft absolut ungefährlich sind, ist bisher nicht wirklich klar (siehe S. 84).

Betreff: AW: Ich will doch nur schlafen!

Liebe Amelie,
ich hab bisher kein Problem mit Müdigkeit *toi, toi, toi*, aber heute ist mir super übel. Ich weiß, wie es dir mit den 1 000 Gedanken geht – ist bei mir auch so. Da drinnen schlägt ja schon ein kleines Herzchen, bin nach wie vor fassungslos – alles so ungewohnt und neu. Du, komm doch morgen einfach vorbei und lass uns über alles reden. Einverstanden?
☺ Caro

»GO« – mit kleinen Einschränkungen: Haustiere

Nein, die Schwangerschaft ist kein Grund, sich vom geliebten Haustier zu trennen. Toxoplasmose-Gefahr (mehr dazu auf S. 415)? Besteht beim normalen Umgang nicht – aber jeden Kontakt mit dem Tierkot unbedingt vermeiden! Die Katzenkloreinigung jetzt an ein anderes Familienmitglied abgeben (gilt genauso für den Käfig eines Nagetiers oder Vogels). Sicherheitshalber auch beim Kontakt mit Gartenerde dichte Handschuhe tragen, für den Fall, dass sich Katzenkot darin befindet. Tierbesitzerinnen wird vom Arzt oft ein Toxoplasmose-Test empfohlen.

Bedingt »GO«: Putzmittel

Viele Reinigungsmittel enthalten schädliche Inhaltsstoffe oder geben bedenkliche Dämpfe ab. Höchste Zeit, den gesamten Haushalt auf Öko-Putz- und -Waschmittel umzustellen! Laufend aktualisierte Infos auf: www.test.de

Nur bedingt »GO«: Solarium

Hier scheiden sich die Geister – die einen warnen generell vor Hautkrebs, die anderen empfehlen die stimmungsaufhellende Wirkung. Wissenschaftlich liegt aber noch viel im Dunkeln. Klar ist, dass auch die Kunstsonne zu Pigmentflecken führen und sie verstärken kann. Außerdem senkt intensive Sonne vielleicht den Folsäurespiegel, der gerade in den ersten Wochen so gesund für Babys Entwicklung ist. Das ließe sich jedoch ausgleichen. Fazit: Wer nicht verzichten mag, sollte sich wirklich nur kurz auf die Sonnenbank legen.

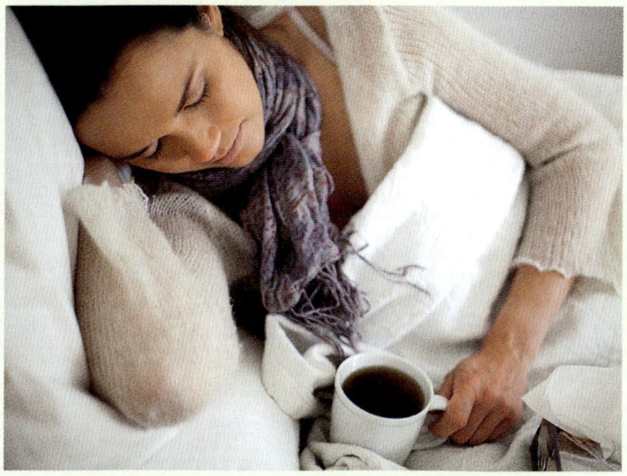

Bedingt »GO«: Arzneimittel

Welche Medikamente sind unbedenklich, welche zu meiden? Weil Beipackzettel in der Schwangerschaft und Stillzeit nicht weiterhelfen, fördert das Gesundheitsministerium eine Webseite, die Verbraucher und Mediziner zu Arzneimittelfragen berät: www.embryotox.de

Bedingt »GO«: Flugreisen

Bis zur 12. SSW lieber jede längere Flugreise auf eine spätere Zeit verschieben, da die Strahlung für das Ungeborene in den ersten 12 Wochen – der Phase der Organbildung – zu hoch sein könnte. Da möchte man schließlich keinerlei Risiko eingehen. Später: »GO« (siehe S. 99).

Bedingt »GO«: Renovieren

Die Wände streichen, einen neuen Teppich verlegen und schöne neue Möbel kaufen? Egal, wie sehr der Nestbautrieb dazu verlockt: Die Arbeit des Malerns und Renovierens besser anderen überlassen und danach die Räume ausgiebig lüften. Ausdünstungen von neuen Möbeln, Farben und Lacken sowie Teppichklebern tun dem Baby jetzt nicht gut.

Besser »Stop«: Tattoo

Zwar schreibt die Tätowiermittelverordnung (TätMVO) seit Mai 2009 unbedenkliche Tätowierfarben vor, aber wie sich deren Chemie bei einer frischen Tätowierung auf das Ungeborene auswirkt, weiß (noch) niemand. Deshalb jetzt besser auf ein neues Tattoo verzichten. Und keinesfalls eines entfernen lassen – bei der Laserbehandlung könnten gefährliche Schadstoffe entstehen.

Stimmungsausgleichender Duft

In diesen aufregenden Zeiten tut alles gut, was harmonisierend wirkt – Düfte erreichen das Stimmungszentrum im Gehirn besonders zuverlässig. Geben Sie einfach ein paar Tropfen ätherischer Öle in eine Duftlampe und atmen Sie tief durch. Eine anregende und ausgleichende Mischung: 2 Tropfen Verbena, 3 Tropfen Orange, 3 Tropfen Bergamotte.

Hallo, liebe Fragezeichen!

3. Monat | SSW 8+0 bis 11+6

Medizinisches • Es sind die Hormone, Schatz! • Zeit für gutes Essen!

Bei Mama fahren die Hormone gerade Achterbahn – und zwar mit Dreifach-Looping und doppelter Geschwindigkeit. Gerade noch auf Wolke 7, ist sie im nächsten Moment den Tränen nahe und sitzt auf dem Grübel-Karussell. »Wird das Baby unsere Beziehung verändern?«, »Wird es gesund sein?«, »Was ist mit meinem Beruf?« – Keine Sorge, liebe Mamas: Das ist gerade ganz normal und lässt bald wieder nach! Währenddessen wächst der Bauchbewohner von stolzer Gummibären- auf Mandarinengröße.

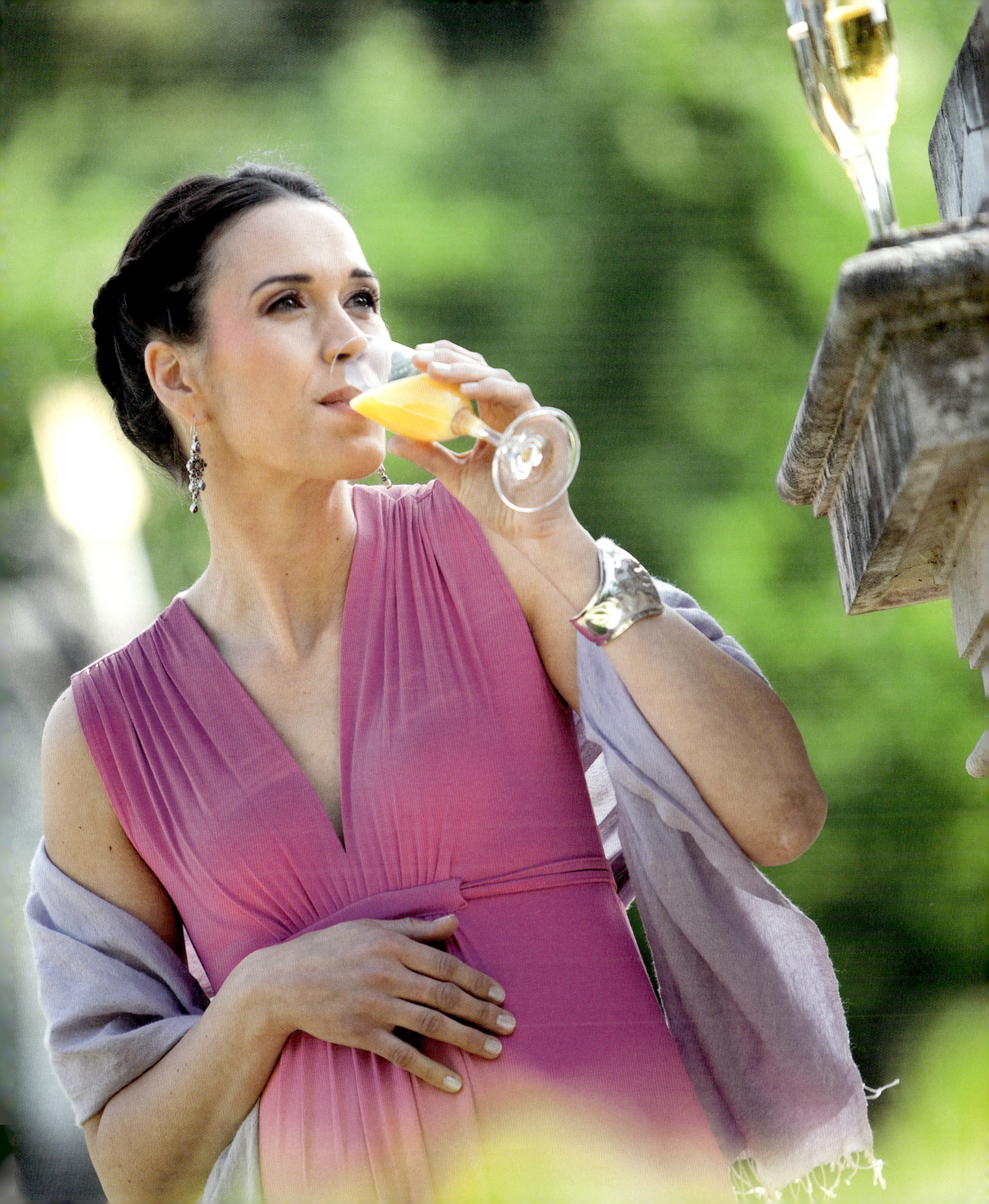

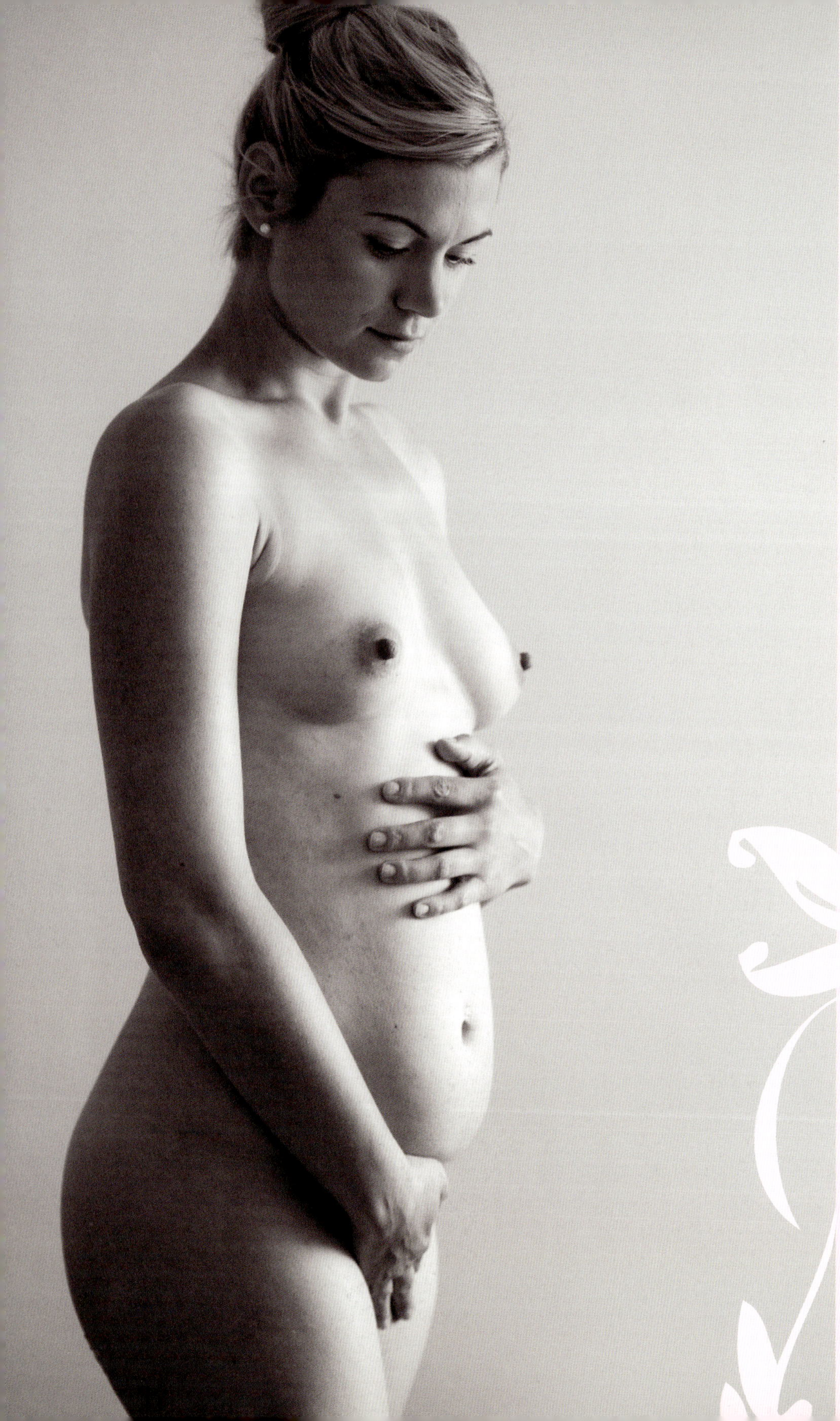

Mama-Body

Oberweite: Richtig sichtbar wird die Schwangerschaft oft zuerst »obenherum« – der Busen wächst (meist). Die Brust ist vielleicht empfindlich. Tipp: Jetzt nachts einen leichten Baumwoll-BH tragen, wenn die Brust zu schwer ist und man deshalb keine bequeme Schlafposition findet. Vor allem beim Sport ist ein gut sitzender BH nötig, um die schwere Brust zu stützen und ihr Halt zu geben.

Übelkeit: Sie lässt gegen Ende des Monats bei vielen Frauen nach – wird davor aber manchmal leider noch mal so richtig schlimm. Sie ist sozusagen ein Barometer für die Schwangerschaftshormone: Sie wird stärker, wenn diese ansteigen. Wie immer gibt es natürlich auch zu dieser Regel Ausnahmen.

Blutdruck: Er sinkt hormonell bedingt manchmal ab, was immer noch zu Schwindelgefühlen führen kann. Tipp: Nun besonders langsam vom Sitzen oder Liegen aufstehen und viel trinken. Eventuell auch Stützstrümpfe tragen.

Verdauung: Progesteron und Östrogen wirken entspannend – und machen deshalb den Darm etwas träge. Ein Trick der Natur für die optimale Versorgung von Mama und Baby, denn dadurch werden alle Nährwerte nun gründlicher aufgenommen. Macht leider überflüssig: Essen für zwei – was die Menge angeht, nicht jedoch in puncto Qualität. Am besten ballaststoffreich essen, das hält die Verdauung aktiv. Bei Darmträgheit oder Verstopfung jetzt keine chemischen Abführmittel nehmen. Besser auf natürliche Mittel zurückgreifen (siehe S. 58).

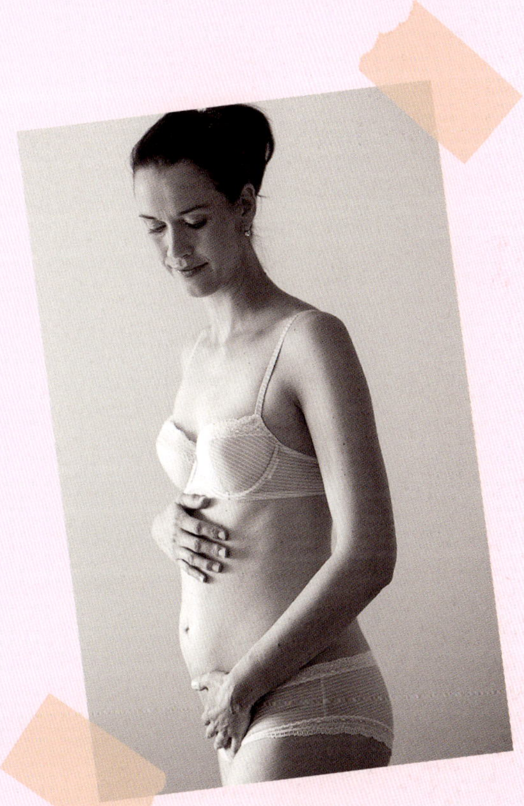

Baby-Body

Woche 9 = SSW 8+0 bis 8+6
Baby: Woche 7 = 43. bis 49. Tag

Im 3. Monat wächst das Baby langsamer und entwickelt stattdessen mehr Substanz. Vor allem der Kopf: Im Gehirn entstehen jetzt bis zu 100000 neue Nervenzellen pro Minute! Hirn und Herz sind groß im Verhältnis zum Körper, der nicht länger als der Kopf ist. Dieser schmiegte sich in den letzten Wochen eng an die Brust, nun hebt er sich. Überall geht es gerade um Entfaltung: Finger- und Zehenknospen erscheinen, in den Armen beginnt die Knochenbildung. Luftröhre, Lungen, Speiseröhre und Magen entstehen ebenso wie die Anlagen für Nieren und Harnwege. In der Leber wird Blut gebildet und die Plazenta übernimmt ihre Austauschfunktion zwischen den getrennten Kreisläufen von Mama und Baby.

Gewicht: 1 g. SSL: 2 cm (etwa wie ein Gummibärchen!)

Woche 10 = SSW 9+0 bis 9+6
Baby: Woche 8 = 50. bis 56. Tag

Die kleinen Hände und Füße berühren sich schon, denn in den Armen und Beinen haben sich die Gelenke gebildet. Die Schwimmhäute zwischen Fingern und Zehen verschwinden nun. Unspürbar beginnt das Baby in diesen Tagen, sich zu bewegen – so schult es das entstehende Gleichgewichtsorgan und stimuliert die Muskeln. Der Nacken streckt sich, ein kleines Kinn tritt hervor. Durch die Bildung von Gaumen und Nasenscheidewand entstehen Mund und Nasenhöhlen, in der winzigen Zunge wachsen erste Geschmacksknospen. Unten am Körperchen besitzt das Baby bisher einen winzigen, geschlechtsneutralen Phallus, doch in diesen Tagen fängt die Entwicklung von Mini-Hoden oder -Eierstöcken an und damit auch die Bildung von entsprechenden Geschlechtshormonen. Mit der 10. SSW ist die Embryonalphase abgeschlossen, die Organentwicklung ist fast vollendet. Auf »Medizinisch« heißt das Baby ab jetzt »Fötus« (lat. für »Nachkomme« oder »Kleines«).

Gewicht: 2,5 g. SSL: 3 cm (wie eine Briefmarke!)

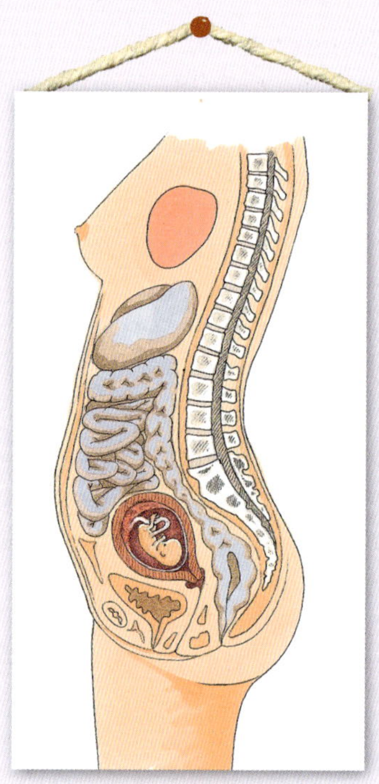

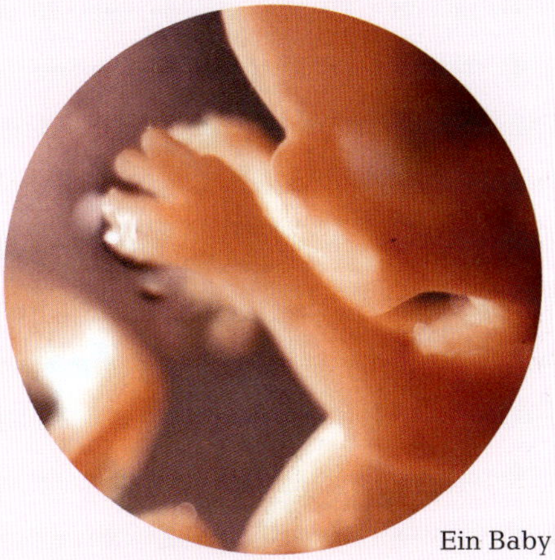

Ein Baby in der 12. Woche

Woche 11 = SSW 10+0 bis 10+6

Baby: Woche 9 = 57. bis 63. Tag

In dieser Woche beginnen die Finger- und Zehennägelchen zu wachsen, und die anfangs durchsichtige Haut bildet weitere Schichten mit Haarwurzeln und Talgdrüsen. Auch die Knochenbildung setzt sich überall fort. Durch die Geschlechtshormone entwickeln sich die Genitalien von nun an unterschiedlich, die geschlechtsneutrale Phase endet. Beim Jungen wächst der Phallus in die Länge und wird mit der Zeit zum Penis, beim Mädchen entstehen in diesen Tagen die ersten Anzeichen weiblicher Genitalien und das Phalluswachstum verlangsamt sich, bis es in etwa 3 Wochen ganz aufhört. In der Brust schlägt das Herz 120- bis 160-mal in der Minute und hält den Kreislauf in Gang, um die Organe mit Nährstoffen zu versorgen. Jetzt sind alle inneren Organe und äußeren Strukturen angelegt – sie müssen nur noch wachsen und reifen. Das Baby ist um 1 cm gewachsen und hat sein Gewicht wiederum verdoppelt.

Gewicht: 5 g (halb so schwer wie eine Teelichtkerze!). SSL: 4 cm

Woche 12 = SSW 11+0 bis 11+6

Baby: Woche 10 = 64. bis 70. Tag

In dieser Woche beginnen die Darmzotten zu wachsen und der Dünndarm faltet sich. Dabei kehrt der Darm zurück von der Nabelschnur in den Unterleib. Dort ist jetzt Platz, denn endlich wächst der Körper schneller als der Kopf. Damit nimmt die Gestalt nun menschliche Proportionen an. Auch das Gesicht gewinnt kindliche Züge: Es bilden sich Oberlippe und Nasenspitze, die Augen wandern von den Außenseiten zur Mitte hin und die Ohren nähern sich ihrem späteren Platz. In den Kiefern entstehen Zahnknospen und die Schilddrüse beginnt mit der Hormonbildung. Das Baby bewegt sich immer lebhafter, es kann den Kopf drehen, kleine Fäuste machen, atmen üben und Fruchtwasser trinken. In seinem Fruchtwassermeer spürt es noch nichts von der Außenwelt. Am Ende des 3. Monats ist das Baby wiederum um 1 cm gewachsen und hat sein Gewicht verdoppelt.

Gewicht: ca. 10 g. SSL: ca. 5 cm (wie Mamas kleiner Finger!)

Ein Meilenstein

Mit Ende dieser Woche hat es das Baby geschafft: Jetzt sind alle seine Organe angelegt, müssen nur noch wachsen und reifen! Die kritische Phase der Organentwicklung, mit ihrer erhöhten natürlichen Fehlgeburtsrate aufgrund von Fehlentwicklungen, ist glücklich überstanden.

Medizinisches

Der erste Standard-Ultraschall

Beim Vorsorgetermin in diesem Monat steht der erste der drei Standard-Ultraschalls auf dem Programm. Dabei wird das Baby gemessen. Weil die Scheitel-Steiß-Länge zwischen der 9.–12. SSW bei annähernd allen Babys identisch ist, kann damit eine Aussage zum tatsächlichen Entwicklungsalter gemacht werden. Auch eine Mehrlingsschwangerschaft würde nun auffallen. Der Ultraschall öffnet eine Art »Fenster« in die verborgene Welt des Babys. Was Sie auf dem Ultraschallbild erkennen können: **Mam@Plus 5201.**

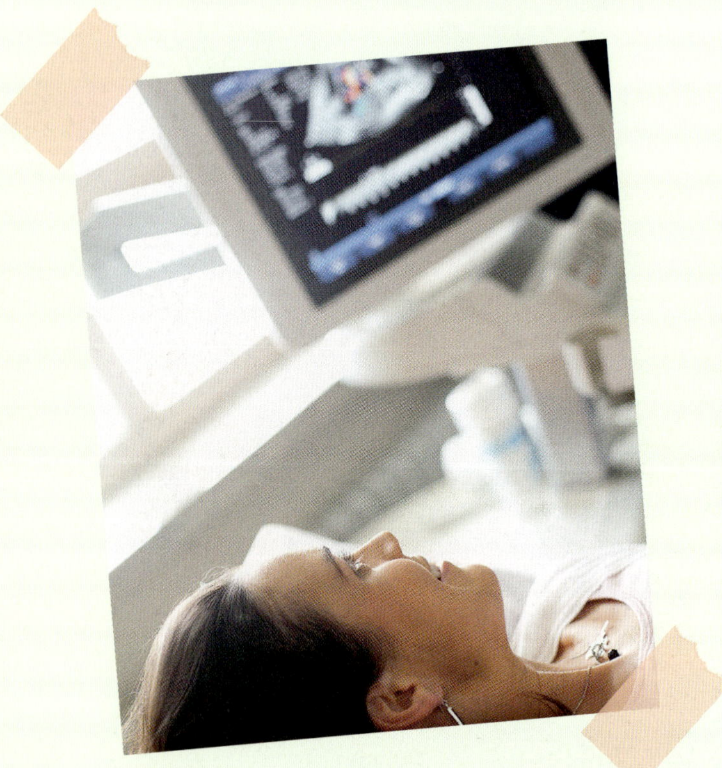

Was passiert beim Ultraschall?

Bei der Ultraschalluntersuchung, medizinisch: Sonografie, wird auf dem nackten Bauch ein Gel aufgetragen und der Schallkopf darauf hin und her bewegt. Er sendet für uns unhörbare Schallwellen ins Gewebe und empfängt Echos, welche das Gerät zu Bildern verwandelt, die auf dem Monitor angezeigt werden. Was man dann zu sehen bekommt, hängt von mehreren Faktoren ab, vor allem von der Qualität des Geräts und davon, wie das Baby gerade liegt. Die Mutterschaftsrichtlinien nennen als Zweck der drei Standard-Ultraschalluntersuchungen unter anderem die »Suche nach auffälligen Merkmalen« des Babys.

Gesucht: Auffälligkeiten

Aufgepasst: Durch diese Suche kann jeder reguläre Ultraschall in der Schwangerschaft plötzlich etwas ans Licht bringen, das bei Eltern einen schweren Schock auslöst. Bei ca. 10 von 100 Ultraschalluntersuchungen ist das Ergebnis »auffällig« – was noch nichts Schlimmes bedeuten muss, denn schon eine kleine Wachstumsdifferenz wird als »auffällig« bezeichnet. Dennoch beunruhigt das die Eltern – da zeigt sich das sonst so freundliche Baby-Fernsehen plötzlich von seiner anderen Seite.

Kann der Ultraschall dem Baby schaden?

Ultraschallexperten gehen davon aus, dass der Geräuschpegel, den die Schallwellen in der Umgebung des Babys erzeugen, die normale Lautstärke etwa des mütterlichen Darms nicht übersteigt und damit das kindliche Ohr nicht überfordert. Klar ist, dass sich alle flüssigen Gewebeanteile durch die Ultraschallwellen messbar erhitzen wie bei Fieber – umso höher, je länger geschallt wird. Noch zu wenig erforscht sind andere Wirkungen: Offenbar können durch Schallwellen auch Gasbläschen entstehen sowie Veränderungen auf Chromosomen-Ebene. »Man sollte den Ultraschall keineswegs verwenden, als wäre er eine Art Digitalkamera«, sagt deshalb auch Dr. Carol Rumack, die Leiterin der American College of Radiology-Ultraschall-Kommission.

Unser Tipp

Ultraschalltermine besser immer zu zweit wahrnehmen, um im 10-prozentigen Extremfall nicht alleine zu sein. Aber auch, weil die Untersuchung im 90-prozentigen Normalfall ja Freude macht – und geteilte Freude ist doppelte Freude!

Mehr Baby-TV?

Vor allem in der ersten Zeit, wo sie das Baby noch nicht spüren, würden sich viele werdende Mamas mehr Ultraschalltermine wünschen, um zu sehen, »ob sich alles gut und richtig entwickelt«. Und die meisten Arztpraxen bieten auch ein Selbstzahler-Paket für zusätzliche Ultraschalls an. Einer deutschen Studie aus dem Jahr 2003 zufolge erhöht sich in

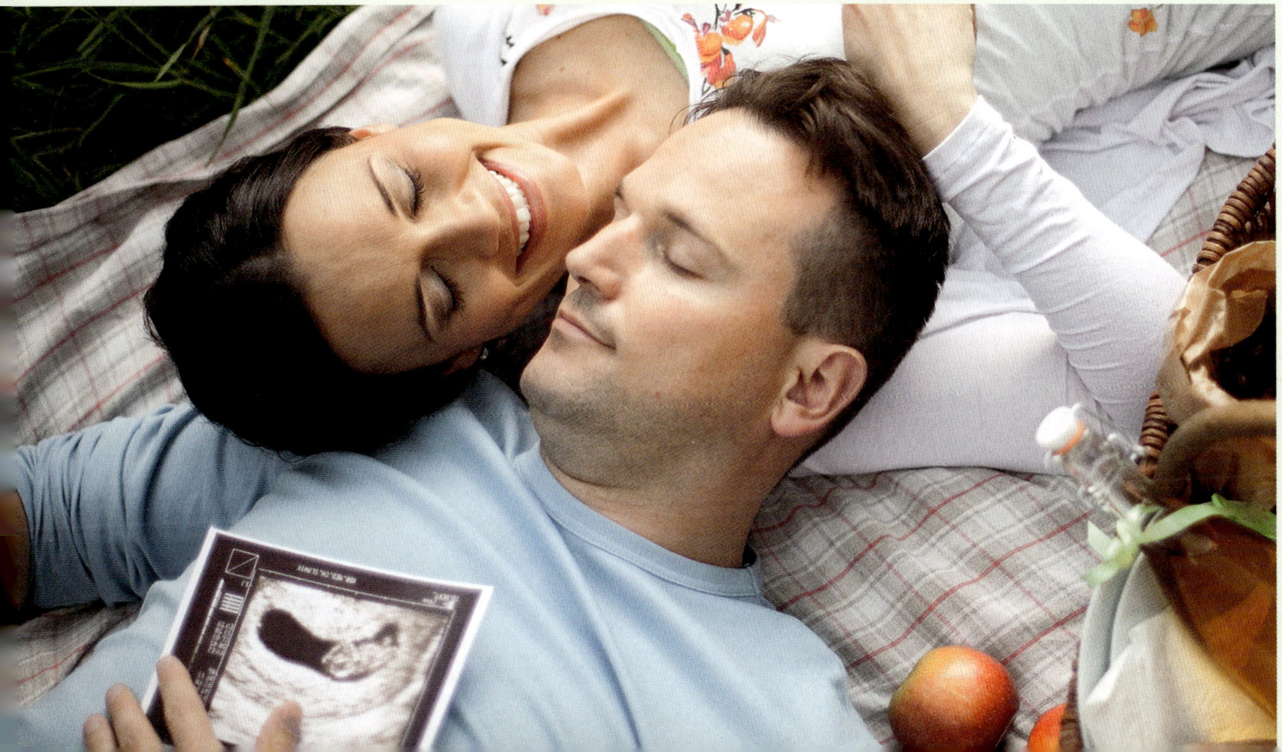

IGeL-Broschüren im Internet

- www.mds-ev.de/media/pdf/Grundlegende_Informationen_12-2008.pdf
- www.bundesaerztekammer.de/downloads/IGeL_web_2008_03_19.pdf

der Frühschwangerschaft durch häufigere Ultraschallanwendungen jedoch leider die Fehlgeburtsrate. Geduldig bis zum nächsten planmäßigen Ultraschall warten ist zwar schwierig – dafür ist die Vorfreude auf den Bauchfenster-Termin dann umso größer!

IGeL – Untersuchungen für Selbstzahler

Angebotene Untersuchungen, die aus eigener Tasche bezahlt werden müssen, heißen kurz »IGeL« (Individuelle Gesundheitsleistungen). Sie müssen selbst bezahlt werden, weil sie nicht im festgeschriebenen Leistungskatalog der gesetzlichen Krankenkassen stehen, da ihnen der wissenschaftliche Nachweis fehlt, »ausreichend, zweckmäßig und wirtschaftlich« zu sein. In der Arztpraxis angeboten, doch nicht wissenschaftlich abgesichert? Will der Arzt sich nur etwas dazuverdienen? Wie soll man sich entscheiden? Wissenschaftlich fundierte Antworten auf die Frage nach den Vor- und Nachteilen vieler Selbstzahler-Untersuchungen bietet der »IGeL-Monitor« im Internet – www.igel-monitor.de –, finanziert vom Spitzenverband der Gesetzlichen Krankenversicherungen. Typische »IGeL«: zusätzliche Ultraschalluntersuchungen, ein Toxoplasmose-Test, Pränataldiagnostik wie das Ersttrimesterscreening zur statistischen Risikoeinschätzung einer Chromosomen-Auffälligkeit des Babys.

Unser Tipp

Lassen Sie sich ruhig Zeit, treffen Sie keine übereilte Entscheidung, denn IGeL sind nie dringend. Übrigens: Die Preise für Selbstzahler-Untersuchungen können von Praxis zu Praxis sehr unterschiedlich sein. Bevor der Arzt die IGeL ausführt, ist ein schriftlicher Vertrag zu unterschreiben. Eine Praxisgebühr fällt dafür nicht an.

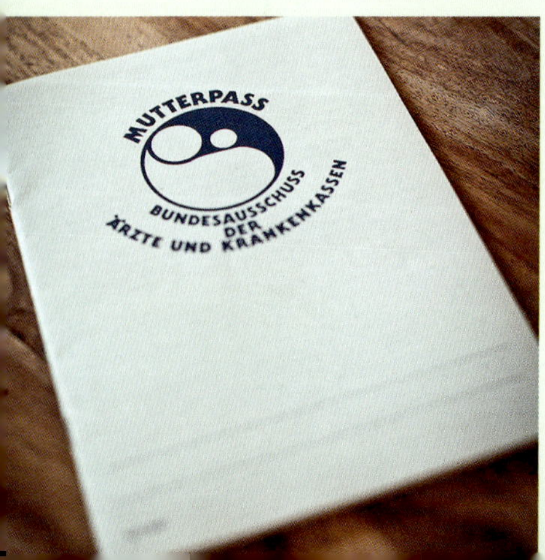

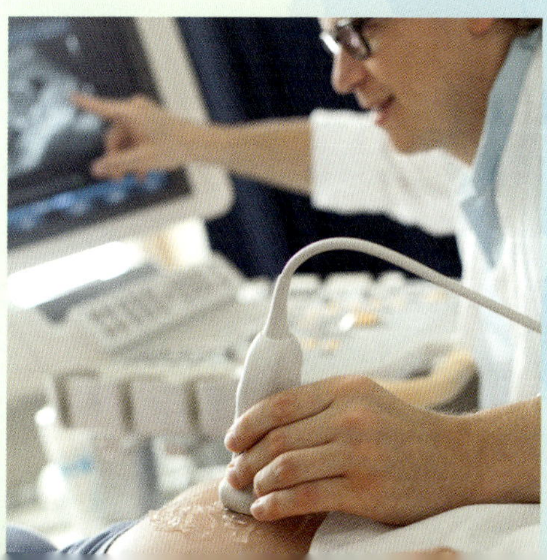

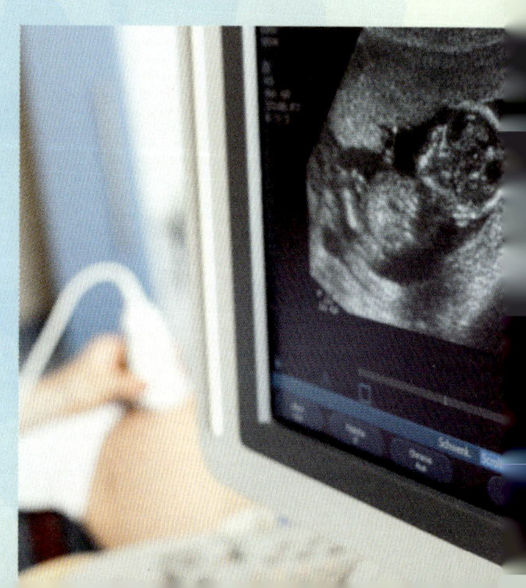

Pränataldiagnostik

Ersttrimesterscreening: Wird meist zwischen SSW 10+0 und 13+6 als »IGeL« angeboten (ca. 120–300 €). Umfasst eine Ultraschallmessung der »Nackenfalte« und des Nasenbeins sowie die Analyse einer Blutprobe auf Stoffwechselwerte wie »ß-HCG« und »PAPP-A«. Heraus kommt eine »statistische Risikoeinschätzung« für eine Chromosomen-Trisomie (z.B. Down-Syndrom). Man erfährt also nicht, ob das Baby tatsächlich ein ungewöhnliches Chromosomenbild hat, sondern nur, wie hoch sein statistisches Risiko dafür einzuschätzen ist. Und diese Einschätzung hat nur eine Trefferquote von ca. 75 %. Die Beantwortung der Frage, ob dieses Baby tatsächlich eine Trisomie hat, erfordert eine Folge-Untersuchung zur Chromosomen-Analyse. Würde die Antwort schließlich »ja« lauten, bliebe zuletzt nur die Frage: Die Schwangerschaft dennoch fortsetzen? Es gibt keinerlei Therapiemöglichkeiten. Anders gesagt: Das Ersttrimesterscreening und die gegebenenfalls nötige Folge-Untersuchung dienen allein dazu, einen Schwangerschaftsabbruch zu ermöglichen. Aufgrund einer ethisch umstrittenen Gesetzeslage ist dieser nach einem pränataldiagnostischen Befund zeitlich unbegrenzt möglich.

Unser Tipp

Diese Fragen vor jeder Pränataldiagnostik klären: Ist diese Untersuchung für uns sinnvoll? Liegt sie in unser beider Interesse? Eltern haben ein Recht auf Nichtwissen, um sich einen Zeitraum unbelasteter Schwangerschaft zu sichern. Im Netz: www.netzwerk-praenataldiagnostik.de bzw. www.down-syndrom-netzwerk.de

Chromosomen-Analyse: Eine Untersuchung des Chromosomenmusters erfordert Zellen des Babys. Diese können aus dem Chorion (Chorionzottenbiopsie) oder Fruchtwasser (Amniozentese) »invasiv« mittels einer Hohlnadel durch die Bauchdecke entnommen werden, was bei ca. 1 von 200 Entnahmen eine Fehlgeburt auslöst (auch bei ganz gesunden Babys). Nicht-invasiv und ohne Fehlgeburtsrisiko lassen sich die kindlichen Zellen neuerdings aus dem Blut der Mutter gewinnen. Dieser Down-Syndrom-Bluttest (PraenaTest) wird als IGeL angeboten (ca. 1 250 €). Er wurde bis zur Markteinführung im Sommer 2012 hitzig diskutiert, weil die reine Selektion von Kindern mit Down-Syndrom den ethischen Zwiespalt des medizinischen Fortschritts besonders hervorhebt.

Beratung rund um Pränataldiagnostik

Vor und nach Pränataldiagnostik besteht die Möglichkeit zur Beratung, vor invasiver Diagnostik ist sie obligatorisch.
Die Bundeszentrale für gesundheitliche Aufklärung, www.bzga.de/pnd, hat für werdende Eltern eine informative Broschüre zur Pränataldiagnostik entwickelt, die zum Download im Internet bereitsteht: www.bzga.de/pnd/index.php?id=892. Beratungsadressen unter: www.donumvitae.org und www.praenataldiagnostik-beratung.de

Es sind die Hormone, Schatz!

Die Schwangerschaftshormone lockern alles auf – vor allem den Boden, den man bisher eigentlich ganz fest unter den Füßen hatte! Ganz zu schweigen von den Tränendrüsen! Abrupte Stimmungswechsel gehören zur Tagesordnung: In einem Moment ist der Himmel strahlend blau und voller Geigen, doch schon im nächsten Moment wird er duster und hängt voller Wolken. Widerstand ist zwecklos, auch das wird jetzt einfach eine Weile lang so bleiben und von selbst wieder vergehen, sobald sich die Hormone eingespielt haben. Ist ja auch kein Wunder, dass nicht nur der Körper, sondern auch die Seele mal aus dem Gleichgewicht gerät bei all den Veränderungen, die sich jetzt abzeichnen. Diese extremen Hochs und Tiefs der Gefühle – sind das etwa die *anderen Umstände*?

Damit sich die Schwangerschaft gut entwickelt, muss sich der Hormonhaushalt in kürzester Zeit komplett umstellen. Und solange die Hormonproduktion schwankt, fährt die Stimmung Achterbahn. Dies sind die Hormone mit dem größten Einfluss:

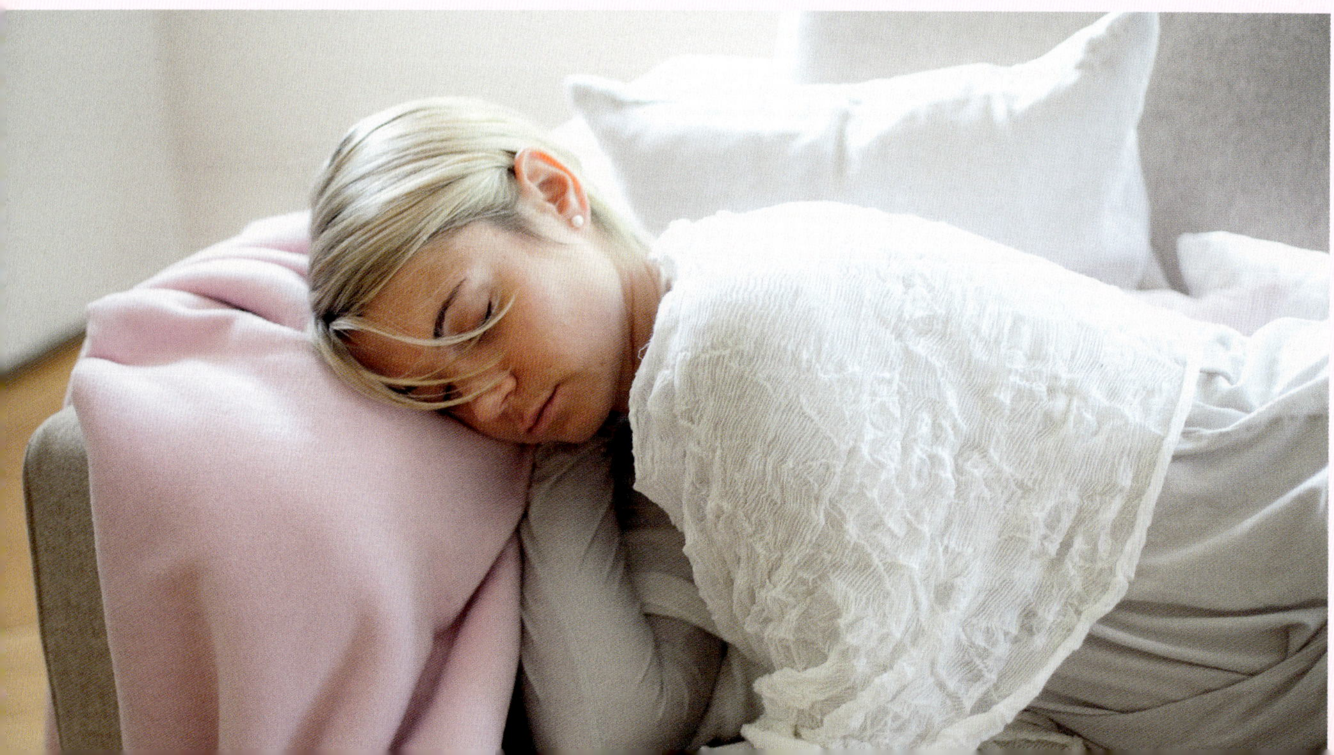

Schwangerschafts-Schnupfen und trockene Nasenschleimhaut

Das hilfreichste Hausmittel: Natriumchlorid-Lösung! 1 gestr. EL reines Salz (ohne Rieselhilfe, Jod oder Fluor) in 1 L abgekochtem Leitungswasser auflösen. Fertig. Eignet sich als Tropfen ebenso wie zu Spülungen. Für unterwegs in ein Pipetten-Fläschchen (Apotheke) abfüllen. Hilft übrigens später auch bei verstopftem Baby-Näschen …

hCG

Humanes Chorion-Gonadotropin, wird schon kurz nach der Befruchtung vom späteren Chorion gebildet und hat beim Test die Schwangerschaft bestätigt. Steigt anfangs stark an, erreicht am 70. Schwangerschaftstag (der letzte Tag des 3. Monats) seinen Höhepunkt und nimmt dann ab. Ist schuld an der Übelkeit – und an der extremen Sensibilität sowie Reizbarkeit.

Östrogen

Das Weiblichkeitshormon. Hat unter anderem für die gute Einnistung in der Gebärmutter gesorgt, unterstützt überall das Wachstum und die Durchblutung der Schleimhäute. Ist auch schuld an einer verstopften Nase – und am gesteigerten »Nesttrieb« mit seinen irrationalen Selbstzweifeln sowie der Sorge, als Mutter vielleicht nicht gut genug zu sein.

Progesteron

Schützt die Schwangerschaft, weil es die Gebärmuttermuskulatur ruhigstellt, damit keine Wehen das Baby stören. Weitet die Blutgefäße und lockert das Bindegewebe, hilft überall bei der Dehnung, macht Haare, Haut und Nägel schön. Ist aber auch schuld an der bleiernen Müdigkeit – und am überwältigenden Schlaf- und Ruhebedürfnis.

Betreff: Alles gut!

Liebe Caro,
ich war gestern beim Ultraschall – alles in Ordnung!!! Das war sehr beruhigend, weil ich es nicht mehr ausgehalten hab vor Angst, hatte am Wochenende solches Unterleibsziehen und -stechen, da wollte ich mal schauen lassen, obs dem Krümelchen überhaupt noch gut geht. Alles sieht bestens aus, es wächst, ist schon 3,8 cm groß, Herzchen schlägt kräftig … was hab ich aufgeatmet!! Na ja, aber jetzt ist die Zeit ziemlich lang bis zum nächsten Mal, ich kann da ja nicht dauernd hin … Wie geht es dir? Ärgert dich weiterhin die Übelkeit? Bei mir geht es gerade einigermaßen. Könnte allerdings immer noch den ganzen Tag schlafen.
GLG Amelie

Träger Darm

Auch eine Folge der Hormone. Hier hilft das tägliche Glas Wasser mit Flohsamenschalen – das ist eine indische Heilpflanze (Plantago ovata, aus der Apotheke) mit darmregulierender Wirkung, aber ohne Gewöhnungsgefahr. Auch ein abendliches Glas Sauerkrautsaft pflegt die aktive Darmflora oder Trockenpflaumen (am besten eingeweicht, und das Einweichwasser auch trinken). Generell das Trinken nicht vergessen!

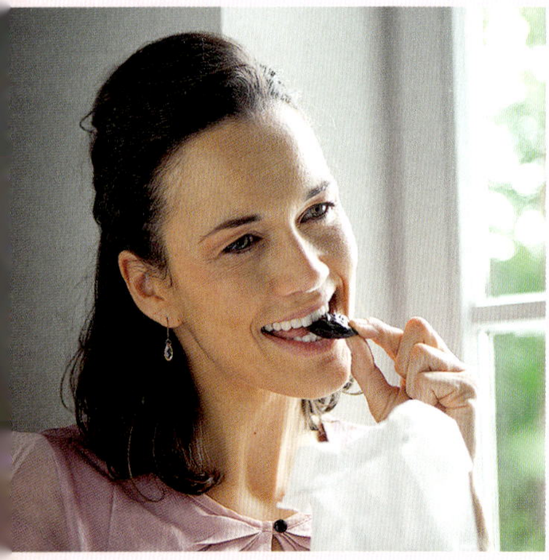

Prolaktin

Lässt die Brustdrüsen wachsen. Ist schuld an den Spannungsgefühlen in der Brust – und an der manchmal mimosenhaften Berührungsempfindlichkeit.

Kreislaufprobleme? Das tut gut!

Ein wunderbares Mittel zur Kreislaufanregung ist die trockene Bürstenmassage – wirkt wie ein Espresso, nur viel gesünder! Bürsten Sie mit einem Luffa-Handschuh oder einer Körperbürste – weder zu weich noch zu hart, anregend, aber angenehm – mit kräftigen Strichen immer zur Körpermitte hin. Rechter Fuß und rechtes Bein beginnt, dann linker Fuß und linkes Bein, Bauch, Po und Rücken bis zur Brust. Rechte Hand und rechter Arm bis über die Schulter, linke Hand, linker Arm und linke Schulter, Nacken und Brustkorb. Immer zum Herzen hin etwas kräftiger bürsten, vom Herzen weg etwas leichter. Gut auch für den Lymphfluss und die Infektabwehr.

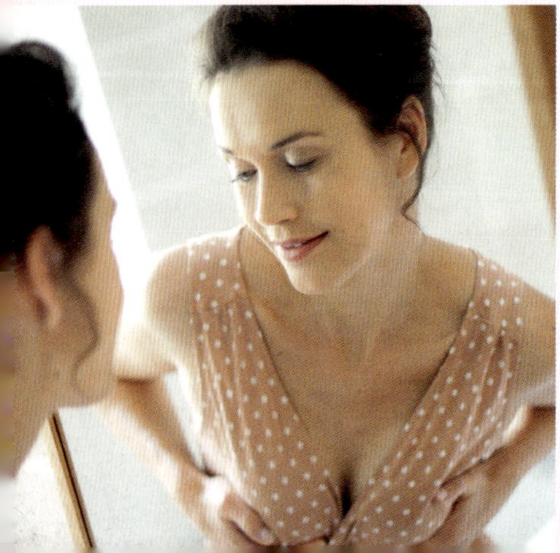

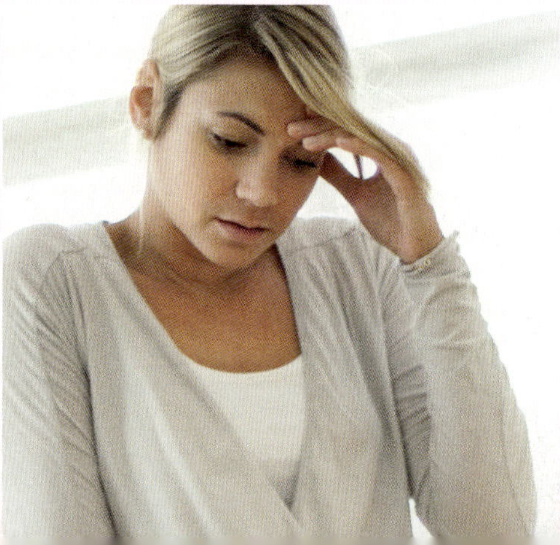

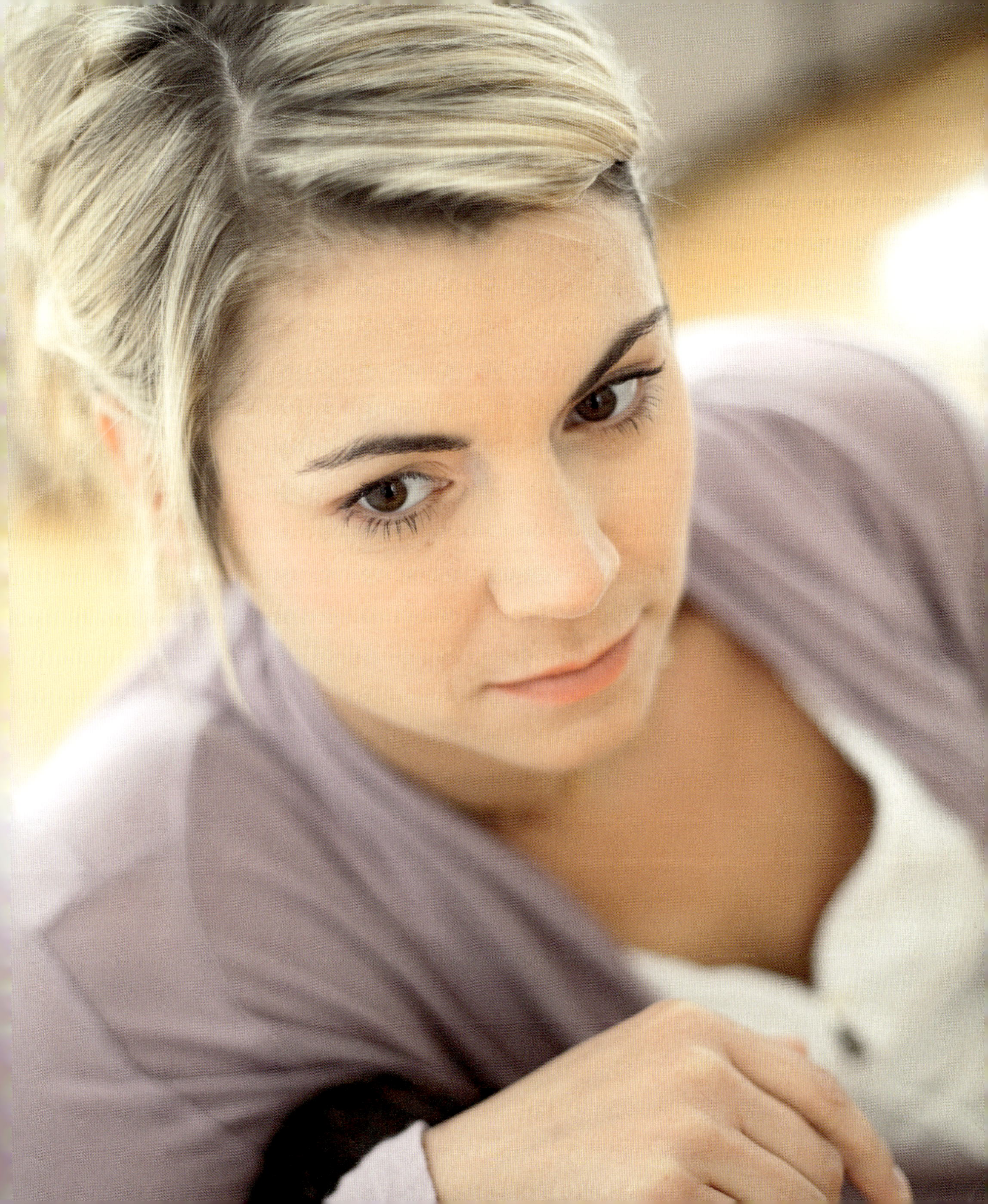

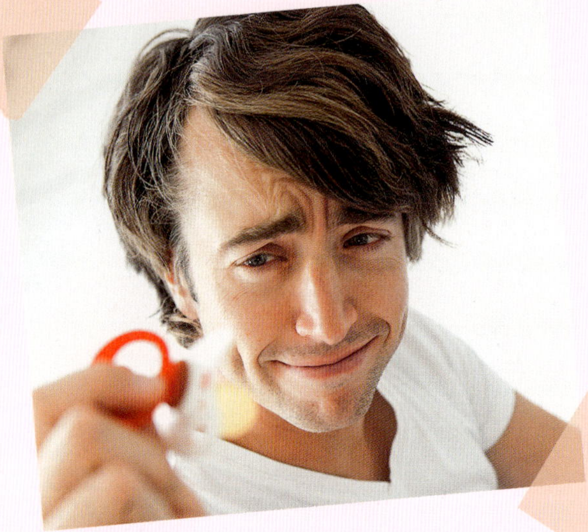

Vaterstolz

»Erzeugergefühle«: Viele Männer beschreiben sie als eine schier überwältigende Mischung aus Glück, Zufriedenheit und unsagbarem Stolz. Ein Wölben in der Brust, als möchte man sich am liebsten mit den Fäusten in Siegerpose darauf trommeln. Das ist eine wunderbare Kraft und hilft, es mit all den Ängsten und Zweifeln aufzunehmen, die bei den Gedanken an die kommenden Herausforderungen aufkommen.

Betreff: AW: Alles gut!

Liebe Amelie,
ich freu mich, dass es deinem Krümel gut geht, zum Glück!! Bei mir ist alles i.O., eben bis auf diese verdammte Übelkeit. Ich kann zwar kochen, aber sobald das Essen auf dem Tisch steht, wird mir plötzlich schlecht, wie gestern Abend z.B. Echt heftig ... Na ja, wenigstens hat das mit dem Übergeben aufgehört. Seit ich morgens gleich `ne Kleinigkeit im Bett esse, geht's mir da echt besser. Heute hatte ich auch endlich mal wieder richtigen Hunger ☺ Neulich beim Termin bei der Hebamme hatte ich fast 1 kg abgenommen. Aber habe gehört, wie das Herzchen kräftig schlägt! Das ist schon toll! Ich stell mir jeden Tag vor, wie es wächst da drin, jetzt ist es schon 4 cm – 4!!! Mein kleiner Goldfisch ... Hast du es eigentlich mittlerweile schon jemandem erzählt? Ich glaube, ich warte noch ein klein bisschen – wenn ich es aushalte. Meinen Eltern würde ich es gerne persönlich erzählen, und für die Arbeit habe ich mir vorgenommen, in 2 Wochen zu meiner Chefin zu gehen, und dann raus damit! Irgendwann wird die Bauchkugel ja sowieso nicht mehr zu übersehen sein. LG Caro

Für Papas: Warum ist sie so launisch?

Sie lacht, freut sich riesig auf das Baby – und ist im nächsten Moment den Tränen nahe und fragt, wie das alles nur werden soll. Diese Stimmungsschwankungen resultieren einfach daraus, dass die Schwangerschaft eine Zeit tief greifender Veränderungen ist – zunächst vor allem hormonell. Deshalb gibt es die heftigsten Aufs und Abs normalerweise in den ersten drei Monaten. Danach werden Sie sich beide daran gewöhnt haben, ein Baby zu erwarten, und Ihr Leben treibt in ruhigere Gewässer.

Es ist ein Wunder, sagt das Herz. Es ist große Verantwortung, sagt der Verstand. Es ist viel Sorge, sagt die Angst. Es ist das größte Glück, sagt die Liebe. Es ist ein Kind, sagen wir.

Nach einem Gedicht von Erich Fried

Für Papas: Wie kann ich ihr nur helfen?

Sie müssen jetzt keine schnellen Lösungen bieten. Schenken Sie ihr lieber ein offenes und verständnisbereites Ohr, öffnen Sie sich für ihre Gefühle. Es ist okay, keine Antwort zu wissen – oft sogar besser. Nehmen Sie sich einfach Zeit für sie, wenn sie wieder einmal in ein Loch gefallen ist. Schlagen Sie eine ganz neue Spaziergangs-Route vor, legen Sie sich auf ein Nickerchen mit ihr hin, bringen Sie Konzertkarten mit. Vor allem: Zeigen Sie Geduld, legen Sie die Worte und Gefühle Ihrer Liebsten nicht auf die Goldwaage. Zukunftsängste verdüstern vorübergehend jedes Glücksgefühl, aber sie gehören eben auch dazu. Es ist irritierend, wie viel Angst und Überforderung aufkommen kann, wenn sich ein Baby ankündigt – das passiert sogar Eltern, die sich seit Jahren nichts sehnlicher wünschten.

Umfang-reich!

Mit einem Bauchmaßband kann Mama dem kleinen Bauchbewohner von außen beim Wachsen zusehen. Sehr schön: Das Band von cherryP (http://de.dawanda.com/shop/cherryP). Einfach Umfang messen, mit Kuli die Stelle markieren und mit Datum oder Schwangerschaftswoche versehen. Eine schöne Erinnerung!

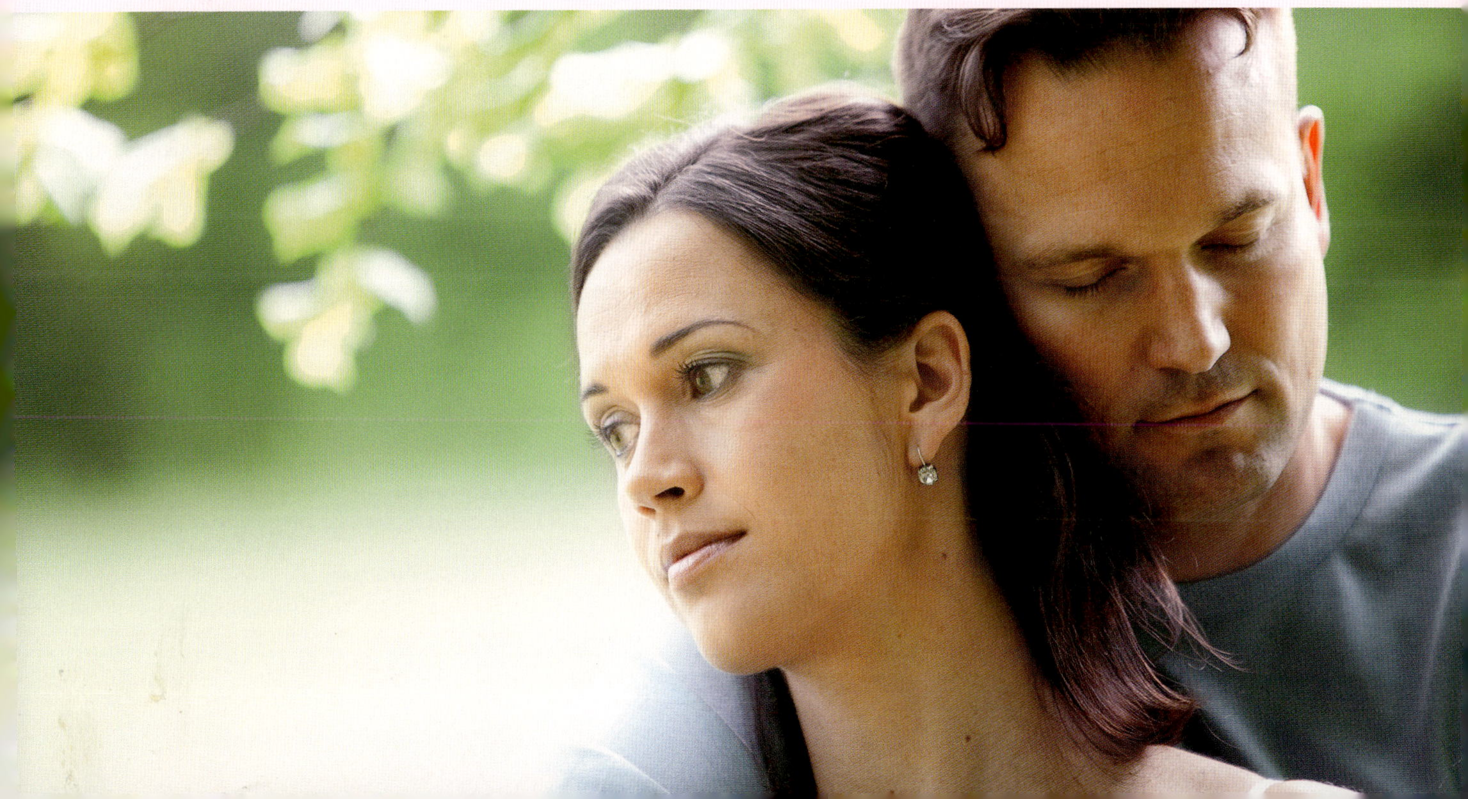

Zeit für gutes Essen!

Hat Mama gut gegessen – ist Baby gut genährt. Angesagt ist also eine ausgewogene Ernährung. Aber was heißt das eigentlich – ausgewogen? Dass alles, was es im Supermarkt gibt, turnusmäßig auf den Speiseplan kommt? Geht gar nicht, bei der riesigen Auswahl unseres Schlaraffenlands. Sich buchhalterisch nach Nährwerttabellen richten? Viel zu kompliziert, abstrakt und ungenau! Zu einer ausgewogenen Ernährung verhilft unsere einfache ABC-Regel:

A: Appetit folgen

Süßes oder Saures? Mildes oder Pikantes? Knackiges oder Cremiges? Heiße Suppe oder frischer Salat? Eintopf oder Obst? Oder beides – vom einen mehr, vom andern weniger? Am besten immer dem jeweiligen Appetit folgen! Dieser geniale, körpereigene Regelmechanismus spiegelt nichts als den momentanen Bedarf an Kohlehydraten, Proteinen, Mineralsalzen und Vitaminen wider. Ganz, ganz wichtig für eine gesunde Ernährung ist dabei aber: zu naturbelassenen Sachen greifen, um den Appetit zu stillen! Also Salzmandeln statt Chips. Rosinen statt Pralinen.

B: Bunt essen

Nichts ist weniger ansprechend als ein eintöniger Teller. Das weiß man selbst im einfachsten Lokal und legt ein Blättchen Grün und ein Häppchen Rot dazu. Ist auf dem Teller viel Grün, Orange, Rot und Gelb, freut man sich nicht nur auf das Essen, sondern erhält damit auch gesunde Spurenelemente, Vitamine und Mineralien – da ist tatsächlich alles drin, was in der Schwangerschaft besonders nötig ist!

C: Chemie meiden

Natur statt Industrie! Farbstoffe, Geschmacksverstärker, Konservierungsmittel – gesund sind diese Zusätze nicht. Andererseits geht oft Gesundes im Zuge der industriellen Verarbeitung verloren, wie beim feinen Weißmehl und raffinierten Kristallzucker. Besser frisch kochen, anstatt eine Packung oder eine Dose zu öffnen. Bequem, schnell und total okay ist dagegen naturbelassenes Gemüse und ungezuckertes Obst aus der Tiefkühltruhe. Statt Fertig-Dressing einfach Zitronensaft und gutes Öl verwenden. Auch erwiesen: Butter ist besser als Margarine.

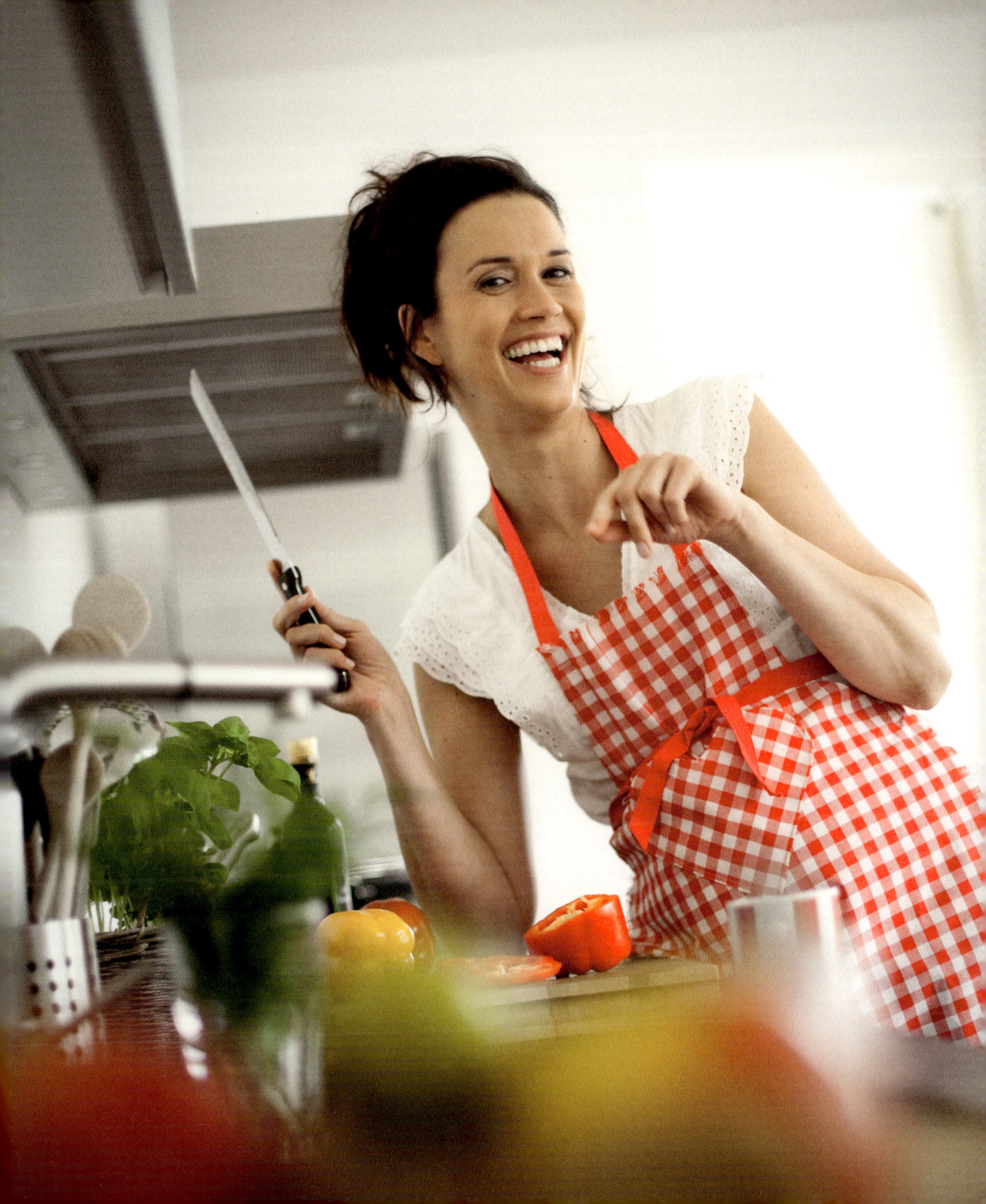

Unser Tipp

Essen für zwei – aber nicht doppelt so viel, sondern doppelt so gut! Für Mama ist jetzt das Beste gerade gut genug. Hochwertige pflanzliche Öle zum Beispiel, wie Oliven-, Sesam-, Kürbiskern-, Walnuss- oder Leinöl. Diese Öle schmecken toll, bringen viele wertvolle Fettsäuren wie Omega-3 und unterstützen Babys Gehirnentwicklung. Auch wichtig: Vollkornprodukte. Sie sind reich an B-Vitaminen, inklusive Folsäure, und pflegen dank der vielen Ballaststoffe die Verdauung.

Betreff: Verplappert …

Liebe Caro,
ja, heute habe ich mich bei meiner Schwester verplappert. Sie war am Telefon und hat mir von ihren Urlaubsplanungen erzählt – genau am Geburtstermin! Da ist es mir dann einfach rausgerutscht! Wollte es ja eigentlich erst nächste Woche »feierlich« (mit Babyschühchen überreichen und so) verkünden. Egal, nun ist es raus – irgendwie auch schön, hätte in letzter Zeit fast platzen können vor lauter Geheimniskrämerei. Sie war natürlich total gerührt und hält erst einmal dicht ☺ In der Arbeit habe ich es noch nicht erzählt. Habt ihr euch schon Gedanken zur Elternzeit gemacht? LG Amelie

Lust auf Süßes

Süßes ist erst durch die übermäßige Verwendung von Kristallzucker ungesund geworden und in Verruf geraten. Doch chemisch gesehen kommt der Körper nicht ohne Zuckerstoffe aus: Das sind nämlich die lebenswichtigen Kohlenhydrate. Je komplexer sie sind, desto besser – man nennt sie dann Mehrfachzucker oder Polysaccharide. Wegen ihnen lieben wir z.B. Pasta, Reis, Kartoffeln und Brot. Und auch für den süßen Zahn gibt es vieles, was von Natur aus süß ist: Von Trockenfrüchten wie Aprikosen, Rosinen, Datteln bis hin zu Ahornsirup, Birnendicksaft, Honig und Zuckerrübensirup. Im Gegensatz zu Kristallzucker tut all das dem Körper und den Nerven richtig gut. Doch so viel muss man der Industrie lassen: Gute Schokolade ist unvergleichlich!

Lust auf Saures

Auch der Appetit auf Saures hat seine sinnvollen Hintergründe. Alles, was von Natur aus sauer oder durch Natursäuerung haltbar gemacht ist, regt den Stoffwechsel an und enthält

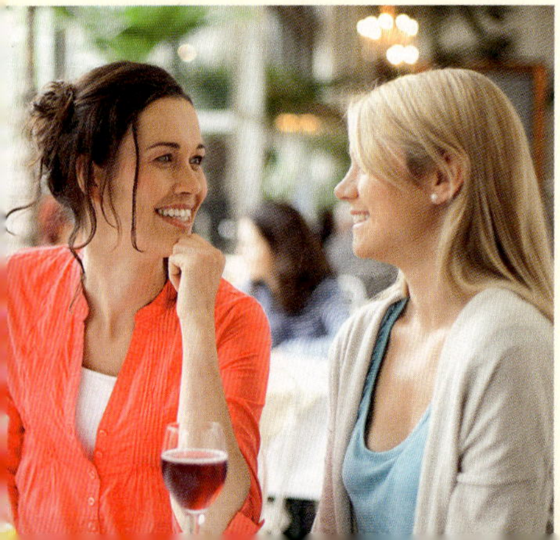

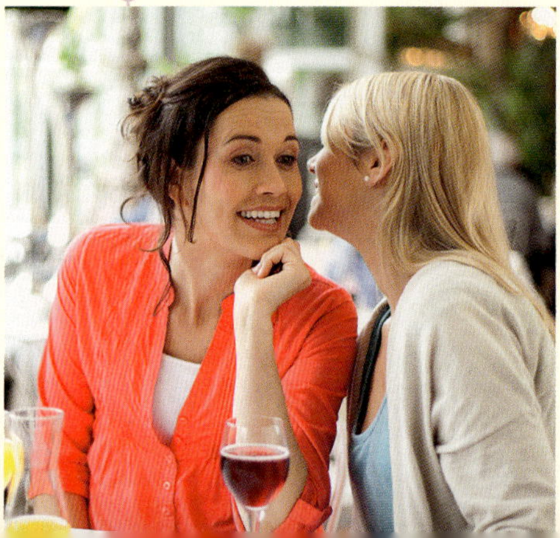

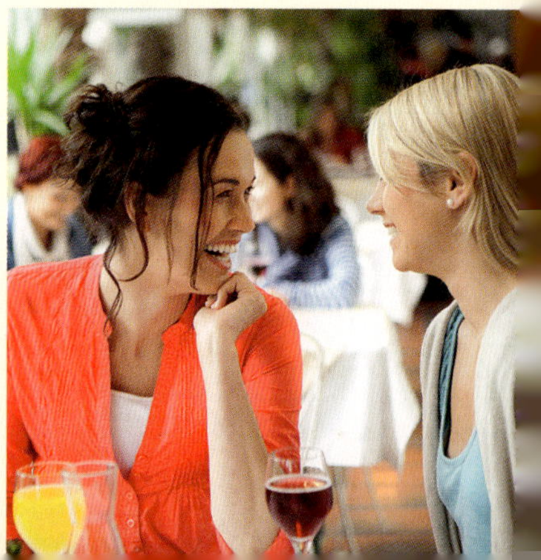

meistens viel Vitamin C. Zitronensäure begünstigt die Aufnahme von Calcium und fördert so das Knochenwachstum. Andere Säuren, wie die in sauren Heringen, begünstigen den Neurotransmitter Serotonin, der die Stimmung hebt – sauer macht lustig!

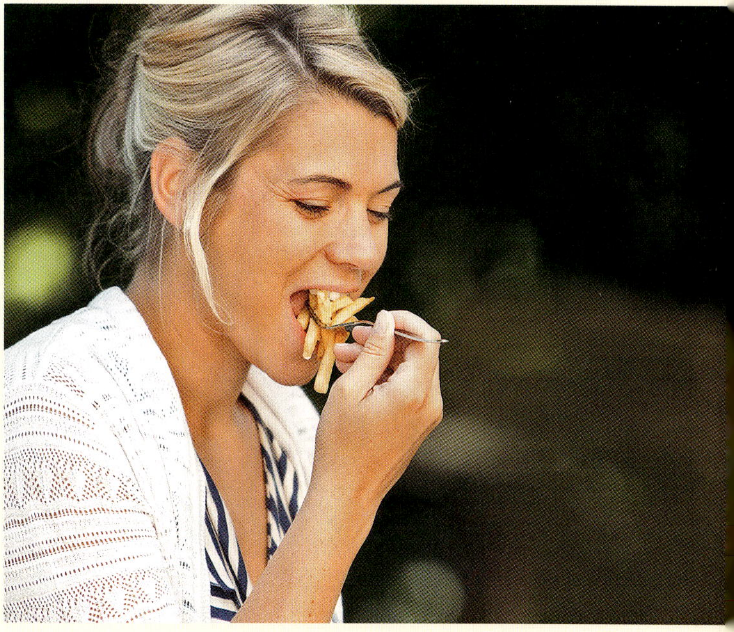

Nichts Rohes?

Rohe Lebensmittel könnten Krankheitserreger enthalten, die in der Schwangerschaft dem Baby schaden, vor allem Toxoplasma gandii, Salmonellen oder Listerien. Natürlich sind die alle recht selten – nur in einer von 14000 Schwangerschaften pro Jahr kommt eine Lebensmittelinfektion vor – aber der Schaden wäre groß. Deshalb verzichten auf:

Rohe oder geräucherte Fleisch- und Wurstwaren: Carpaccio, Tartar, roher Schinken und Salami, Bündnerfleisch, rohes Kassler, Räucherspeck, Fleisch-Pasteten, Mettwurst, Teewurst etc. Steaks nur durchgegart essen!

Roher oder geräucherter Fisch: Lachs, Forelle, Makrele, Matjes, Fisch-Sushi, Sashimi …
Gedämpfter Fisch ist dagegen sehr gesund! Thun- und Schwertfisch: Hier ist der Quecksilbergehalt laut Europäischer Behörde für Lebensmittelsicherheit zu hoch! Einkaufstipps für den Kauf von gesundem und nachhaltigen Fisch: www.biobay.de/artikel/umweltschonender-fisch-genuss

Rohmilchprodukte und Rohmilchkäse: unpasteurisierte Milch und Milchprodukte, wie Frischkäse und Weichkäse, von Kuh, Schaf und Ziege. Rohmilchkäse muss deklariert sein (französisch: »au lait cru«). Typische Sorten: Camembert der Normandie, Feta aus Schaf- oder Ziegenmilch, Limburger, Büffel-Mozzarella, Romadur, Roquefort. Hartkäse aus Rohmilch kann gegessen werden, hier die Rinde 5 mm dick abschneiden. Tabu sind jedoch auch alle schimmelgereiften Käsesorten, wie Gorgonzola, Stilton, Rotschmierkäse.

Rohes Ei: Kein weiches Ei mehr. Spiegeleier nur noch mit durchgegartem Dotter. Mayonnaise, Tiramisu, Mousse-au-Chocolat etc.

Fertig-Salate: abgepackte Feinkostsalate wie Kartoffelsalat.

Was ist jetzt erlaubt, was nicht?

Auf Mam@Plus **6501** gibt es eine Lebensmittelampel als praktische Übersicht, auch zum Ausdrucken.

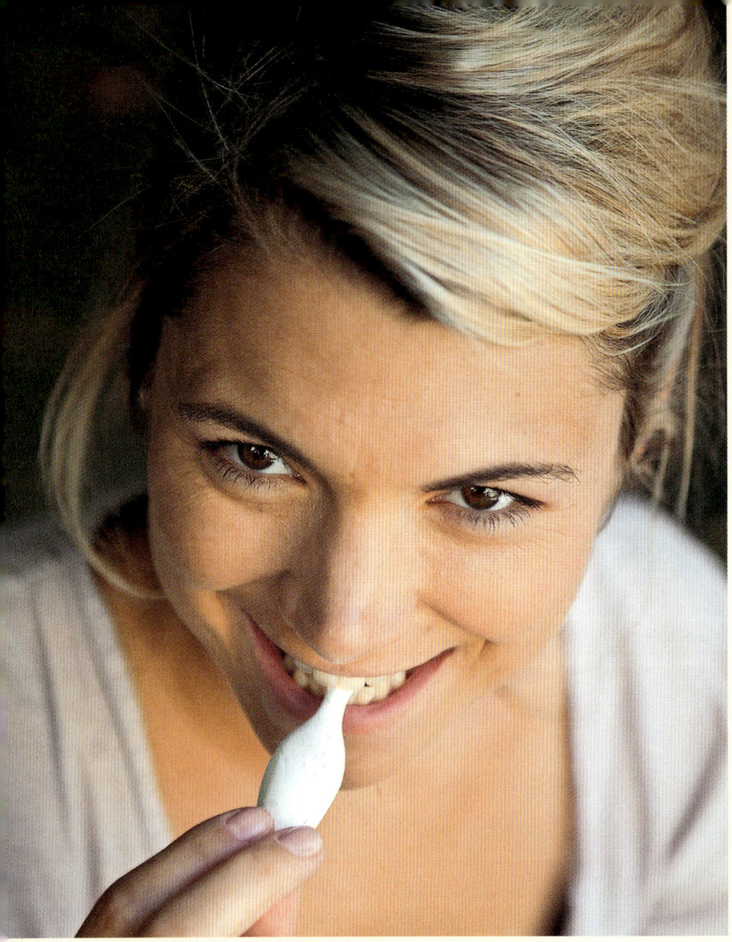

Ohne Fleisch? Geht auch!

Bestätigt vom Ärzteverband: Für das Baby hat es keinen Nachteil, wenn eine werdende Mutter auf Fleisch verzichtet, aber Eier und Milchprodukte zu sich nimmt – sich also vegetarisch ernährt. Hier ist keinerlei Unterversorgung zu befürchten, die nicht auch bei »Fleischessern« vorkäme, lediglich die Eisenwerte sollten besonders im Auge behalten werden. Anders vegane Ernährung: Hier werden täglich 3–5 µg (Mikrogramm) Vitamin B12 als Nahrungsergänzungsmittel empfohlen.

Eisenbedarf

Bei Vorsorgeterminen wird das Blut auf seinen Hämoglobinwert (Hb) untersucht. Dieser sinkt in der Schwangerschaft normalerweise, während das Blutvolumen zunimmt. Weil aber der Sauerstofftransport davon abhängig ist, sollte der Hb-Wert nicht unter 10 g/dl sinken, sonst wird zur Anregung ein Eisenpräparat verordnet. Naturheilkundler empfehlen auch das Schüssler Salz Nr. 3, Ferrum phosphoricum. Übrigens: Ein paar Spritzer Zitronensaft oder ein Glas Orangensaft zum Essen erleichtern die Eisenaufnahme aus der Nahrung. Die besten Eisenlieferanten: dunkles Fleisch, getrocknete Aprikosen, Datteln, Mandeln, rote Beeren, Rote Bete, grüne Salate, schwarze Oliven, Hülsenfrüchte, Amaranth, Hirse, Hafer.

Grünes Licht für:

Rohes Obst und Gemüse: Vor dem Essen sehr gründlich waschen, das gilt vor allem für vakuum-verpackte Salate mit Keimen und Sprossen. Milchsauer vergorene Gemüse und Früchte sind ausgesprochen gesund.

Tiefgefrorenes: Geflügel, Wild und Fleisch vor dem Zubereiten aus der Packung nehmen und im Kühlschrank auftauen, das Auftauwasser entsorgen. Bretter, Messer etc. heiß und gründlich reinigen. Die Hände sorgfältig mit Seife waschen.

Nahrungsergänzungen

Die DGE (Deutsche Gesellschaft für Ernährung) und das Bundesinstitut für Risikobewertung (BfR) empfehlen, bis zum Ende der 12. SSW täglich 400 µg Folsäuretabeletten zusätzlich zu einer folsäurereichen Ernährung zu sich zu nehmen. Entsprechende Präparate werden zusammen mit den ebenfalls empfohlenen 100–150 µg Jod routinemäßig ab der ersten Vorsorgeuntersuchung verordnet. Bei fischfreier Ernährung zudem auch Kapseln mit langkettigen Omega-3-Fettsäuren. Und wie sieht es mit Vitamin C, B usw. als Nahrungsergänzung aus? Mehr dazu: Mam@Plus 6701.

Genug getrunken?

Regelmäßiges Trinken tut Haut, Kreislauf, Nieren und dem gesamten Stoffwechsel gut. Das ist auch wichtig für das Baby. Die generelle Mengen-Empfehlung: 1,5–2 l am Tag. Wer stark schwitzt, darf auch mehr trinken. Ansonsten ist »mehr hilft mehr« hier nicht unbedingt richtig, denn extrem übertriebene Flüssigkeitszufuhr tut dem Körper auch nicht gut. Es muss dann nämlich so viel Wasser wieder ausgeschieden werden, dass dabei Nährstoffe und Vitamine verloren gehen und die Nieren belastet sind. Wie es um den Flüssigkeitshaushalt steht, lässt sich sehr gut an der Urin-Farbe sehen: Ist sie hell, etwa wie Weißwein, hat man ausreichend getrunken. Ein sattes Gelb bis hin zu Orangerot zeigt einen Mangel an Flüssigkeit.

BIO ist besser

Ökologische Landwirtschaft ist gesünder für die Menschen und weniger schädlich für die Umwelt – so das Ergebnis eines fünfjährigen europäischen Forschungsprojektes. Fazit: Ökoprodukte enthalten bei Kohl, Salat, Tomaten oder Kartoffeln deutlich höhere Gehalte an gesunden Antioxidantien und Vitaminen. Bio-Milch weist 40–60 % mehr Omega-3-Fettsäuren, 30–70 % mehr Vitamine, Carotinoide und andere Antioxidantien auf (www.qlif.org). Info-Links: www.lebensmittelwarnung.de und www.biobay.de

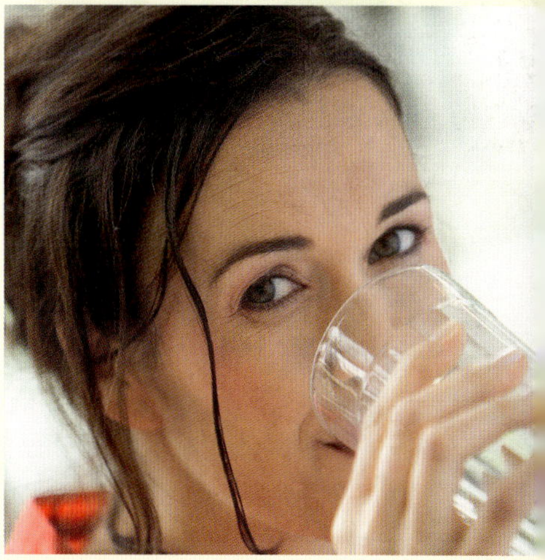

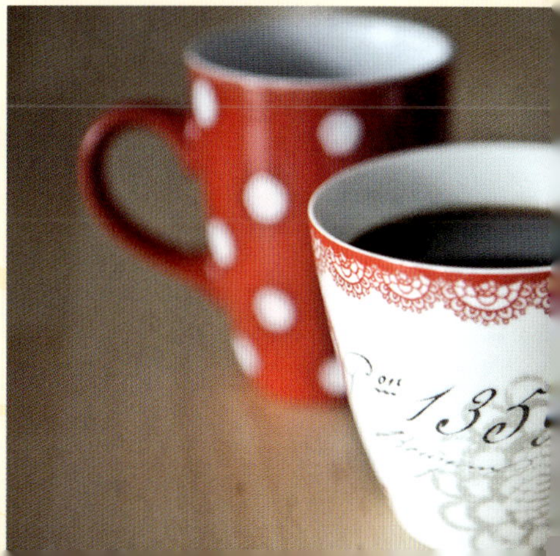

Was sollte ich trinken – und was nicht?

Wasser: Der beste Durstlöscher, nicht nur in der Schwangerschaft. Das Leitungswasser hat in Deutschland normalerweise beste Qualität. Zu langweilig? Einfach ein wenig Zitronensaft hineingeben. Mineralwasser sollte natriumarm sein.

Fruchtsaft: Vorsicht vor Zuckerzusatz. Fruchtsaft sollte aus 100 % Frucht sein. Auch dann enthält er durch den natürlichen Fruchtzuckergehalt noch viele Kalorien. Kalorienärmer wird er in der Mischung mit sprudelndem Mineralwasser als erfrischende Obstschorle oder, lecker im Winter, mit heißem Wasser.

Früchtetees: Völlig sorglos dürfen Roiboos- und Früchtetees getrunken werden.

Kräutertees: Sind wunderbar, solange sie nicht eine unerwünschte Arzneiwirkung besitzen. Entwässernde Tees meiden (siehe S. 156). Auch eine gebärmutteranregende Wirkung ist bis zum Geburtstermin nicht erwünscht, die könnten größere Mengen von Tee aus Hirtentäschel, Liebstöckel und Selleriesamen haben – sind bei uns in Tees aber eher selten. Generell empfiehlt es sich, nicht monatelang denselben Kräutertee zu trinken.

Schwarzer und grüner Tee, Kaffee: Wegen des enthaltenen Koffeins nicht mehr als 2–3 Tassen pro Tag trinken. Bei Tendenz zur Verstopfung am besten ganz auf Schwarztee verzichten

Unser Tipp

Als Anregung zum häufigeren Trinken: Die Tagesmenge Wasser oder Tee schon morgens bereitstellen. Und unterwegs immer eine kleine Flasche Wasser dabeihaben.

Mein Kugelzeit-Idealgewicht

- Sehr schlanke Frauen (BMI < 19) dürfen 12,5–18 kg zunehmen.
- Für normalgewichtige Frauen (BMI < 26) liegt das ideale Plus bei 11,5–16 kg.
- Bei leichtem Übergewicht (BMI < 29) sollten nur 7–11,5 kg dazukommen.
- Bei starkem Übergewicht (BMI > 29) sollte das Plus maximal 6–9 kg betragen.

Warum dürfen schlanke Frauen mehr zunehmen? Sie haben weniger Reserven, die der Körper auch noch während der Stillzeit benötigt. Bei weniger Schlanken sind diese Reserven dagegen bereits vorhanden.

Entlarvt: Echte Dickmacher

Über einen Zeitraum von 20 Jahren haben Forscher mehr als 120 000 Personen begleitet und nach den echten Dickmachern gefahndet. Das Ergebnis: Wer nur Nüsse, (Trocken-) Früchte und Naturjoghurt nascht, nimmt ab! Ganz besonders dick hingegen machen Kartoffelchips und gesüßte Limonaden. Und zwar mindestens 4-mal so dick wie Desserts und Süßigkeiten! Auch wer viel Wurst, Fleisch und Kartoffeln isst, nimmt zu. Wer sich hingegen überwiegend an Vollkorn und Gemüse hält, nimmt ab.

Schwangerschafts-Kilos

Wie viel mehr die Waage bis zur Geburt anzeigt, ist von Frau zu Frau sehr verschieden. Es gibt hier keine Kilozahl, die für alle gilt. Maßgeblich ist das Verhältnis von Größe zu Gewicht, der Body-Mass-Index (BMI). Der errechnet sich so: Gewicht geteilt durch Größe im Quadrat.

Beispiel: $\frac{70\ \text{kg}}{1{,}68\ \text{m} \times 1{,}68\ \text{m}} = \text{BMI}\ 24{,}8$

Wer nicht rechnen möchte: **Mam@Plus 6901.**
Täglich auf die Waage zu steigen ist nicht nötig, das Gewicht wird bei den Vorsorgeuntersuchungen ausreichend kontrolliert. Doch wer's mag: Im zweiten Trimester ab SSW 14 gilt ein Plus von ca. 300 g pro Woche, danach, ab SSW 27, von ca. 500 g als Richtwert.
So kommen die Schwangerschafts-Kilos im Durchschnitt zusammen:

Baby	3 400 g
Gebärmutter	1 000 g
Fruchtwasser	1 000 g
Plazenta	700 g
Blutvolumen	1 300 g
Fettreserven	3 500 g
Gewebeflüssigkeit	2 600 g
	13 500 g

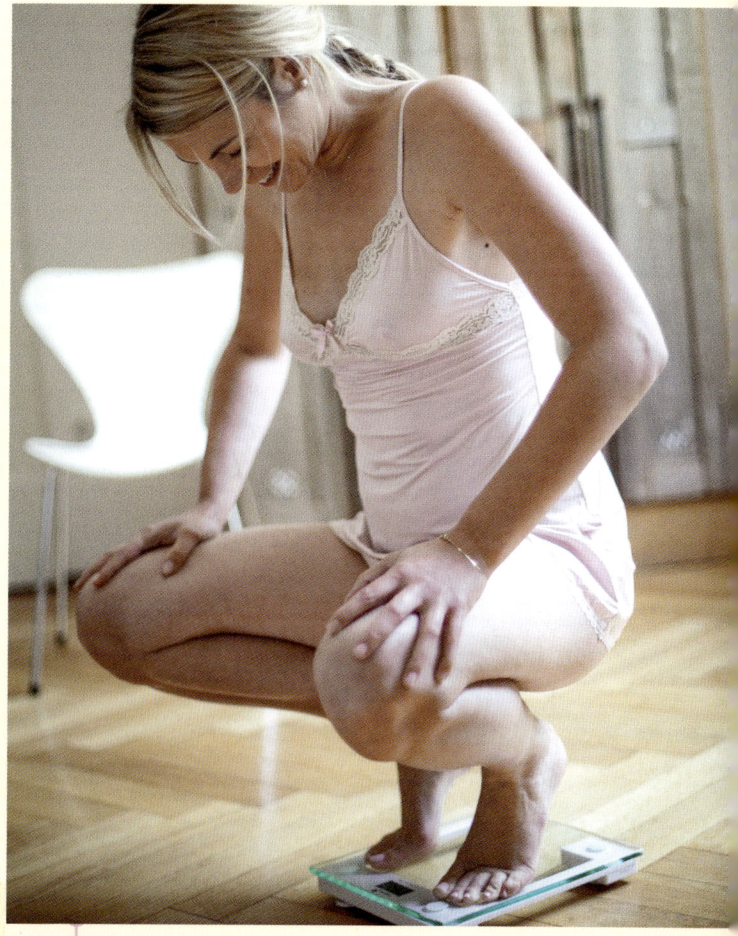

Betreff: Elternzeit

Liebe Amelie,
mit Elternzeit ist das auch bei uns so eine Sache. Ehrlich gesagt haben Tom und ich noch keinen blassen Schimmer … Er möchte auch gerne eine Zeit zu Hause bleiben, hat aber keine Ahnung, wie lange, was möglich ist, wie sein Chef das findet und und und … Verstehe total, dass es sich gut anfühlt, dass nun deine Schwester Bescheid weiß! Sind nächsten Samstag bei meinen Eltern – die werden staunen. Bringe nämlich ein U-Schall-Foto mit. Lass uns doch mal wieder ein Gläschen (Saft natürlich ☺) trinken gehen. Morgen nach der Arbeit zum Bauchvergleich? LG Caro

Sehr schön schwanger!

4. Monat | SSW 12+0 bis 15+6

Mama im Job • Mamas kleines (Büro-)Yoga-Programm • Schön, ohne Umstände • Körper fit – Kopf frei

Mama blüht gerade so richtig auf: rosa Wangen, glatte Haut, volles Haar! Und das kleine Bäuchlein wächst schön vor sich hin. Das zweite Schwangerschaftsdrittel (Trimester) hat begonnen, und so langsam pendeln sich auch die Hormone – und die vielen kreisenden Gedanken – ein.

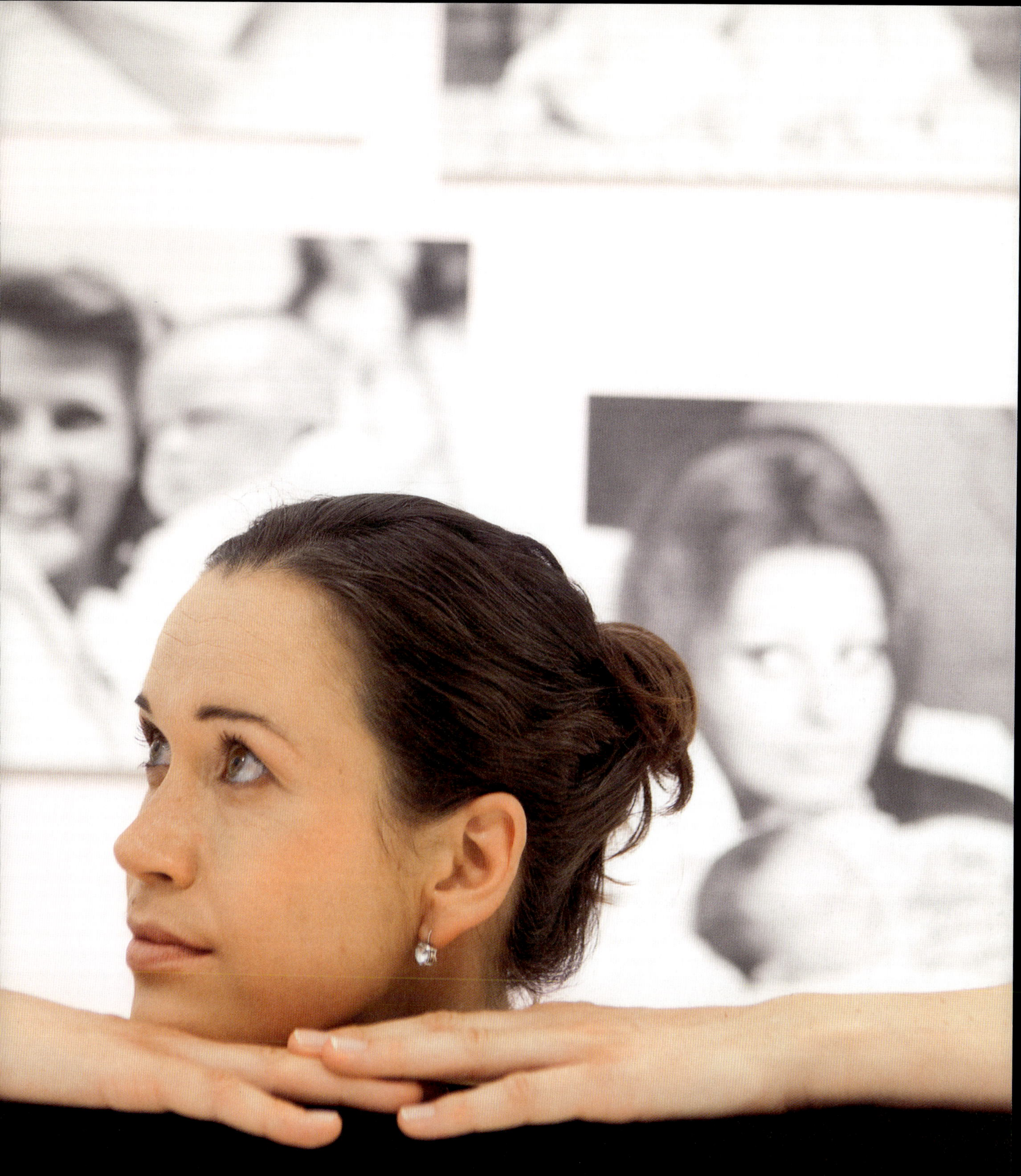

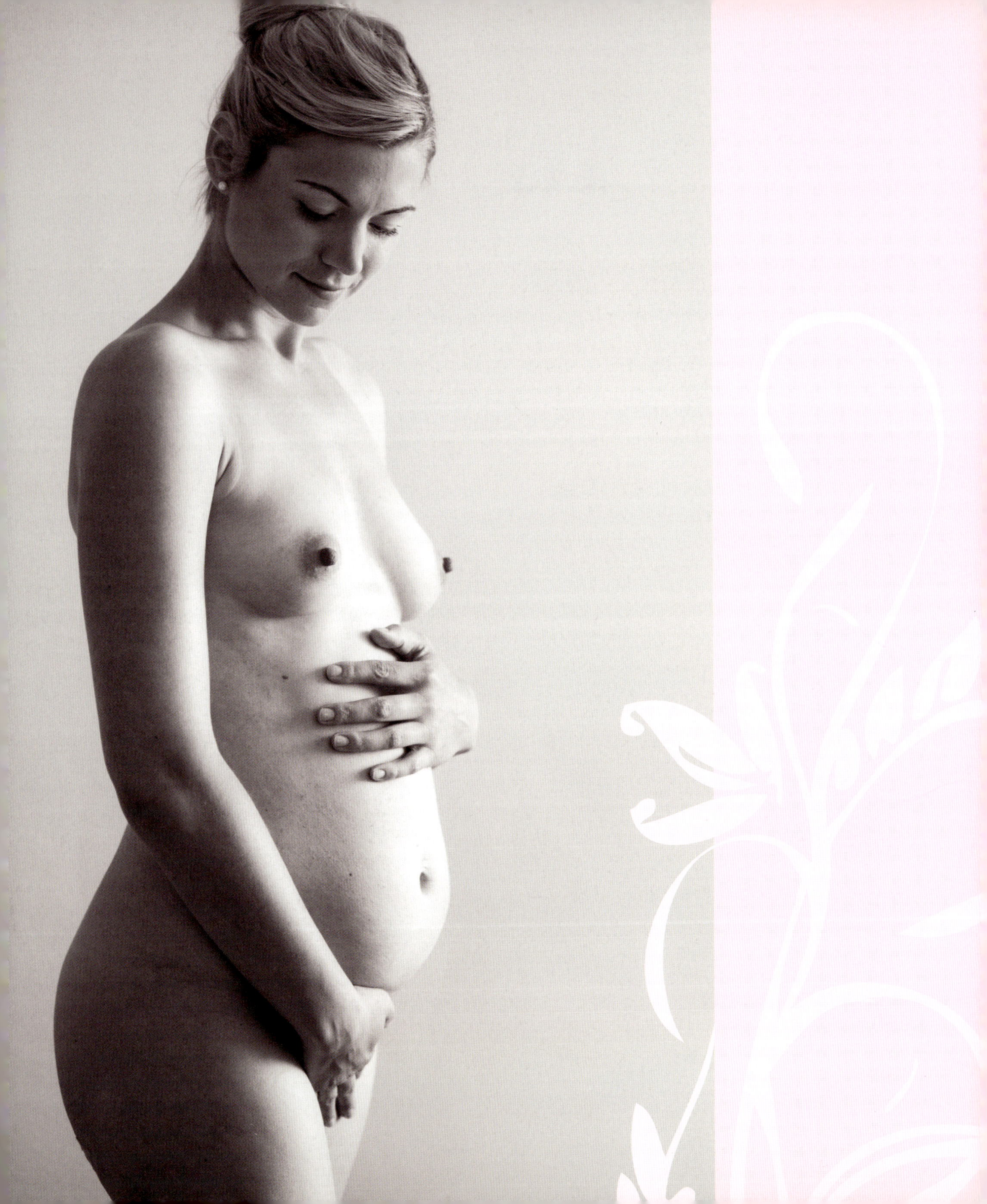

Mama-Body

Bauch & Gebärmutter: Das Bäuchlein wird größer. Der obere Rand der Gebärmutter ist jetzt schon eine Handbreit unterhalb des Bauchnabels zu tasten. So manche Lieblingsjeans werden bereits knapp. Zeit für ein erstes Bauchband oder einen Bellyguard (siehe S. 84)!

Energie: Und zwar ganz viel davon! Mit Beginn des 4. Monats gilt die Schwangerschaft als stabil. Das Fehlgeburtsrisiko sinkt drastisch. Viele Frauen erleben einen richtigen Energieschub – Kraft im Überfluss! Aber Vorsicht, nicht überschätzen!

Zahnfleisch- & Nasenbluten: Der Körper beginnt, mehr Gewebeflüssigkeit einzuspeichern. Blutvolumen und Durchblutung nehmen nun zu. Nebenwirkung: Zahnfleisch- (Tipps: siehe S. 37) und Nasenbluten (vor allem bei trockener Nasenschleimhaut), weil der Druck in den feinen Blutgefäßen zunimmt. Nasenbluten stoppen: Kopf nicht in den Nacken legen (Blut im Magen erzeugt Übelkeit!), sondern nach vorne beugen! Die Nasenflügel leicht für ca. 10 Minuten zusammendrücken (wirkt ähnlich wie ein Druckverband). Pflegt die Nasenschleimhaut und hilft bei Schwangerschafts-Schnupfen: Nase mit Kochsalzlösung spülen (siehe S. 57).

Sodbrennen: Tritt bei empfindlichem Magen jetzt schon manchmal auf, lässt sich aber noch leicht vertreiben: Entweder 3 Mandeln oder 2 EL Haferflocken oder eine Papaya, einen Apfel, eine rohe Karotte fein zerkaut essen. Verstärkt wird das lästige Brennen leider oft durch Kaffee und Schokolade.

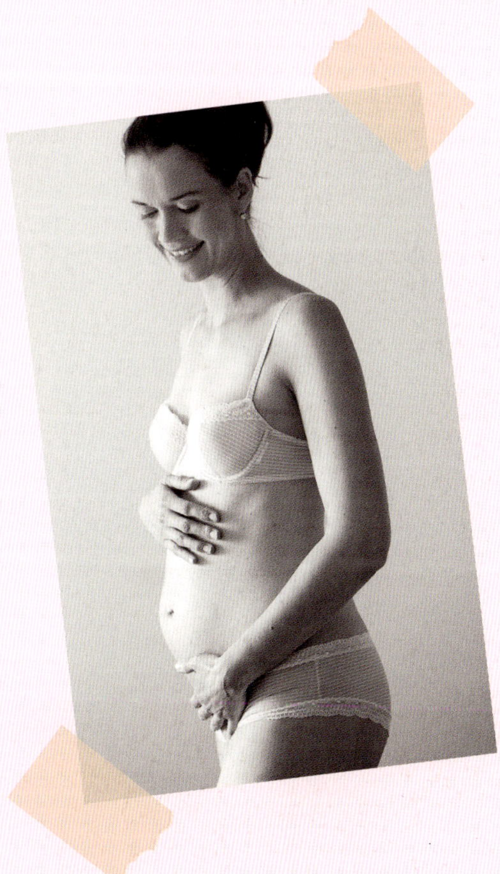

Baby-Body

Woche 13 = SSW 12+0 bis 12+6

Baby: Woche 11 = 71. bis 77. Tag

Die Hirnanhangdrüse ist fertig entwickelt, die Schilddrüse bildet Hormone und die Bauchspeicheldrüse Insulin. Die glatte Darmmuskulatur funktioniert schon und die Darmzotten wachsen. Sie werden nach der Geburt Nährstoffe aufnehmen, jetzt sind es Substanzen aus dem Fruchtwasser. Die Leber bildet Galle, die sich in der wachsenden Gallenblase sammelt. Beim Baby wechseln kurze Aktiv- und Ruhephasen Tag und Nacht gleichmäßig ab – es gähnt und hat Schluckauf, strampelt mit den Beinen, führt die Händchen zum Mund und »spielt« mit der Nabelschnur. Es könnte sogar schon Laute von sich geben, so weit sind seine Stimmbänder jetzt entwickelt.

Gewicht: 30 g. SSL: 7,5 cm
(wie Mamas Zeigefinger!)

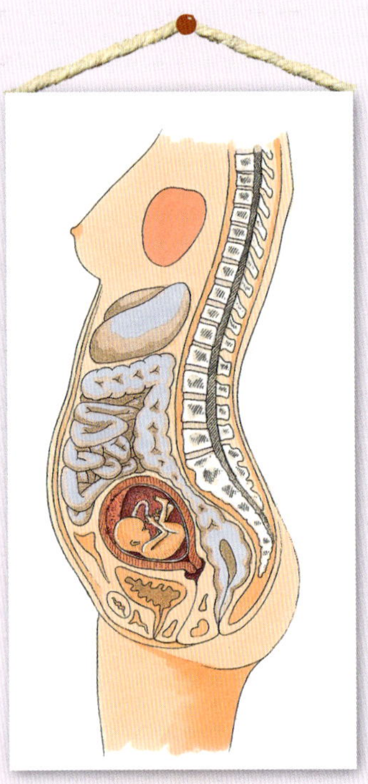

Woche 14 = SSW 13+0 bis 13+6

Baby: Woche 12 = 78. bis 84. Tag

Im Köpfchen formen sich die noch knorpeligen Schädelknochen weiter aus – Keilbein, Scheitelbein, Stirnbein – und bilden im Oberkiefer die beiden Nasenhöhlen. Die Zwerchfellmuskulatur entsteht, das Baby »trainiert« fleißig und bewegt sich lebhaft, doch spürbar sind seine Bewegungen erst in ein paar Wochen. Vorläufig hat es noch sehr viel Platz: Die Fruchtblase enthält ca. 50 ml Fruchtwasser und hat einen Durchmesser von fast 10 cm. Babys Körper ist jetzt vollständig mit einem hellen, weichen Haarflaum bedeckt, dem Lanugo-Haar. Durch Mamas Bewegungen wird es sanft geschaukelt, so kann sich sein Gleichgewichtssinn weiter ausbilden.

Gewicht: 50 g. SSL: 8,5 cm
(wie eine Visitenkarte!)

Kein Licht gibt es, das heller leuchtet als die Strahlen, die von einem menschlichen Wesen ausgehen, das in der Dunkelheit des Mutterschoßes eingeschlossen ist.

Khalil Gibran

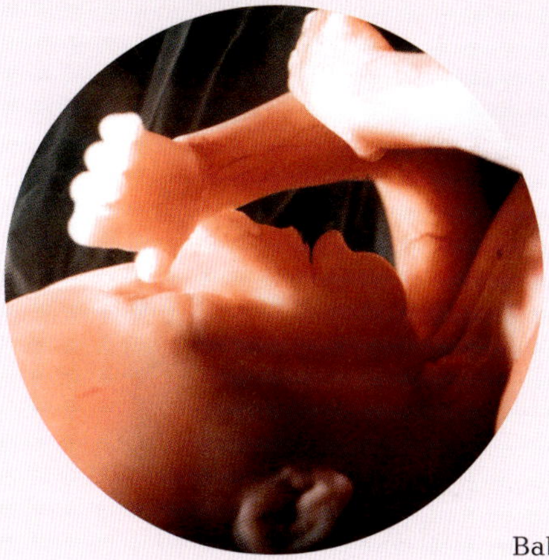

Baby in der 15. Woche

Woche 15 = SSW 14+0 bis 14+6
Baby: Woche 13 = 85. bis 91. Tag

Das Baby atmet kleine Mengen Fruchtwasser ein und aus, das stärkt die Lungen. Alle 3 Stunden wird dies komplett über die Plazenta erneuert. Die Milz übernimmt jetzt ihre Funktion und entlastet die Leber von der Blutbildung. Sie filtert das Blut, baut rote Blutkörperchen ab und produziert erste eigene Antikörper. Das kleine Herz hat schon eine Pumpleistung von ca. 100 l pro Tag, der Herzschlag kann jetzt von außen abgehört werden. Junge oder Mädchen? Wer sich bei der Geburt überraschen lassen möchte, muss das nun vor jeder Ultraschalluntersuchung sagen, denn dabei kann es von jetzt an zum »Outing« kommen. Ab jetzt sind nämlich die männlichen und weiblichen Geschlechtsorgane auf dem Ultraschall klar voneinander abgrenzbar.

Gewicht: 90 g. SSL: 10 cm
(wie eine Avocado!)

Zwillinge spielen jetzt miteinander

Forschern ist bei der vorgeburtlichen Beobachtung von Zwillingen etwas sehr Interessantes aufgefallen: Die Babys berühren einander zielgerichtet und vorsichtig, wenn sie sich aufeinanderzubewegen.

Woche 16 = SSW 15+0 bis 15+6
Baby: Woche 14 = 92. bis 98. Tag

Von den kleinen Fruchtwasserschlückchen, die das Baby nimmt, bildet sich ein wenig Stuhl in seinem Darm. Dieser erste Darminhalt wird Mekonium genannt und nimmt jetzt allmählich seine charakteristische, dunkelgrüne Farbe an. Sie entsteht durch Gallenfarbstoffe und zeigt, dass die Leberzellen bereits Hämoglobin abbauen und den Gallenfarbstoff Bilirubin bilden. Die ersten Darmbewegungen finden in ein paar Wochen statt. In peripheren Nerven (die Nerven außerhalb von Gehirn und Rückenmark) beginnt bereits das langsame Wachstum der isolierenden Fettummantelung der Nervenfasern (Markscheidenbildung/Myelinisierung); es wird sich bis ins 2. Lebensjahr hinein fortsetzen.
Hingegen fängt es im Gehirn und Rückenmark – dem Zentralnervensystem – erst etwa zum Zeitpunkt der Geburt an. Im Kiefer haben sich die Schmelzglocken der Milchzähne weiter vergrößert und die Bildung von gallertartigem Prädentin beginnt, das ist eine noch nicht verkalkte Vorstufe des Zahnbeins (Dentins). Die Anlagen der bleibenden Zähne werden zunehmend tiefer verlagert und sind noch unreif. Bei einem Jungen bedeckt die Vorhaut nun die ganze Penisspitze und der Hodensack wächst schon. Die Hoden werden im 9. Monat dort ankommen, sie beginnen erst in sechs Wochen mit ihrer Abwärtswanderung.

Gewicht: 110 g. SSL: 12 cm (könnte in seiner Embryohaltung auf Ihrer Handfläche liegen)

Mama im Job

Angestellte berufstätige Frauen genießen in der Schwangerschaft besondere Rechte. Die regelt das Mutterschutzgesetz. Es gilt, sobald der Arbeitgeber von der Schwangerschaft weiß. Also sofort informieren? Nicht unbedingt. Besser ist dies sicherlich bei Jobs, die Risiken bergen – also z.B. im Chemielabor, in der Radiologie, in Sozialberufen, als Erzieherin, Lehrerin etc. Oder fairer, wenn die Vertretung eine längere Einarbeitungszeit benötigt. Doch der Gesetzgeber hat den Zeitpunkt bewusst dem Ermessen der Eltern überlassen. Ein Abwarten, bis die Schwangerschaft nach der 12. Woche als stabil gilt, kann im individuellen Fall auch einen Vorteil haben, um z.B. noch zu einer Fortbildung oder Ähnlichem eingeladen zu werden.

Krank oder überlastet?

Sieht die Ärztin oder der Arzt durch Ihre Beschäftigung die Schwangerschaft oder Ihre Gesundheit gefährdet, gibt es drei sehr unterschiedliche Möglichkeiten, Ihnen mehr Ruhe zu verordnen: die Krankschreibung, die eingeschränkte Arbeitserlaubnis – beispielsweise kürzere Arbeitszeiten – oder das individuelle Beschäftigungsverbot. Letzteres erlaubt ein normales, aber arbeitsfreies Leben bei voller Gehaltsfortzahlung.

Kündigungsschutz

Gilt ab der Mitteilung bis 4 Monate nach der Geburt. Eine Kündigung, die kurz vor Beginn der Schwangerschaft erfolgte, wird ungültig, sofern der Chef das innerhalb von zwei Wochen erfährt. Befristete Arbeitsverträge laufen jedoch einfach aus.

Schutz am Arbeitsplatz

Rücksichtnahme ist vorgeschrieben und zwar ganz detailliert. Die Bezahlung darf sich dadurch nicht ändern, aber eine andere Betätigung darf verlangt werden. Tabu sind:

- **Gefahren und Risiken:** Arbeiten mit erhöhter Unfallgefahr – ausrutschen, fallen, stürzen – oder der Gefahr einer Berufskrankheit. Arbeit, die einen »schädlichen Einwirkungen von gesundheitsgefährdenden Stoffen oder Strahlen von Staub, Gasen oder Dämpfen, von Kälte oder Nässe, von Erschütterungen oder Lärm« aussetzt.
- **Überanstrengung:** Schwere körperliche Arbeiten, sich häufig stark strecken oder beugen, hocken oder gebückt halten müssen, Arbeit an »Geräten und Maschinen mit hoher Fußbeanspruchung, insbesondere von solchen mit Fußantrieb«. Regelmäßig Lasten von mehr als 5 kg Gewicht oder gelegentlich Lasten von mehr als 10 kg Gewicht ohne Hilfe zu heben oder zu tragen. Akkord- und Fließbandarbeit darf nicht ver-

langt werden, ist aber auf freiwilliger Basis und mit Zustimmung von Arzt und Betriebsrat okay.

- **Ab dem 4. Monat:** Arbeit in Beförderungsmitteln, wie Bus, Zug, Flugzeug.
- **Ab dem 6. Monat:** ständig länger als 4 Stunden am Stück stehen.
- **Versäumte Ruhe:** Nachtarbeit zwischen 20 und 6 Uhr ist unzumutbar. Ausnahmen: In der Gastronomie und im Hotel darf bis 22 Uhr gearbeitet werden, im Theater, Konzert- oder Opernhaus bis 23 Uhr und in der Landwirtschaft ab 5 Uhr früh. An Sonn- und Feiertagen soll Pause herrschen. Ausnahmen: Gastronomie, Hotel, Landwirtschaft, Künstlerbereich und Krankenhäuser.

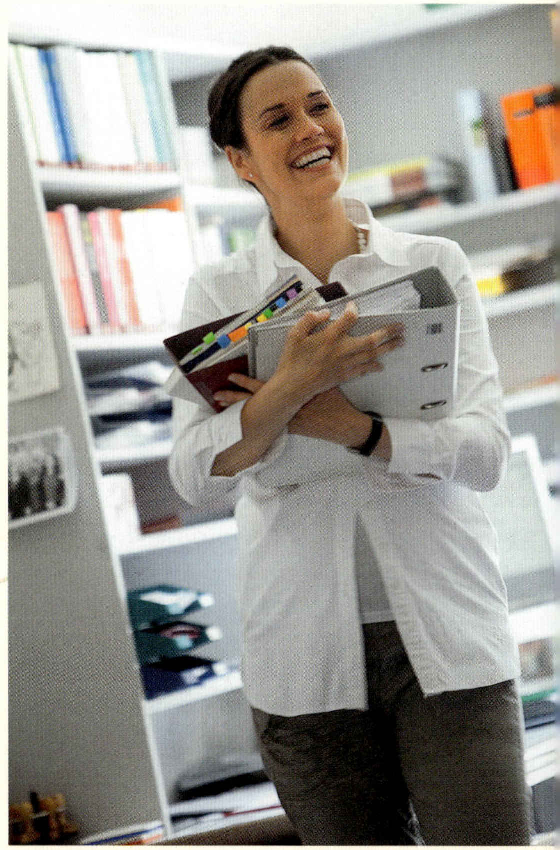

Das Mutterschutzgesetz ausführlich unter:
www.gesetze-im-internet.de/muschg/index.html

Betreff: Verkündigung ;)

Liebe Caro,
endlich ist es raus! War heute bei meinem Chef und habe ihm erzählt, dass ich schwanger bin. So cool, wie du es mir letztens von deiner Nachbarin erzählt hast, die ihrer Chefin einfach den Mutterpass hingelegt hat, war ich dann doch nicht ☺ Er war wirklich sehr nett und meinte, dass er sich das schon gedacht hätte. Ich würde seit Kurzem so rosig aussehen. Rosig? So fühle ich mich gerade aber mal gar nicht, vor allem muss ich seit ein paar Tagen bei jeder Kleinigkeit heulen. Casting-Show? Vergiss es – schluchz, die armen Kandidaten! Krimi? Zum Losheulen! Wahrscheinlich könntest du mir momentan SpongeBob zeigen und mir würden vor Rührung die Tränchen kullern … LG Amelie

Mamas kleines (Büro-)Yoga-Programm

Mit dem Baby an Bord ist jetzt öfter mal eine kurze Pause fällig – sich räkeln, strecken, kräftig durchatmen. Und für Ausgleichsbewegung sorgen, damit der Kreislauf in Schwung bleibt. Also immer wieder kurz die Beine vertreten, Nacken und Schultern entspannen, ganz besonders bei Bildschirmarbeit oder beim Sitzen über Büchern. Das macht sonst Kopfweh und eine ganz schlechte Haltung. Hier ein paar Bewegungstipps für die Pausen (nicht nur) am Arbeitsplatz!

Betreff: AW: Verkündigung;)

Liebe Amelie,
die Reaktion deines Chefs macht mir ja wirklich Mut. Morgen gehe ich zu meiner Chefin, versprochen! Erwarte ja auch nicht, dass sie vor Glück in Tränen ausbricht, so wie meine Eltern ☺ Ich glaube, man sieht es sowieso schon an meinen spannenden Oberteilen … So langsam gehen mir die weiten Schlabbersachen aus. War heute früh übrigens auf der Waage und siehe da: Seit dem positiven Test habe ich jetzt endlich zugenommen – 4 kg! Mein Bauch wird immer kugeliger. Außerdem brauche ich dringend einen neuen BH! Es darf nun glatt ein Körbchen mehr sein … ☺ Hast du Lust, mit mir zum Schwangeren-Yoga zu gehen? Oder wir suchen uns etwas anderes. Hätte Spaß daran, ein bisschen was für mich zu tun. Wer weiß, wann ich da wieder zu komme. Bist du dabei?
LG Caro

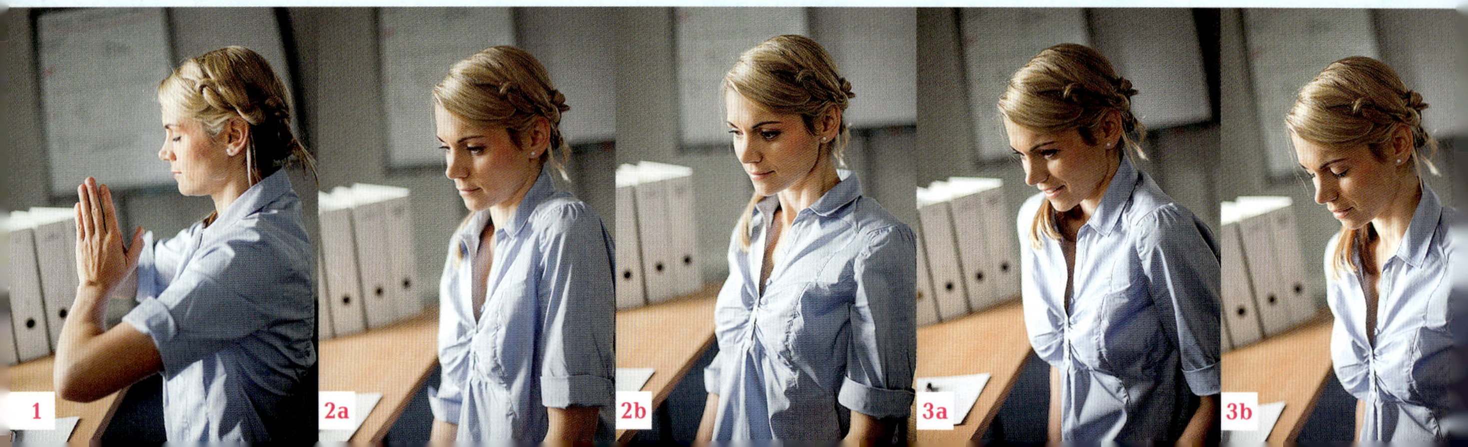

Nacken und Schultern lockern

Die Brust wird bereits am Anfang der Schwangerschaft größer und schwerer. Dann ziehen Mamas schnell die Schultern nach hinten. Das verspannt, vor allem beim längeren Sitzen oder Stehen. Gegensteuern geht so:

1. Aufrecht sitzen. Die Handflächen auf Höhe des Brustkorbes aneinanderlegen und die Hände einige Sekunden fest gegeneinanderpressen. Kurz entspannen und mehrmals wiederholen.
2. Die linke Schulter 5-mal rückwärtskreisen, dann die rechte. Danach jede Schulter einzeln 5-mal vorwärtskreisen (2a). Abschließend beide Schultern gleichzeitig kreisen, eine rückwärts und die andere vorwärts (2b).
3. Entspannend: Tief einatmen und gleichzeitig beide Schultern in Richtung Ohren heben (3a), beim Ausatmen wieder fallen lassen (3b). Darauf achten, dass Kopf und Wirbelsäule aufrecht bleiben.
4. Seitlich zur Wand stehen. Eine Hand auf Schulterhöhe fest an die Wand drücken und den Kopf so weit wie möglich zur anderen Seite drehen. Arm strecken … gut durchatmen, Bauch und Po locker lassen, kein Hohlkreuz! Mit der anderen Seite wiederholen.
5. Abschließend einfach stehen, nirgends anlehnen, ruhig durchatmen. Beide Arme vor dem Körper nach oben strecken, über den Kopf führen, Handflächen schließen. Durchatmen. Ausatmend die Arme langsam weit zu den Seiten strecken und senken.

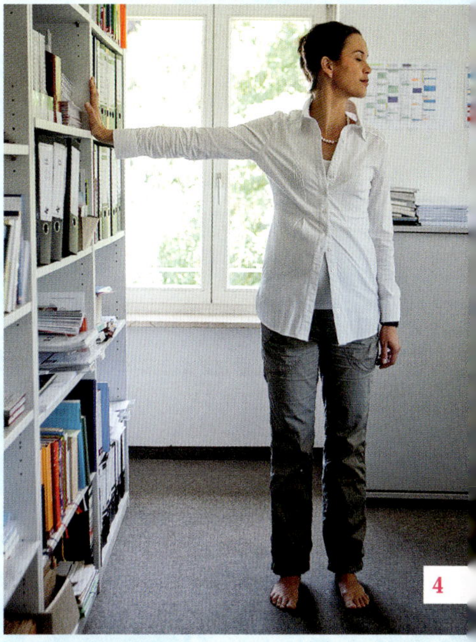
4

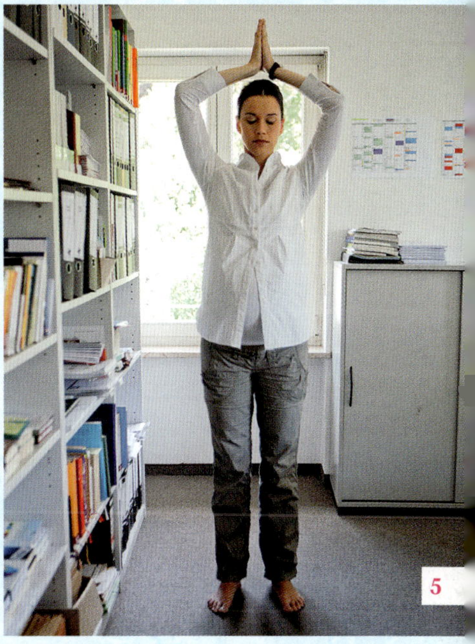
5

Betreff: Urlaub!

Liebe Caro,
mein Bäuchlein wächst auch ohne Ende. Bin völlig frustriert, dass ich nicht mehr in meine Lieblingsshorts passe, die ich nach Venedig mitnehmen wollte! Muss mir unbedingt heute noch so ein Zwischenteil für den Hosenknopf besorgen. Ich freu mich so auf die paar Tage, endlich mal so richtig Zeit mit Philipp! Es geht mir echt viel besser, seit wir uns jeden Abend hinkuscheln und zum Baby »reisen«. Zwar mach ich mir immer noch viele Gedanken – aber schönere ☺ Ciao Bella, ich melde mich nach Venedig! Amelie
PS: Bin beim Mama-Sport dabei, ist doch klar ☺

Rücken und Steißbein räkeln

- Räkeln Sie den Rücken im Sitzen schön durch: Kippen Sie das Becken kräftig, aber auch mit Gefühl abwechselnd nach links und nach rechts. Nach einigen Wiederholungen schließlich die Bewegung auch mehrmals nach vorne ausüben, dann nach hinten. Dabei auch an das Steißbein denken: Stellen Sie sich vor, es wäre so lang und stark wie bei einem Känguru, und strecken Sie es intensiv vor und zurück.

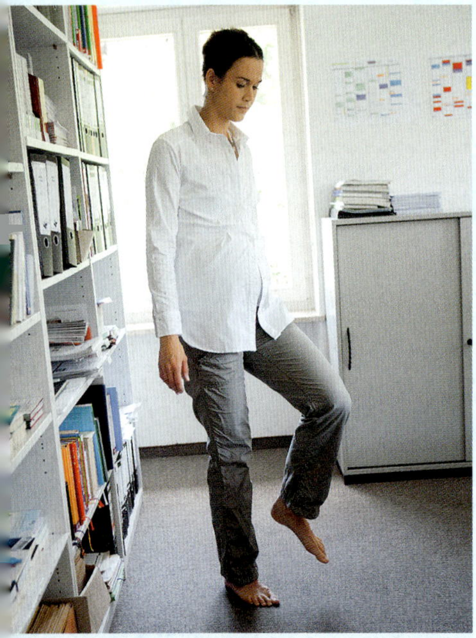

Beine aktiv halten

Die Muskelpumpe der Füße und Waden hilft schon mit kleinsten Bewegungen gegen Wassereinlagerungen (Ödeme) & Co. Einfach immer mal wieder zwischendurch machen und so lange, wie es Spaß bereitet:

- Im Stehen mit beiden Füßen gleichzeitig auf die Zehenspitzen stellen.
- Abwechselnd mit beiden Füßen mal auf die Zehenspitzen und auf die Fersen stellen = Fußwippen.
- Auf der Stelle gehen.
- Im Sitzen mit den Zehen »Klavier spielen«. Verbessert die Blutzirkulation.
- Mit den Füßen auf einem Igelball oder Fußmassageroller sich ganz nebenbei immer wieder eine kleine Massage gönnen. Regt die Fußreflexzonen an.

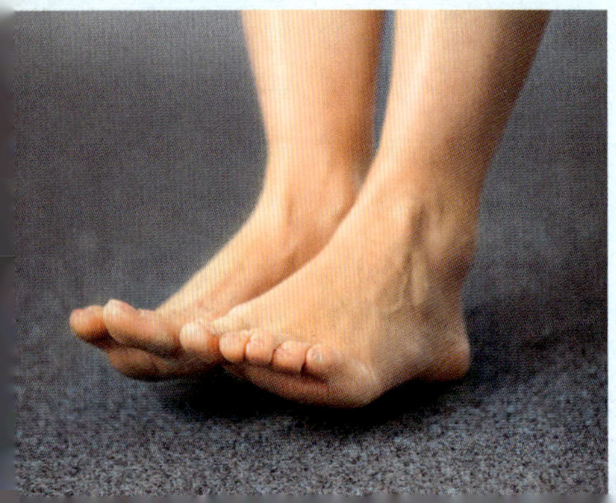

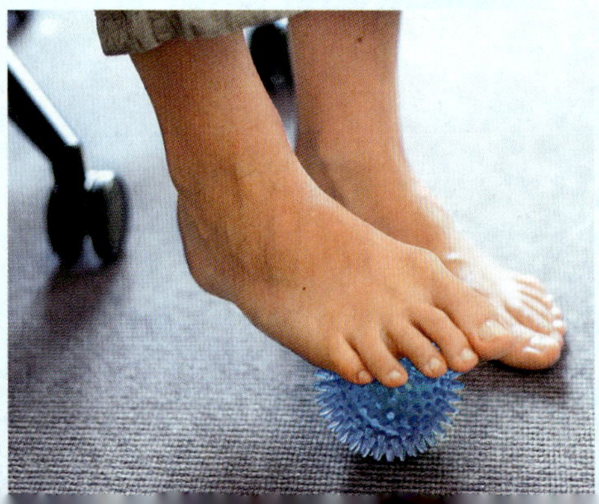

Dehnt die Oberschenkelmuskulatur – gut, wenn Mama viel sitzen muss. ▸

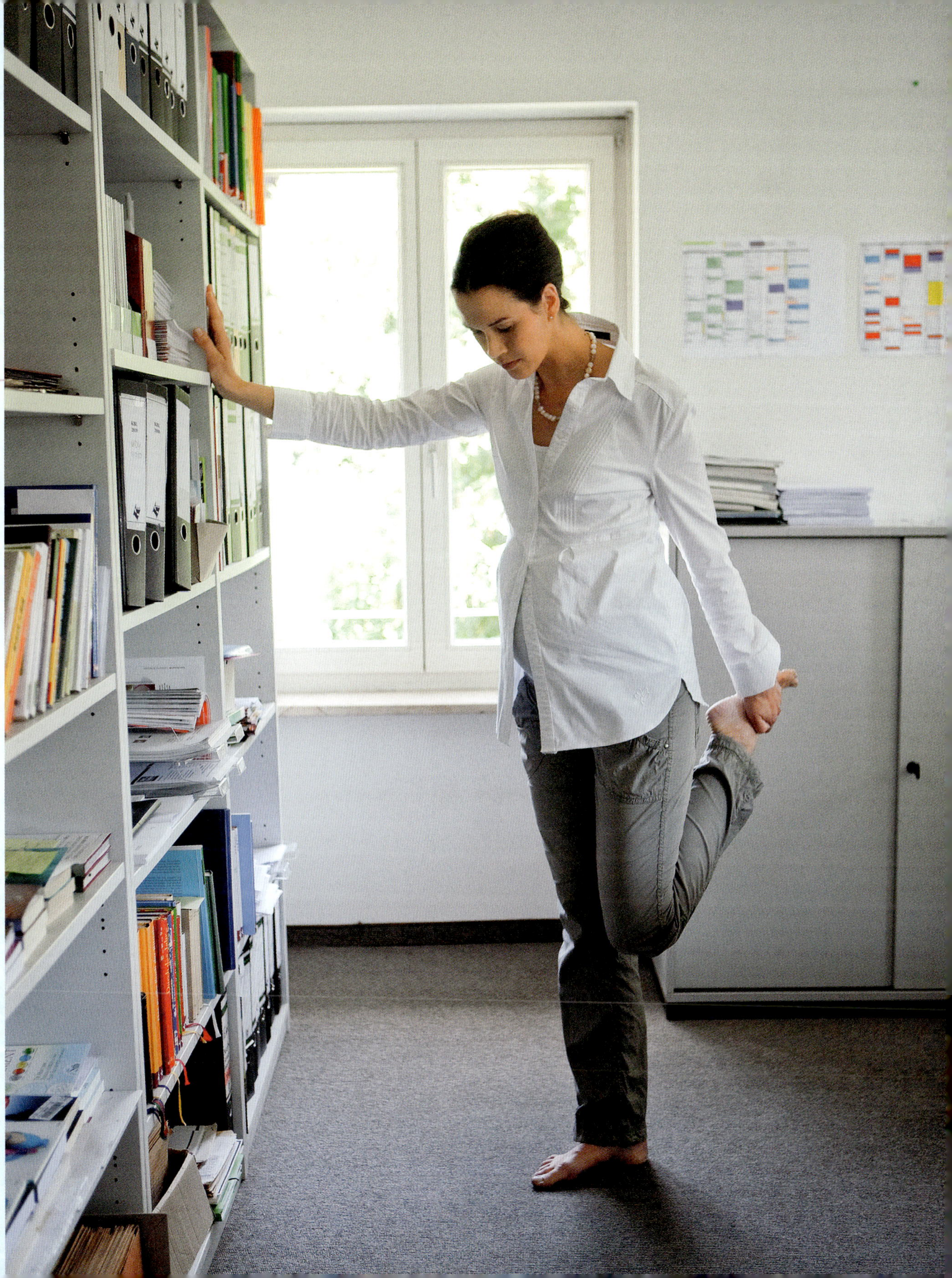

Schön, ohne Umstände

Das blühende Aussehen in der Schwangerschaft ist nicht nur ein Sprichwort. Die Haut wirkt straffer, weil sie mehr Feuchtigkeit einlagert – das glättet die kleinen Fältchen und Linien des Gesichts. Das Strahlen wie von innen heraus, das kommt nicht nur vom Babyglück, sondern auch vom rosa Schimmer durch die erhöhte Durchblutung. Diese Effekte lassen sich wirksam verstärken durch das regelmäßige Glas Wasser.
Die höheren Hormonwerte bringen aber auch den Proteinhaushalt der Haut durcheinander, machen sie dünner als normal. So spielt Hautpflege in der Schwangerschaft eine große Rolle, denn es gibt auch ein paar unliebsame Veränderungen.

Pickel und Pusteln

Wer zu fettiger Haut neigt, wird davon jetzt noch eher geplagt. Schuld sind – wie sollte es anders sein – die höheren Hormonwerte. Sie verstärken die Produktion von Sebum in den Talgdrüsen. Das macht eigentlich die Haut schön weich und geschmeidig. Zu viel davon kann jedoch die Poren verstopfen. Von Anti-Akne-Cremes wird jetzt abgeraten, in schweren Fällen mit dem Hautarzt und www.embryotox.de abstimmen. Mit einem wöchentlichen Peeling lassen sich kleinere Hautunreinheiten in den Griff bekommen. Zur Gesichtsreinigung jetzt seifenfreie Lotion oder Olivenölseife verwenden.

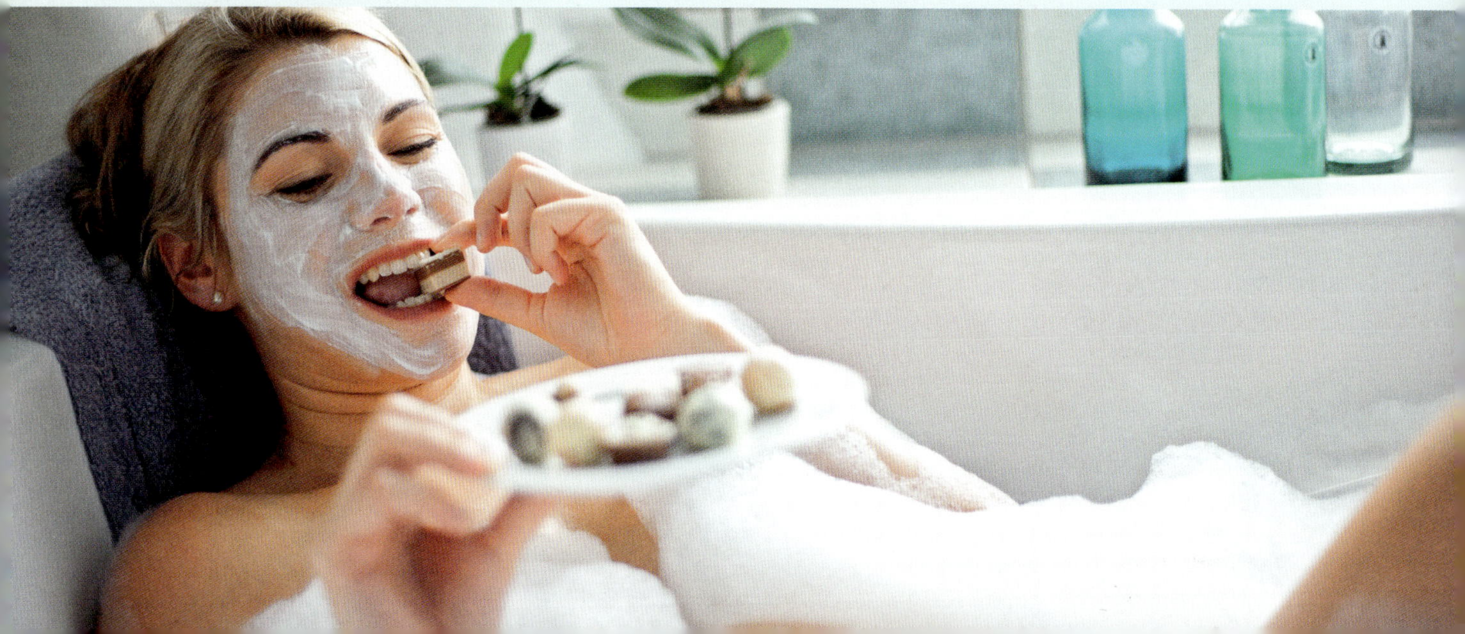

Couperose, Spider Naevi, Besenreiser

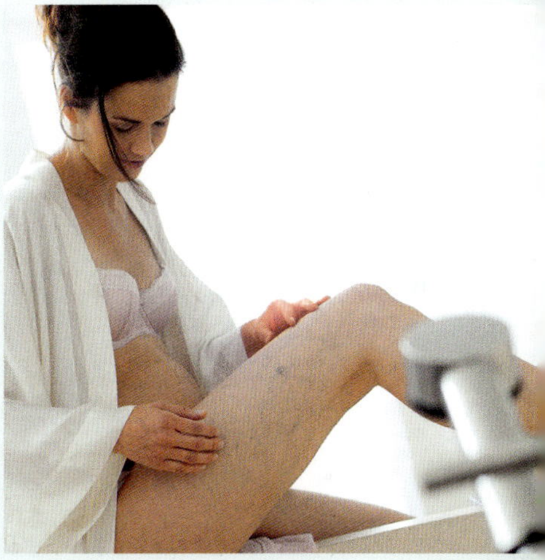

Kleine, dünne Äderchen, die direkt unter der Haut liegen, treten jetzt vielleicht stärker hervor, weil die Durchblutung gesteigert ist. Um das Risiko zu verringern, das Gesicht vor extremen Temperaturen schützen. Eine gute Nachricht ist, dass man die Äderchen leicht mit Make-up abdecken kann. Ernährungstherapeuten empfehlen jetzt viel Vitamin C und E im Essen.

Volleres Haar

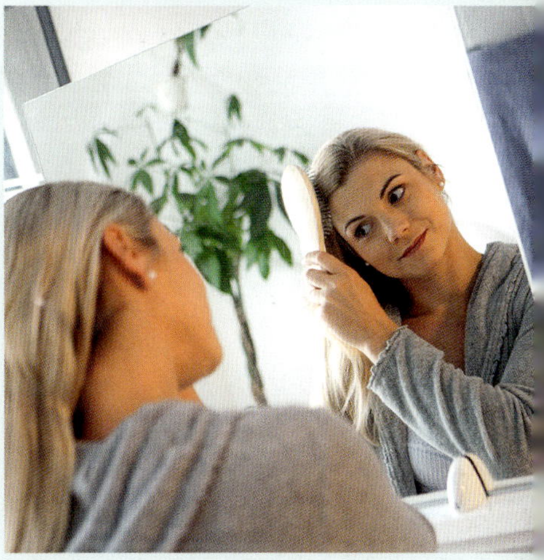

Die Lebens- und Ruhephase des Haares wird vom Überschwang an Östrogenen jetzt verlängert: Die Haare erhalten Fülle und Glanz, fallen kaum noch aus. (Das holen sie dann dafür in der Stillzeit verstärkt nach.) Jetzt allerdings nimmt das Haarvolumen um gute 10 % zu.

Besondere Haarpflege

Trockenes Haar: Dagegen helfen die vielfach gepriesenen täglichen 100 Bürstenstriche oder eine wöchentliche Ölkur.

Stumpfes, glanzloses Haar: Profitiert hingegen von einer wöchentlichen Kurpackung mit Eidotter und Zitronensaft – einfach gut mischen, einmassieren und 30 Minuten warm einpacken.

Eher fettiges Haar: Bei eher fettigem Haar hilft es, jede Haarwäsche mit einer Apfelessig-Salbei-Spülung abzuschließen, dafür 3 EL Apfelessig in einer Tasse Salbeitee verrühren.

Schnittlauchlocken?

Vorsicht mit einer frischen Dauerwelle – zwar spricht nichts dagegen, doch durch die Hormonumstellung ändert sich die Haarstruktur. Die Haare könnten anders darauf reagieren als gewohnt.

Betreff: AW: Urlaub!

Liebe Amelie,
freut mich, dass es dir besser geht, auch ohne US, hihi ☺ Ich wüsste auch nicht, was ich ohne Tom machen würde. Schrieb mir grad wieder eine SMS, ob ich heute früh schon das Fruchtwasser erneuert hätte – grins! Wir freuen uns einfach. Wie gut, dass alles ohne unser »Machen« so perfekt läuft ☺ Man muss es sich nur klarmachen, damit man es genießen kann. Mir geht es jetzt eigentlich rundherum so richtig gut, ich kann wieder essen. Nur beim Zähneputzen werde ich noch regelmäßig daran erinnert, dass da ja was war … (*würg*). Lasst es euch gut gehen in Venedig und genießt die ruhige Zeit mit eurem Krümel ☺ Caro

Haare jetzt noch färben?

Wer regelmäßig einen Ansatz nachfärbt, wird kaum damit warten können, bis das Baby da ist. Doch in einer Veröffentlichung der Stiftung Ökotest wird jetzt ausdrücklich vor dem Haarefärben gewarnt: Sicher ist, dass einige der Chemikalien über die Kopfhaut ins Blut gelangen, denn bei stillenden Mamas sind sie in der Muttermilch nachweisbar. Bisher ließen sich zwar keine schädlichen Wirkungen finden. Trotzdem steigen viele Mamas in der Schwangerschaft auf Strähnchen um, da bleibt die Kopfhaut eher verschont.

Sind Pflanzenfarben eine Alternative?

Ökotest hat 34 Pflanzenfarben getestet. Knapp die Hälfte der Produkte enthielt problematische Färbechemikalien (www.oekotest.de). Empfehlung: zertifizierte Naturkosmetik verwenden. Friseure, die damit arbeiten, finden sich unter: www.culumnatura.de

Erste Hilfe für die Garderobe

Bauchband oder Bauchtuch, Bauchgurt, Bauchbandeau … jedenfalls etwas Breites, das sich um den Bauch herum tragen lässt und die nicht mehr ganz geschlossene Hose schön verhüllt, ist gerade für den Anfang ganz ideal. Vieles lässt sich damit einfach länger tragen, ohne dass man sich schlecht gekleidet fühlt. Im Gegenteil. Große Auswahl gibt es bei www.bellybu.de, www.la-belly-shop.de und www.trend-mama.com. Eine tolle Idee ist auch der »Bellyguard« von Paulina, mit dem die Hose schick geschlossen aussieht, obwohl der obere Knopf längst nicht mehr zugeht: www.umstandsmode.de

Schönere Nägel – Lack ab?

So wie die Haare profitieren auch die Nägel während der Schwangerschaft vom Östrogen. Sie sind meistens besonders stabil und wachsen schneller. Das verdient, gewürdigt und hervorgehoben zu werden durch einen schönen Nagellack. Ist das eigentlich okay in der Schwangerschaft? Wie immer sollten acetonhaltige Nagelpflegeprodukte gemieden werden (ist vor allem im Nagellackentferner enthalten) – also darauf achten, dass **»acetonfrei«** draufsteht (gibt's auch schon in jedem Drogeriemarkt). Außerdem beim Lackieren in einem gut gelüfteten Raum oder noch besser am offenen Fenster sitzen, die Hände dabei möglichst weit vom Gesicht entfernt halten und nach der Behandlung gründlich waschen. Auch hier gilt: Wissenschaftlich ist bisher keine Gesundheitsgefährdung für Mama oder Baby nachgewiesen. Naturkosmetik-Hersteller bieten jedoch weniger verdächtige Alternativen.

Stillvorbereitungen

Möchten Sie das Baby später einmal stillen? Bei Mamillen (Brustwarzen), die sich bei Berührung nach innen stülpen, statt hervorzutreten, wäre jetzt die beste Zeit für den Versuch, sie durch das Tragen von sogenannten Nipletten sanft umzustimmen. Das sind fingerhutkleine Käppchen, die mit leichter Vakuumwirkung das Gewebe dauerhaft herausdehnen sollen, um den Start in die Stillzeit zu erleichtern. Im dritten Trimenon könnte der Sog die Brustdrüse anregen. Aber jetzt kann nichts passieren.

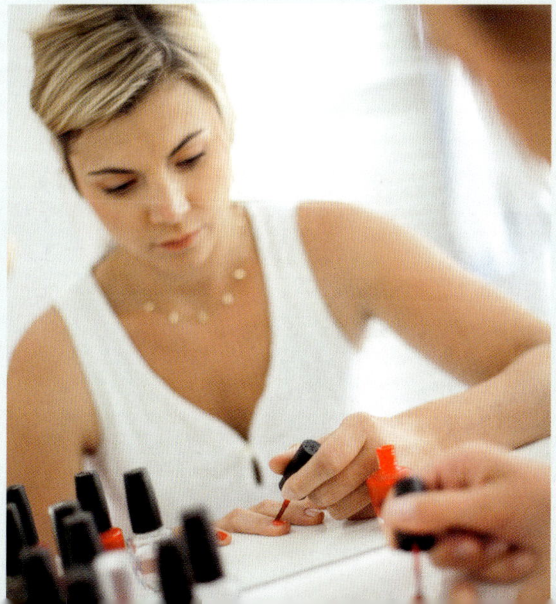

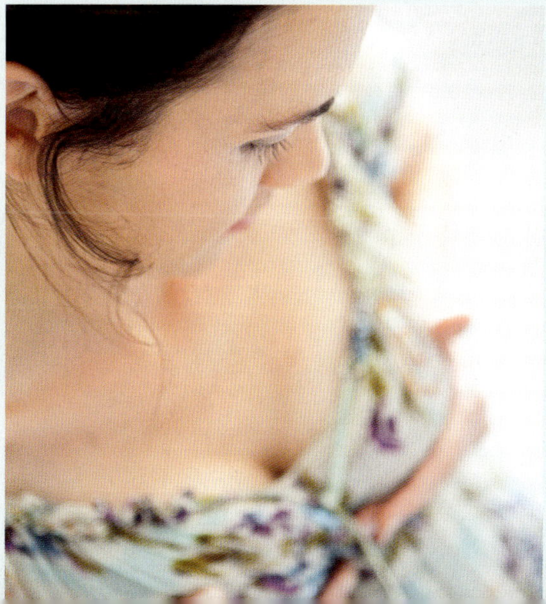

Körper fit – Kopf frei

Ab der 15. SSW hat sich das Baby so sicher in der Gebärmutter eingebettet, dass normale sportliche Aktivitäten nichts mehr erschüttern. Im Gegenteil: Bewegung erhöht die wichtige Sauerstoffversorgung, fördert die Durchblutung. Stoffwechsel und Kreislauf profitieren ebenso wie Muskulatur und Gelenke. Das verbessert Kondition und Schlaf, macht widerstandsfähiger gegen Infektionen – und reduziert den Stress!

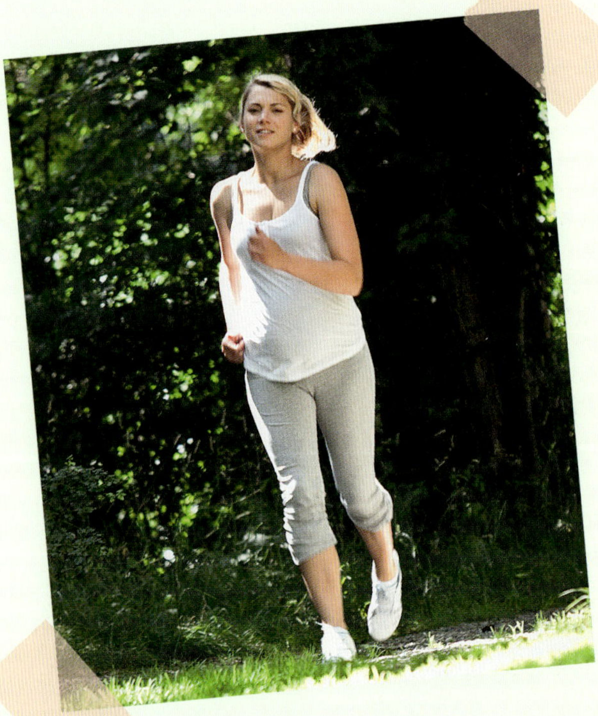

Bewegung und Sport: Gesund für Mama & Baby

Das gesunde Maximum einer Trainingseinheit liegt bei 45–60 Minuten pro Tag. Besser regelmäßig und moderat trainieren als nur gelegentlich und dafür heftiger. Und auch mal eine Pause einlegen, wenn einem danach ist. Das »STOP« oder »GO« beim Sport gibt mehr denn je der gesunde Menschenverstand – und der sitzt nun im Bauch! Hören Sie unbedingt auf Ihr Bauchgefühl. Große Erschöpfung nach dem Training ist ein Zeichen für Überanstrengung. Atmungsaktive Kleidung tragen und reichlich Wasser trinken – vorher, während und danach.

Unser Tipp

Im Fitnessstudio finden sich gute Möglichkeiten für das ideale, moderate Ausdauer- und Kraftprogramm. Die unterschiedlichen Geräte – wie Crosstrainer oder Liegerad – bieten bis zum Ende der Schwangerschaft bequeme Trainingsarten, wichtig ist nur, auf die passende Intensität zu achten. Kardiogeräte haben normalerweise einen Herzfrequenzmesser integriert, damit sich das Training gut regulieren lässt.

So stimmt alles

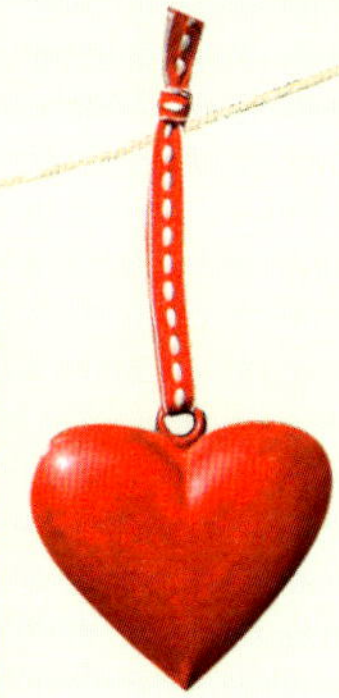

Weil es viele widersprüchliche Informationen gibt und auch der Arzt nicht immer alle Fragen klären kann, hat die Deutsche Sporthochschule Köln eine spezielle Internetpräsenz für werdende Mütter geschaffen: www.sportundschwangerschaft.de bietet ein kostenloses individuelles Online-Coaching per E-Mail an: schwangerschaft@dshs-koeln.de

- Die Intensität ist okay, solange Sie während des Trainings mit Leichtigkeit singen oder plaudern können – das ist der »Talk-Test«. Sollte das vor Hecheln und Herzklopfen kaum noch gehen: kürzertreten.
- Idealerweise bleibt die Herzfrequenz für längstens 20 Minuten auf dem jetzt gesunden Maximum von 130–140 Schlägen pro Minute, beim Radfahren bei 130 und beim Schwimmen bei 120 – davor langsam steigern, danach allmählich mindern. Mit einer Pulsuhr aus dem Sportgeschäft ist das leicht zu kontrollieren.
- Gelenke und Wirbelsäule immer schonen! In der Schwangerschaft bildet der Körper mehr Relaxin. Das erhöht die Dehnbarkeit aller Sehnen und Bänder – aber gleichzeitig auch die Verletzungsgefahr. Leisten Sie sich deshalb hochwertige Sportschuhe mit schrittdämpfender Sohle.
- Beim Training in einer Gruppe: Solange Sie nicht in einer speziellen Gruppe für werdende Mütter sind, immer fragen, ob das Angebot der Übungen auch für Sie passt. Notfalls in eine passende Gruppe wechseln. Extra ausgerichtete Kurse für schwangere Frauen berücksichtigen die jeweiligen »Schwachstellen«.
- Im Zweifelsfall besser das ärztliche Okay für ein bestimmtes Übungsprogramm einholen. Aber auch damit: Immer gut hinspüren, wie viel Bewegung guttut, die körperliche Leistungsfähigkeit kann schwanken. Wann immer Sie sich momentan nicht wohlfühlen: Training abbrechen.
- Trainieren Sie mäßig, aber regelmäßig. Als Sportmuffel schaffen Sie das leichter, wenn Sie sich dafür zwei feste Termine pro Woche legen. Verabreden Sie sich mit dem Partner oder einer Freundin dazu oder schreiben Sie sich in einer Gruppe ein – dann bleibt man leichter dran, auch wenn einen mal nicht die Lust vom Sofa reißt. Andererseits: Hören Sie auf Ihren Körper. An Tagen, an denen Ihnen partout nicht nach körperlicher Anstrengung zumute ist, machen Sie stattdessen z.B. einen schönen, ausgiebigen Spaziergang.

»Stop & Go« beim Sport

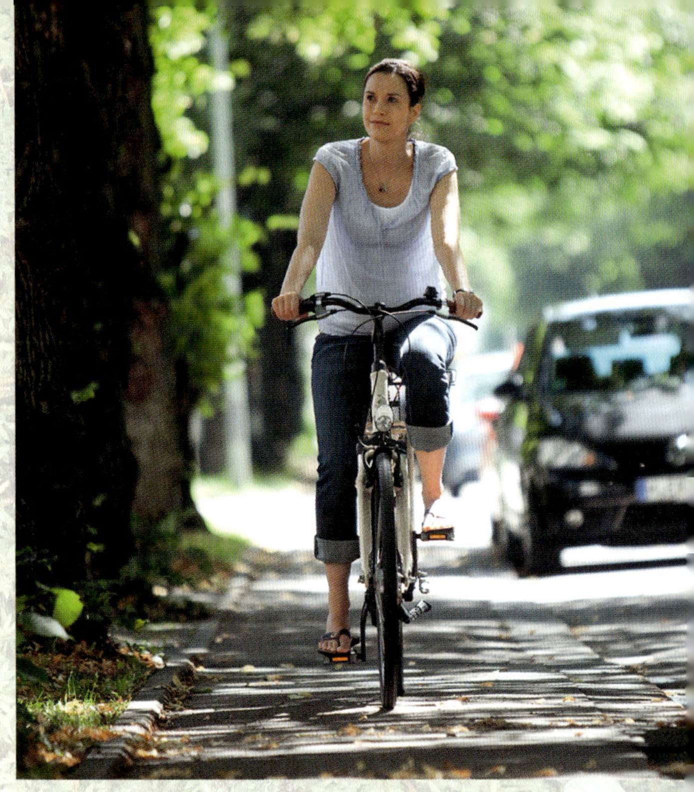

Welche Sportarten?

Ideal sind alle **Ausdauersportarten:** Aquafitness • Aquarobic • Auqajogging • Aquaspinning • Bergwandern (bis in eine Höhe von 1800 m) • Golf • Joggen (nur für Geübte, mit moderatem Tempo) • Radfahren • Schwimmen • Segeln • Tanzen • Walking • Yoga

Riskant sind dagegen alle Sportarten mit **abrupten Bewegungen oder Sprüngen.** Sie belasten den Beckenboden: Boden- und Geräteturnen • Fechten • Squash • Tennis

Sportarten mit **Sturzrisiko:** Inline-Skating • Mountainbiking • Reiten • Wasserski • Wintersportarten

Mannschaftssportarten mit **Zusammenstoßrisiko** und Sportarten, die **Kämpfe oder Rangeleien** mit sich bringen, bergen das Risiko von Schlägen oder Stößen in den Bauch: Basketball • Fußball • Handball • Rugby • Volleyball

Extremsportarten: Fallschirmspringen • Klettern • Wildwasserrafting

Schädlich ist alles, was die Bauchmuskeln sehr stark beansprucht: Rudern • »Situps«

Sport in Gebieten mit verringerter Sauerstoffversorgung: Tauchen • Wandern über 1800 m Höhe

Von Sport wird abgeraten ...

... bei chronischen Erkrankungen des Herz-Kreislauf-, Atem- oder Nervensystems (Bluthochdruck, Asthma, Multiple Sklerose), von Muskeln oder Gelenken; bei starkem Schwangerschaftserbrechen; bei aufgetretenen Blutungen, tief sitzender Plazenta (Placenta praevia), Gebärmutterhalsschwäche, vorzeitigen Wehen, Abgang von Fruchtwasser; bei einer Zwillings- oder Mehrlingsschwangerschaft. Besser sind dann sanfte Körperübungen aus dem Yoga, der Feldenkrais- oder einer Atemtherapie-Methode. Fragen Sie Ihre Hebamme nach entsprechenden Angeboten.

Gestürzt oder einen Bauchstoß erlitten?

Auch wenn Sie nur einen kurzen Schreck hatten und es Ihnen bald wieder gut geht: Veranlassen Sie für alle Fälle so bald wie möglich eine Ultraschalluntersuchung, nötigenfalls auch ein CTG (siehe S. 241).

Kurse für Schwangere – wann anmelden?

Kurse für werdende Mütter bieten viele Vorteile – z.B. auch, dass man andere Frauen oder Paare kennenlernt, die dieselben Interessen teilen, weil sie alle dasselbe tun: ein Baby ausbrüten! Während man sich gegenseitig diskret beäugen und vorsichtig kennenlernen kann, saugt man wichtige Informationen auf oder macht Körperübungen aus Qigong oder Yoga, Bauchtanz oder Wassergymnastik, die alle garantiert nicht schaden. Deshalb ist es nie zu früh, sich einen Überblick über die Angebote am Ort zu verschaffen, Informationen einzuholen, Vergleiche zu ziehen und eine Wahl zu treffen. Kurse werden angeboten von Hebammen, Geburtsvorbereiterinnen oder Krankengymnastinnen – in Familienbildungsstätten, Fitnessstudios, Hebammenpraxen und Kliniken. Eine bundesweite Hilfe auf der Kurssuche, mit aktuellen Kursterminen gibt es auf der Startseite von: www.kidsgo.de. Und was ist mit Geburtsvorbereitungskursen? Mehr zum Thema auf S. 111.

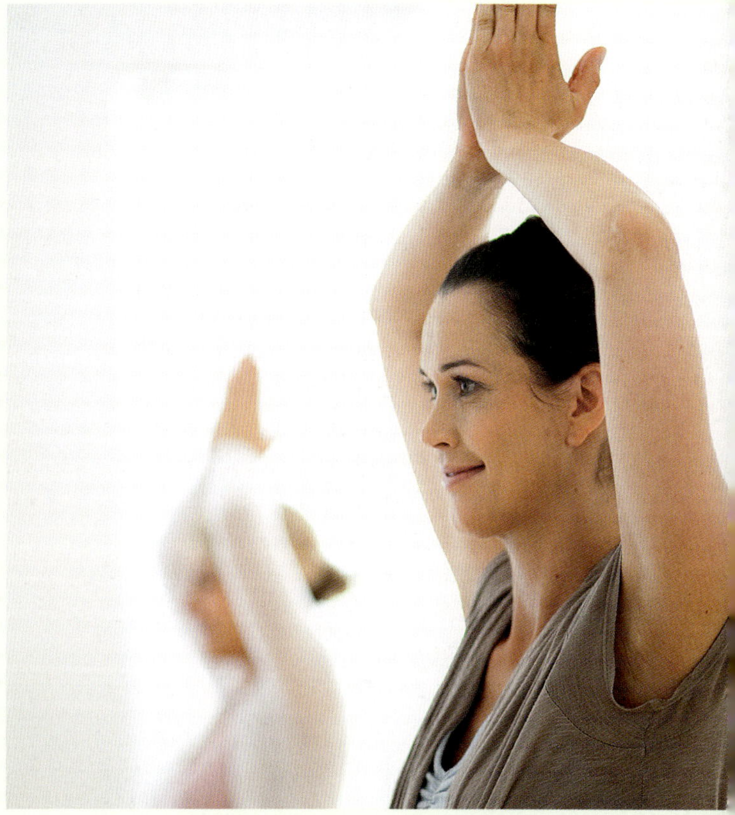

Sauna ab dem 4. Monat

Generell halten regelmäßige Saunabesuche das Immunsystem fit und stärken die Abwehrkräfte – auch in der Schwangerschaft. Doch es gibt Ausnahmen. Wenn »Risikoschwangerschaft« im Mutterpass steht, spricht das nicht unbedingt dagegen, sondern ist mit Hebamme oder Arzt zu klären. Frauen mit vorzeitigen Wehen, Bluthochdruck oder Nierenbeschwerden müssen auf jeden Fall auf den Saunabesuch verzichten. Wassereinlagerungen hingegen sind kein Hinderungsgrund, im Gegenteil. Sauna fördert die Durchblutung, regt den Kreislauf an und stimuliert das Immunsystem – das mildert oder verhindert Ödeme sogar, weil die Gefäße trainiert werden. Auch die Muskulatur wird gelockert und entspannt, finnische Frauen sind der Meinung, das würde für eine schnellere und komplikationsärmere Geburt sorgen, und nutzen die Sauna deshalb auch als Geburtsvorbereitung. Saunafan? Mehr unter: **Mam@Plus 8901.**

Sooo viel Bauchgefühl

5. Monat | SSW 16+0 bis 19+6

Ab in den Urlaub! • Sex & Partnerschaft • Pflegen, entspannen, hineinhorchen … • Kreißsaal oder Wohnzimmer?

Die Hälfte ist geschafft – wieso also nicht noch mal einen romantischen Urlaub zu zweit einlegen? Die meisten erleben nämlich gerade die schönste Zeit der Schwangerschaft – endlich ohne Übelkeit & Co.! Selbst wenn es mit den Relax-Ferien nichts wird, auch kleine Wellnessstunden in den eigenen vier Wänden sind für Mama eine Wohltat – mit anschließender, gaaanz ausgiebiger Zupfmassage gegen diese lästigen Schwangerschaftsstreifen.

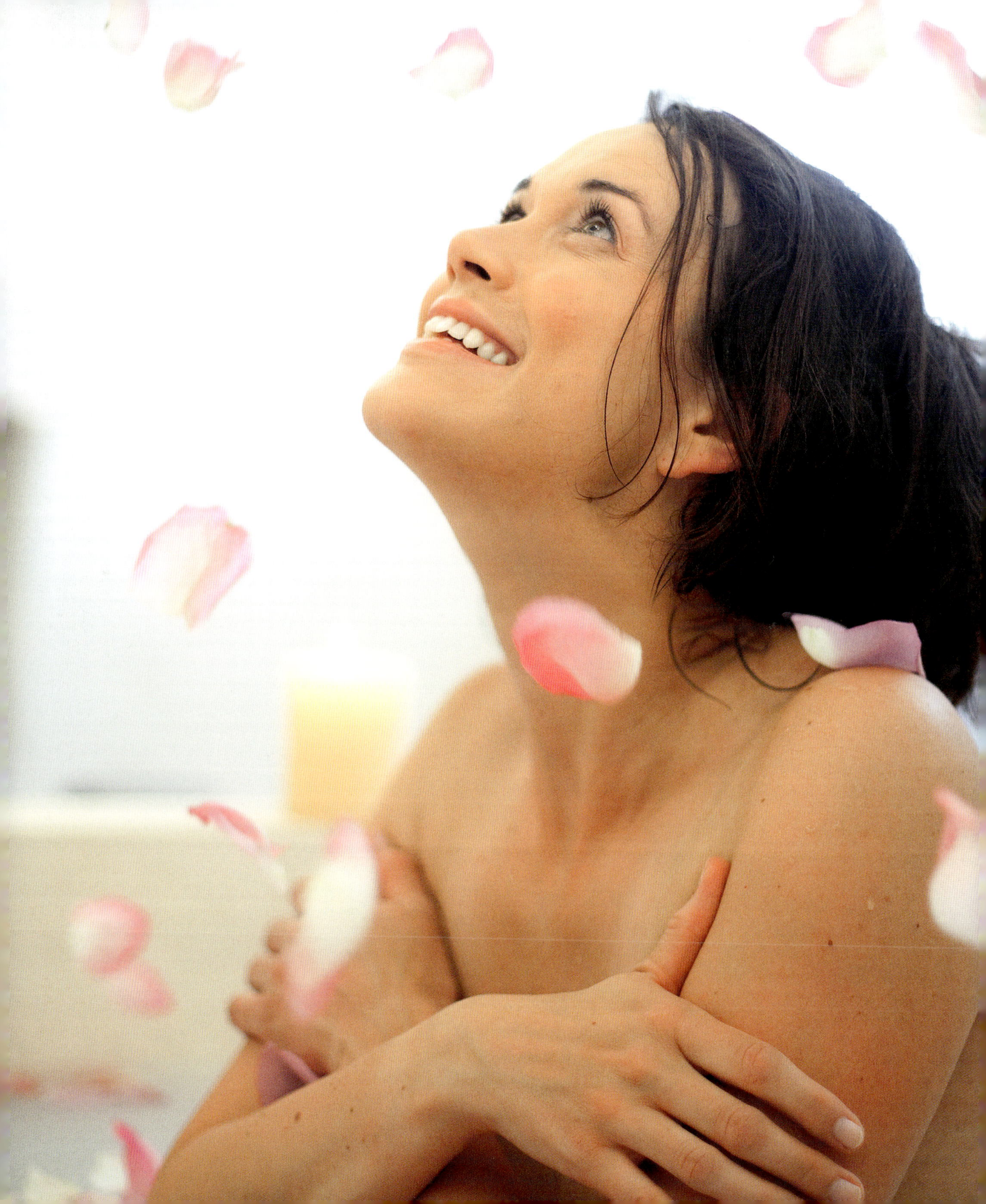

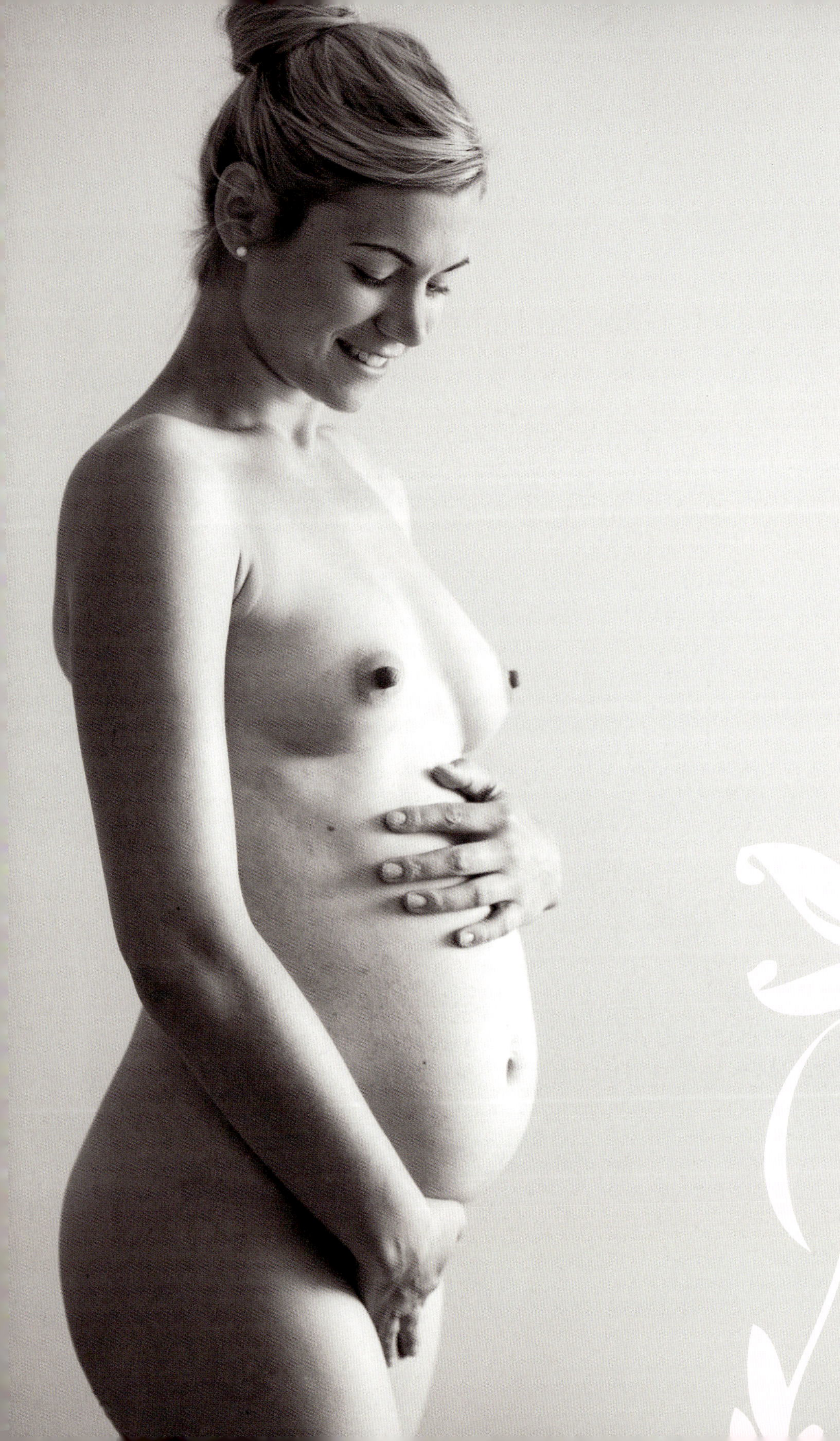

Mama-Body

Bauch & Gebärmutter: Jetzt wird es auch für andere deutlich, dass ein Baby unterwegs ist. Die Gebärmutter wächst und wächst, genau wie das Kleine. Am Ende des Monats reicht sie schon bis etwa 2 Fingerbreit unterhalb des Bauchnabels. Das Baby ist zum Ende des Monats so groß und kräftig, dass seine Bewegungen zum ersten Mal spürbar werden.

Pigmentierung: Angeregt durch das viele Östrogen wird jetzt mehr Melanin gebildet – ein Pigment, das Sommersprossen und Leberflecken verstärkt bzw. neue bildet, bräunliche Stellen rund um Mund, Nase und auf der Stirn. Auch die Mamillen (Brustwarzen) und ihr Hof werden jetzt (noch) dunkler, und vielleicht bildet sich eine senkrechte braune Linie zwischen Nabel und Schambein – die Linea nigra. Sobald das Östrogen nach der Geburt sinkt, geht die verstärkte Pigmentierung überall wieder zurück.

Leisten: Weil sich auch die Bänder rund um die größer werdende Gebärmutter dehnen müssen, kann es zu ziehenden Leistenschmerzen kommen. Dann tut mehr Ruhe gut.

Ausfluss: Verstärkte Feuchtigkeit in der Vagina ist jetzt normal, weil sie besser durchblutet ist. Das dient dem Schutz vor ungesunden Keimen. Das natürliche Vaginalsekret ist farblos oder weiß und meist geruchlos.

Gewebe: Haut ist durch ihre elastischen Fasern unwahrscheinlich dehnungsfähig. Aber überall, wo sie sich zu schnell stark dehnen muss, können feine Risse im Unterhautgewebe entstehen. Gilt übrigens auch für nichtschwangere Menschen und nennt sich Striae – oder eben Schwangerschaftsstreifen.

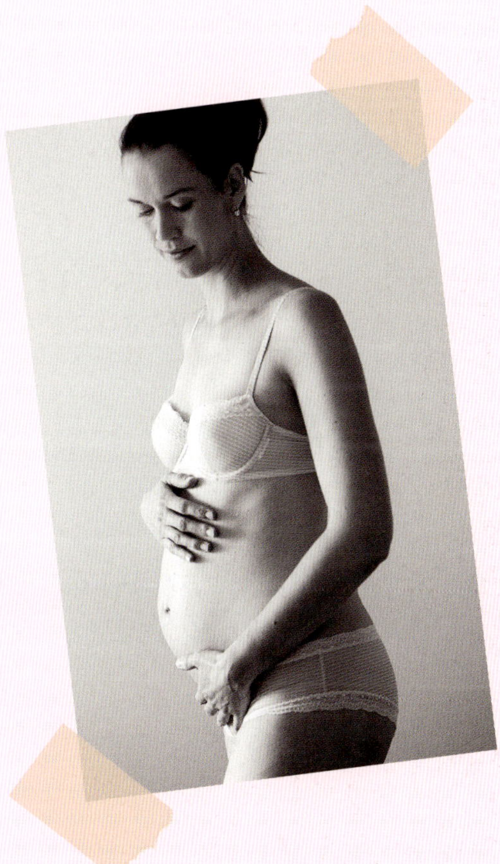

Baby-Body

Woche 17 = SSW 16+0 bis 16+6

Baby: Woche 15 = 99. bis 105. Tag

Die Nabelschnur wächst jetzt ordentlich und die Plazenta ist gerade genauso groß wie das Baby. Im Rücken geht die Knochenbildung voran. Alle Muskeln gewinnen an Länge und Volumen, das gibt dem Baby Kraft, um seinen Kopf aufzurichten. Die Reflexe reifen, während sich im Gehirn zunehmend Synapsen bilden. Babys eigener Kreislauf ist jetzt vollkommen funktionsfähig.

Gewicht: 150 g. SSL: 13 cm (so lang wie eine Brille)

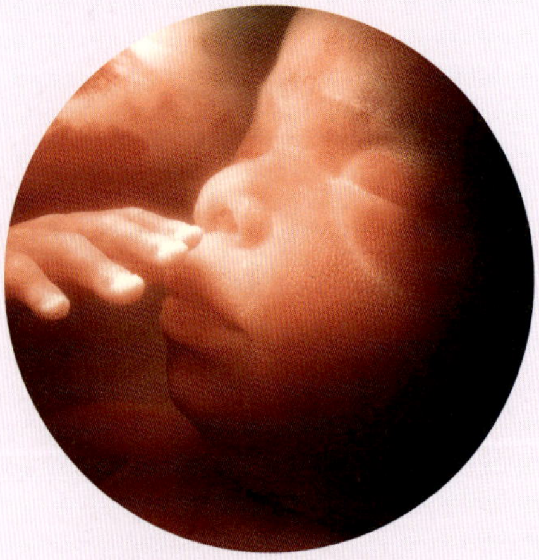

Hier und S. 95 oben: zwei Babys in der 20. Woche. Die Augen sind noch geschlossen, die beiden erkunden aber schon eifrig mit den Händen Mund bzw. Ohr

Woche 18 = SSW 17+0 bis 17+6

Baby: Woche 16 = 106. bis 112. Tag

Alle wesentlichen Lungenstrukturen sind fertig entwickelt, bis auf die Lungenbläschen, in denen der Austausch von Sauerstoff und Kohlenmonoxid stattfinden wird. Hier beginnen sich nun die Bronchien und Bronchiolen zu erweitern. Beim Mädchen bilden sich momentan die Eierstöcke, ihre vielen Primärfollikel werden sich bis zur Geburt beständig teilen und vermehren und bis dahin ca. 400 000 Eizellen enthalten. In den impulsleitenden Nervenfortsätzen (Axone) geht die Myelinumwickelung voran und die Knochen lagern zunehmend mehr Kalk ein.

Gewicht: 180 g. SSL: 14 cm (wie ein Kugelschreiber)

Woche 19 = SSW 18+0 bis 18+6

Baby: Woche 17 = 113. bis 119. Tag

Im kleinen Herz bilden sich die Segelklappen der beiden Vorhofkammern und das Reizleitungssystem reift heran: Der Sinusknoten – der kleine Bereich im Herzen, in dem der Puls entsteht – übernimmt nun den Takt.
In der Haut entstehen mehr und mehr Tastkörperchen. So bekommt das Baby verstärkt Gespür für seine Umgebung und erkundet lebhaft seine kleine Welt. In dieser Woche sind seine Bewegungen vielleicht auch zum ersten

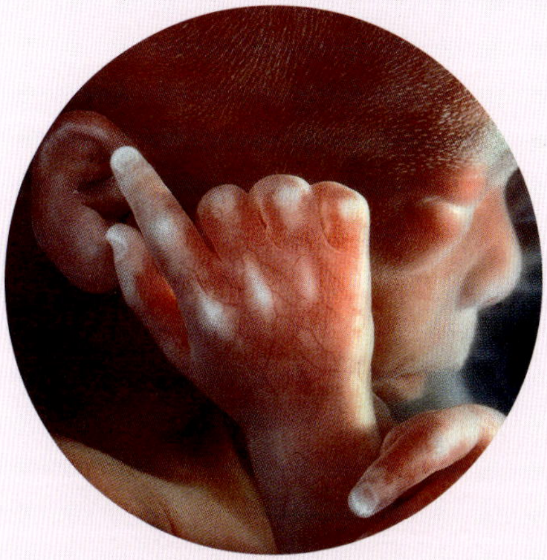

Mal spürbar – bei manchen Mamas vielleicht auch schon etwas früher, bei anderen dagegen später (siehe S. 106).
Die Plazenta ist ausgereift und fit für den stark zunehmenden Stoffaustausch.
Gewicht: 220 g. SSL: 15 cm (wie eine Postkarte)

Woche 20 = SSW 19+0 bis 19+6
Baby: Woche 18 = 120. bis 126. Tag

Babys Hautfunktionen reifen von Tag zu Tag – momentan bilden sich Rillen in den Fingerspitzen, die auf der ganzen Welt nur dieses Baby hat: Die einzigartigen Papillarlinien sind da, jetzt könnte das Baby schon seine Fingerabdrücke hinterlassen!
Seit letzter Woche entstehen auch Haarwurzeln, komplett mit kleinen Talgdrüsen. Die sind sehr aktiv und bilden eine geniale Hautcreme als Schutz gegen das Aufweichen im Fruchtwasserbad, die Vernix caseosa, auch Frucht- oder Käseschmiere genannt. Durch die Lanugo-Haare, die den ganzen Körper bedecken, kann sie besser haften. Auf dem Kopf beginnen »echte« Haare langsam, das Lanugo-Haar zu ersetzen. Ein paar abgelöste Haut- und Haarzellen, die im Fruchtwasser schwimmen, gelangen über die Schlückchen, die das Baby davon trinkt, in seine Verdauungsorgane und regen jetzt die ersten Darmbewegungen an. Über seine schon gut entwickelten Geschmacksknospen nimmt das Baby den Geschmack des Fruchtwassers wahr, der sich täglich verändert, je nach Mamas Speiseplan.
Bei einem Mädchen geht die Entwicklung der Brustdrüsen voran, während die Gebärmutter, Klitoris und Vagina bereits fertig entwickelt sind.
Gewicht: 300 g. SSL: 16 cm (so lang wie Mamas Hand)

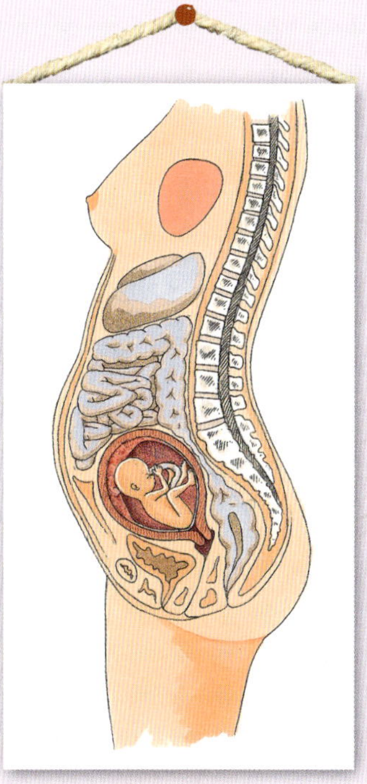

Ab in den Urlaub!

Sonne, Wasser und viiiel Zeit – noch einmal gemeinsam ausspannen und auftanken. Das beste Timing für den letzten Urlaub zu zweit liegt zwischen dem 5. und 7. Monat, wenn es sich einrichten lässt. Da ist der Bauch noch leicht, der Körper noch total fit.

Reiseziele

Für Gipfeltouren, tropisches Klima und anstrengende Trekkings ist jetzt eher nicht die passende Zeit. Sehr lange Flüge könnten auch anstrengender sein als sonst. Aber die größte Einschränkung bei der Wahl des Reiselands sind für die Einreise erforderliche Impfungen – davon wird in der Schwangerschaft abgeraten. Auszuschließen sind auch Gelbfieber- und Malariagebiete, eine Erkrankung würde das Baby gefährden.

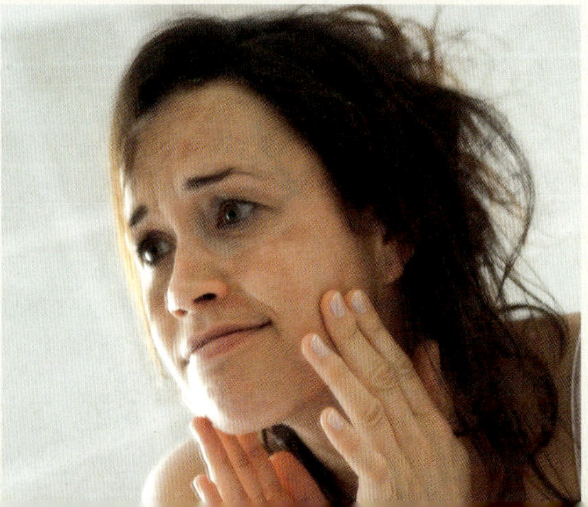

Vorbereitungen

Mit der Krankenversicherung klären, bis zu welchem Termin Sie als werdende Mutter bei Auslandsreisen versichert sind. Die Versichertenkarte, Auslandskrankenversicherung und den Mutterpass zu den Reisepapieren legen. Auch praktisch: Sich schon mal ein paar Worte oder Sätze wie »Ich bin schwanger« oder »Ist das durchgegart?« in der Landessprache des Reiseziels aneignen.

Gut unterwegs

Lockere Kleidung ist nicht nur bequemer, sondern wichtig für die Blutzirkulation. Für jede längere Fahrt Stütz- oder Kompressionsstrümpfe tragen, die der Arzt verordnen kann (bei Krampfadern oder einer Veranlagung

Pigmentierungen können mit Make-up abgedeckt werden. Bei Sonnenbädern gilt besonders bei Pigmentflecken: Unter das Make-up eine Sonnencreme auftragen und die Haut vor UV-Strahlen schützen! So bleiben die Flecken sanft. Tagescremes mit Vitamin A können zudem helfen, sollten im ersten Schwangerschaftsdrittel jedoch nicht angewendet werden.

dazu auch eine medikamentöse Thrombose-Prophylaxe). Jede Stunde einmal aufstehen und ein paar Minuten auf und ab gehen. Häufig mit den Füßen kreisen (Fußgymnastik), um die Durchblutung anzuregen. Auf längeren Fahrten kann ein kleines Kissen gegen Rückenschmerzen helfen.

Unser Tipp

Wir wünschen Ihnen einen angenehmen Flug: Ein Sitz in der vordersten Reihe oder am Gang schenkt mehr Beinfreiheit – gut für venenstärkende Fußgymnastik, siehe S. 80. Sicherheitsgurt unter dem Bauch anlegen.

Am Ziel: Immer schön cool bleiben

Eine Wohltat an heißen Sommertagen: Zart duftendes Rosenwasser aus einer Sprühflasche auf Gesicht und Dekolleté sprühen (von Naturkosmetikherstellern). Immer wieder einmal die Handgelenke unter fließendem Wasser abkühlen oder die Unterarme bis zu den Ellbogen kurz in kaltes Wasser legen, das ist herrlich abkühlend. Falls bei Schwindel, Übelkeit oder Kopfschmerzen zu viel Sonne im Spiel war – die nächsten Tage ab in den Schatten! Vor dem Zubettgehen die Beine rasch mit kühlendem Citrus-Hautgel einreiben.

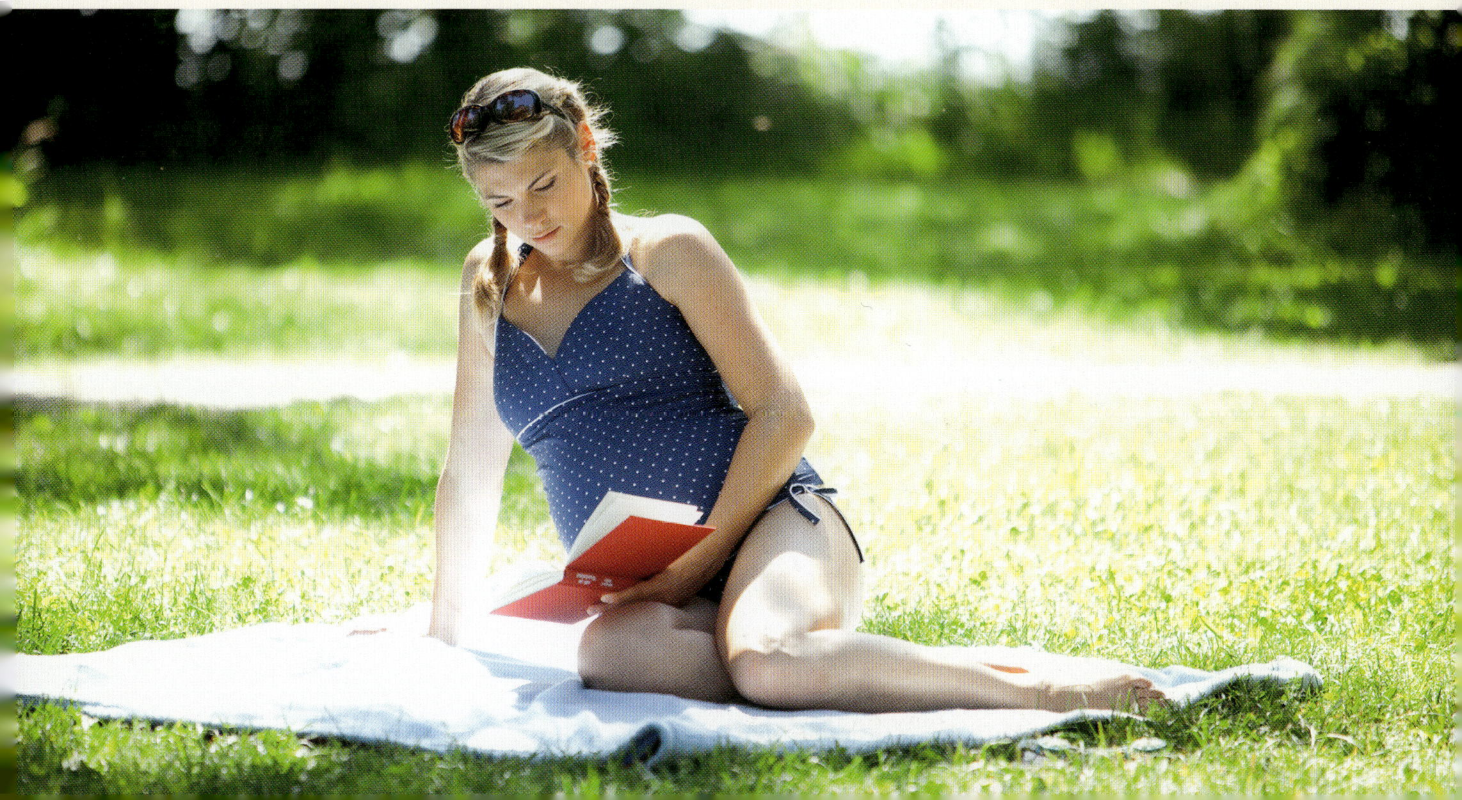

Unterwegs mit Bahn, Auto oder Schiff

Vorteile von Bahnreisen: Kein Stau, viel Bewegungsfreiraum und Möglichkeit einer Toilette. Der Gepäckservice der Bahn transportiert Koffer innerhalb Deutschlands und in einigen Nachbarländern bis zum Hotel – das ist umso nötiger, wenn die Route ein rasches Umsteigen erfordert. Auf jeden Fall mit Platzreservierung reisen – hin und zurück! –, um lästiges Anstehen vor Bahnschaltern zu vermeiden. Tipp: Ein Duftkissen mitnehmen, um es sich notfalls unter die empfindliche Nase zu halten, denn alles im Abteil riecht jetzt doppelt so stark wie früher.

Vorteile von Autoreisen: Bequem von zu Hause aus losfahren, sobald man fertig ist, kein Stress, die Abfahrtszeit zu verpassen, größte Streckenauswahl und überall anhalten, wo man gerade möchte – z.B. bei jedem Gasthaus, um mal wieder ein neues WC kennenzulernen. Ganz wichtig: Die Strecke so wählen, dass man auf gar keinen Fall in einen (toilettenfreien) Autobahnstau fährt! Alle 2 Stunden eine Pause einlegen und sich bewegen. Den Sitz so einstellen, dass 25 cm Platz zwischen Airbag und Bauch bleiben, und den Anschnallgurt locker über die Brust und unterhalb des Bauches verlegen.

Schiffsreisen: Empfehlen sich dagegen weniger, weil während der Schwangerschaft eher Übelkeit aufkommen könnte.

Betreff: Busfahrt

Liebe Caro,
schon krass, wie schnell es eigentlich geht. Ich bin so stolz und zeige meinen Bauch der ganzen Welt. Gestern bin ich in den Bus gestiegen und da stand doch tatsächlich einer auf und bot mir seinen Sitzplatz an! Ich hab eine Sekunde gebraucht, bis ich ihn verstanden hab, und dann hat's gedämmert: Das war die erste öffentliche Bestätigung von einem Fremden, dass ich schwanger aussehe! Juhuuu! Spürst du schon was? Ich hab manchmal so ein Flattern im Bauch, dann wieder ein neuartiges Glucksen … Es ist doch jetzt schon so groß, da muss man doch endlich mal was spüren!
Ciao Amelie

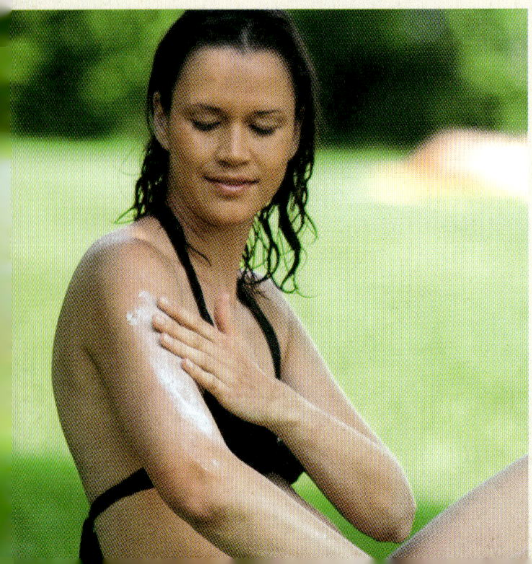

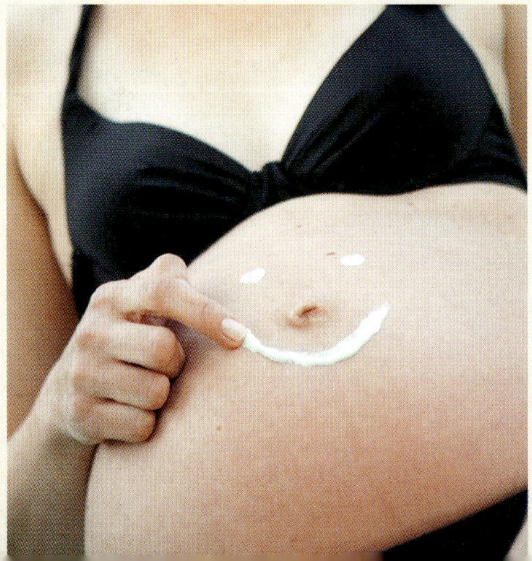

Flugreisen (noch) kein Problem!

Ob in den Urlaub oder zu einem Geschäftstermin: Bis zum Ablauf der 35. SSW haben Fluglinien normalerweise keine Bedenken, Schwangere an Bord zu nehmen. Manche befördern jedoch ab der 28. SSW nur noch mit ärztlichem Attest, das den Geburtstermin angibt.

Strahlenbelastung? Eine schwangere Stewardess darf in Deutschland keinen Dienst in der Luft mehr ausüben. Doch solange Mama weniger als 120 000 Flugkilometer im Jahr zurücklegt, sehen Wissenschaftler die Belastung für das Baby nach der 12. SSW als unbedenklich an, inklusive Sicherheits-Check am Flughafen. Die elektromagnetischen Schwingungen dieser Metalldetektoren sind gering. Und obwohl die Atemluft in der Kabine einen niedrigeren Sauerstoffgehalt aufweist, schlägt das Herzchen eines ungeborenen Babys sogar bei Langstreckenflügen genauso schnell wie am Boden, haben Untersuchungen gezeigt. Das Baby bekommt also auch im Flieger ausreichend Sauerstoff und zwar beim Start ebenso wie auf voller Flughöhe und bei der Landung. Der Lärm, der Druck und die Vibration – nichts davon hat sich als nachteilig für die kleinen Bauchbewohner erwiesen. Auch die Gebärmuttermuskulatur um sie herum bleibt ruhig, vorzeitige Wehentätigkeit wird nicht angeregt.

Aus den Nachrichten

Eine Chinesin hat ihr Baby im Flieger zur Welt gebracht. »Weit und breit kein Arzt«, stand in der Zeitung. »Trotz der widrigen Umstände kam das 3 kg schwere Kind schließlich vollkommen gesund zur Welt.« Warum auch nicht? Ist doch ganz normal, dass Mama und Baby gemeinsam die Geburt bewältigen! Seit Jahrmillionen geht das »trotz widriger Umstände« schon gut, früher im Dschungel, heute im Flieger. Muss aber natürlich nicht unbedingt sein.

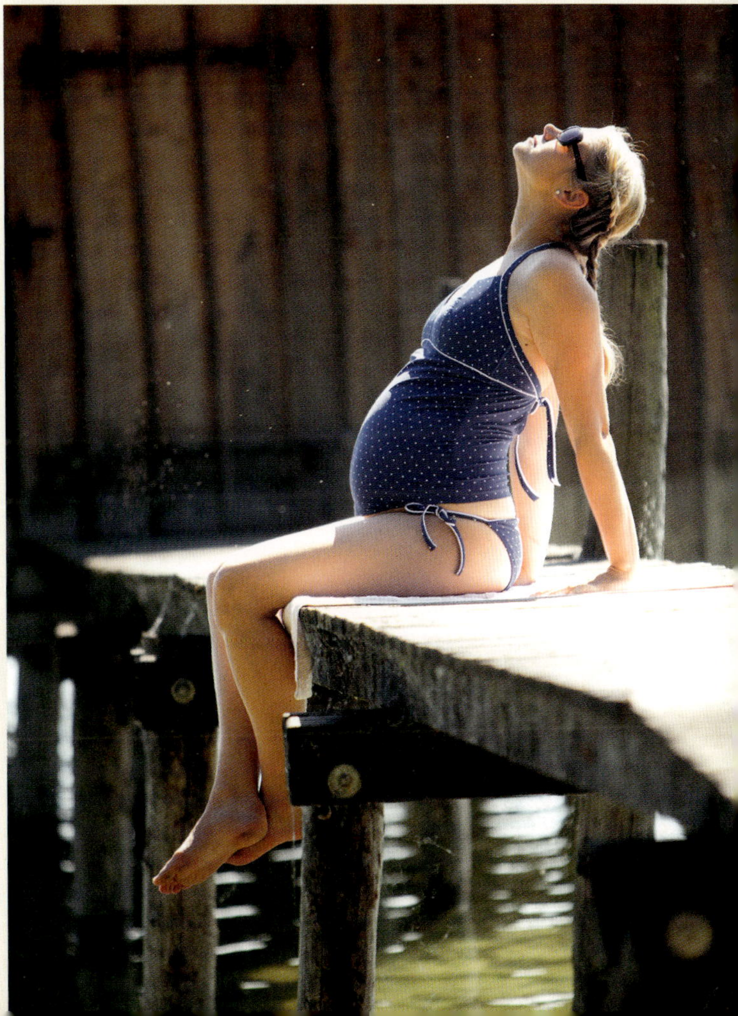

Sex & Partnerschaft

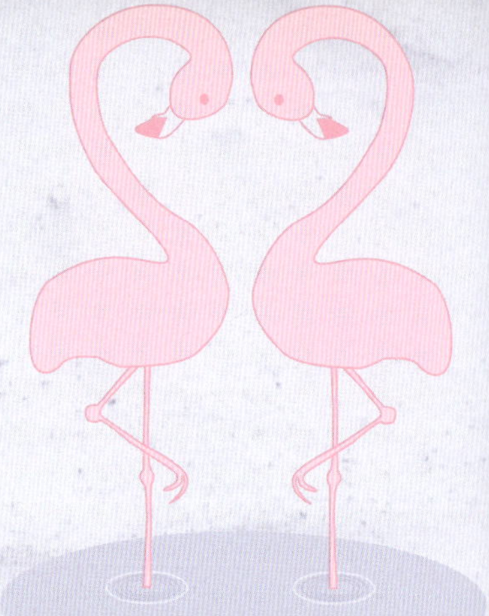

Dass Sex in der Schwangerschaft okay ist, hat sich ja schon herumgesprochen. Sex kann einer normal verlaufenden Schwangerschaft nichts anhaben. Nein, Sex tut dem Baby nicht weh, es liegt geschützt hinter dem dicken Polster der Gebärmuttermuskulatur und des Fruchtwassers. Und nein, Sex löst auch keine Geburtswehen aus. In einer Studie hatten sexuell aktive Mamas sogar eine geringere Frühgeburtsrate als normal. Erst ab dem Geburtstermin kann Sperma, das vor den Muttermund gelangt, eventuell geburtsauslösend wirken (siehe S. 226). Bis dahin schützt sich die Gebärmutter hormonell vor dieser Wirkung.

Auch das weiß man aus Studien: Manche Paare haben in der Schwangerschaft eher mehr Freude an ihrer Sexualität als vorher. Bei Frauen erhöht jetzt die verstärkte Durchblutung das Lustempfinden und die Orgasmusfähigkeit, bei Männern wirkt die bestätigte Potenz positiv und viele sagen, sie fühlen sich von der Weiblichkeit ihrer Partnerin jetzt ungeheuer angezogen.

Lust auf Sex?

Je runder der Bauch wird, desto besser liegt Mama auf der linken Seite, statt auf dem Rücken, denn Druck auf die Vena Cava (untere Hohlvene) kann Schwindel und Herzrasen auslösen. Sie liegt rechts von der Wirbelsäule hinter der Gebärmutter.

Wenn das Baby nach dem Orgasmus übrigens wild strampelt, heißt das nicht, dass es sich daran stört, sondern es ist eine Reaktion auf Mamas erhöhten Blutdruck und ihr schnell klopfendes Herz.

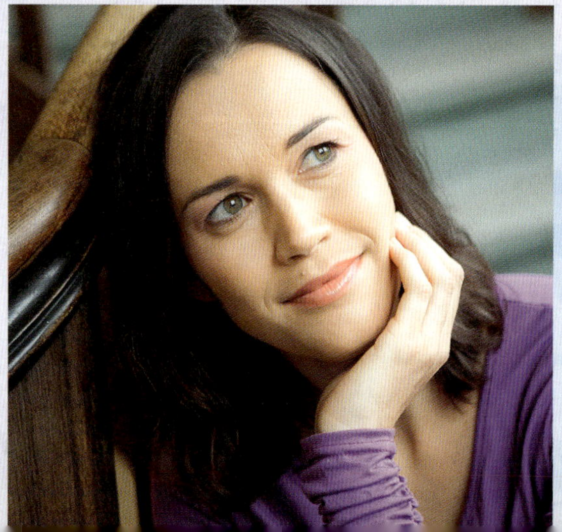

Vorsicht bei:

Blutungen, Unterleibsschmerzen, Muttermundschwäche, Plazenta praevia, vorzeitigen Wehen, Fruchtwasser-Abgang! Dann nur sanft schmusen, viel küssen, aber kein Eindringen in die Vagina. Ganz, ganz wichtig: Kein Kontakt mit akuten Herpesbläschen, vor allem nicht bei Genitalherpes.

Keine Lust auf Sex?

Vor allem in den ersten Schwangerschaftsmonaten wollen viele Mamas beim Anblick eines Bettes immer nur dasselbe: auf der Stelle einschlafen! Kaum schwanger, vergeht ihnen die Lust auf Sex – kein Wunder, wenn einem so speiübel ist. Doch das ändert sich bei einigen ab dem zweiten Trimester ins genaue Gegenteil. Gerade dann aber, sobald der Bauch runder wird, haben Papas manchmal Hemmungen und Berührungsängste. Auch wenn sie wissen, dass sie dem Baby nicht wehtun können, kann eine innere Blockade ihre Erregung dämpfen.

Zärtlichkeit für alle Tage!

Sex ist schön, wenn man sich ihn wünscht, wenn aber nicht, muss die Liebe nicht darunter leiden – sie lebt schließlich von Innigkeit und Wärme. Zärtlicher Körperkontakt ist dann besonders wichtig. Der beste Rat von glücklichen Elternpaaren: Auch in »sexarmen« Phasen nicht aufhören, sich zu küssen, sich einfach mal kurz zu umarmen oder anzukuscheln, sich zu streicheln und vor allem – miteinander zu reden! Intimität und Zweisamkeit auf verschiedenen Wegen zu kultivieren ist besonders wertvoll, bevor das Baby kommt. Gerade weil man in den ersten Monaten nach der Geburt kaum noch Zeit für sich selbst hat. Rituale der Zweisamkeit, die man in der Schwangerschaft begonnen hat, bilden dann starke Säulen für die Liebe.

Mehr Tipps: *Mam@Plus* **1011.**

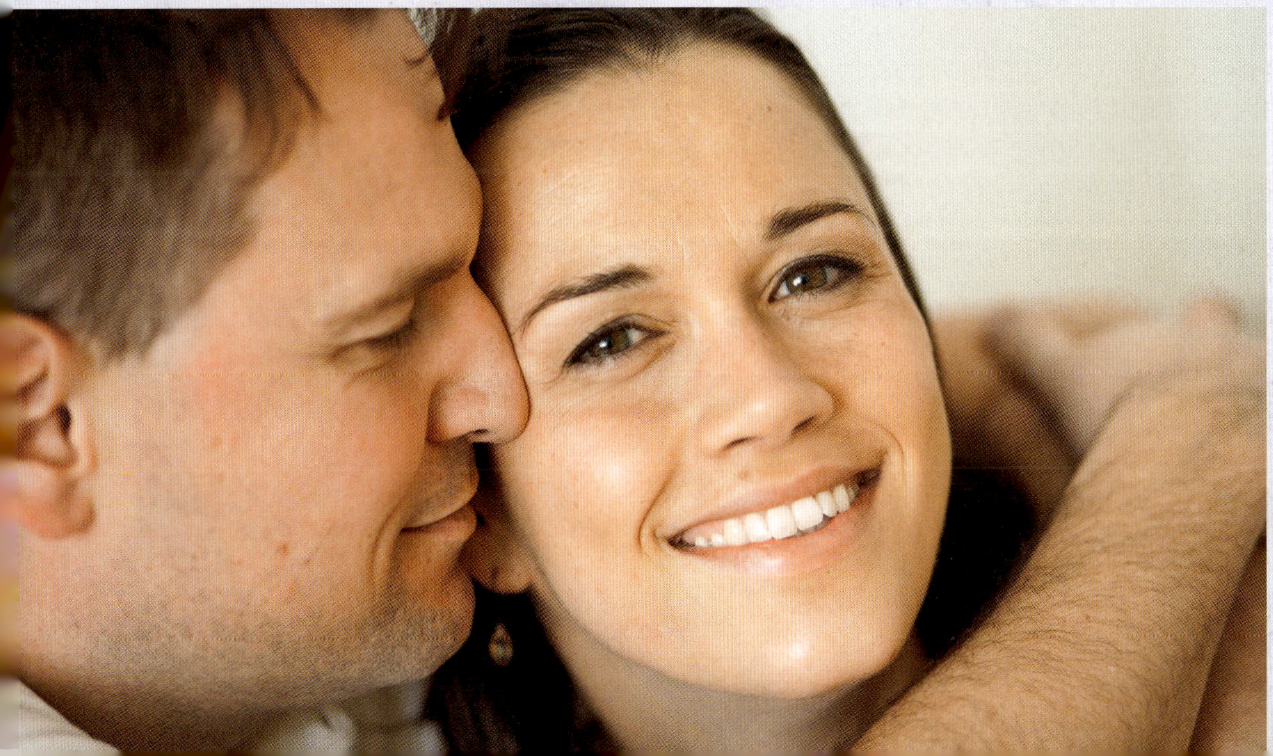

Pflegen, entspannen, hineinhorchen …

In der Schwangerschaft gilt dieser Vorsatz ganz besonders: Es sich immer mal wieder richtig gut gehen lassen! Dazu gehört, sich Auszeiten vom Alltagsstress zu gönnen, aber auch Zeit, auf sich, das Baby und den eigenen Körper zu achten. Äußerlich wie innerlich tut Pflege und Hinhören nun doppelt gut.

Auszeiten in den Terminkalender eintragen, denn es gibt einiges, das man dem Alltagsstress entgegensetzen kann: eine tägliche Portion Yoga (siehe S. 144 ff.), Entspannungsübungen, Wassergymnastik, Meditation oder Massage; am Wochenende in den Wald, ins Museum oder Konzert, zum Tanzen … Wieso nicht auch mal einen richtigen Verwöhntag einbauen? Mit Rosen-Milchbad (Bio-Rosen), sanfter Musik, ausgeschaltetem Telefon, ein paar Kerzen … Dazu sich z.B. auch einen leckeren Tee gönnen – ganz passend etwa der Tee »Rosenschön« mit Rosenblüten (www.into-life.de).

Stress lass nach

Wirkt sich Mama-Stress in der Schwangerschaft auf die Baby-Entwicklung aus? Die Frage ist Gegenstand vieler Studien der Psychologie, der Biopsychologie, der Epigenetik. Viel deutet auf die Antwort »Ja« hin, er wirkt sich aus, aber mit welchen Konsequenzen und wie kurz- oder langfristig, ist noch nicht sicher geklärt.

Sicher ist, dass sich vor allem Alltagsstress negativ auswirken kann, emotionaler Stress weniger. Kinder von Müttern mit übermäßigem Alltagsstress sind später häufiger krank und »schwierig«, leiden beispielsweise öfter unter dem sogenannten »Schreibaby-Syndrom« als andere. Da geht der Stress dann nach der Geburt gleich weiter …

Sicher ist daher, dass es sehr sinnvoll ist, Stress in der Schwangerschaft zu reduzieren. Und dafür zu sorgen, dass das Baby auch viele entspannende, angenehme Hormonbotschaften bekommt (mehr dazu auf S. 192).

Eine sehr bewährte Entspannungstechnik ist auch die Progressive Muskelentspannung. Anleitung dazu: Mam@Plus 1021.

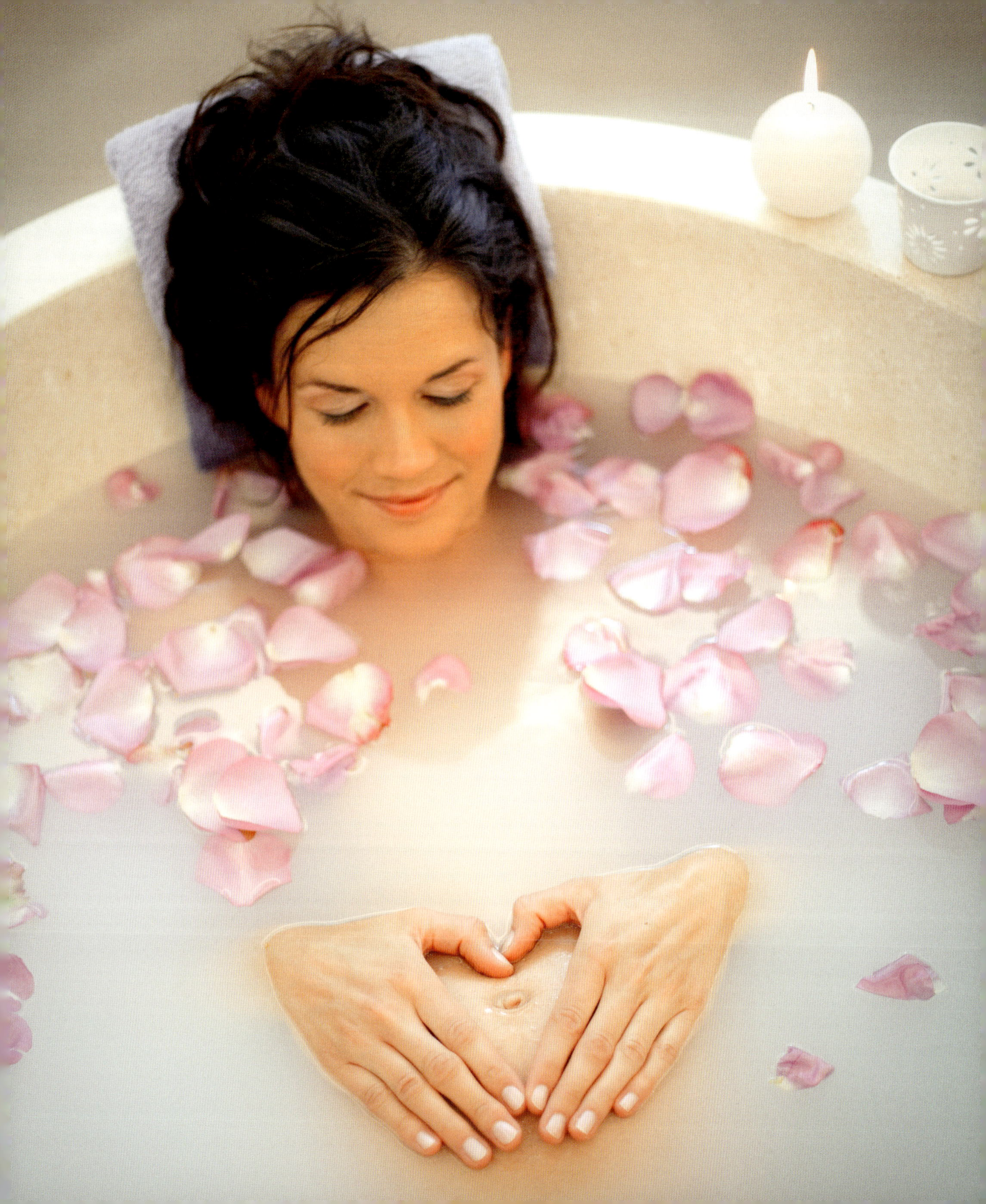

Zupfen, kreisen, rollen – Schwangerschaftsstreifen-Alarm!

Obwohl es heißt, dass man nichts dagegen tun kann, schwören viele Frauen, dass ihr Bauch nur wegen regelmäßiger Massage frei davon geblieben ist. Und zeigen zum Beweis ihre Streifen an Stellen, die sie nicht massierten: Busen, Hüften oder Oberschenkel. Es lohnt sich also, früh mit der Massage zu beginnen: Zuerst gut einölen, dann kleine Hautstellen zwischen Daumen und Zeigefinger anheben, zupfen oder rollen. Wird leichter mit der Übung. Ein Öl mit viel Vitamin E eignet sich am besten, das macht das Bindegewebe elastisch. Weizenkeim- und Jojobaöl haben besonders viel davon und ziehen gut ein (auf »kbA« achten: kontrolliert biologischer Anbau). Auch gut zur Vorbeugung: Schüssler-Salbe Silicea mehrmals täglich dünn auftragen und einmassieren. Sind die Streifen einmal da, verschwinden sie nie wieder ganz, aber sie verblassen nach der Geburt und werden zu Silberstreifen.

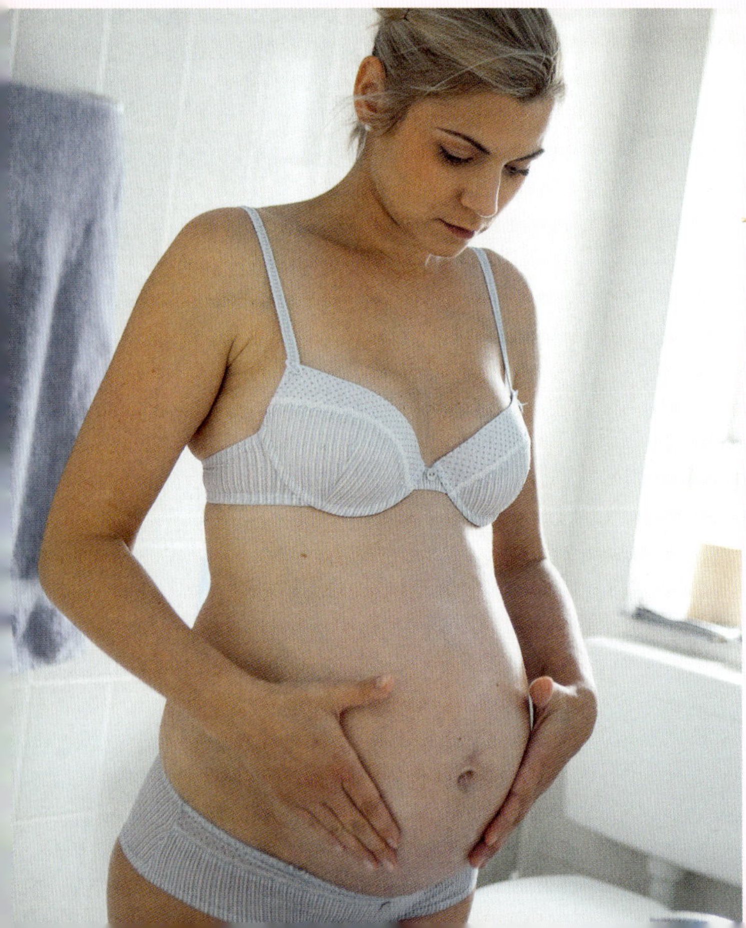

Anti-Streifen-Massageöl

Die ätherischen Öle von Zypresse und Wacholder stärken das Bindegewebe und eignen sich daher gut als duftende Zutaten im Massageöl gegen Schwangerschaftsstreifen. Geben Sie je 5 Tropfen auf 50 ml Weizenkeim- oder Jojobaöl.

Hallo Blase, geht's noch?

Die Blase drückt jetzt wieder häufig. Nicht nur aus Platznot, die Nieren bilden auch mehr Urin. Das kann ganz schön lästig sein – vor allem unterwegs. Trotzdem wichtig: regelmäßig trinken und die Blase lieber früher als später leeren. Sich auf der Toilette Zeit lassen und ein bisschen nach vorne beugen, so wird die Blase richtig leer. Wie lange diese »blasensensible« Zeit dauert, ist von Frau zu Frau verschieden.

Blase pflegen

Bei Schmerzen oder Brennen zum Arzt, ebenso wenn nie mehr als ein paar Tröpfchen kommen – es könnte eine Harnwegsinfektion dahinterstecken. Erste Anzeichen: brennendes Gefühl, ständiger Harndrang. Oder haben Sie nur zu wenig getrunken? Viel trinken! Aber: Nieren-Blasen-Tees, -Tropfen oder -Dragees jetzt nur in Absprache mit dem Arzt nehmen.
Bei empfindlicher Blase hilft eine Wärmflasche zwischen den Beinen und ein warmes (Sitz-)Bad so früh und so oft wie möglich. Zusatz: je 4 EL Lavendel- und Kamillenblüten mit 2 l kochendem Wasser überbrühen, 10 Minuten ziehen lassen, ins Badewasser seihen.
Nasse/kalte Füße vermeiden, nicht auf kaltem Boden sitzen, nassen Badeanzug sofort gegen trockenen wechseln.
Schön warm unterwegs: Blasengegend (Unterbauch) mit Kupfersalbe rot (Wala) einreiben.

Betreff: AW: Busfahrt

Liebe Amelie,
außer dem kleinen Untermieter wachsen bei mir vor allem die Pigmentflecken. Doof. Sehe aus wie ein geschecktes Pony. Angeblich verschwinden die ja nach der Schwangerschaft wieder – ich hoffe! Machst du eigentlich auch »Streifenmassage«? Bin da manchmal etwas schluderig, dabei will ich natürlich keine Schwangerschaftsstreifen bekommen … So, muss Schluss machen. Tom und ich machen eine Radtour zum See. Hat er geplant. So richtig romantisch mit Picknick und ich darf schon den ganzen Tag nicht in die Küche! Was er da wohl zaubert? Liebe Grüße Caro

Unterwegs ein Örtchen finden

Es sollte Stadtpläne geben, auf denen WCs markiert sind! Bitte sehr: Mehr als 1 500 öffentliche Toiletten im gesamten Bundesgebiet sind schnell zu finden auf: www.gratispinkeln.de oder per Handy unter http://wap.gratispinkeln.de. Gratis WC-Benutzung in Lokalen gibt es öffentlich gefördert in mittlerweile 80 Städten: Die »Nette Toilette«, erkennbar am roten Aufkleber, siehe: www.die-nette-toilette.de. Apps fürs Smartphone gibt es natürlich auch: z.B. »Toiletten Finder«.

Bist du das, Baby?

Was war das für ein Flattern? Darmgrummeln? Oder doch der kleine Goldfisch? Die meisten Frauen spüren in ihrer ersten Schwangerschaft den kleinen Bauchbewohner gegen Ende dieses Monats. Zwar ist das Baby nun schon ziemlich riesengroß mit seinen ca. 15 cm vom Scheitel bis zum Po, zwar kann es auch schon längst sehr kräftig strampeln, aber es schwimmt eben sicher eingehüllt in seiner großen Fruchtblase. Die dämpft alles ab. Gut für das Baby! Aber so dauert es eben, bis Mama seine Bewegungen ganz eindeutig wahrnehmen kann als das, was sie sind: Hallo Mama, ich mach mein Yoga!

Am liebsten machen kleine Bauchbärchen ihr Übungsprogramm, wenn Mama sich hingelegt hat, um sich auszuruhen und zu entspannen. Besonders vielversprechend ist das in der Badewanne, weil die Bauchdecke dann weicher ist: Augen schließen, Hände auf dem Bauch ruhen lassen, entspannen und dem Baby ein Liedchen singen.

Betreff: Tamtamtatam …!

Du glaubst es nicht!!!! Rate mal, was Tom gestern am See auch noch dabeihatte? Einen Verlobungsring!!! Ich war total überwältigt, hätte da nie mit gerechnet, weil wir ja beide nicht so »Heiratsfans« sind. Aber es hat sich richtig gut angefühlt, und er war so, so aufgeregt, das kann man sich gar nicht vorstellen, wenn man ihn sonst kennt. Ich hab natürlich JA gesagt! Fasse es kaum, schwebe gerade auf Wolke 7! Wir wollen unbedingt ganz schnell heiraten (bevor der kleine Bauchbär zur Welt kommt – und ich für eine schöne Braut zu kugelig bin ☺). Du musst mir unbedingt helfen! Ich brauche ein Kleid und und und! Juhu! Du bist natürlich Trauzeugin ☺ Caro

Vorsorge

Zwischen der 19. und 22. SSW steht der »große« zweite Standard-Ultraschall auf dem Programm. Als optimal gilt der Zeitpunkt zwischen der 20. und 22. SSW – mehr deshalb im nächsten Kapitel (siehe S. 126 ff.).

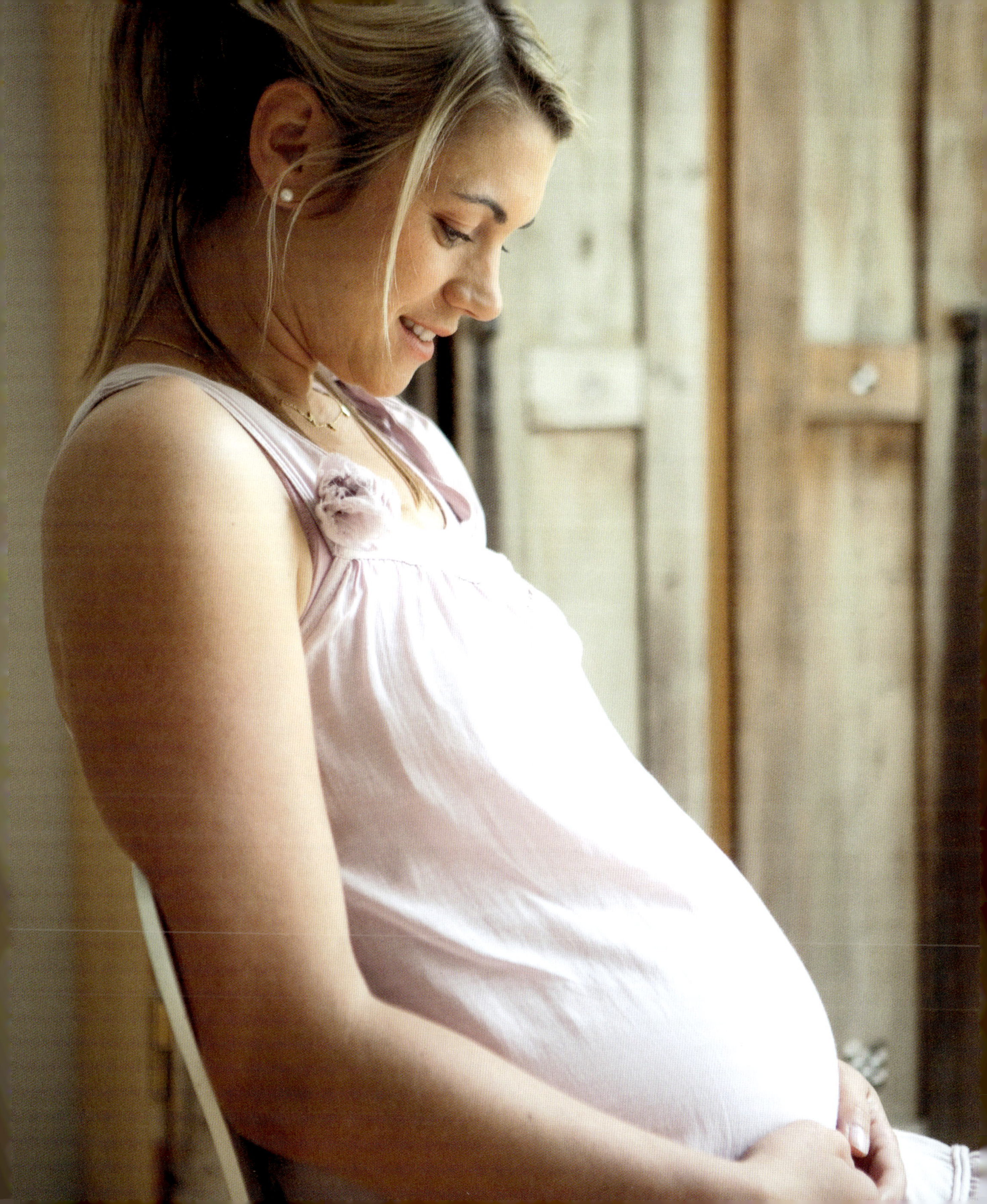

Kreißsaal oder Wohnzimmer?

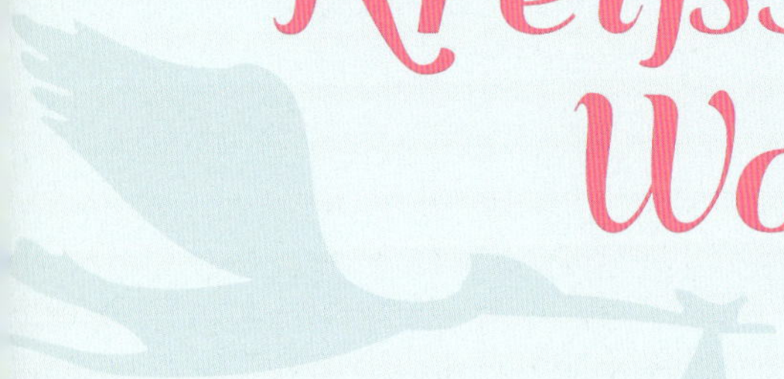

Wo soll das Baby eigentlich zur Welt kommen? Es ist nicht zu früh für diese Frage, denn erstens will man sich für die Entscheidung Zeit lassen – ist doch eine der wichtigsten – und zweitens sind die besten Kliniken und Hebammen oft lange Zeit im Voraus ausgebucht und es wäre schade, zu spät zu kommen.

Geburt in Geborgenheit und Sicherheit

Sehr beruhigend: In puncto Sicherheit macht es für gesunde Mamas und Babys bei uns kaum einen Unterschied, ob sie zur Geburt in die Klinik gehen oder ins Geburtshaus – oder zu Hause bleiben. Hier gibt es tatsächlich die freie Wahl zwischen lauter guten Möglichkeiten. Ganz im Gegensatz zu den allseits großzügig verteilten, sich widersprechenden Meinungen von Außenstehenden, liefert die Forschung klare Fakten: Die normale Geburt, also ohne vorbekannte Risiken, ist bei uns sowohl in der Klinik sicher als auch außerklinisch, wenn sie von einer Hebamme geleitet wird. Das verkündete zuletzt der GKV-Spitzenverband (Bund der gesetzlichen Krankenkassen) im Dezember 2011 als Fazit seiner Studie, in der von 2005 bis 2009 mehr als 90 000 Geburten sorgfältig erfasst und ausgewertet wurden. Beide Möglichkeiten haben ihre unterschiedlich kleinen und kalkulierbaren Vor- und Nachteile. Also: beste Nachrichten für werdende Eltern!

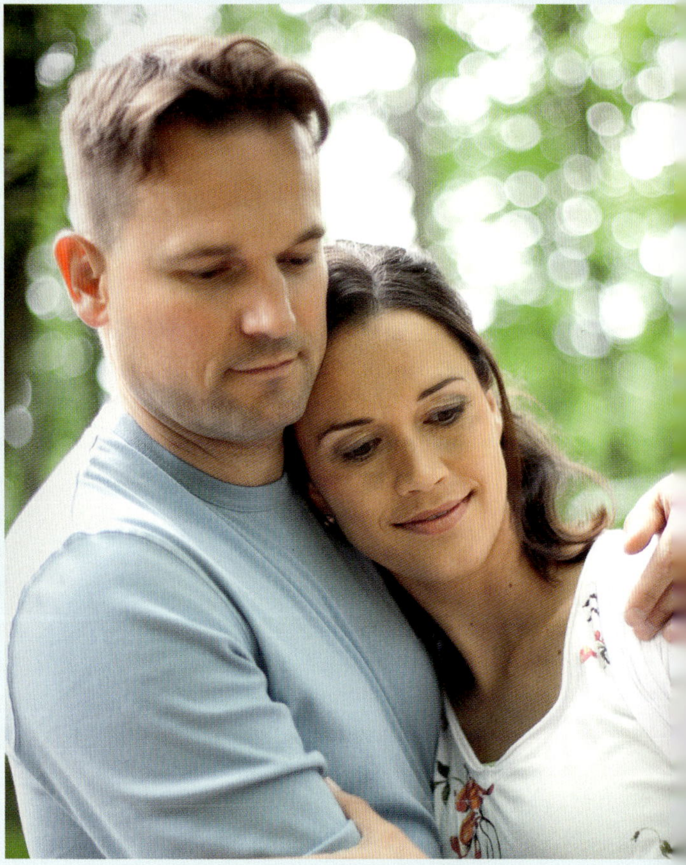

Jetzt eine Wochenbett-Hebamme finden

An vielen Orten sind Hebammen rar und es ist nötig, sich frühzeitig zur Wochenbett-Versorgung anzumelden. Umso mehr, wenn der errechnete Geburtstermin in der Ferienzeit liegt. Also lieber jetzt schon erledigen: www.hebammensuche.de oder www.hebammenverband.de

Pluspunkte der außerklinischen Geburtshilfe

Außerklinische Geburtshilfe ist im eigenen Zuhause, in einem Geburtshaus oder als Praxisgeburt möglich. Der Geburtsverlauf wird nicht künstlich beschleunigt oder verzögert, die Geburt steht nicht unter Zeitdruck, kein störender Personalwechsel – es herrscht eine entspannte, zugewandte Atmosphäre. Individuelles Abwägen steht hinter allem, das unterstützend getan wird; beeinträchtigende Routinemaßnahmen gibt es nicht. Das macht viele Arzneimittel unnötig. Die Wehen und das Wohl des Babys werden von der ruhigen Hebamme überwacht, statt von einem Apparat. Auch diese kontinuierliche Eins-zu-eins-Betreuung verhindert so manche Komplikation, schon bevor sie überhaupt entsteht. Kein Kontakt mit multiresistenten Klinik-Keimen. Papa kann rund um die Uhr bei Baby und Mama sein. Mehr dazu: Mam@Plus 1091.

Pluspunkte der klinischen Geburtshilfe

In Krankenhäusern hat man Teilnarkose zur Schmerzausschaltung (PDA), viele technische Geräte (z.B. Herzton-Wehenschreiber – CTG) sowie den kompletten Operationssaal zur Verfügung. Während das alles für eine normale Geburt weder erforderlich noch unbedingt förderlich ist, gibt es doch Babys, die ohne all das nicht gesund zur Welt kämen. Kliniken stehen allen Frauen zur Verfügung – die außerklinische Geburtshilfe hingegen nur, wenn keine problematischen Befunde vorliegen. Eines gibt es in Kliniken allerdings zu selten (Ausnahmen siehe Kasten): eine Hebamme, die während der Geburt von Anfang bis Ende an der Seite der Frau bleibt – stattdessen muss sie meist mehrere Gebärende gleichzeitig betreuen und im Schichtdienst mit Kolleginnen wechseln. Große Kliniken haben neben der Entbindungsstation auch eine Neugeborenen-Intensivstation. Muss das Baby dorthin verlegt werden, ist die schmerzhafte Distanz geringer.

Babyfreundlich

Toll, aber vielerorts (noch) schwer zu finden: In einem »Babyfreundlichen Krankenhaus« werden die Eltern-Kind-Beziehung und das Stillen intensiv unterstützt. In einem »Hebammenkreißsaal« und im Beleghebammensystem wird eine normale Geburt ausschließlich von einer Hebamme betreut. Links: www.babyfreundlich.org • www.hebammenforschung.de/6206.html • www.beleghebamme.com

Bundesweite Raten Krankenhäuser

Dammschnitte: 34,8 %
Dammrisse (Grad III oder IV): 1,63 %
Geburtszange: 0,7 %
Saugglocke: 5,2 %
Kaiserschnitte: 31,3 %

Bauchentscheidung

Egal, wie Ihre Entscheidung aussieht: Sie sollten sich an dem Ort, wo Sie entbinden möchten, schon im Vorfeld wohlfühlen. Auch das Sammeln von Hintergrundinfos hilft manchen Paaren: Erkundigen Sie sich beispielsweise vorab, was für Raten an Dammschnitten, -rissen, Kaiserschnitten etc. die verschiedenen Kliniken haben. Deshalb links und rechts an unserer »Wäscheleine« ein kleiner Überblick über den bundesweiten Durchschnitt.

Wann entscheiden?

Keine Entbindungsklinik wird eine Frau mit Wehen, die unangemeldet auf der Schwelle steht, abweisen. Aber jede freut sich über eine rechtzeitige Anmeldung, der richtige Zeitraum dafür liegt im 9. Monat. Mehr zum Thema Klinikwahl auf S. 140 f.

Wer zu einer hebammengeleiteten Geburt zu Hause oder im Geburtshaus tendiert, kann sich von Anfang an – also sobald wie möglich in der Schwangerschaft – mit einer entsprechenden Hebamme in Verbindung setzen. Dann dient die Schwangerenvorsorge auch zum Miteinander-Vertrautwerden.

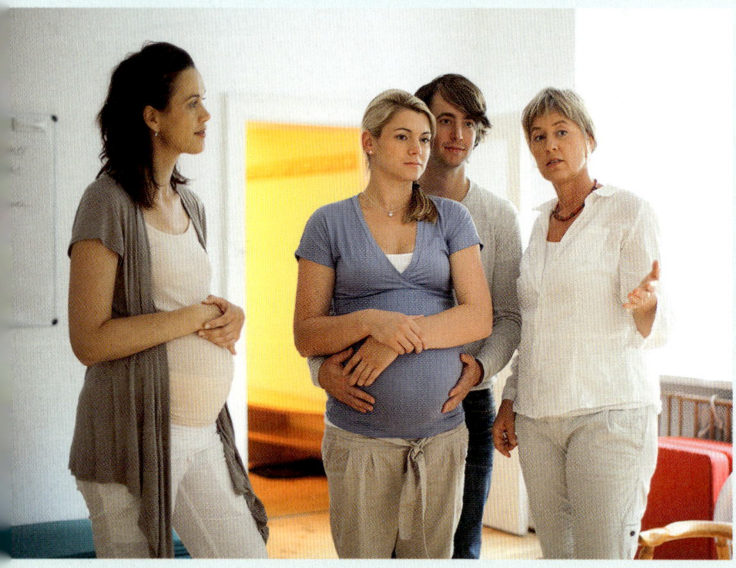

Kontaktadressen Deutschland:

- www.hebammen.de
- www.geburtshaus.de

Für Österreich:

- www.hebammen.at

Für die Schweiz:

- www.hebamme.ch
- www.geburtshaus.ch

Bundesweite Raten außerklinische Geburt

Dammschnitte: 6 %
Dammrisse (Grad III oder IV): 1 %
Verlegung Geburten in Klinik: 15 %
Kaiserschnitt nach Verlegung: 6 %
Verlegung Neugeborene in Klinik: 2 %

Unser Tipp

Die Kurse werden meist von Hebammen und Physiotherapeutinnen angeboten, wirklich gut dafür ausgebildet sind z.B. Kursleiterinnen mit GfG-Diplom (Gesellschaft für Geburtsvorbereitung). Fragen Sie bei der Anmeldung, welche Kosten die Krankenkasse trägt.

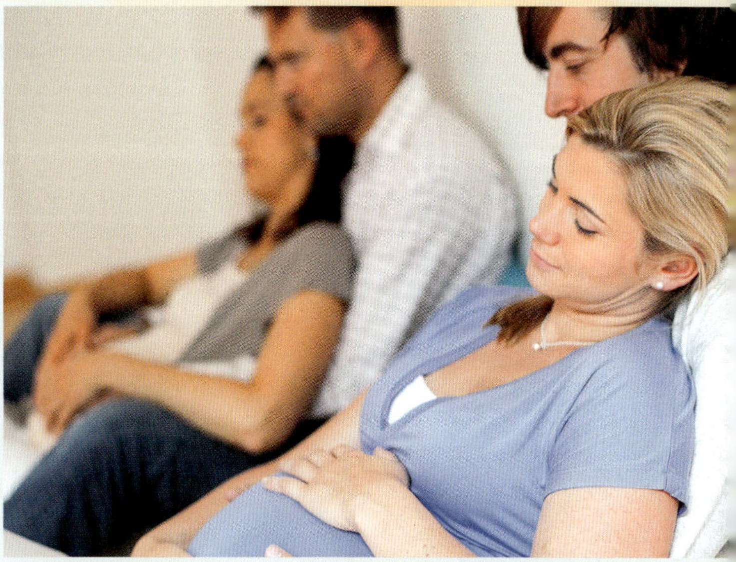

Geburtsvorbereitung: Jetzt zum Kurs anmelden

Viele Kurse gibt es in wöchentlichen Treffen oder als Wochenend-Kompaktkurs zum einen für Paare, wobei der Partner nicht zwingend der Vater ist. Wer zur Geburt mitkommt – auch wenn es die eigene Mutter oder beste Freundin ist –, sollte sich darauf im Kurs vorbereiten. Zum anderen allein für Frauen, meistens mit einem Partner-Tag oder -Abend.

Die wichtigsten Kursinhalte: Infos zu Phasen einer Geburt, Wehen, Schmerzlinderung, Sonderfälle wie Kaiserschnitt. Übung von Atemrhythmen, Massagen, Entspannungstechniken, Gebärpositionen. Einführung in das Stillen und die Babypflege.

Partnerkurs? Als werdender Vater erfahren Sie im Kurs nicht nur, was Sie für Ihre Frau und Ihr Baby tun können. Hier können Sie auch mit den anderen Partnern über wichtige und bewegende Männerthemen sprechen. Tatsächlich ist so ein Kurs oft die beste Einstimmung auf das Kommende. Nehmen Sie sich die Zeit!

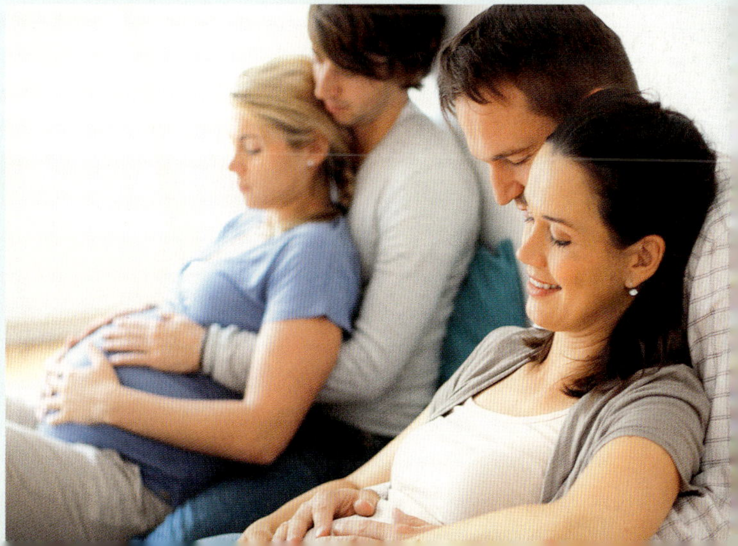

Jetzt geht's rund!

6. Monat | SSW 20+0 bis 23+6

Schick schwanger • Der feine Draht zum Baby • Wer soll bei der Geburt dabei sein? • Vorsorge • Putztrieb lass nach!

Der kleine Bauchakrobat trainiert mittlerweile schon ganz ordentlich in Mamas wachsendem Bäuchlein für die nächste Fußball-WM – das freut natürlich auch Papa, denn endlich kann er ihn spüren, wenn er seine Hand auf Mamas Bauch legt. Diesen Monat zeigt das Baby vielleicht auch, ob seine Eltern lieber rosa oder hellblaue Strampler einkaufen können. Es sei denn, er (pardon, oder sie!) hat dazu keine Lust und dreht sich gerade dann weg, wenn der Arzt dieses kleine Geheimnis lüften möchte …

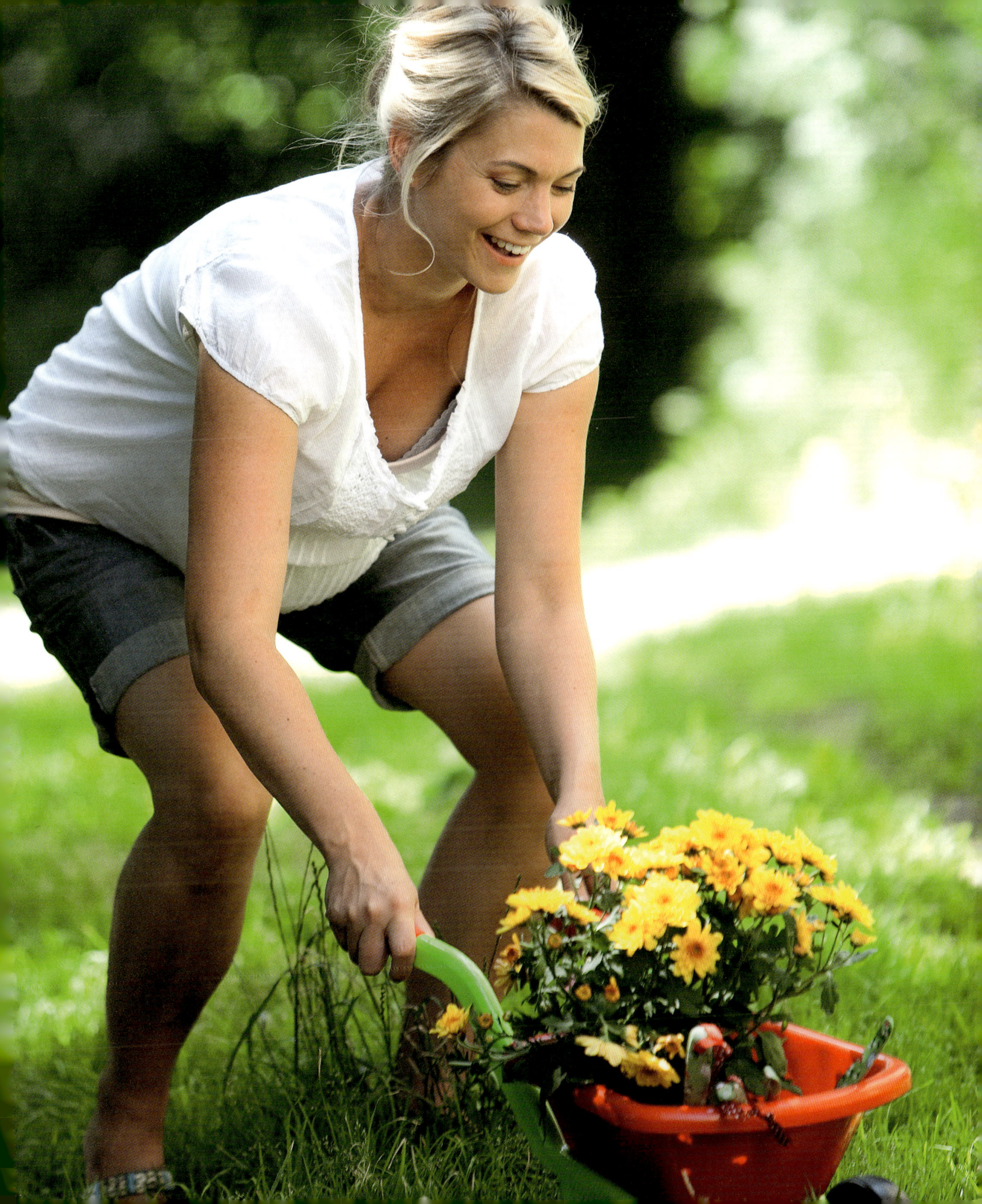

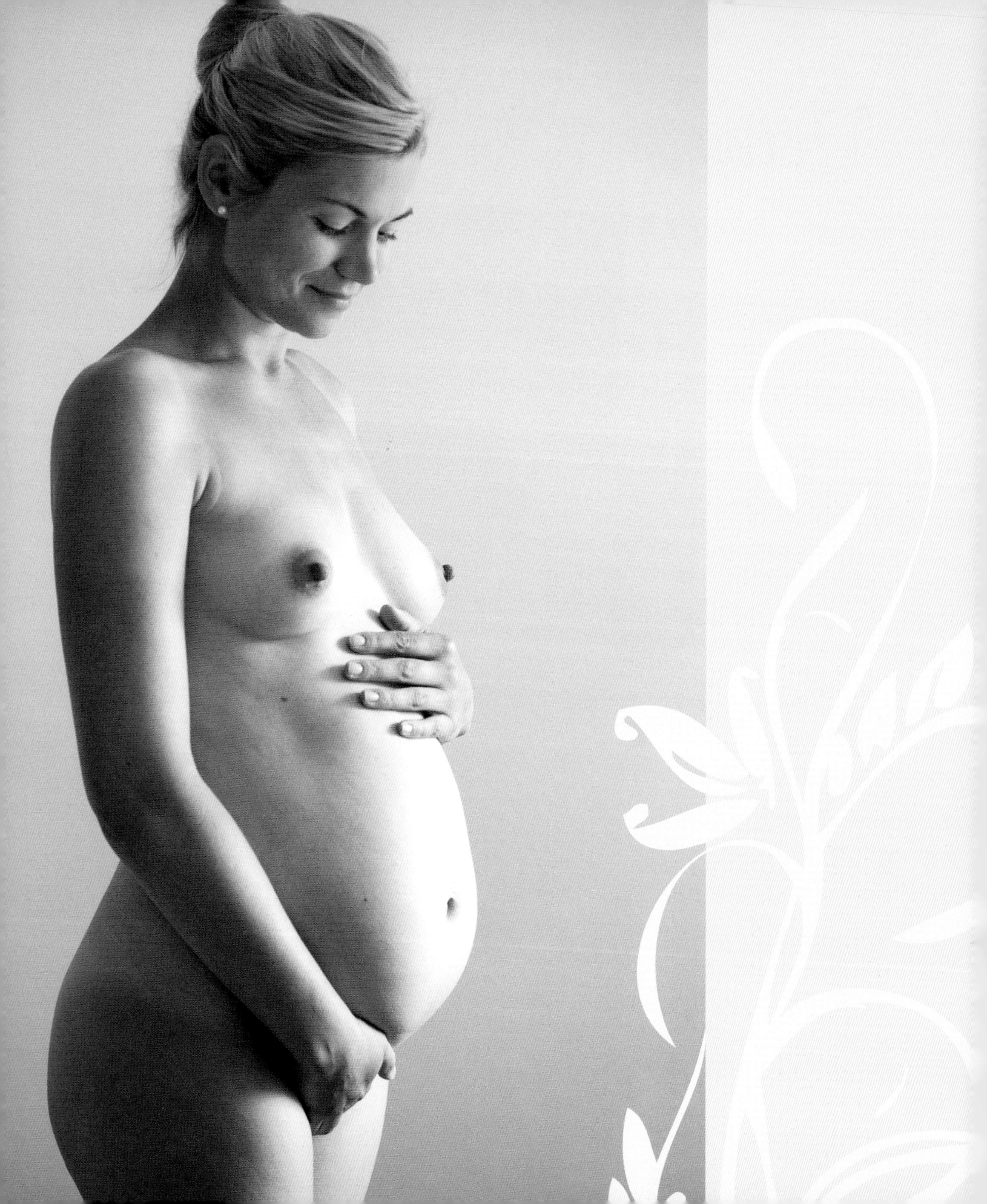

Mama-Body

Gebärmutter: Sie erreicht in diesen 4 Wochen die Höhe des Nabels, jede Woche legt das Baby jetzt mehr als 1 cm zu – von Woche zu Woche ist sein Strampeln deutlicher zu spüren und schenkt unvergleichliche Glücksmomente!

Bauchumfang: Er wächst deutlich mit. Diese Dehnung schafft die elastische Haut natürlich ohne Weiteres, doch es tut gut, sie weiterhin fleißig mit Massage zu pflegen. Wie groß oder klein der Bauch aussieht, hängt nicht vom Wachstum des Babys, sondern vor allem von Mamas Größe und Körperbau ab: Je zierlicher eine Frau ist, desto früher »rundet« sie sich in der Schwangerschaft. Ist sie hingegen groß oder immer schon rundlich, kann sich das Baby länger »verstecken«.

Milchdrüsen: Aus der Brust kann ab jetzt beim Massieren oder Duschen schon mal ein Tröpfchen Milch kommen: Die Milchdrüsen üben. Für später hat es übrigens keinerlei Bedeutung, ob jetzt schon Milch austritt oder nicht – die richtige Milchbildung wird erst durch die Geburt der Plazenta ausgelöst, sobald das Baby auf der Welt ist.

Wadenkrämpfe: Vollkommen harmlos, wenn auch etwas lästig, sind Wadenkrämpfe, vor allem, wenn sie nachts den Schlaf stören. Die Ursache liegt in der unglaublichen Leistung des Venensystems – auch Sportler kennen diese Krämpfe. Im akuten Krampfanfall das Bein kräftig strecken, die Zehen in Richtung Schienbein dehnen. Notfalls aufstehen und auf den Boden stampfen oder ein paar Schritte gehen. Die Krämpfe könnten ein Hinweis auf Calcium-/Magnesium-Mangel sein, der Bedarf ist in der Schwangerschaft höher als sonst, also die Ernährung darauf einstellen (siehe S. 128).

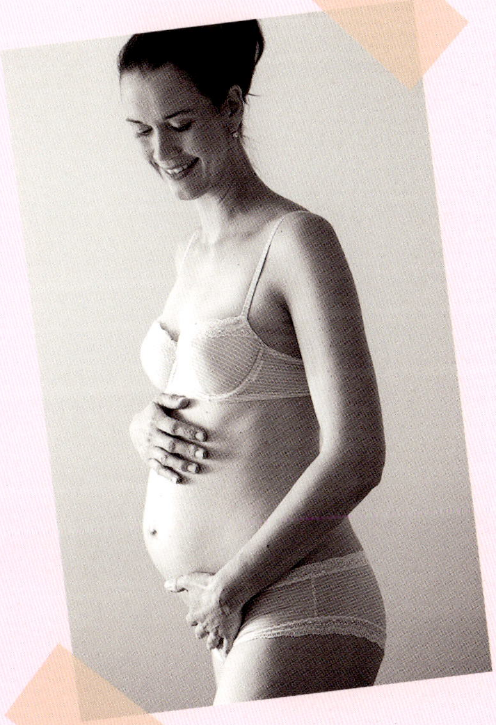

Baby-Body

Woche 21 = SSW 20+0 bis 20+6

Baby: Woche 19 = 127. bis 133. Tag

Von nun an wird Babys Größe in der vollen Länge gemessen – also vom Scheitel bis ganz hinunter zu den Fersen, statt wie bisher nur bis zum Popo (Steiß). Weil seine Beine immer länger werden, zieht das Baby sie jetzt nämlich nicht mehr so stark an. Die Knochen wachsen und lagern zunehmend Kalk ein, auch die Muskulatur wird stärker und das Baby kann kräftig strampeln – was Mama in diesem Monat auch zunehmend gut spürt. Es bewegt sich fröhlich hin und her und lutscht zuweilen auch schon am Daumen. Wenn es müde ist vielleicht? Denn ganz neu für das Baby, überkommt es von jetzt an manchmal der Schlaf. Damit ihm schön warm bleibt, nimmt das braune Fettgewebe zu, vor allem um Nacken, Schultern und Rumpf. Dieses spezielle Fettgewebe kann eigenständig Wärme erzeugen.

Gewicht: 380 g. Scheitel-Fersen-Länge (SFL): 25 cm (schon ein wenig größer als dieses Buch!)

Woche 22 = SSW 21+0 bis 21+6

Baby: Woche 20 = 134. bis 140. Tag

In wohliger Schwerelosigkeit schwebt das Baby in seinem warmen Fruchtwassermeer. Das nimmt seit einer Weile um durchschnittlich 50 ml pro Woche zu, jetzt sind es etwa 450 ml. Das Baby trinkt häufig ein Schlückchen des leicht süßlich schmeckenden Fruchtwassers, es enthält viele Mineralsalze, Zucker und Eiweißstoffe. So üben Magen sowie die bereits gut funktionierenden Nieren und Harnwege schon mal ihre Funktionen. Dabei bleibt das Fruchtwasser immer steril, ebenso wie Babys Ausscheidungen. Das Baby entwickelt jetzt Schweißdrüsen – wichtig für den biologischen Säureschutzmantel – und in der Achsel sowie im Genitalbereich schon Ansätze von Duftdrüsen.

Gewicht: 430 g. SFL: 26,5 cm

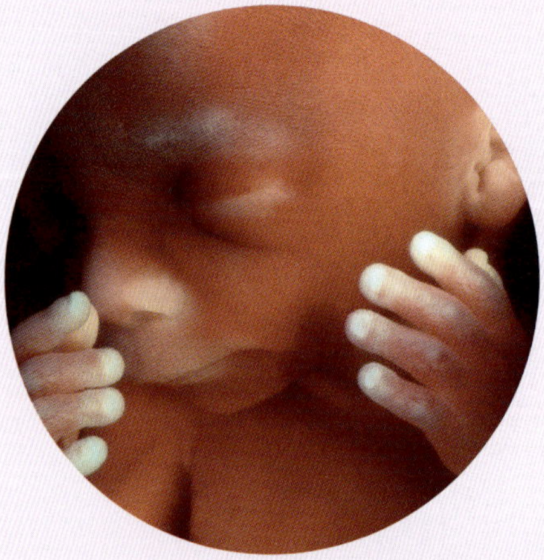

Faszinierende Aufnahmen
links: 21 Wochen altes Baby, aufgenommen mit einer speziellen Endoskop-Kamera. S. 117 oben: 21 Wochen altes Baby, »fotografiert« mit Ultraschall (HD Live 3D).

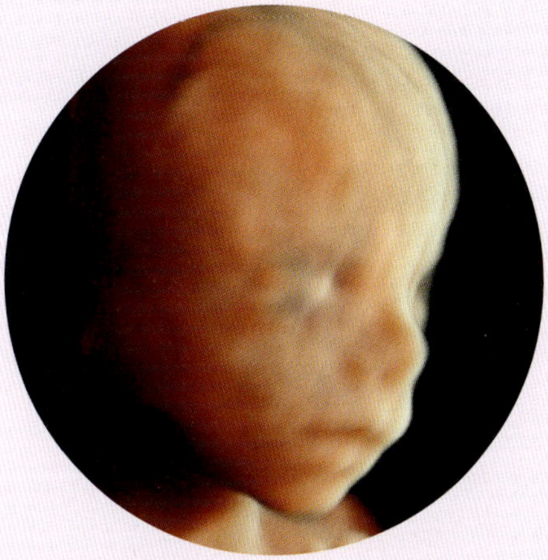

Woche 23 = SSW 22+0 bis 22+6

Baby: Woche 21 = 141. bis 147. Tag

Die Haare und Augenbrauen werden dichter. Im Nasen-Rachen-Ohrraum bilden sich die Mandeln (Tonsillen). Auch das Hörorgan im Innenohr wird in dieser Woche fertig – das Baby kann von jetzt an richtig hören! Sein tägliches Konzert: Mamas verlässlich trommelnder Herzschlag, das Gurgeln und Gluckern ihres Darms, das zischende Pulsieren der Nabelschnur und der großen Blutgefäße und natürlich Mamas Stimme. Die ist besonders interessant und abwechslungsreich! Von außen dringen vorläufig noch kaum Geräusche an Babys Ohr, das viele Fruchtwasser dämpft sie ab. Liebe Mama: singen, singen, singen … Was das Baby jetzt hört, wird später beruhigend wirken.

Gewicht: 480 g. SFL: 28 cm

Woche 24 = SSW 23+0 bis 23+6

Baby: Woche 22 = 148. bis 154. Tag

Das Baby wächst besonders stark, am meisten legt jetzt sein Gehirn zu, vor allem an Gewicht. Überhaupt tut sich im Kopfbereich gerade einiges. Die Iris (Regenbodenhaut) des Auges ist entwickelt, die Lider sind normalerweise noch geschlossen, aber das Baby blinzelt in der letzten Zeit immer häufiger. Licht, das durch die Bauchwand hereindringt, nimmt es auch durch die geschlossenen Lider hindurch gut wahr und wendet sich ihm gerne zu, denn das kann es jetzt schon. Papa könnte ganz nah am Bauch mit dem Baby sprechen und ihm dabei »Lichtzeichen« mit der Taschenlampe geben.

Gewicht: 630 g. SFL: 30 cm
(wie ein DIN-A4-Blatt!)

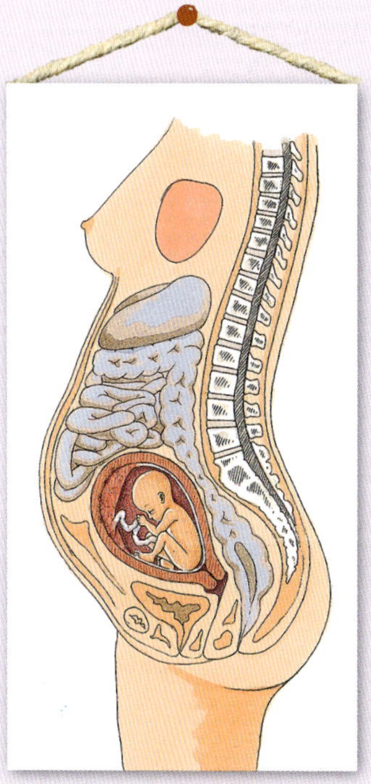

Schick schwanger

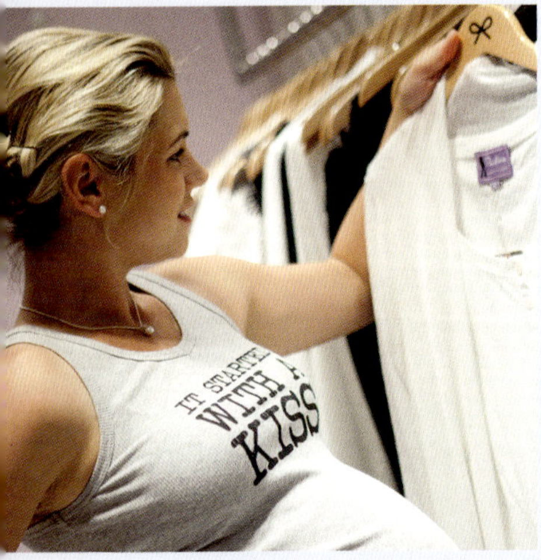

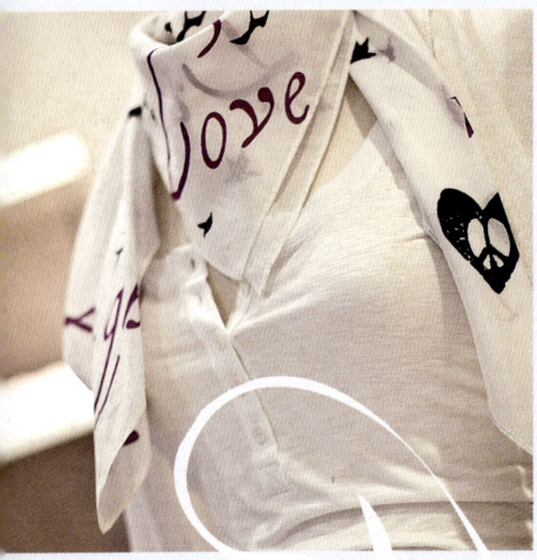

Spätestens, wenn sich der Hosenknopf nicht mehr schließen lässt, wenn die Lieblings-Tops obenherum spannen und sich nur noch die weitesten Sachen tragen lassen, die der Kleiderschrank hergibt, ist die Lust auf »Umstandsmode« nicht mehr zu verdrängen. Es gibt so viel Schickes – wenn da nur nicht das Preisschild wäre. Wirklich günstig ist das leider nicht. Da überlegt Mama sich dann meistens doch, wie viele Stücke sie sich gönnen will. Manche Frauen genehmigen sich auch ein paar »Lustkäufe« und kombinieren diese mit Sachen aus Secondhand-Läden oder von Freundinnen bzw. ebay. Warum nicht? Bestimmt gibt es so manches, was noch top in Schuss ist, weil es nicht lange getragen wurde.

Welche Sachen brauche ich?

Wie viele Teile zum Wohlfühlen nötig sind, hängt stark vom Job ab. Auch bei entspannter Kleiderordnung geht es selten mit weniger als vier Hosen, zwei Röcken, zwei Kleidern und ein paar neuen Tops. Vorhandene T-Shirts lassen sich oft weiterhin tragen, manche bis zur Geburt (z.B. mit Bauchband, siehe S. 84). Vor der Anschaffung einer Jacke vielleicht auch die Modelle anschauen, die nach der Geburt noch über ein Trage-Baby passen. Wohltuend ist es, mindestens ein besonders geliebtes Outfit zu haben, das einem auch in trüberen Momenten das Gefühl gibt, schön zu sein!

Es kommt der Tag, da macht ein Stringtanga keine Freude mehr und es lohnt sich die Anschaffung von mehreren bequemen Slips aus feiner Baumwolle. Darin sind auch die Slipeinlagen besser aufgehoben, die für den etwas stärkeren Ausfluss jetzt nötig sind. Auch ein größerer BH ist jetzt sinnvoll, um dem zunehmenden Brustgewebe guten Halt zu geben.

Betreff: Outing?

Liebe Amelie,
wie wars beim Ultraschall? Hat Krümelchen sich »geoutet«? Mir ist ganz flau beim Gedanken an den Ultraschalltermin übermorgen, die Geschichte von dem seltsamen Befund bei deiner Bekannten regt mich auf – dass ihr jetzt niemand sagen kann, ob das harmlos ist oder nicht! Wir freuen uns so oder so auf das Kleine, Abtreibung ist für uns jetzt unvorstellbar! Ich spür den kleinen Bauchzwerg ja schon. Der strampelt von Tag zu Tag mehr, es ist so ein unbeschreiblich schönes Gefühl ☺ LG Caro

High Heels

Jetzt! Wer sie gerne trägt, der sollte das in diesen Wochen noch einmal so richtig ausgiebig genießen – denn bald werden sie einfach zu unbequem. Auch für den Rücken. Dann ist immer noch Zeit für die hübschen Ballerinas.

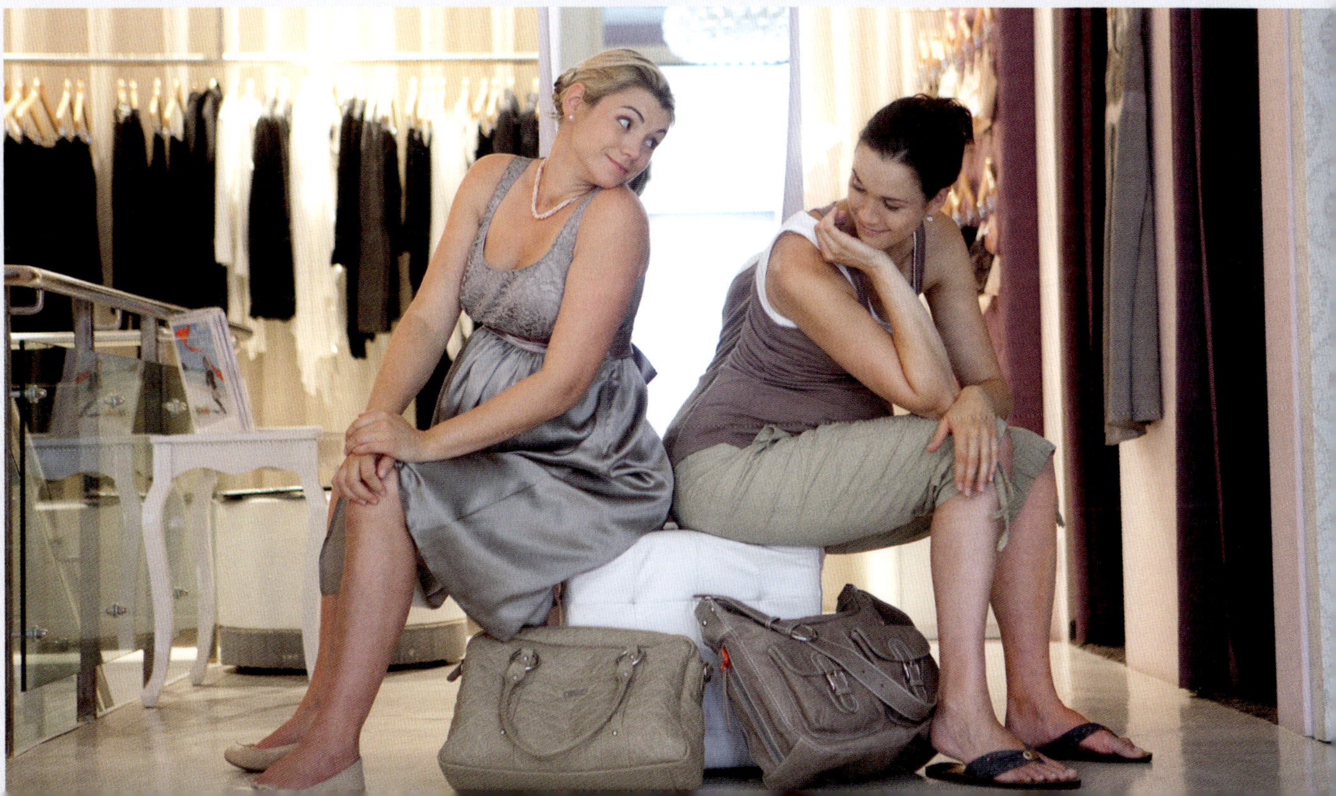

Mama-Mode

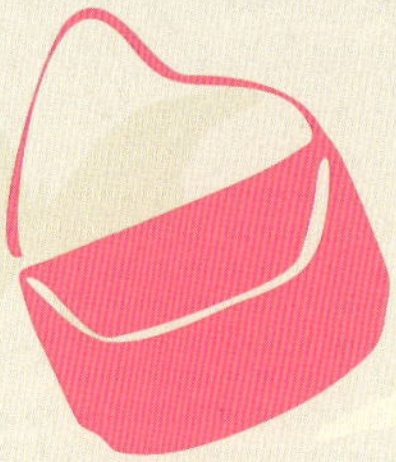

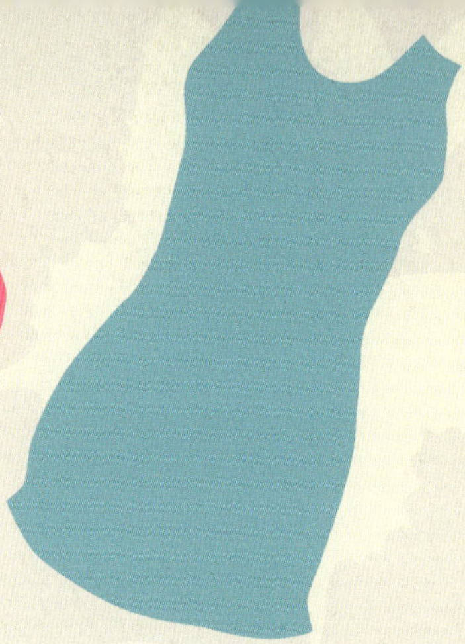

Bezahlbare Basics gibt es bei bekannten Shops wie Babywalz, H&M, C&A, Bonprix oder Esprit. Für Fashionvictims hier noch eine kleine Auswahl Online-Tipps von Modemamas – auf **Mam@Plus 1201** sind die Shops übrigens direkt verlinkt. Zum Lossurfen, ohne Abtippen.

www.bellybutton.de	Das Modelabel von Dana Schweiger & Co. Basics und schicke Sachen, auch Hochzeitsmode für die Kugelzeit. Bellybutton-Stores gibt es kaum, die Sachen werden jedoch in vielen Läden geführt.
www.klapperstorch.net	Modische Designer-Umstandskleidung.
www.vertbaudet.de	Schöne Schwangerschaftsmode und süße Erstausstattungssets fürs Baby.
www.umstandsmode.de	Paulina! Wo Einkaufen richtig Spaß macht, einfach wegen der vielen guten Ideen – die übrigens auch bei Jessica Alba, Natalie Portman und Kolleginnen gut ankommen. Eigene Stores in München, Hamburg und Düsseldorf. Tolle Basics, Hochzeits- und Abendmode.
www.queenmum.nl	Hier ist Mama eine Queen. ☺ Stylische Mama-Mode aus Amsterdam mit Online-Shopsuche (auch für Deutschland). Ebenfalls schicke Mode aus Holland: **www.noppies.com**
www.mia-nana.de	Große Auswahl an Mama-Brautkleidern, Standesamt-Outfits und festlicher Mode. Gilt auch für: **www.sweet-belly.de**
www.glueckskind-online.de	Umstands- und Kindermode bekannter Marken.
www.nelly.de	Tolle und bezahlbare Mode skandinavischer Designer auch für Schwangere.
www.bellamama.de	Günstige Basics von Mama Licious.
www.avenuedesbebes.eu	Très chic – Mama-Mode aus Frankreich.
www.apeainthepod.com	Hier kaufte angeblich schon Madonna ein – entsprechend etwas teurer. Hier gibt's auch Heidi Klums Umstandslabel. Homepage auf Englisch.
www.xowaju.de	Große Auswahl bekannter Hersteller.
www.mamarella.com	Breite Palette an Mamaoutfits, nicht ganz billig.

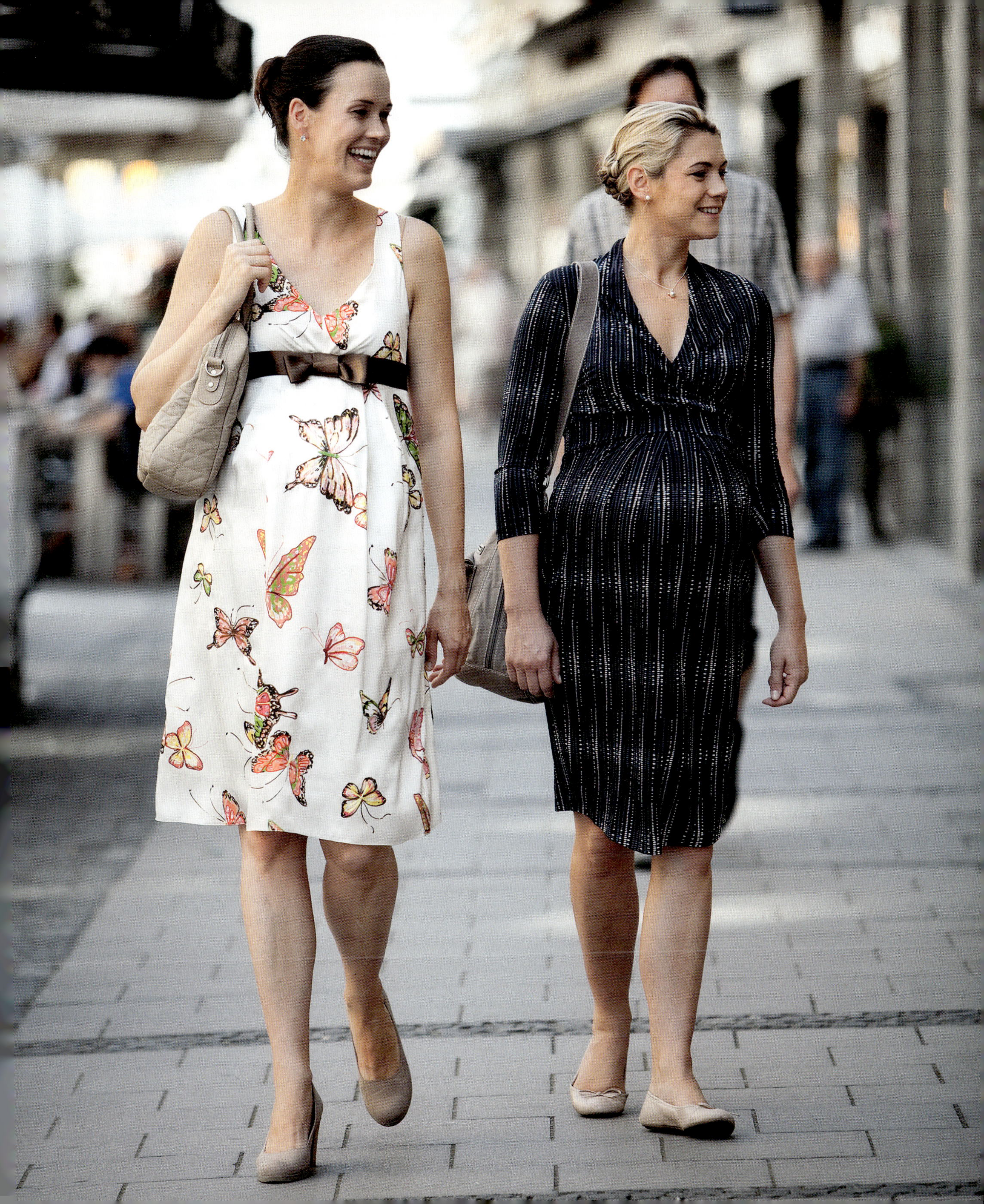

Der feine Draht zum Baby

Damit auch Papa einmal richtig gut sein Baby spüren kann: Machen Sie es sich gemeinsam auf dem Boden gemütlich – Papa lehnt sich an die Wand, Mama sitzt zwischen seinen Beinen. Alle vier Hände ruhen auf dem Bauch. Schließen Sie die Augen und gehen Sie mit Ihrer Aufmerksamkeit zum Baby. Manchmal wird das Baby dann plötzlich still – es spürt die Aufmerksamkeit.

Im Dialog

Im alten China praktizierten werdende Eltern täglich das traditionelle »Tai-Kyo«: den bewussten, inneren Dialog mit ihrem Ungeborenen. Dies war ein zentraler Teil der Vorsorge, denn man ging davon aus, dass Babys auch vor der Geburt mit direkter Zuwendung besser gedeihen. Die kommenden Wochen und Monate sind gut geeignet, um sich bewusst Zeit für das Baby zu nehmen, es zu grüßen, mit ihm zu »spielen«, mit ihm nur einfach ruhig dazuliegen. Der Gedanke daran, wie sensitiv und empfänglich Babys in der Schwangerschaft schon sind, kann helfen, ihre Bedürfnisse zu verstehen und die besten Entscheidungen für ihren Empfang auf dieser Welt zu treffen.

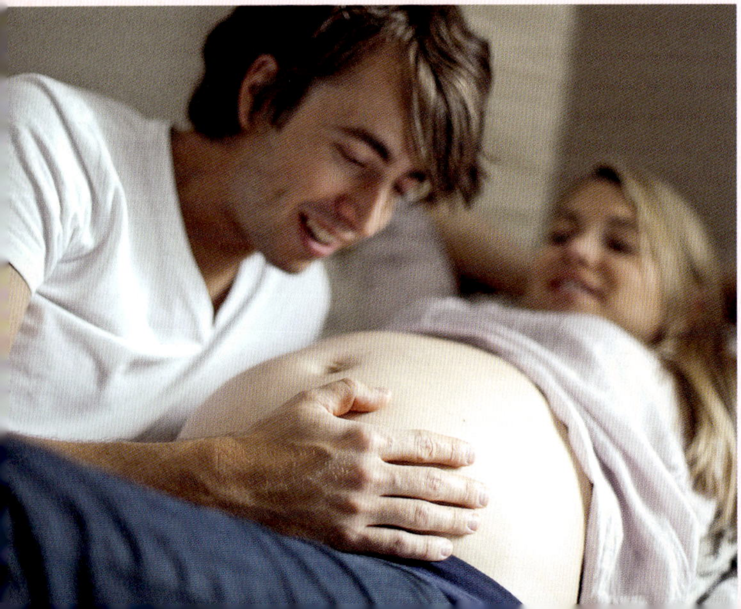

Baby »trainiert«

Ein kleiner Akrobat ist das Baby ja schon lange. Je größer es wird, umso stärker und häufiger macht es sich auch bemerkbar – anfangs vielleicht ein- oder zweimal am Tag, bald ständig. Immer enger werden die Platzverhältnisse, und bald können Sie es deutlich spüren, wenn sich das Baby von einer Seite auf die andere dreht, wenn es sich aufrichtet, sodass sein kleiner Po sich hebt, oder wenn es Schluckauf hat – ein regelmäßiges leichtes Klopfen, das ein paar Minuten dauern kann. Oft kickt Ihr Baby ganz aufgeregt bei plötzlichen Geräuschen, beruhigt sich, wenn Sie sprechen, wird in den Schlaf gewiegt, wenn Sie spazieren gehen.

Wie soll der kleine Untermieter heißen?

Schwer genug, einen Namen zu finden, der Mama und Papa gefällt, dabei sollen Vor- und Nachname auch harmonisch klingen und leicht richtig auszusprechen und zu schreiben sein – damit das Kind später nicht immer korrigieren muss. Auf welche Namen seine halbe Schulklasse hören wird, zeigen heutige Hitlisten. Die gibt es bei der *Gesellschaft für deutsche Sprache* www.gfds.de oder unter www.beliebte-vornamen.de, dort mit Lexikon, Bedeutung und Herkunft.

Wer hätte das gedacht: Die Hälfte aller Eltern bereut die Namenswahl später! Also lieber mehrere eintragen lassen? Bis zu fünf Vornamen erlaubt das Standesamt. Es kann Namen ablehnen, die nicht zum Geschlecht passen oder sehr ungewöhnlich sind. Dann hilft eine schriftliche Quelle oder ein Namensgutachten, das gibt es hier: www.namenschenken.de/vornamen-gutachten. Spätestens vier Wochen nach der Geburt muss der Familienname feststehen. Eltern mit unterschiedlichen Nachnamen entscheiden selbst, welchen davon das Kind bekommen soll. Unverheiratete Paare haben ebenfalls freie Wahl, müssen diese aber schriftlich beurkunden.

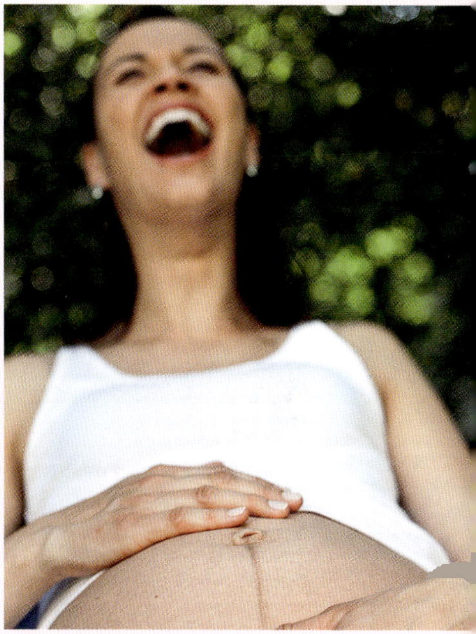

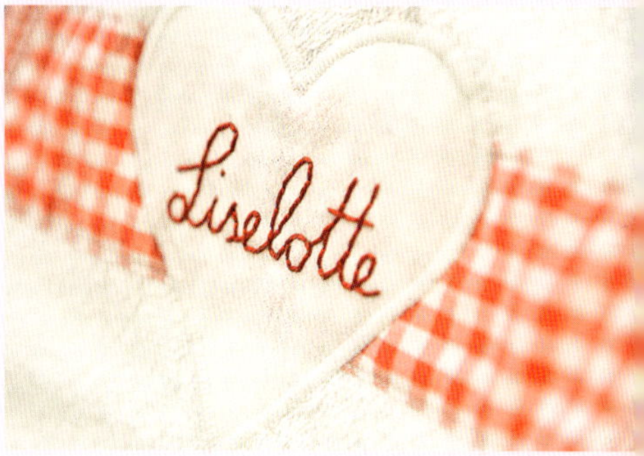

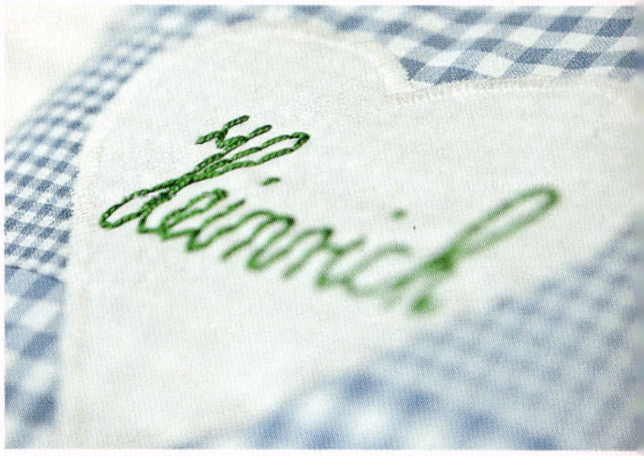

Es gibt auch Apps (z.B. »Baby-Namen« oder »Baby Vornamen«), die Mamas und Papas bei der Suche nach einem Vornamen helfen – die meisten sogar mit zusätzlichem Zufalls-Generator und Vornamen-Bedeutung. Auch gut und für die gesamte Schwangerschaft interessant: Schwangerschafts-Apps wie z.B. »mommy to be« mit vielen Ultraschallfotos, Wochenübersicht, Checklisten, Tritt- und Wehenzähler.

Wer soll bei der Geburt dabei sein?

Vor allem, wenn sie keine Eins-zu-eins-Hebammenbetreuung hat, braucht Mama jemanden an ihrer Seite: Partner, Freundin, Mutter, Doula … Wichtig ist, dass sie sich vor ihm/ihr ganz und gar öffnen und total fallen lassen kann.

Der Papa?

Es ist eine Selbstverständlichkeit, dass Papa dabei ist – oder etwa nicht? Die meisten Frauen wünschen sich ihren Mann an der Seite und die meisten Männer möchten auch nirgendwo anders sein. Aber eben nicht alle. Die gegenseitigen Erwartungen sind Thema für ein ganz ehrliches und feinfühliges Gespräch.

Wünschenswertes Ergebnis wäre: »Du darfst mich jederzeit hinausschicken« sowie »Du darfst jederzeit vor die Tür gehen«. Wenn Papa lieber draußen bleiben möchte, ist das weder feige noch lieblos noch unzeitgemäß, im Gegenteil, es kann extrem vernünftig, schützend und hilfreich sein.

Wenn Sie unsicher sind, nehmen Sie sich die Zeit, sich gemeinsam gut auf die Geburt vorzubereiten. Das ist gerade für Väter sehr wichtig, damit keine falschen Erwartungen zu Enttäuschung oder Traumatisierung führen. Mehr zu Papa und Geburt: siehe S. 252.

Die Doula?

Das Wort »Doula« noch nie gehört? Geht vielen so, weil es Doulas bei uns noch nicht lange gibt. Eine Doula ist eine Frau, die sich nach ihren eigenen Geburten darin weitergebildet hat, andere Frauen bei der Geburt zu begleiten – sie weiß ganz präzise, wie sie beim Entspannen und Atmen helfen kann und versteht es, schmerzlindernd zu massieren. Sie kennt die emotionalen Bedürfnisse gut und ermutigt sehr einfühlsam. Dabei übernimmt sie keinerlei medizinische Funktion.

Diese Kontinuität reduziert Stress und Anspannung, es kommen weniger Ängste auf, das hilft, sich ganz dem Geburtsgeschehen hinzugeben. Da überrascht es nicht, dass amerikanische Studien deutlich niedrigere Raten von geburtsmedizinischen Eingriffen bei Geburten mit Doula-Begleitung ergaben. Auch Papa profitiert, wenn er in dieser völlig unbekannten Situation ohne Leistungsdruck bei seiner Partnerin sein und die Geburt seines Babys miterleben kann.

Man lernt die Doula bei mehreren Gesprächen lange vor der Geburt kennen, ihr Service umfasst die rechtzeitige Rufbereitschaft. Die Kosten werden im Vorfeld besprochen und privat abgerechnet. Eine Doula finden: www.doulas-in-deutschland.de und www.gfg-bv.de

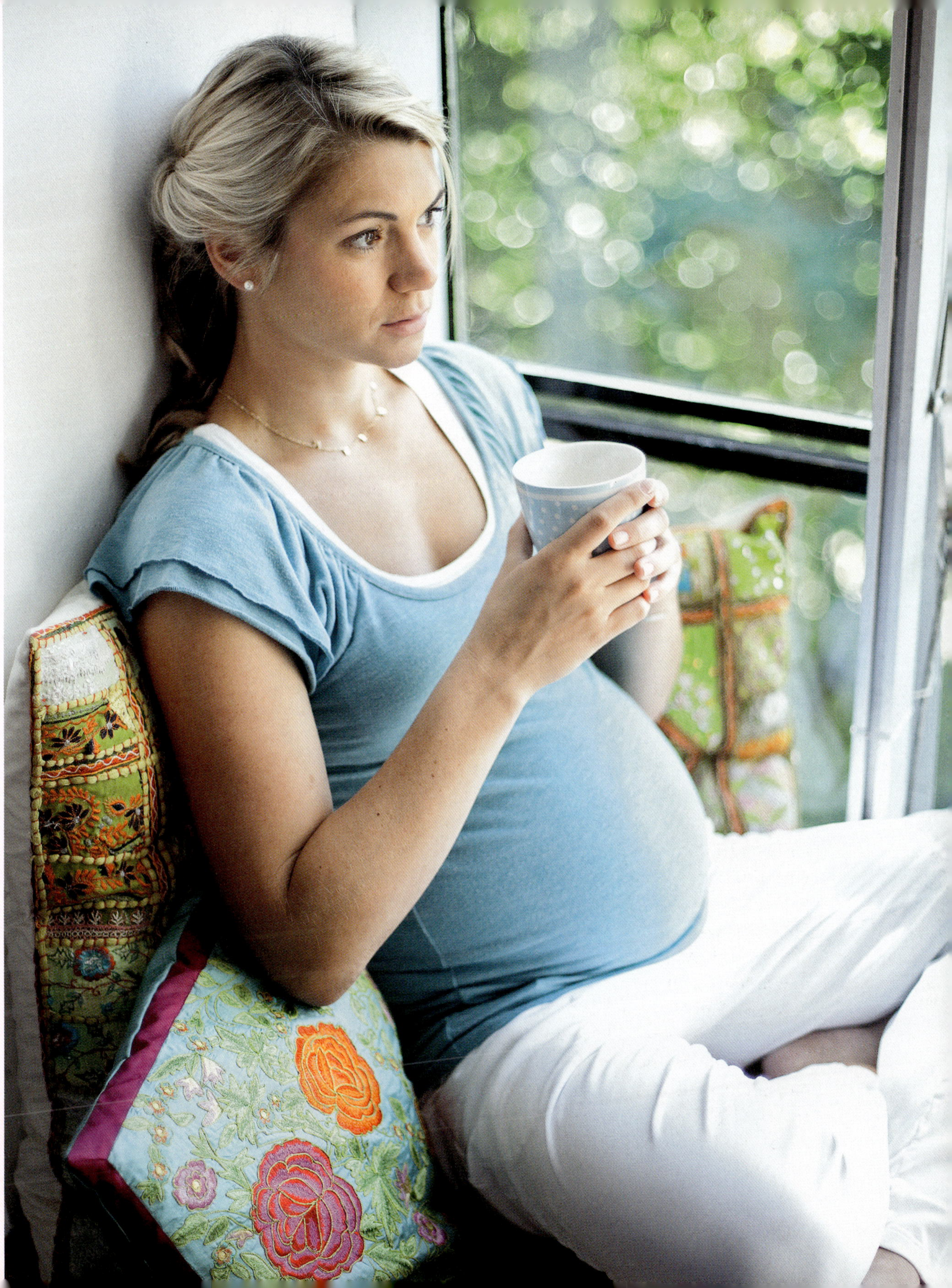

Vorsorge

Robbie Williams am 30.3.12 auf seiner Webseite: »Wir haben Ultraschallbilder gesehen und geweint ... bin verliebt in eine kleine Person, die in Mamas Bauch wächst ... freu mich darauf, Papa zu sein.« Sechs Monate später erblickte Theodora »Teddy« Rose Williams das Licht der Welt.

Der »große« Ultraschall

Der zweite Ultraschall ist zwischen SSW 19 und 22 vorgesehen, idealerweise gleich zu Beginn des 6. Monats. Viele Bald-Mamas und -Papas sehen diesem Termin mit besonderer Spannung entgegen, in der Hoffnung auf das Baby-»Outing«: Wenn das Baby günstig liegt, lässt sich seit ca. der 15. SSW (siehe S. 75) erkennen, ob es ein Junge oder ein Mädchen ist! Übrigens: Die besten Ultraschallgeräte stehen meistens in pränataldiagnostischen Zentren und großen Kliniken (und werden bedient von Ärzten mit Zertifikat DEGUM II oder III).

Andererseits macht dieser Termin oft auch weiche Knie im Vorfeld, weil bei diesem sehr ausführlichen und deshalb »großen« Ultraschall oder »Organscreening« die gründliche Suche nach Fehlbildungen im Mittelpunkt steht. Das Baby – Herz, Organe, der ganze Körper – wird jetzt dem durchdringenden Blick einer »Feindiagnostik« unterworfen, der es auf mögliche kleinste Unvollkommenheiten in seiner Entwicklung abtastet.

Pränataldiagnostik-Fragen

Erneut geht es bei diesem Ultraschall um die Frage nach Freud und Leid des Wissens. Wieder – auch nach »gut überstandenem« Ersttrimester-Screening – kann in der Verborgenheit der Babyhöhle etwas aufgefunden werden, das Tsunami-Wirkung auf die Seele hat. Spätestens bevor der Schallkopf auf den Bauch gesetzt wird, möchten Eltern sich vielleicht gemeinsam in aller Ruhe folgende Fragen stellen: Haben wir verstanden, was das Ziel der Untersuchung ist? Ist dieser Fehlbildungsultraschall für uns persönlich nötig und sinnvoll? Haben wir unsere Erwartungen geklärt und sind wir uns über mögliche Konsequenzen im Klaren? Haben wir mit dem Arzt/

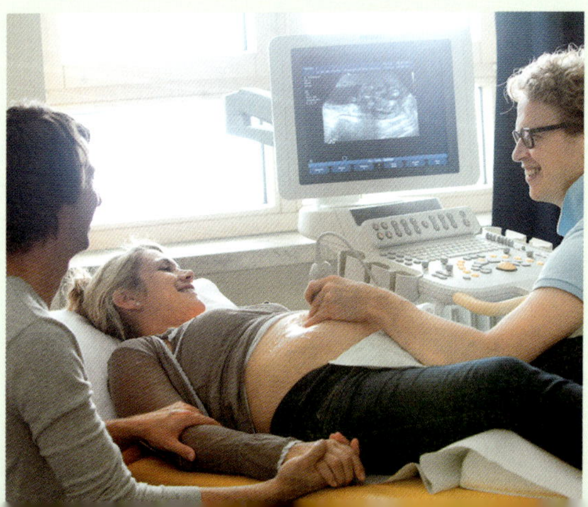

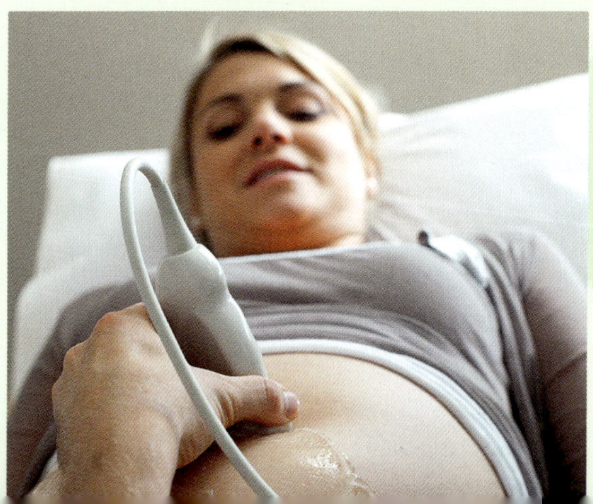

der Ärztin genau besprochen, was wir nicht wissen (und auch nicht an der Mimik oder am Verhalten erkennen) möchten?
Für Basis-Informationen zur Pränataldiagnostik bitte zurückblättern zu S. 55. Es gibt eine kurze, aber langsam wachsende Liste vorgeburtlicher Therapiemöglichkeiten wie Bluttransfusionen, Medikamentengabe und Operationen. Sie gehören zur hohen Kunst von Spezialisten an Universitätskliniken, die darüber auch im Internet informieren, z.B. hier: www.ukgm.de/ugm_2/deu/ugm_dzf/16620.html

Schutz vor Frühgeburt?

Jedes Jahr kommen in Deutschland rund 50 000 Babys zu früh zur Welt. Immer kleinere Frühchen können mit intensivmedizinischer Hilfe überleben, aber der Frühstart ist schwer und riskant. Experten wissen, dass Frühgeburten oft auch durch Keime mitverursacht werden, die unbemerkt von Mamas Scheide hoch zur Gebärmutter wandern (bakterielle Scheideninfektion). Deshalb wird häufig der Tipp gegeben, die Vaginalflora regelmäßig zu untersuchen. Doch obwohl das sicher nicht schadet, ist es auch nur bedingt zu empfehlen. Auf keinen Fall gibt es Grund zu übertriebener Angst vor Keimen. Wie so oft spielen auch hier noch mehr Dinge eine Rolle, die zusammenkommen müssen und die man noch nicht alle genau kennt. Für Mama bedeutet das: Keine Sorge, sondern ganz unaufgeregt einfach ein paar Punkte beachten.

Milchsäurebakterien

Diese guten Bakterien sind in der Scheide angesiedelt und schützen sie. Ob Milchsäurebakterien ausreichend vorhanden sind, lässt sich durch die Messung des pH-Werts feststellen. Das wird im Rahmen der regelmäßigen Vorsorge gemacht, geht aber auch zu Hause mithilfe einfacher Teststreifen oder -stäbchen aus der Apotheke. Liegt er unter 4,7, geht es den Milchsäurebakterien gut, bei Werten über 4,7 kann die Hebamme oder Ärztin etwas verordnen, was die Vaginalflora wieder normalisiert. Zur vorbeugenden Pflege haben sich Vaginaltabletten mit Vitamin-C (z.B. Vagi-C) besonders in der Schwangerschaft bewährt (1/2 pro Tag).

Veränderter Körper, lästige bis »unsexy« Wehwehchen?

Manchmal kann das ganz schön nerven und runterziehen. Witzige Aufmunterung: »Porn for pregnant ladies« – unter: www.pregnantchicken.com/pregnant-chicken-blog/2012/1/17/porn-for-pregnant-ladies.html (leider nur auf Englisch)

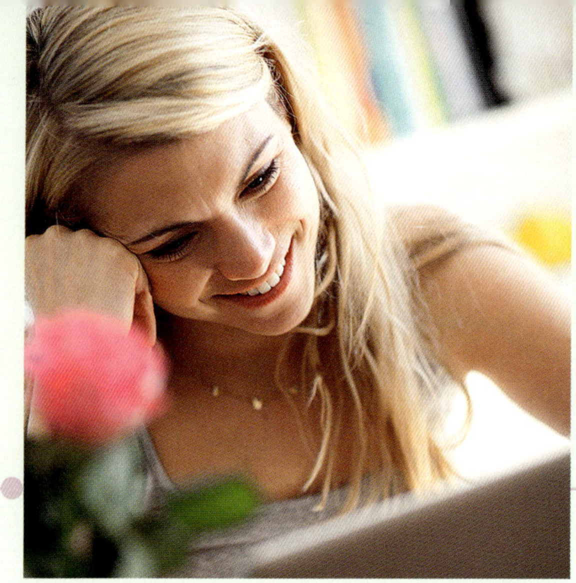

Betreff: AW: Outing?

Liebe Caro,
du bist die Erste, der ich es sage: Unser Krümel heißt jetzt Jona!!! Es war so schön, ihn beim Ultraschall zu sehen, ich hab gleichzeitig geweint und gelacht vor Freude! Es sieht alles gut aus, er hatte seine Händchen im Gesicht und hat am Daumen genuckelt. Du, mach dir keine Sorgen, meine Bekannte ist auch wieder entspannt, sie waren beim Spezialisten, der hat sie erst einmal beruhigt. Ich hab auch meinen täglichen Spaß an Jonas verschiedenen Klopfzeichen! Das ist kein Blubbern oder Flattern mehr, das ist schon so ein starkes Kicken! Habe gerade total Lust, meinem Kugelbauch ein schönes neues Oberteil zu gönnen. Sollen wir vor deinem US-Termin shoppen gehen? Das lenkt ab!
Alles Liebe Amelie

Calcium und Magnesium – den gesteigerten Bedarf decken

Getrocknete Aprikosen, Mandeln und Sesam sind besonders reich an Magnesium, das besser aufgenommen wird als das von Brausetabletten. Lebensmittel mit dem höchsten Calcium-Gehalt: Sesam, Hartkäse, Mandeln und getrocknete Aprikosen (nur ungeschwefelte kaufen).
Sesammus oder »Tahin« (Naturkostladen) eignet sich statt Butter auf dem Brot (z.B. unter Honig, Pflaumenmus oder Tomatenscheiben etc.), es passt in Suppen, Salatsaucen und Müslis. Enthält besonders hohe Werte sämtlicher Mineralstoffe, die der Körper jetzt braucht. Alternative: weißes Mandelmus.

Schutz vor Pilzinfektion

Auch Pilze gehören zur gesunden Scheidenflora, doch wenn das Gleichgewicht gestört ist, breiten sich gern Hefepilze der Candidafamilie aus. Das fällt durch Juckreiz und Brennen beim Wasserlassen auf. Diagnose und Behandlung sind Sache der Frauenärztin oder des Frauenarztes.
Pilzinfektion vermeiden: Die Scheidenflora mit Zäpfchen regenerieren und stärken (z.B. Vagiflor, 4Vag etc.). Joghurt ist ein altes Hausmittel (Tampon damit tränken). Hilft jedoch nur, wenn der Joghurt nicht wärmebehandelt wurde. Pilzhemmend (antimykotisch) wirkt Lapachotee. Der ist koffeinfrei und schmeckt leicht nach Vanille. Zubereitung: 2 EL in 1 l kaltem Wasser ansetzen, aufkochen, 15 Minuten ziehen lassen, abseihen. Oder doppelt stark dosieren für ein pilzhemmendes Sitzbad. Dafür eignen sich auch Frauenmantel, Kamille, Schachtelhalm und Schafgarbe, nach demselben Rezept aufgekocht.

Tipps für eine gesunde Scheidenflora

Unterwäsche aus luftiger Baumwolle, Seide, Viskose sowie luftige Kleidung tragen; Wäsche und Handtücher bei mindestens 60 °C waschen, das macht sie ungastlich für Keime und Pilze. Keine Slipeinlagen mit Plastikfolie (= Luftstop) verwenden; pH-neutrale Waschlotion statt Seife benutzen, keine Intimdeos, keine Scheidendusche, keine Feuchttücher; auf der Toilette immer von vorne nach hinten abwischen; Intim-Piercings und -rasuren jetzt lassen oder sorgfältig mit Pflegecreme nachbehandeln; beim Schwimmen schützt ein ölgetränktes Tampon oder ein Spezialtampon aus der Apotheke (z.B. Symbiofem protect) davor, dass milchsäurestörendes Chlorwasser in die Scheide dringt (mehr zum Thema Schwimmen: siehe S. 164).

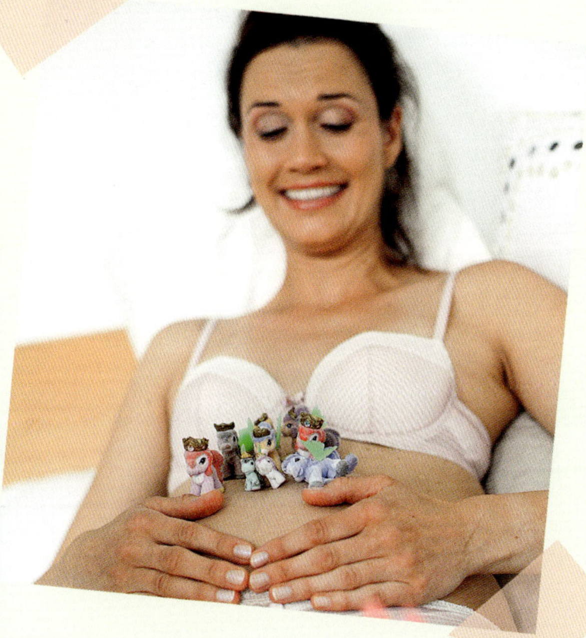

Hilfe bei Sodbrennen

Dagegen hilft am besten, die Säure zu neutralisieren: z.B. mit Kartoffelbrühe, Kieselsäure oder mit ein paar gut zerkauten Mandeln.
Ein Döschen mit Mandeln gehört jetzt als ständiges Schwangerschafts-Requisit in die Handtasche.

Mädchen oder Junge?

Das Baby hat sich im Ultraschall weggedreht und sein Geschlecht nicht verraten? Diese alten Volksweisheiten haben eine Trefferquote von 50 %. ☺

Das Baby ist ein Junge, wenn: Mama unter viel Sodbrennen leidet – der Bauch vor allem nach vorne wächst – das Baby tief unten im Bauch sitzt – der Ehering an einen Faden gebunden über den Babybauch hängend sich im Kreis herum dreht.

Das Baby ist ein Mädchen, wenn: Mama unter viel Morgenübelkeit leidet – der Bauch sich in alle Richtungen ausdehnt – das Baby hoch im Bauch liegt – der Ehering an einen Faden gebunden über den Babybauch hängend sich hin- und herbewegt.

Putztrieb lass nach!

Putzen & Co. wird so langsam ganz schön anstrengend. Dabei hat der berühmte Trieb durchaus eine Logik, denn in den ersten Monaten mit dem Baby wird im Haushalt vieles auf der Strecke bleiben. Da geht das Baby einfach vor. Außerdem muss Platz geschaffen werden und dabei lässt sich wunderbar ausmisten und neu einsortieren. Das macht die Vorfreude meist noch größer!

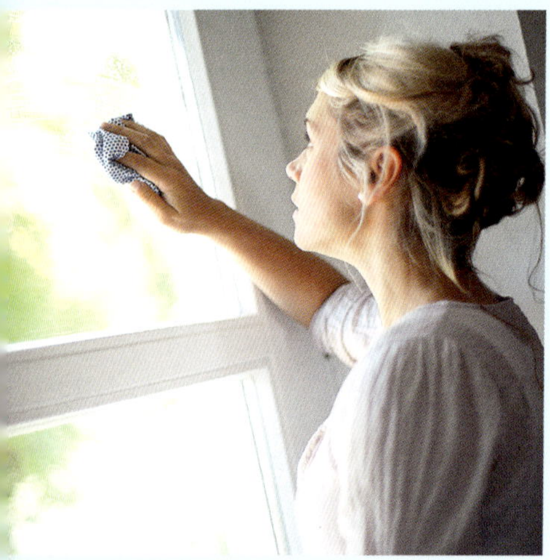

Was Mama jetzt nicht mehr tun sollte ...

Die Arme so weit nach oben strecken, dass sie auf den Zehenspitzen steht. Vor allem nicht auf einem Stuhl! Fensterputzen auf mittlerer Höhe ist okay. An die hohe Unfallstatistik denken: jetzt keine riskanten Klettereien – Leitern sind nur noch für Papa da. Gardinen abnehmen und aufhängen also dem Liebsten überlassen! In der Zwischenzeit kann Mama ja bügeln. Aber bitte nicht den halben Nachmittag! Was am Arbeitsplatz nicht mehr erlaubt ist, geht zu Hause schon gar nicht.

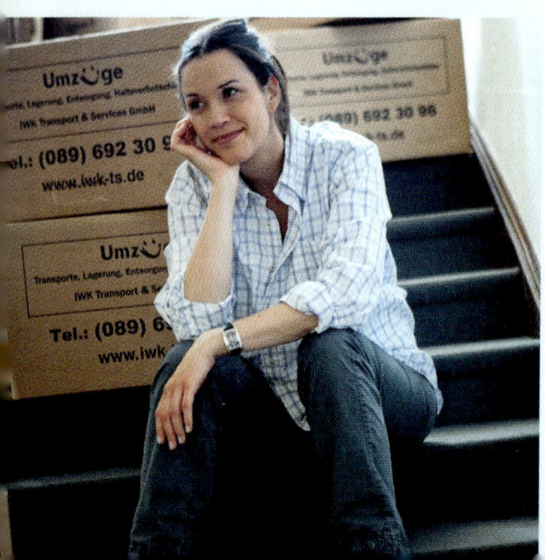

Hurra, wir ziehen um!

Wenn ein Baby kommt, steht oft der Umzug in eine größere Wohnung an oder in das erste gemeinsame Zuhause. Mama muss nur gut auf sich achten – das Schleppen schwerer Kisten ist jetzt rein nichts für sie. Mehr als 10 kg soll sie nicht mehr ohne Hilfe heben oder tragen und auch nicht allzu oft mehr als 5 kg.

Betreff: AW: Outing?

Liebe Amelie,
bei uns ist es immer noch 50:50, Junge oder Mädchen? Der oder die kleine Bauchbewohner/-in fand Ultraschall gerade doof und hatte seine/ihre Händchen im Weg. Aber auch egal, denn viel, viel, viiiiieeeel wichtiger ist: Alles in Ordnung!!! Keinerlei »Auffälligkeiten«. Puhhhh, da sind aber tausend Ziegelsteine von mir abgefallen. Ich war vorher richtig aufgeregt und habe Tom die Hand vor Anspannung wohl ganz schön gequetscht. Jetzt habe ich den Kopf wieder etwas freier für Umzug und Hochzeit. Da habe ich nämlich auch Bammel vor. Warum muss ich mir eigentlich immer alles auf einmal vornehmen?
Alles Liebe Caro

Bald wohnen wir zu dritt

Wie teilen wir die Räume ein? Brauchen wir ein Kinderzimmer? Ein Baby ist lieber in der Nähe seiner Eltern, vor allem nachts. Viel wohler fühlt es sich immer dort, wo Mama und Papa sind. Dagegen weicht der berufstätige Partner zwischendurch ganz gern auf ein »Gästebett« in einem stillen Zimmer aus.

Heben und Tragen

Das soll ab sofort zur Gewohnheit werden: Nicht mehr bücken, um etwas aufzuheben, sondern in die Hocke gehen und mit geradem Rücken wieder aufstehen. Einen schweren Gegenstand dabei dicht am Körper halten. Sowieso alles, was richtig schwer wiegt, andere heben und tragen lassen. Das ist wichtig für Rücken und Beckenboden und vermeidet Hexenschuss.

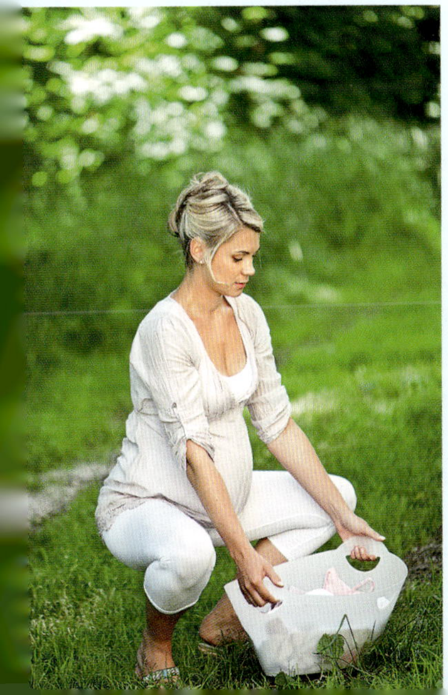

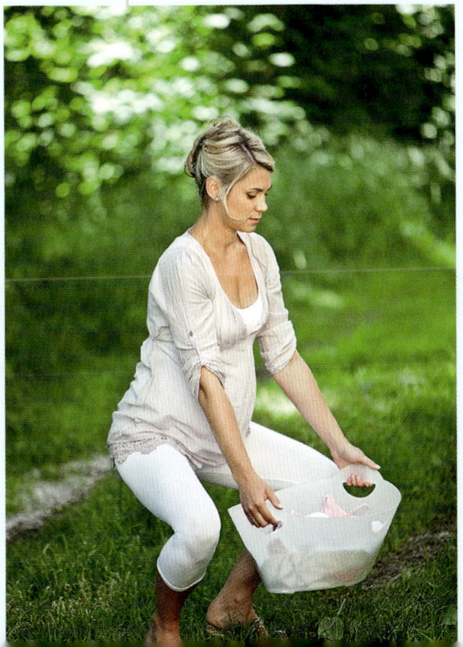

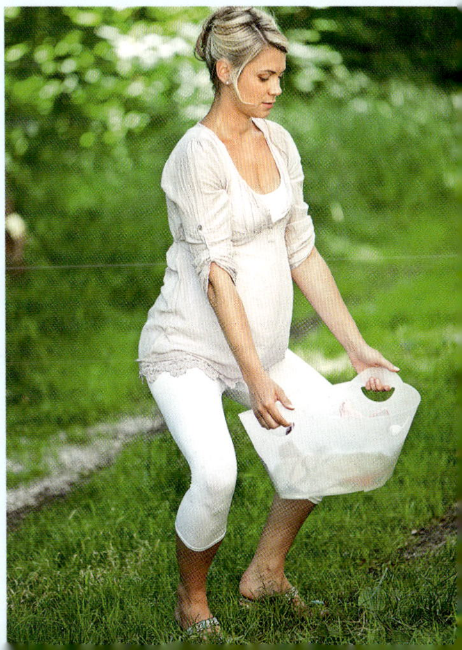

Das Kleine bewegt sich fortwährend, das ist solche Seligkeit. Ich möchte nur fühlen.

Franziska Gräfin zu Reventlow

Renovieren?

Vier bis acht Wochen sollte ein frisch gestrichenes oder eingerichtetes Zimmer auslüften, bevor Baby einzieht. Bei Teppichboden besser nicht die volle Fläche verkleben, sondern nur entlang der Wände. Emissionsarme, lösungsmittelfreie Farben verwenden und als werdende Mama auf keinen Fall selbst ein ganzes Zimmer oder ein großes Möbel streichen!
Gesunde Produkte, vom Kleiderschrank bis zum Wickeltisch, vom Babyfon bis zum Teddybär, tragen Siegel: ein grünes »ÖkoControl« www.oekocontrol.com, ein »Goldenes M« www.dgm-moebel.de oder den »Blauen Engel« des Umweltbundesamts www.blauer-engel.de

Betreff: Putzfimmel

Liebe Caro,
das mit dem Umzug passt doch zu dir. So bist du halt, alles direkt erledigen ☺ Mach dir keine Sorgen: Ich habe noch meinen Cousin und seine Kumpels als »starke Männer« zum Kisten- und Möbelschleppen gewinnen können. Tja, mit dem Kugelbauch kann mir gerade keiner etwas abschlagen, hi hi. Das wird schon alles gut, natürlich auch die Hochzeit – und danach gönnen wir beiden uns erst einmal Wellness, Wellness, Wellness, einverstanden? Philipp ist übrigens gerade ziemlich von meinem Putzfimmel genervt. Hast du das auch? Muss ständig alles super picobello haben – und du weißt, dass ich sonst definitiv nicht so bin … LG Deine Hochzeits-, Putz- &-Umzugs-Expertin Amelie ☺

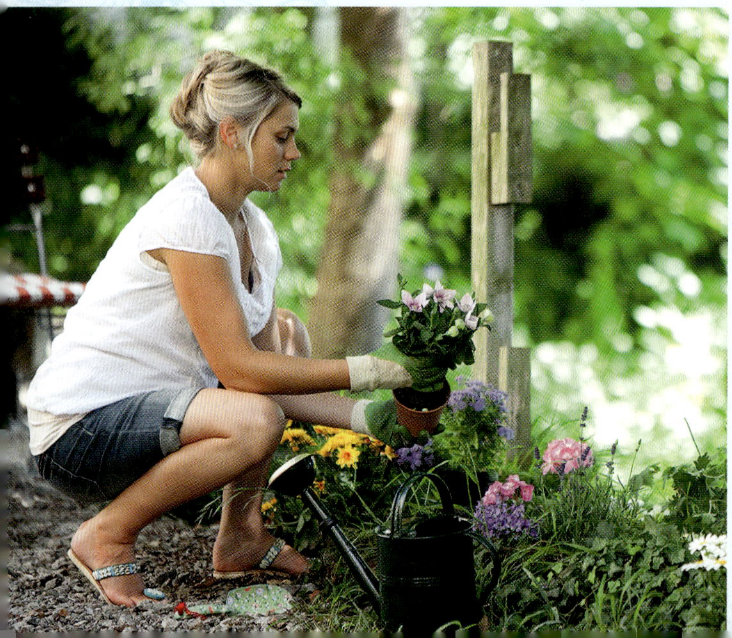

Gartenarbeit

Herrlich, im Garten zu buddeln und dabei an das Baby zu denken! Wo kommt einmal der Sandkasten hin? Beim Pflanzen ist es Zeit, sich über gifthaltige Blüten und Beeren kundig zu machen. Große Liste hier: www.botanikus.de. Und: Gartenhandschuhe tragen, denn jede kleine Hautwunde könnte einen unliebsamen Gast einfangen, wie den Toxoplasmose-Erreger. Außerdem bleiben die Hände schöner, Erde macht die Haut sehr trocken.

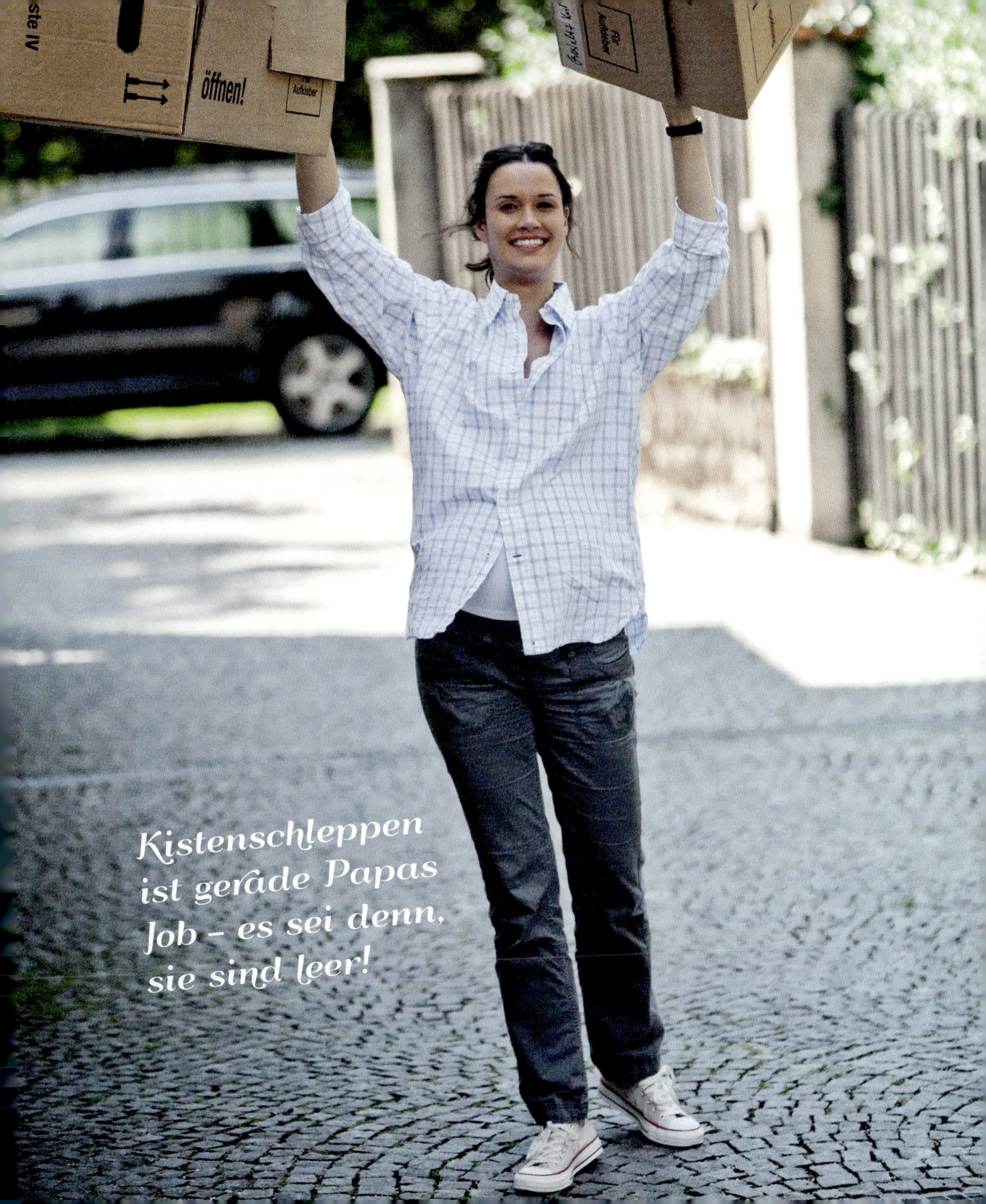

Kistenschleppen ist gerade Papas Job – es sei denn, sie sind leer!

Wir haben nur dich im Kopf

7. Monat | SSW 24+0 bis 27+6

Geburtsgedanken • Wedding Bells • Yoga • Vorsorge • Schöne Beine machen

Der Geburtstermin rückt näher – und damit auch die Gedanken, die dazu in Mamas Kopf schwirren. Gut, dass es noch ein paar Wochen hin ist, so kann sie sich mit Papa zusammen ausgiebig in den möglichen Kliniken oder Geburtshäusern umsehen. Momentan gehen ihr auch ein paar lästige Quälgeister auf die Nerven – Schwangerschafts-Begleiterscheinungen, die sie mit ein paar Tricks jedoch gut in Schach halten kann.

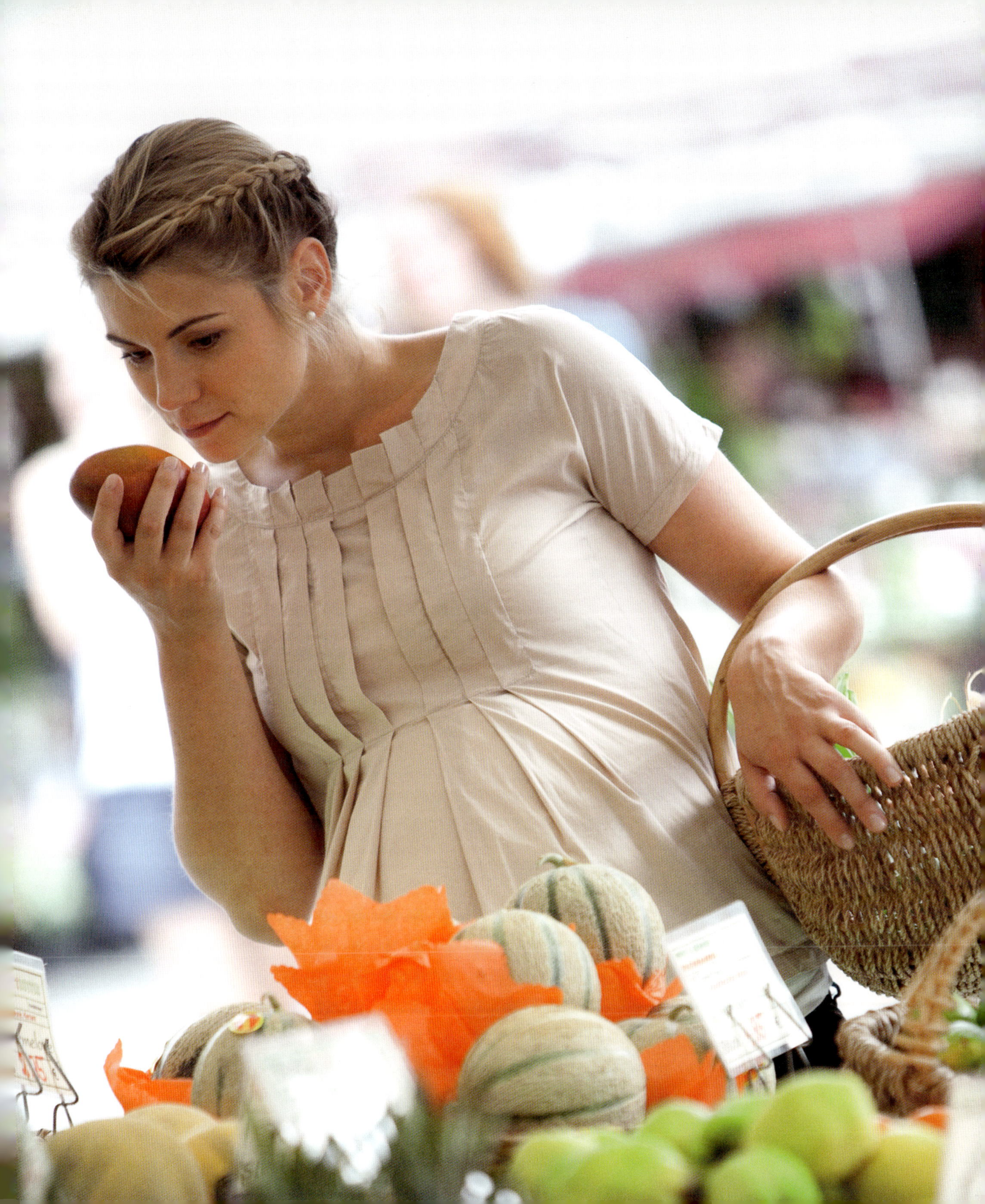

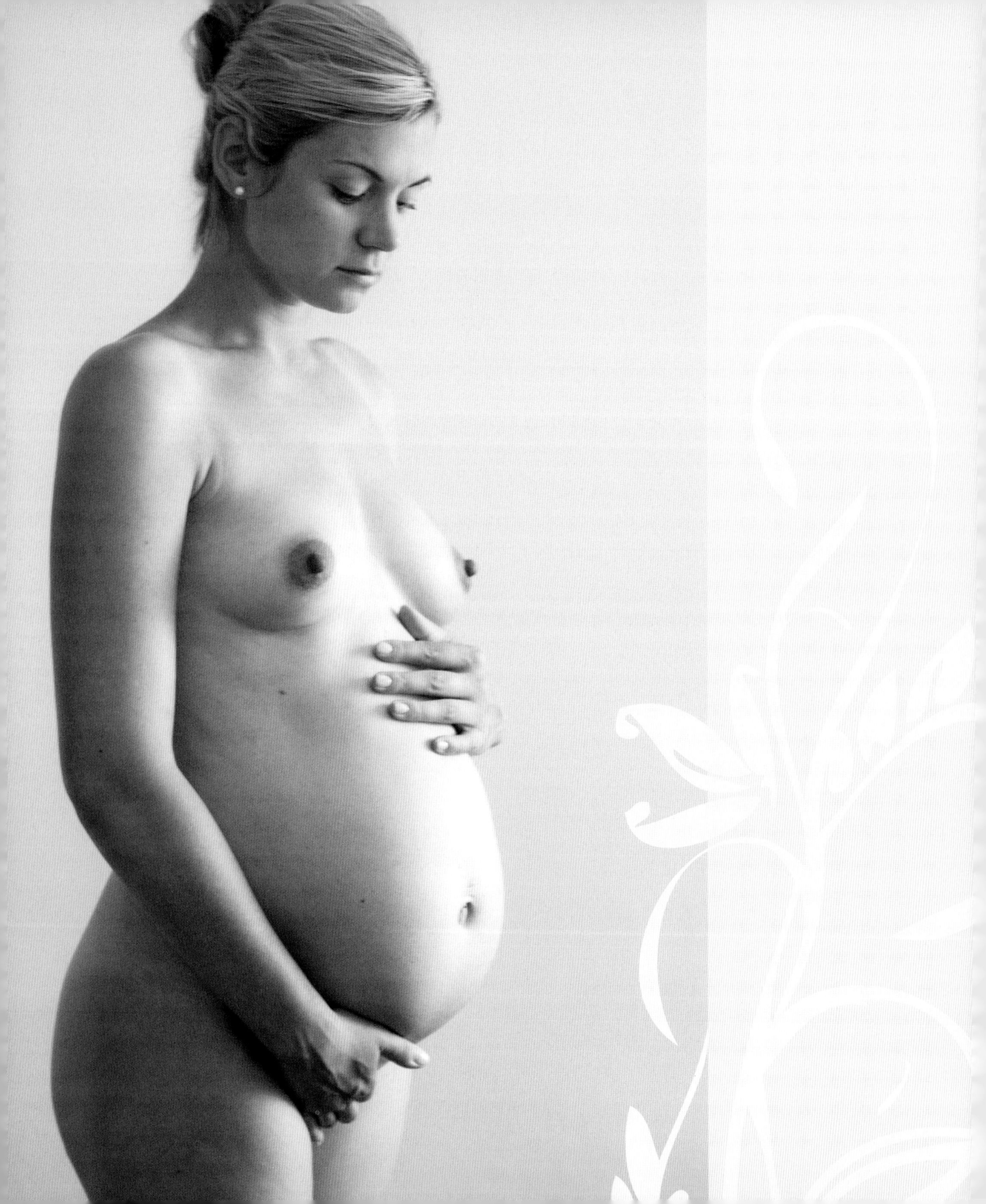

Mama-Body

Körperschwerpunkt: Er verlagert sich durch die immer größere Babykugel allmählich weiter nach vorne. Weil die Wirbelsäule jetzt so flexibel ist, kann sich die Körperhaltung anpassen, doch dieser tolle Balanceakt fordert die Rückenmuskulatur. Yoga, Schwimmen oder Aquagymnastik schaffen wohltuenden Ausgleich.

Füße: Das zunehmende Gewicht drückt auf die Fußgewölbe, so »wachsen« die Füße oft um eine halbe Schuhnummer in die Breite und Länge. Belebend für Füße und Kreislauf: Barfußlaufen, nicht nur drinnen, sondern auch auf Rasen, Sand und moosigem Waldboden.

Ödeme: Sie sind typisch in der Schwangerschaft als leichte Wassereinlagerungen an den Füßen und den Händen. »Schuld« daran sind die Schwangerschaftshormone und das stark erhöhte Blutvolumen, das beständig zirkuliert. Weil dieses für die gesunde Schwangerschaft wichtig ist, wird von Entwässerungskuren heute dringend abgeraten (siehe S. 156), obwohl diese bei Nicht-Schwangeren gegen Ödeme helfen.

Gesunde Venen: Die Venen sind die Blutgefäße, die das Blut aus dem Kreislauf zum Herzen zurückpumpen. Bei langem Sitzen oder Stehen müssen sie besonders schwer arbeiten und machen sich gerne einmal bemerkbar: Dann werden die Beine abends schwer oder kribbeln nachts. Das gehört genauso wie Ödeme und Wadenkrämpfe zu den normalen, kleinen Quälgeistern der Schwangerschaft. Am meisten unterstützt werden die Venen durch leichte Bewegung, weil die Muskulatur dabei einen massierenden Druck auf ihre Wände mit den Venenklappen ausübt (mehr: siehe S. 154).

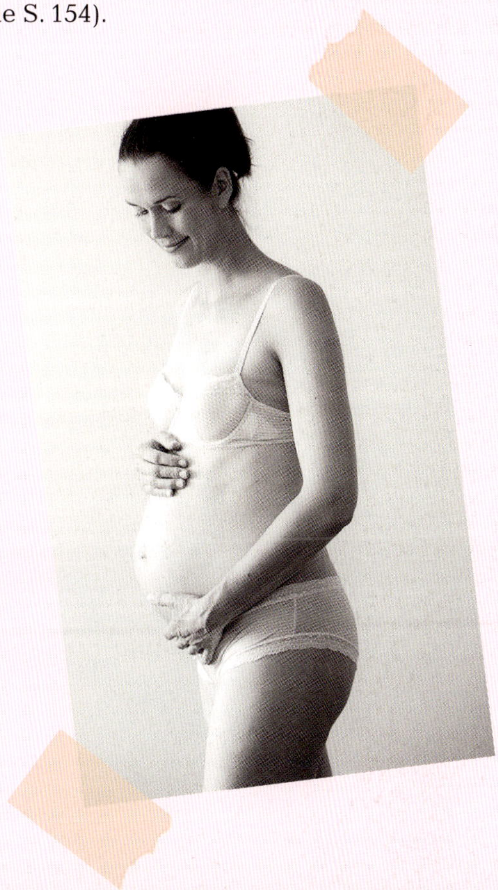

Baby-Body

Woche 25 = SSW 24+0 bis 24+6

Baby: Woche 23 = 155. bis 161. Tag

Nun wird der Bewegungsspielraum für das Baby allmählich begrenzter, einfach weil es so stark wächst. Dadurch sind seine kräftigen Bewegungen für Mama viel deutlicher spürbar – reagiert es tatsächlich schon manchmal auf ihre Stimme? Das Zentrale Nervensystem (Gehirn und Rückenmark) wächst besonders stark in diesen Tagen. Das Rückenmark wird länger und die Wirbelsäule, die es umschließt, ebenfalls. Sie wird dann etwas schneller wachsen, sodass das Rückenmark schließlich nicht mehr, wie im Moment noch, in der Wirbelsäule bis ganz unten reicht, sondern letztlich auf Höhe der Lendenwirbel endet. Ob das Baby bereits jetzt oder erst in etwa sechs Wochen Schmerzen empfinden könnte, darüber sind sich Wissenschaftler noch nicht einig.

Gewicht: 700 g. SFL: 32 cm

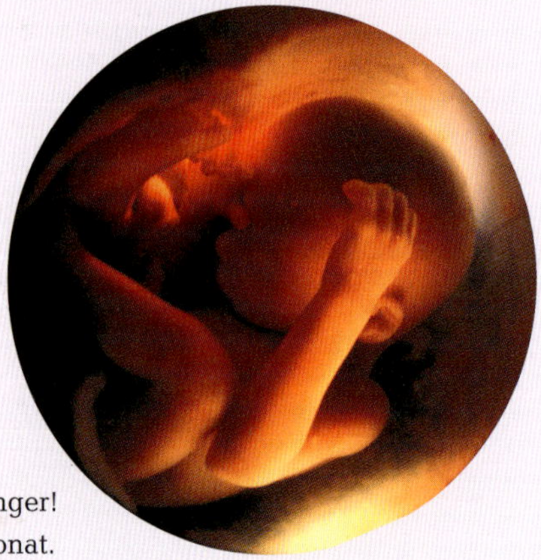

Jetzt wird's enger!
Baby im 7. Monat.

Woche 26 = SSW 25+0 bis 25+6

Baby: Woche 24 = 162. bis 168. Tag

In Babys Lungen ist besonders viel los – eine Vorläuferform der Lungenbläschen entwickelt sich gerade und in ihren hauchdünnen Wänden wächst ein Netz von Kapillaren heran, das sind allerfeinste Blutgefäße. Spezielle Zellen der Lungenbläschen beginnen nun, sie allmählich mit einem lebenswichtigen Oberflächenfilm zu überziehen, dem Surfactant. Nach der Geburt wird sich dieser Surfactant-Film bei jedem Ausatmen – wobei ja die Lungenbläschen jeweils schrumpfen – zu einer stabilen Stützwand verdichten und somit dafür sorgen, dass die Lungenbläschen nicht etwa ganz zusammenfallen. Schon in ein paar Wochen wird dafür genügend Surfactant gebildet sein. Babys, die vorher zur Welt kommen, erhalten es als Medikament im Zuge der künstlichen Beatmung.

Gewicht: 820 g. SFL: 34 cm

Woche 27 = SSW 26+0 bis 26+6

Baby: Woche 25 = 169. bis 175. Tag

Jetzt entwickeln sich die ersten richtigen Lungenbläschen aus der Vorläuferform. Bald wird jedes dieser Bläschen von 1 000 Kapillaren umnetzt und damit zu einem schnellen Austausch der Atemluft fähig sein. Wenn sich beim Atmen nach der Geburt die Lungenbläs-

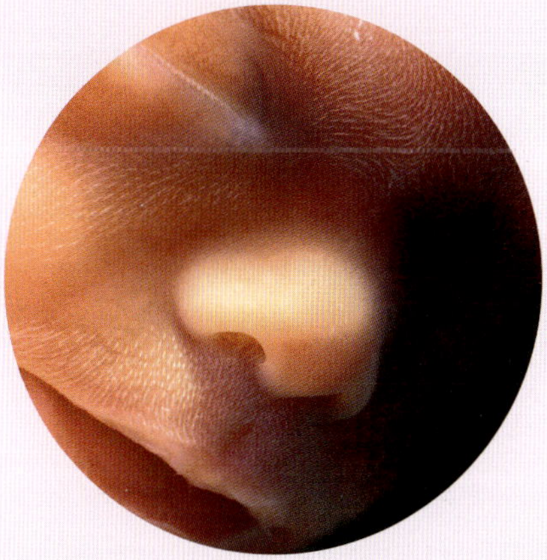

Das Gesichtchen ist komplett entwickelt – nur ein wenig mehr Babyspeck darf's noch sein!

chen wie Mini-Ballons mit Luft füllen, nimmt das Blut in den Kapillaren rasch den eingeatmeten Sauerstoff auf und gibt auf umgekehrtem Weg das Kohlendioxid in die Lungenbläschen ab, das dann ausgeatmet wird. Mit dieser Entwicklung beginnt die letzte Phase der vorgeburtlichen Lungenreifung, die bis zur 35. SSW dauert. Ganz abgeschlossen ist die Lungenentwicklung erst am 18. Geburtstag. Kinder, die in abgasarmer Umgebung aufwachsen, entwickeln gesündere Lungenfunktionen, wie eine Studie gezeigt hat. Vorläufig lebt das Baby aber noch wie ein Fisch im Wasser und »atmet« Fruchtwasser durch seine nun geöffneten Nasenflügel.

Gewicht: 950 g. SFL: 35 cm

Woche 28 = SSW 27+0 bis 27+6

Baby: Woche 26 = 176. bis 182. Tag

Das Gehirn hat einen Trick entwickelt, wie es sich stark vergrößern und an Volumen zunehmen kann, ohne dass der Kopf riesengroß werden muss: Großhirn und Kleinhirn bilden nun Windungen und Vertiefungen aus. Im Großhirn entstehen die wichtigen Furchen und Gräben, die alle spezielle Aufgaben erfüllen. Auch im Bereich des Kleinhirns sind schon alle Windungen und Einsenkungen entstanden. Während dieser Woche löst sich die Verklebung der Augenlider. Durch die gebildeten kleinen Muskeln kann das Baby die Lider nun endlich öffnen und schließen, wie es will – und im rötlichen Halbdunkel der Gebärmutter sehen! Die Bindehaut bedeckt nur noch die Innenflächen der Augenlider und Lidwinkel. Die kleinen Lider sind von winzigen Wimpern geschmückt.

Gewicht: 1 050 g. SFL: 36 cm
(wie eine Champagner-Flasche!)

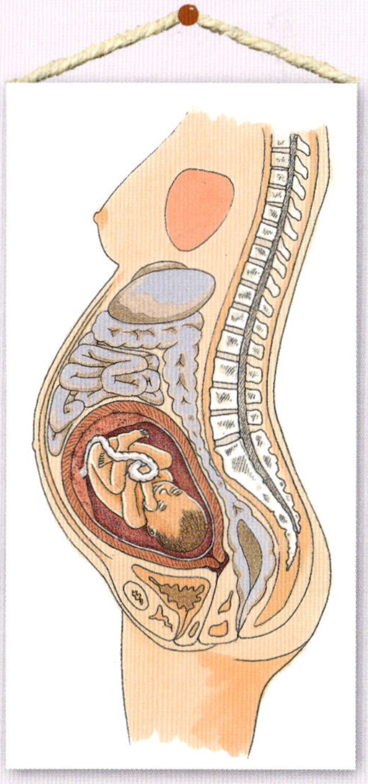

Geburtsgedanken

Im Kopf macht sich die Geburt immer öfter mal breit und das ist gut so. Denn ganz wichtige Fragen stehen jetzt an: Wer wird (gut vorbereitet) dabei sein? Wo soll das Baby zur Welt kommen? Kliniken zu besichtigen empfiehlt sich immer, allein schon für den Notfall.

Klinikabend mit Kreißsaal-Führung

Die Standard-Ausstattung eines modernen Kreißsaals finden Sie auf S. 109 beschrieben. Außerdem gibt es einen ausführlichen Fragebogen, wie ihn viele Eltern zu diesem Abend mitnehmen, als Mam@Plus 1401 zum Ausdrucken und Mitnehmen. Wirklich wichtig sind vor allem drei Fragen:

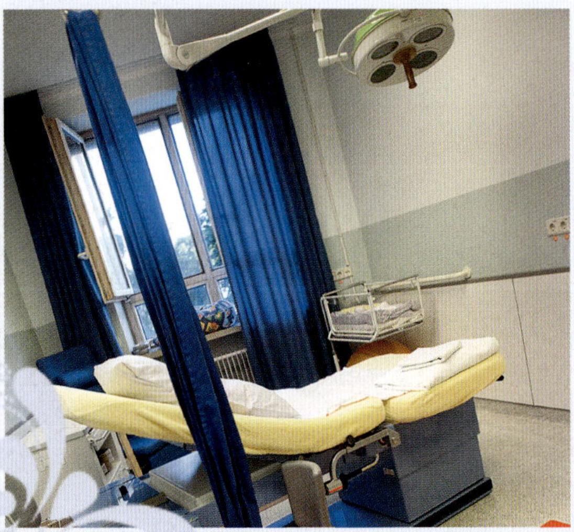

Gefallen uns die »Raten«?

Bitte nicht wundern: So ein Infoabend ist natürlich auch eine Werbeveranstaltung, denn jede Klinik unterliegt heute einem marktorientierten Management. Trotzdem können werdende Eltern einen Eindruck von den Regeln gewinnen, die im Kreißsaal gelten. Diese bestimmt der Chefarzt im Rahmen der betriebswirtschaftlichen und juristischen Maßgaben der Geschäftsleitung. Eine ehrliche Aussage dazu machen die Raten der medizinischen Eingriffe, wie Kaiserschnitt, künstliche Geburtseinleitung, Saugglocke, Dammschnitt (siehe S. 110). Bundesweit kommt man nur bei 6 von 100 Klinikgeburten ganz ohne Eingriff aus, mindestens jede 3. Geburt erfolgt durch Kaiserschnitt. Übrigens: In Bezug auf das Wohlergehen von Mutter und Baby stellten aktuelle Studien keine Unterschiede fest, egal ob Eingriffsraten inklusive Kaiserschnitt hoch oder niedrig sind.

Gefallen uns die Räumlichkeiten?

Welche Bewegungsmöglichkeiten stehen während der Geburt zur Verfügung? Gibt es eine große Badewanne? Ein warmes Bad wirkt am Ende der Eröffnungsphase sehr schmerzlindernd. Ist eine Wassergeburt möglich (siehe S. 177)? Ganz wichtig: Nach den Stunden der

Geburt – wo verbringen Sie die ersten kostbaren Tage und Nächte mit dem Baby? Wie viele Betten pro Zimmer, wie viele Toiletten und Duschen, gibt es feste Mahlzeiten oder offenes Buffet? Wie sind die Besuchszeiten organisiert, gibt es Rooming-in (Baby liegt in Mamas Zimmer), Bedding-in (Baby darf in Mamas Bett), auf Wunsch vielleicht Einzelzimmer oder sogar Familienzimmer (Partner kann sich mit ins Zimmer »einbuchen« – ungefähr wie in einem Hotel)? Wie oft ist eine Stillberaterin vor Ort?

Gefallen uns die Menschen?

Die Wahrscheinlichkeit besteht, dass Sie bei der Geburt auf die jetzt anwesenden MitarbeiterInnen treffen, aber es können auch andere sein – wenn man Glück hat, stimmt die Chemie, wenn man Pech hat, tut sie das nicht. Machen Sie sich ein Bild von der Atmosphäre: Wie gehen die Mitarbeiter miteinander um? Die ÄrztInnen und Hebammen werden während der Geburt kommen und gehen, werden vaginal untersuchen und geburtshilfliche Eingriffe durchführen. Deshalb mal hinspüren: Wie fühlen Sie sich dort? Ein Fallbericht zur Bedeutung der Kommunikation im Kreißsaal: Mam@Plus 1411.

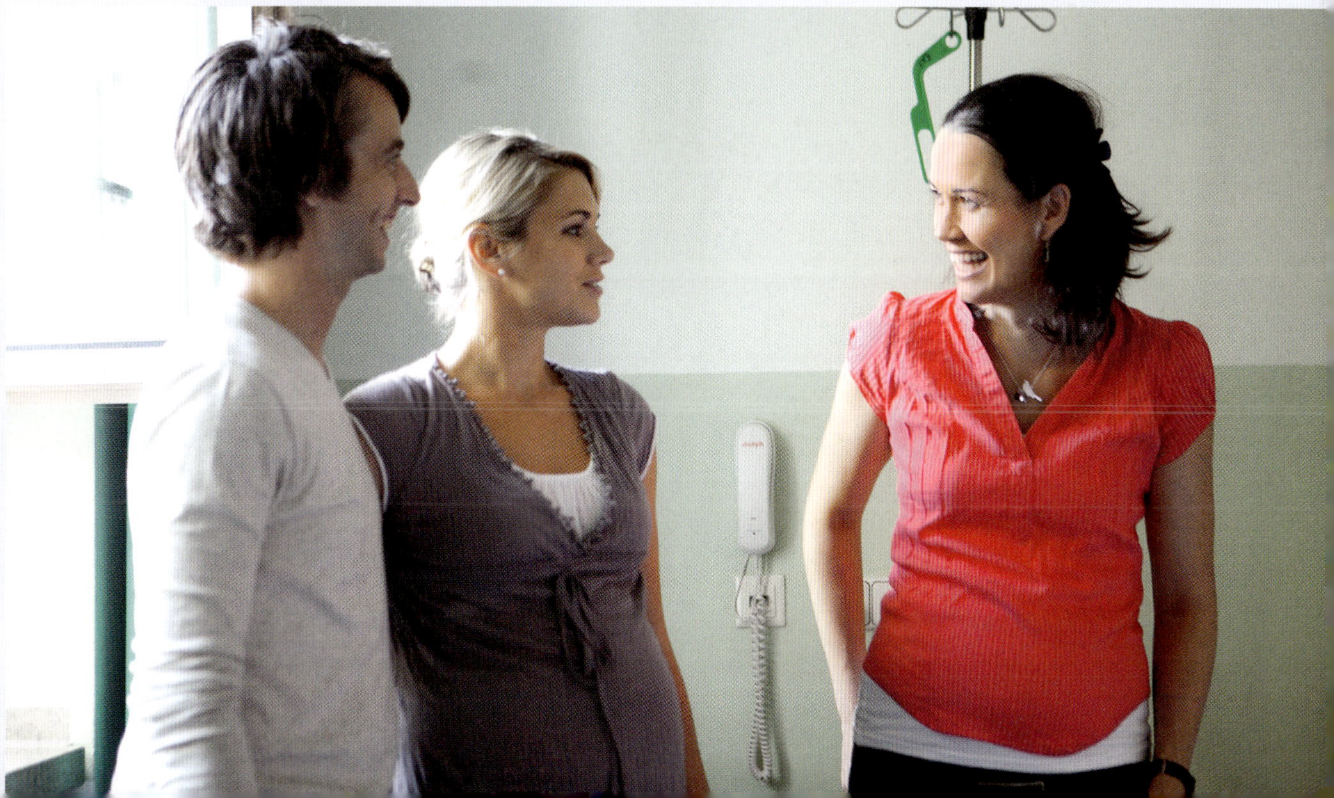

Wedding Bells

Hochzeit – fast zu dritt! Ein gemeinsames Kind ist der allerbeste Grund, um zu heiraten. Finden viele Paare. Und meistern das Kunststück, es noch vor der Geburt zu schaffen.
Ganz in Weiß und rauschendes Fest mit vielen Gästen? Oder die kleinere Standesamt-Variante mit intimer Feier im Familienkreis? Das ist sowieso Geschmackssache.
Hauptsache: viele Fotos. Um sie später dem Kleinen zeigen zu können: Schau, du warst auch dabei, hier drin, ganz nah an Mamas Herz!
Der Heiratsantrag kommt nie zu spät; auch wenn längst alles klar ist, macht er umso mehr Spaß. Lieber Bald-Papa, keine Angst vor »Kitsch« – Rosen, Kniefall, Ring – wann, wenn nicht jetzt?

Betreff: Danke

Liebe Amelie,
jetzt muss ich dir einfach noch mal DANKE sagen! Danke, wie du mir bei der Express-Organisation der Hochzeit geholfen hast!!! Danke, dass du mich an den ziemlich heftigen Tagen davor immer wieder aufgebaut hast, wenn ich dachte, es würde alles in einem großen Chaos enden. Danke, dass du dich abends so lieb um meine Oma gekümmert hast und ihr, auch nachdem sie dir zum 3. Mal dieselbe Geschichte erzählt hat, immer noch lächelnd zugehört hast! Bin so froh, dass es dich gibt ☺ Der Tag war wunderwunderschön!!!!
LG Deine Caro

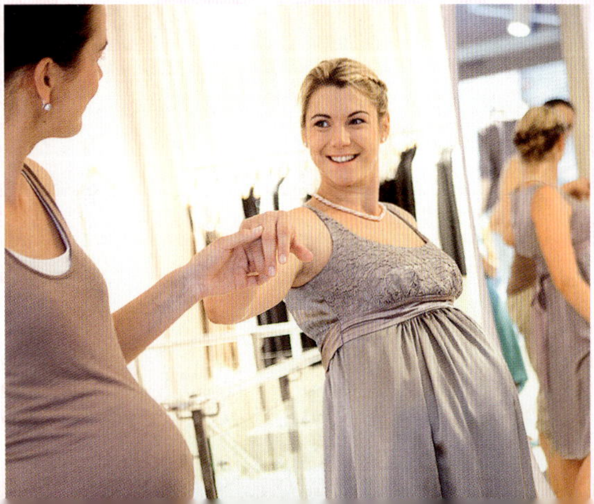

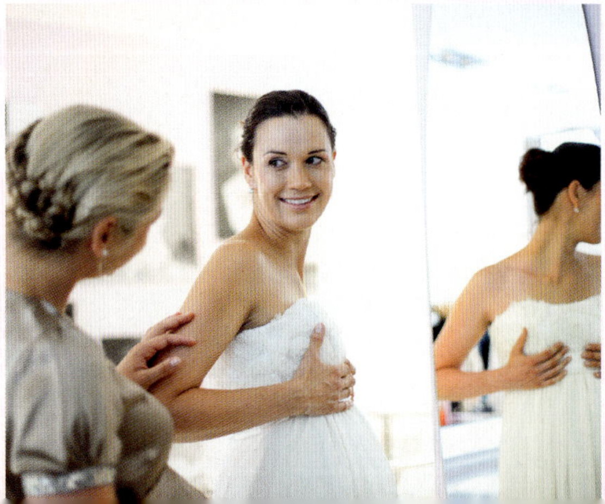

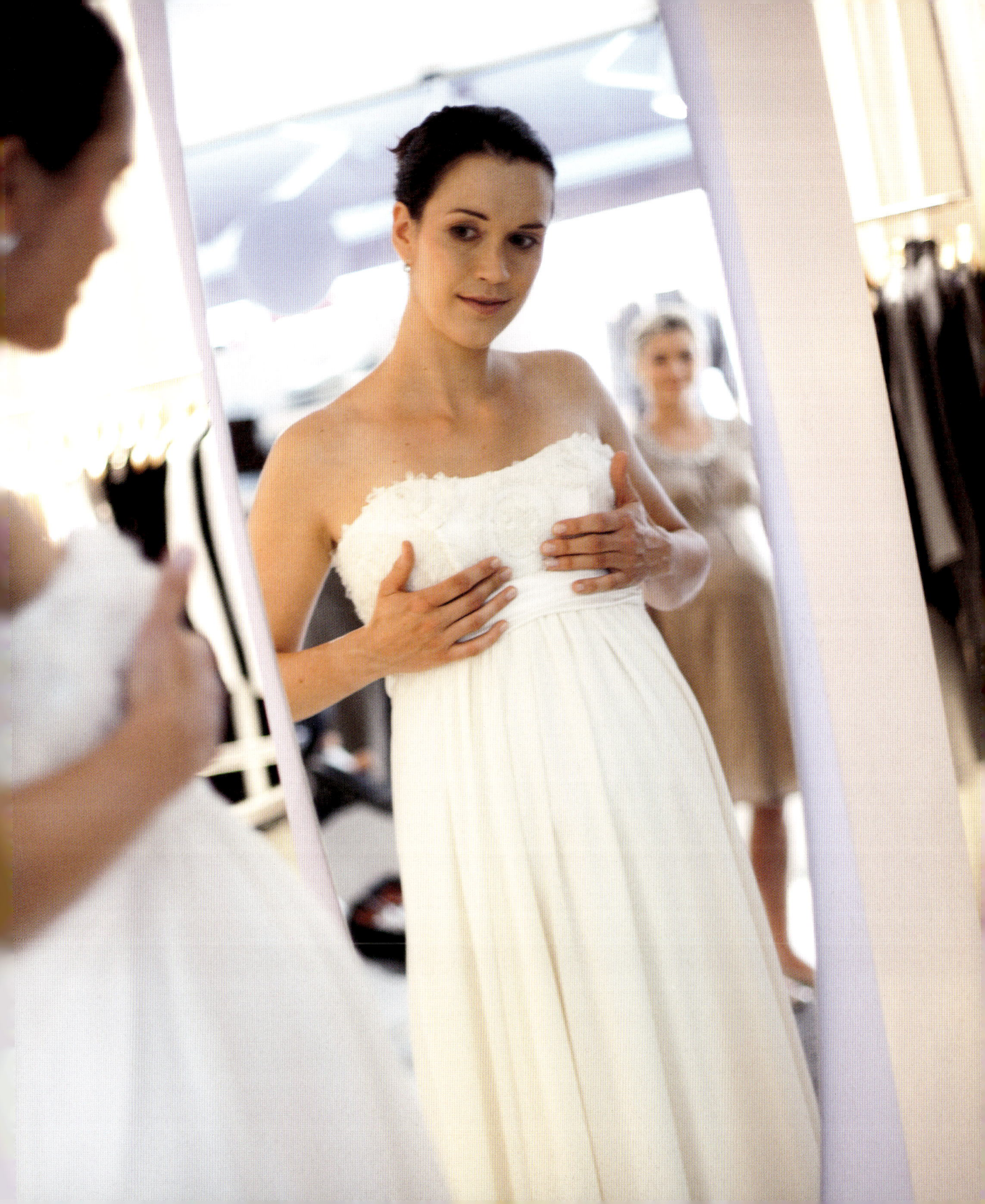

Yoga

Mit Yoga lösen sich Verspannungen, überall bleibt der Körper schön beweglich, Tiefenatmung wird angeregt. Nach einer guten Yogastunde fühlt Mama sich gleichzeitig frisch und tief entspannt.

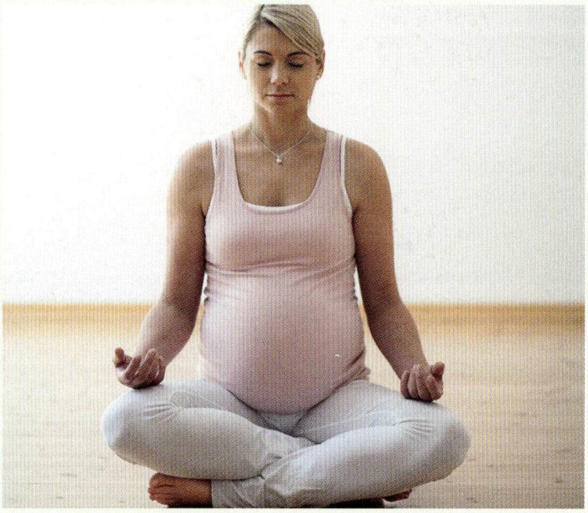

Erst mal ankommen

Im Schneidersitz bequem und still auf einer gefalteten Decke sitzen – gerade hoch genug, dass die Oberschenkel waagrecht, also die Knie nicht höher als die Hüftgelenke sind. Vom Becken her die Wirbelsäule aufrichten: Becken (Kreuzbein) sinken lassen, Brust (Brustbein) heben. Handflächen auf die Oberschenkel legen, Augen schließen, Aufmerksamkeit nach innen lenken – zum Atem und zum Baby. Tief und ruhig ein- und ausatmen. **Entspannen, ankommen.** Nach ein paar Minuten ausatmend Kopf sinken lassen. Mit dem nächsten Einatmen den Kopf wieder heben und die Augen langsam öffnen. Lässt **innere Ruhe** einkehren.

Schmetterling

Fußsohlen flach aneinanderlegen, die Füße so nah wie möglich zum Schambein ziehen. Rücken aufrichten, mit den Händen die Knöchel oder Waden umfassen. Jetzt mit den Knien sanft auf und ab wippen, als wären die Beine Schmetterlingsflügel. **Durchblutet** den Beckenboden, **dehnt** die Leisten.

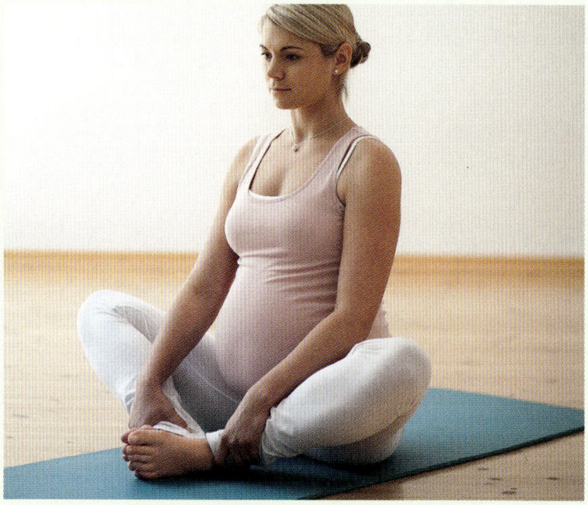

Herz öffnen

Kniend zwischen den Füßen auf einer gefalteten Decke oder einem Yogablock sitzen, die Oberschenkel berühren sich, die Zehen schauen geradeaus nach hinten. Ein kleines Tuch in die eine Hand nehmen und hinter dem Rücken mit der anderen Hand fassen. Die Hände so nah wie möglich zueinander führen – und das Tuch spannen. Beide Ellbogen nach hinten dehnen, das Becken sinken lassen, tief und ruhig atmen. Nach 10 Atemzügen ausatmend loslassen. Auf der anderen Seite wiederholen. **Dehnt die Schultern** und öffnet den **Brustkorb**. Hilft auch bei Sodbrennen. Wer möchte, kann es natürlich auch ohne Tuch versuchen.

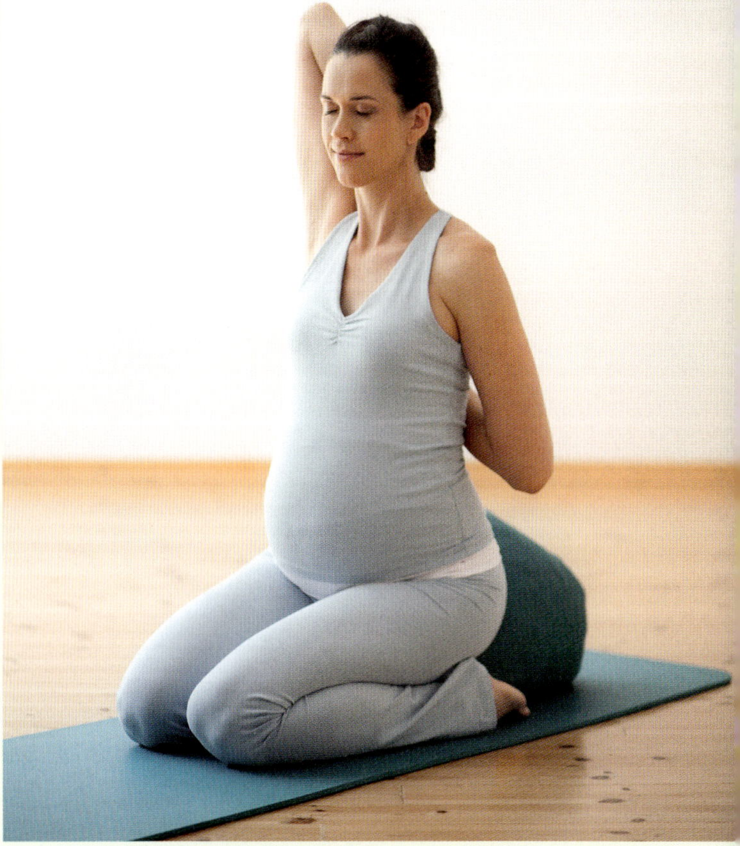

Betreff: AW: Danke

Liebe Caro,
und ich bin froh, dass es dich gibt und wir beide gleichzeitig unsere wachsenden Bäuche bewundern und alle Aufs und Abs teilen können. Ist das nicht auch ein Wunder? Wir beide gleichzeitig Mamas? Ich finde schon!
Du sag mal, geht es dir auch so? Ich mache mir gerade ganz viele Gedanken wegen der Geburt ... Du hast es gut mit deiner Hebamme, aber Philipp schwört halt auf die Klinik, und ich bin ja auch nicht der Geburtshaus-Typ. Aber ich frage mich, was das für Leute sind, mit denen ich dann zu tun hab – letztlich lauter Fremde. Meinst du, das ist einem dann egal? Ich bin seeehr froh, dass Philipp wirklich gerne mitkommt und sich auch für den ganzen Vorbereitungskurs Zeit nimmt! GLG Amelie

Katze

Vierfüßlerstand. Die Knie sind genau unter den Hüften, die Hände unter den Schultern. Finger spreizen. Rücken zuerst gerade, ganz gerade werden lassen. Mit dem Ausatmen runden und den Kopf in Richtung Brust beugen. Beim Einatmen den Kopf heben und leicht den Brustkorb senken. Dabei die Schulterblätter zueinander ziehen. **Lockert und entspannt** den Rücken, entlastet die Wirbelsäule.

Variation: Einatmend mit geradem Rücken gleichzeitig den linken Arm nach vorne und das rechte Bein nach hinten strecken. Ausatmend wieder senken und Seiten wechseln. Die Zehen zeigen dabei leicht nach unten, die Fingerspitzen nach vorne. Einige Male wiederholen.

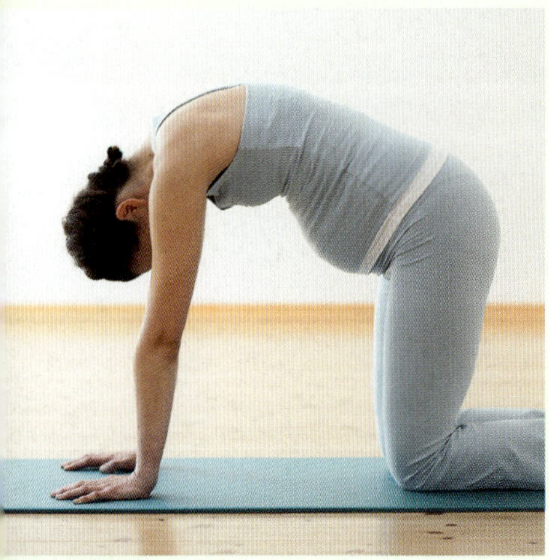

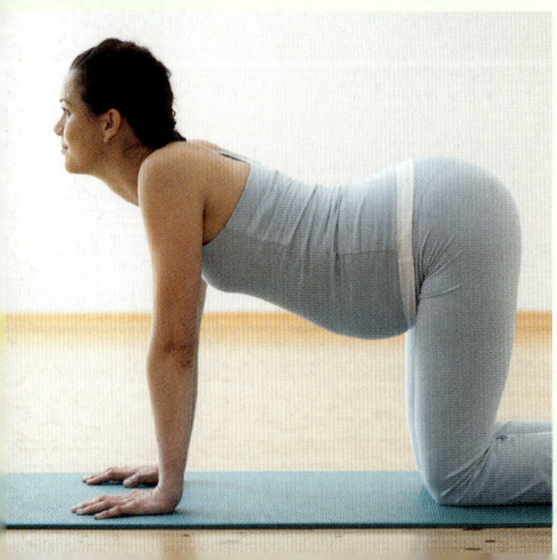

Brücke

Auf dem Rücken liegen, Arme neben dem Körper, Beine im 90°-Winkel aufstellen. Füße nun stark auf den Boden drücken, dabei das Becken und den Rücken so locker lassen, dass sie nachgeben und abheben – zwischen Knien und Schultern bildet der Körper eine gestreckte Hängebrücke. Einatmend Becken und Po noch ein wenig mehr heben. Nach 10 ruhigen Atemzügen die Spannung loslassen, Rücken von den Schultern her abrollen. Einige Male langsam wiederholen. Öffnet das Becken, weitet den Brustkorb, **stärkt den Rücken.**

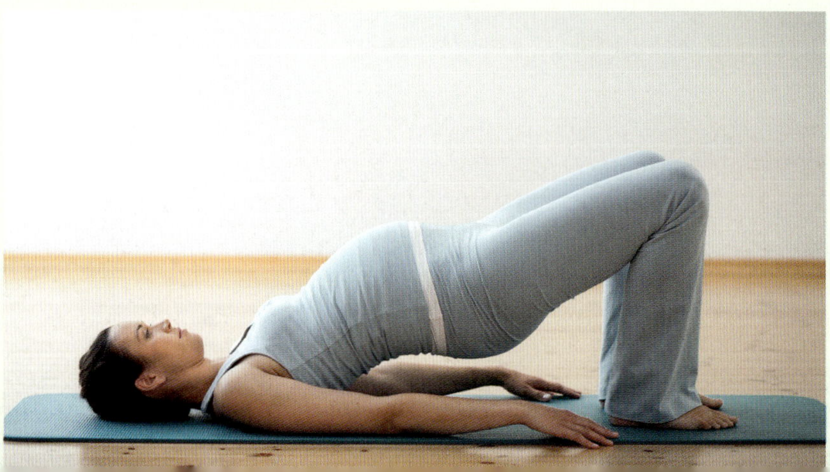

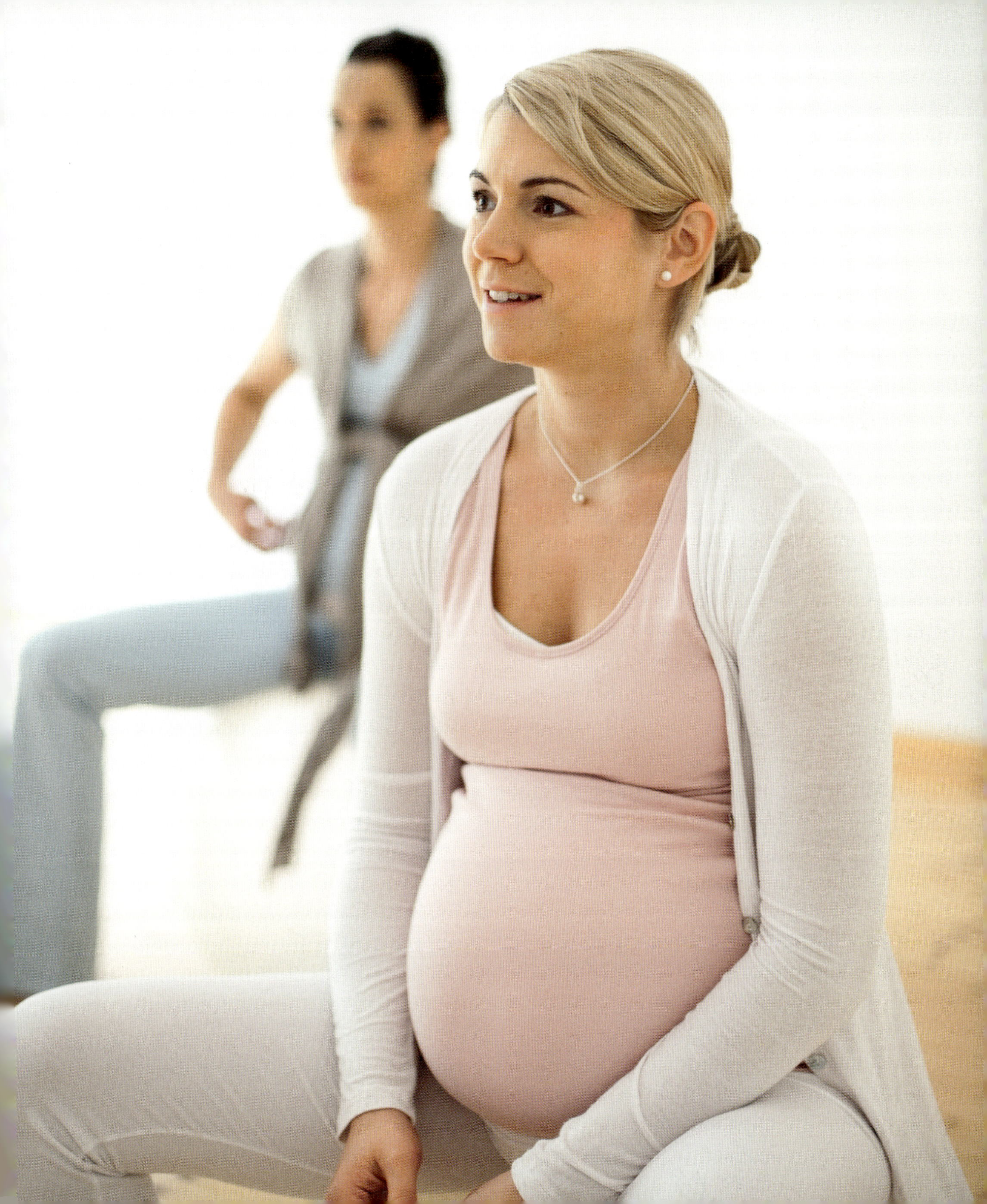

Baum

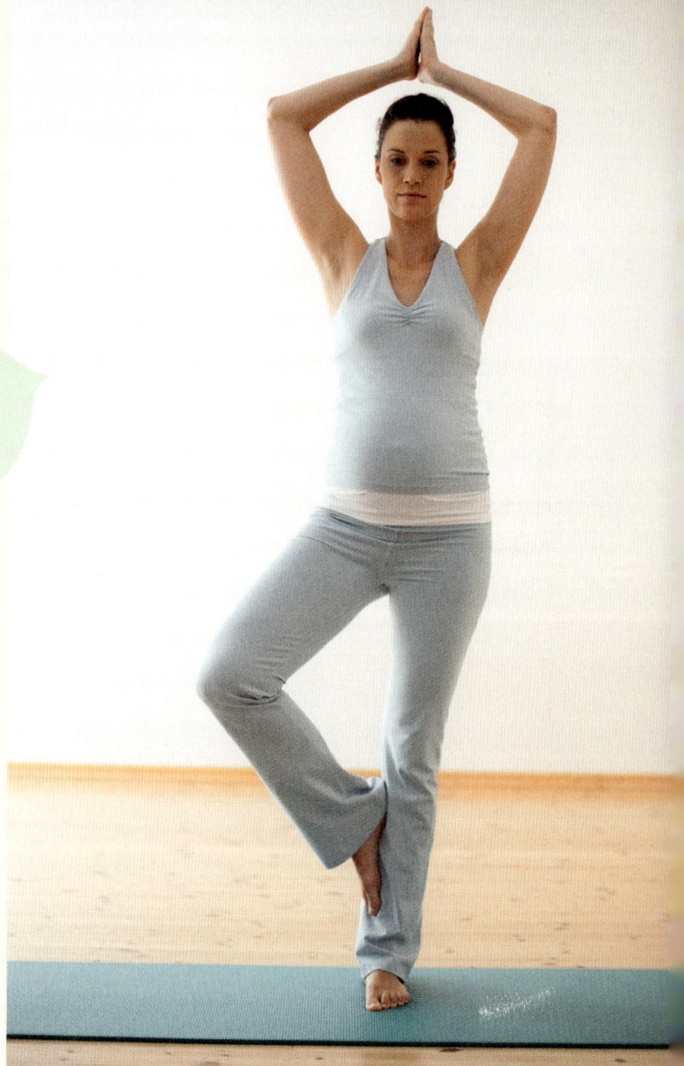

Aufrecht stehen, Füße hüftbreit auseinander. Verwurzeln Sie sich mit der Erde, konzentrieren Sie den Blick auf einen Punkt in Augenhöhe, atmen sie tief und ruhig. Nun das Gewicht auf das linke Bein verlagern und den rechten Fuß an die Innenseite des linken Oberschenkels legen, Zehen nach unten zeigend. Wenn das nicht gut geht: Der Fuß kann auch auf die Wade gelegt werden, jedoch nicht gegen das Knie. Legen Sie die Hände vor der Brustmitte zusammen, sobald Sie Ihr Gleichgewicht gefunden haben. Das fällt schwer? Stützen Sie sich alternativ mit einer Hand an der Wand ab. Bauch und Rücken entspannen, Becken sinken lassen.

Variation bei guter Balance: Die zusammengelegten Hände über den Kopf führen. Die Schultern bleiben dabei entspannt gesenkt. Einatmend strecken, ausatmend das angewinkelte Knie nach hinten dehnen. Nach 10 tiefen Atemzügen die Seite wechseln. Fördert eine gute Haltung, **erleichtert Ischiasbeschwerden.**

Betreff: AW: Danke

Liebe Amelie,
ich weiß ja auch noch nicht, ob ich wirklich ins Geburtshaus kann. Meine Hebamme dort sagt, ich sollte mir eine Klinik für den Notfall ansehen. Ich könnte doch mit euch nächste Woche zu diesem Klinikabend gehen, oder? Ich hab letztens übrigens etwas über eine Doula gelesen. Fand ich interessant. Habe nämlich ein bisschen Sorgen, ob mein Mann (das hört sich vielleicht noch komisch an!) das alles packt. Er ist ja jemand, der immer helfen will, und ich weiß nicht, wie es für ihn ist, wenn er eigentlich nicht viel tun kann. Hoffentlich gehen sie im Geburtsvorbereitungskurs auch viel auf die Männer ein! Machs gut Caro

Ruhestellung

Zum Abschluss legen Sie sich auf die Seite, schließen die Augen und entspannen sich mindestens 10 Minuten lang – wer schnell friert, legt dabei eine Decke über. Am Ende bewegen Sie langsam die Zehen und Finger, dann die Fußgelenke und Handgelenke und schließlich holen Sie tief Luft und räkeln sich kräftig durch. Dann die Augen öffnen und mithilfe der Arme aufstehen.

Lieber einen Kurs besuchen?

Von den Haltungskorrekturen einer Yogalehrerin profitieren vor allem ungeübte Schwangere. Manche Krankenkassen zahlen etwas dazu – einfach mal nachfragen.

Das ist beim Schwangerschafts-Yoga anders

Keinen Druck auf Bauch und Becken, Dehnübungen hier nicht übertreiben; Atem anhalten: allenfalls wenige Sekunden; Umkehrhaltungen (Kopfstand, Schulterstand) empfehlen manche Yogalehrer ab dem 8. Monat nicht mehr. Man möchte nicht riskieren, dass sich das Baby in Beckenendlage dreht.

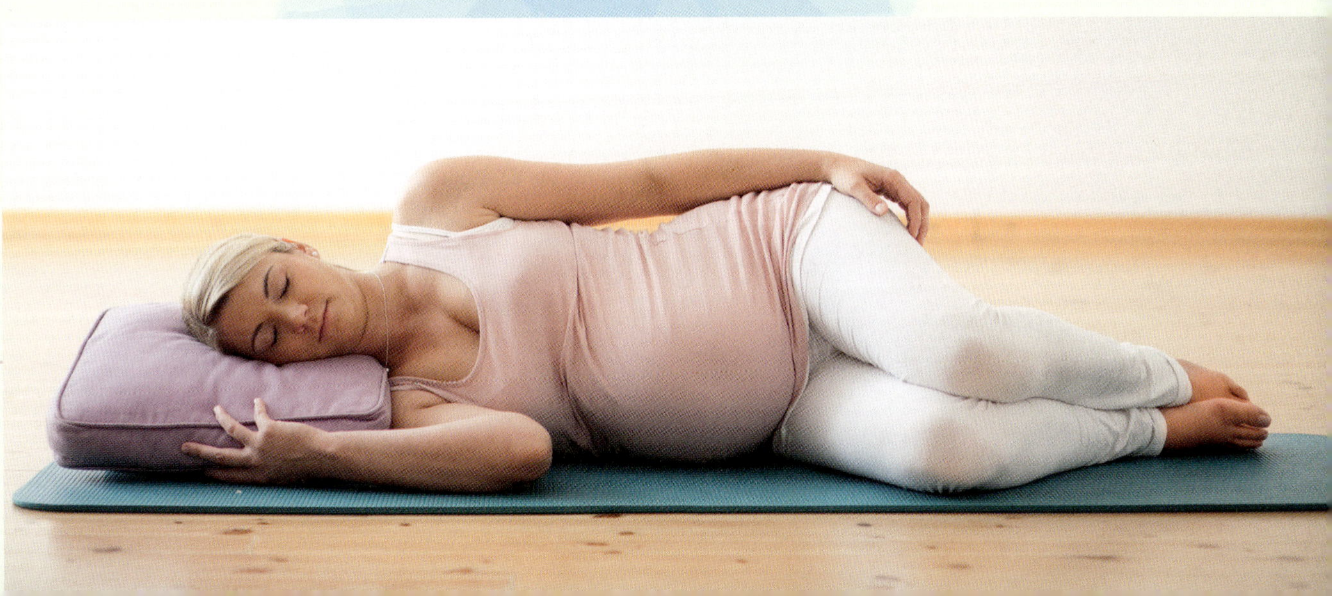

Vorsorge

Bei jedem Vorsorgetermin werden die **Herztöne** des Babys abgehört und seine Herzfrequenz gemessen. Die Hebamme macht dies meist mit dem sogenannten »Dopton«, manche verwenden auch ein Pinard-Hörrohr. Beim Arzt wird meist ein kurzer Ultraschall gemacht. Dabei ist die Herzfrequenz beim kleinen Bauchbewohner höher als bei uns: Zwischen 120 und 160 Schläge / Minute sind ganz normale Werte.

Blutgruppe Rhesus-negativ

Etwa 1 von 6 schwangeren Frauen hat rhesusnegatives Blut, geschrieben: Rh (D)-. Trotzdem kann ihr Baby rhesuspositiv, geschrieben Rh (D)+ sein, wenn nämlich sein Papa dies ist. Dann besteht die Gefahr, dass sich in Mamas Blut Antikörper gegen das Blut des Babys bilden. Früher war das für Babys lebensgefährlich, doch heute schalten Routinemaßnahmen in der Schwangerenvorsorge diese Gefahr vollständig aus: Der mehrmalige Antikörpersuchtest und die vorbeugende Gabe von »Anti-D Immunglobulin« im 7. Monat schützen seine Gesundheit. Was können wir froh sein!

Das höchste Glück im Leben besteht in der Überzeugung, dass wir geliebt werden.

Victor Hugo

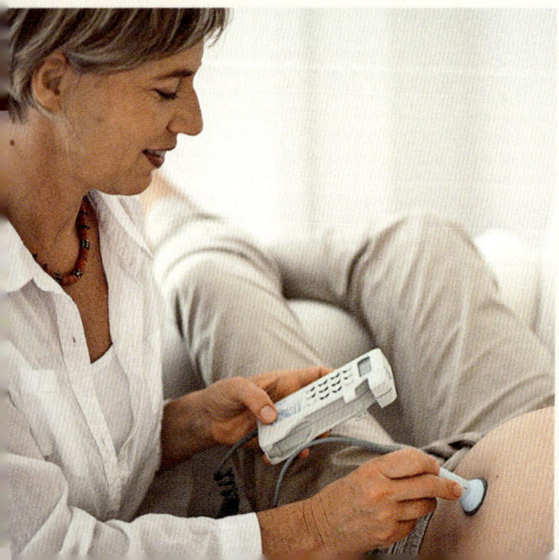

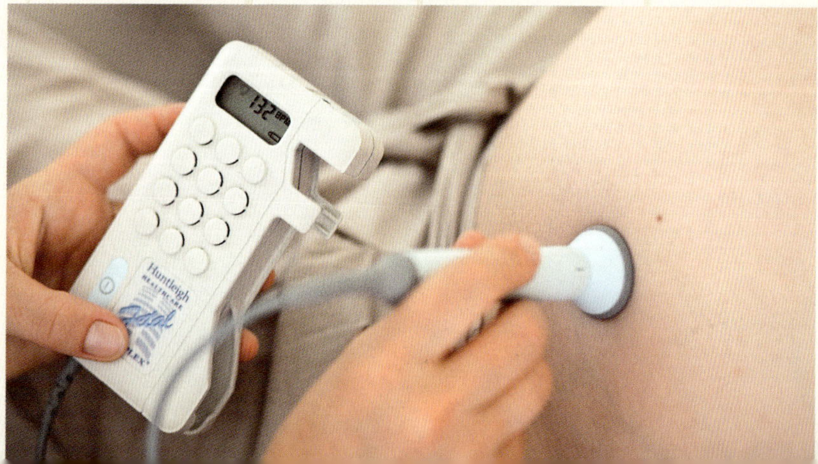

Blutzucker und Diabetes

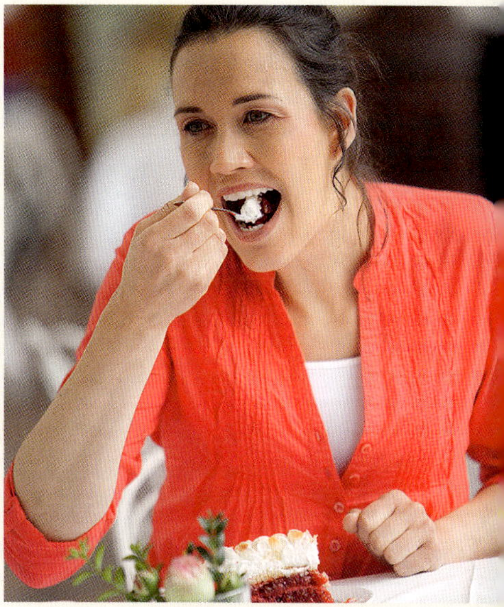

Bei Schwangerschafts-Diabetes kommt es darauf an, sie rechtzeitig zu erkennen, sonst bedroht diese Stoffwechselstörung Babys gesunde Entwicklung: Es wird dann nicht ausreichend versorgt, jedoch sehr groß und schwer und hätte damit das hohe Risiko einer zu frühen (Kaiserschnitt-)Geburt sowie einer eigenen Stoffwechselerkrankung im späteren Leben. Deshalb zählt seit März 2012 der »Zuckerbelastungstest« – kurz »oGTT« für »oraler Glukosetoleranztest« – zur Standard-Vorsorge im 7. Monat.

Wird ein Schwangerschafts-Diabetes festgestellt, muss Mama frühzeitig für normale Blutzuckerwerte sorgen. Das gelingt meistens schon allein durch eine Ernährungsumstellung und regelmäßige Bewegung, wenn früh genug damit begonnen wird. Sonst wird Insulin gespritzt.

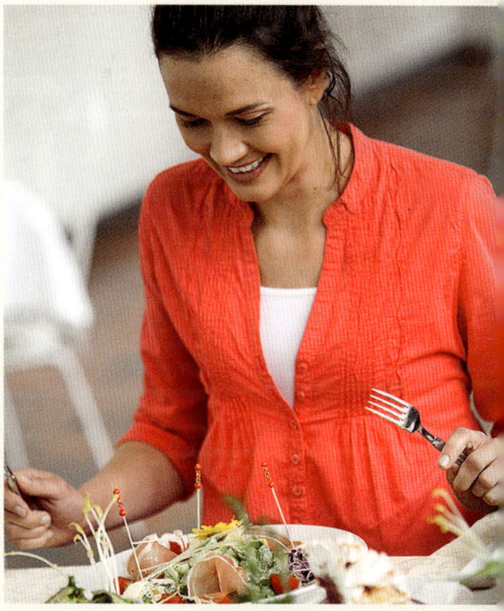

Unser Tipp

Kohlenhydratarm essen: Verzichten auf Süßigkeiten, Gebäck, Weißbrot und Weißmehl (Nudeln etc.), stattdessen Vollkornprodukte, aber nicht zu viel davon. Keine Säfte, stattdessen Mineralwasser mit Zitrone. Weniger Obst, stattdessen mehr Gemüse. **Viel Bewegung:** Regelmäßig kurz nach dem Essen einen kräftigen Spaziergang machen – das ist das Mindeste, ein zusätzliches Sportprogramm wäre aber gut.

Maisbart-Tee: Zusätzlich trägt erfahrungsgemäß eine Tasse Maisbart-Tee vor dem Essen zur Verhütung oder Milderung von Diabetes bei. Maisbart ist das Haar der frischen Maiskolben.

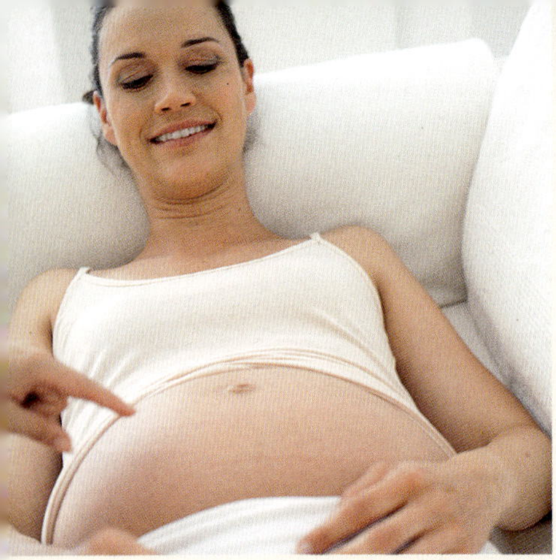

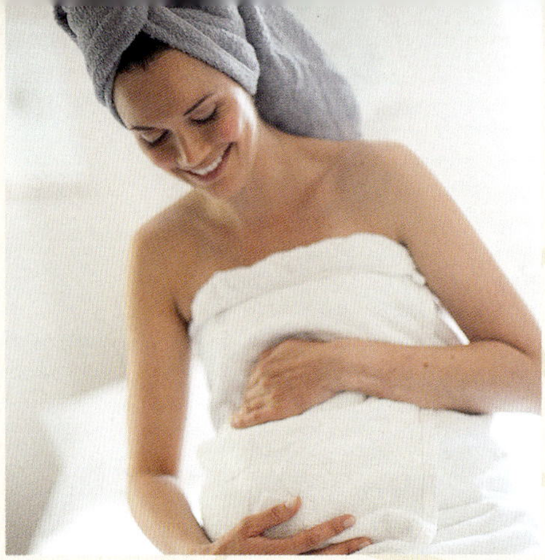

Der Bauch wird hart: Übungswehen

Die Gebärmuttermuskulatur zieht sich zusammen, sie »kontrahiert«. Auch wenn ab und zu der Bauch plötzlich sehr fest wird, würden das manche Frauen gar nicht als Wehe bezeichnen, weil sie keinen Schmerz dabei spüren. Andere bemerken die Schwangerschaftswehen weniger als ein Hartwerden und eher als ein leichtes Ziehen im Bauch, das manchmal in den Rücken ausstrahlt, ähnlich wie Regelschmerzen. Manche Frauen spüren weder das eine noch das andere. Sie nehmen es überhaupt nicht wahr, dass ihre Gebärmutter jetzt schon für die Geburt übt.

Übungswehen (auch Braxton-Hicks-Wehen genannt) sind nicht »muttermundwirksam«: Obwohl die Gebärmutter damit für die Geburt trainiert, bleibt sie weiterhin gut verschlossen, der Muttermund öffnet sich dabei nicht. Dass der Bauch in unregelmäßigen Abständen immer wieder mal hart wird – selbst wenn das 5–10-mal pro Tag vorkommt –, bedeutet keine Frühgeburtsgefahr. »Echte« Wehen hingegen, die den Muttermund öffnen können, kommen regelmäßig, z.B. anfangs 3-mal pro Stunde. Sie werden dabei immer intensiver und der Abstand zwischen ihnen wird allmählich kürzer.

Übungswehen oder vorzeitige »echte« Wehen?

Wenn Sie sich nicht sicher sind, warum Ihre Babykugel auf einmal immer so hart wird, nehmen Sie ein schönes warmes Bad. Hören die Wehen im warmen Wasser wieder auf, war es falscher Alarm. Werden die Wehen stärker, schmerzhafter und regelmäßiger, dann handelt es sich wahrscheinlich doch um »echte« Wehen, die den Muttermund aufdehnen könnten. Sie können gerade nicht in die Badewanne steigen? Dann entspannen Sie sich, so gut es geht – Übungswehen verschwinden bei Entspannung wieder. Häufig treten sie nämlich bei Belastung auf, wenn Mamas sich überanstrengen. Bei Ruhe – hinsetzen, stehen bleiben, hinlegen – ebben diese Kontraktionen sehr bald ab. Echte Wehen hingegen nehmen zu. Bleibt trotzdem Unsicherheit darüber, ob Sie Übungswehen haben oder echte Geburtswehen, dann lassen sie das einfach Hebamme oder Arzt entscheiden: Schließlich können Sie selbst noch keine Expertin in Sachen Wehen sein!

Übrigens: Es gibt u.a. noch zwei weitere »Wehenarten«: Senkwehen (wenige Wochen vor der Geburt, siehe S. 207) und Vorwehen (wenige Tage vor der Geburt, siehe S. 227).

Stopp bei vorzeitigen Wehen

Sind Schwangerschaftswehen zu häufig oder zu kräftig, müssen sie sehr ernst genommen werden, weil die Gefahr besteht, dass sie den Gebärmutterhals vorzeitig verkürzen und eine Frühgeburt in Gang setzen könnten. Wenn es sich tatsächlich um vorzeitige Wehen handelt, erteilt der Arzt oft ein Beschäftigungsverbot, verordnet Schonung oder sogar Bettruhe. Wird es damit nicht besser, ist ein Klinikaufenthalt nötig, denn dann muss ein wehenhemmendes Medikament die vorzeitigen Wehen unterdrücken. Während dieser Behandlung werden Mama und Baby engmaschig beobachtet. Sobald sich alles beruhigt hat, kehrt wieder Normalität ein. Fast. Denn ein bisschen mehr Schonung ist unbedingt angebracht. Vorzeitige Wehen sind meist ein Warnsignal, mit dem der Körper »Langsamer!« sagt. Schwierig ist das, wenn das Baby im Bauch schon ein größeres Geschwisterchen hat … In so einer Situation gibt es meistens Anspruch auf eine Haushaltshilfe, die von der Krankenkasse bezahlt wird. Mit konsequenter Schonung kann die vorzeitige Wehentätigkeit wieder nachlassen.

Schmerzen

Wiederkehrende oder anhaltende Schmerzen im rechten Oberbauch dürfen nie ignoriert werden, in Ausnahmefällen deuten sie auf eine sehr ernste Schwangerschaftserkrankung hin, das HELLP-Syndrom (siehe S. 412). Im Zweifelsfall besser direkt in eine Klinik zur Untersuchung fahren.

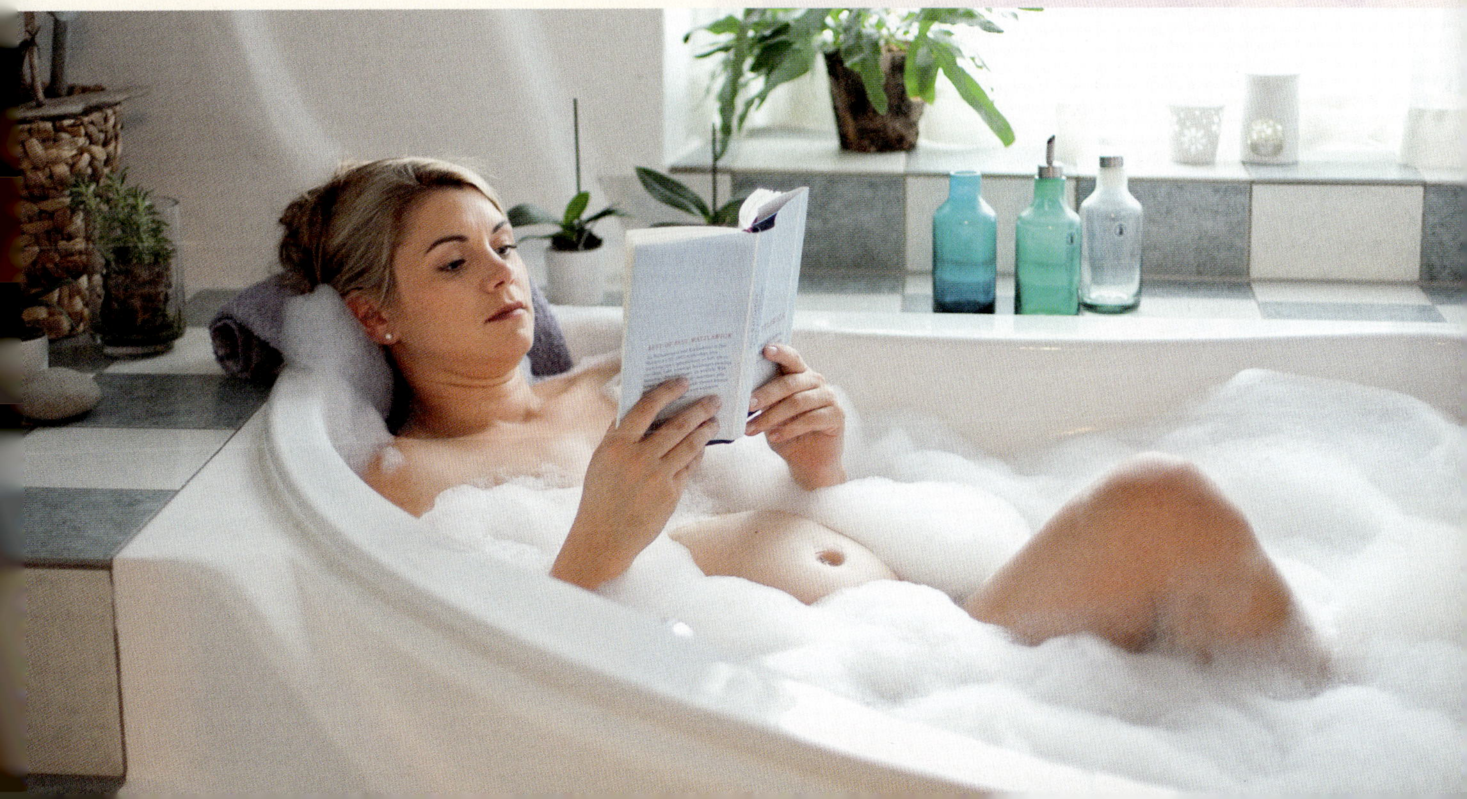

Schöne Beine machen

Beine und Füße verdienen von jetzt an eine Extraportion Aufmerksamkeit, denn sie werden in den nächsten Monaten immer mehr Gewicht tragen. Oft schwellen nun die Knöchel abends an, denn das zusätzliche Blutvolumen macht den Venen Druck. Da könnten sich leicht auch Besenreiser oder Krampfadern bilden, vor allem bei familiärer Veranlagung. Doch mit konsequenter Venenpflege lässt sich das vermeiden – dann bleiben die Beine schön.

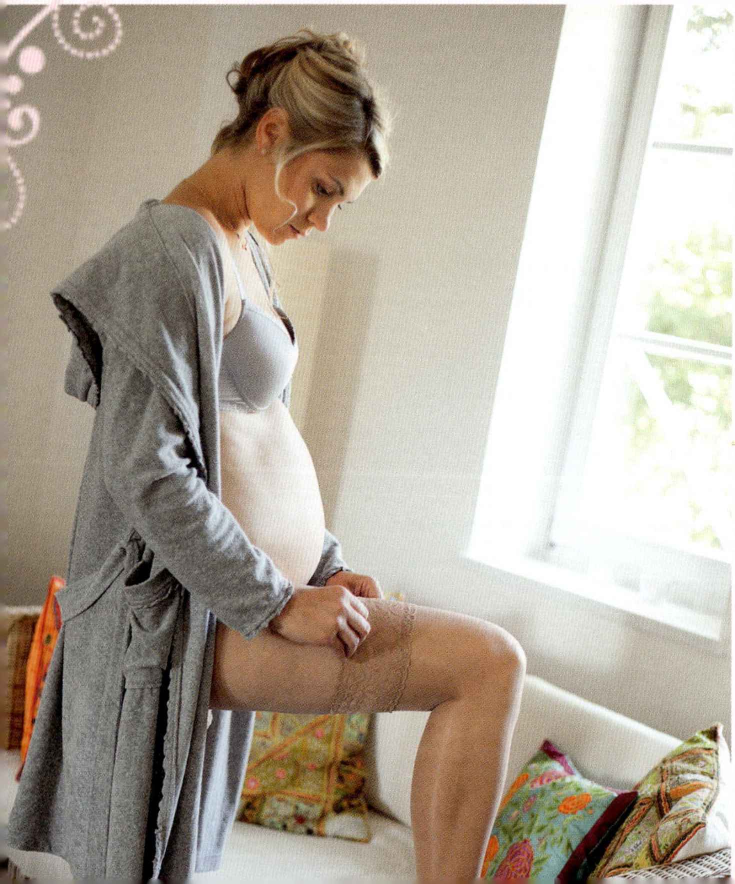

So bleiben die Beine schön

Füße hoch: Die Füße und Beine tragen jetzt so viel, sie dürfen so oft wie möglich hochgelegt werden. Für optimalen Blutrückfluss: Die Füße höher legen als das Becken und immer mal kräftig nach rechts und links kreisen.

Füße bewegen: Bewegung hilft den Venen, es belebt schwere Beine. Beim Sitzen oder Stehen häufig die Zehen einrollen und strecken, Fersen und Zehen abwechselnd stark nach oben strecken. Weitere Tipps: Büro-Yoga, siehe S. 78 ff.

Richtig sitzen: Die Stuhlkante darf nicht in die Kniekehle drücken, sonst Kissen unterlegen oder Füße auf Hocker/Bücherstapel stellen. Beine nicht übereinanderschlagen.

Stützstrümpfe tragen: Verringern den Druck auf die Venen, wenn langes Sitzen unvermeidlich

Krumme Adern

Mit Krämpfen haben Krampfadern nichts zu tun, der Name leitet sich von der mittelalterlichen Bezeichnung »krumpe« = krumme Adern ab.

Betreff: Kugelblitz

Liebe Caro,
oh Mann, komme eben von der Vorsorge und habe beim Wiegen fast einen Schock bekommen! 14 kg zugenommen!!! Fühle mich extrem kugelig und habe heute einen leichten Watschelgang an mir bemerkt … Uff, gerade ist alles blöd. Fühle mich ziemlich unattraktiv! Und wenn ich meine mit deiner Bauchkugel vergleiche … Na ja, der Arzt meinte, ich hätte Wassereinlagerungen, aber alles sei in Ordnung. Frage mich jedoch gerade, ob ich jemals die ganzen Kilos wieder runterbekommen werde. Menno! LG Amelie

Ödeme

Der Grund für diese Wassereinlagerungen: Die erhöhte Blutmenge bedeutet Mehrarbeit für die Venen, die das Blut zum Herzen zurückpumpen. Gerade dort, wo der Weg am weitesten ist – in den Füßen und Händen – entstehen am Ende des Tages Schwellungen – die fleißigen Venen ermüden. Nachts im Liegen muss das flüssige Element nicht gegen die Schwerkraft gepumpt werden, so geht es leichter. Schuhe und Ringe passen morgens meist wieder.

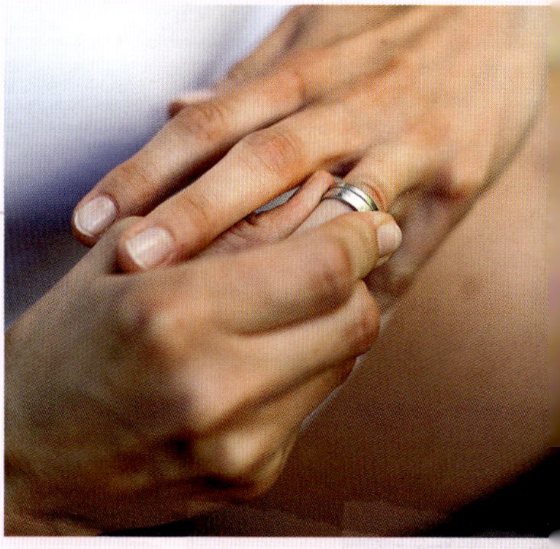

ist, z.B. auf der Reise. Sind schon Krampfadern da, gibt es auf Rezept individuell angepasste **Kompressionsstrümpfe** – sogar in schicken Farben, wahlweise mit Swarovskisteinen und sexy Spitzenrand. Liegend anziehen: von innen nach außen stülpen und faltenfrei hochrollen.

Hydrotherapie: Kalte Güsse von den Füßen zu den Kniekehlen, Wechsel-Fußbäder heiß und kalt, »Tautreten« barfuß im frischen Gras – das kurbelt die Durchblutung der Beine an.

Massagen: Beine morgens mit einer trockenen Körperbürste oder einem Luffa-Handschuh von den Zehen aufwärts rubbeln, zuerst rechtes, dann linkes Bein – da wird der Kreislauf munter. Abends ein pflanzliches **Venentonikum** einmassieren (z.B. Venadoron), hilft auch gegen Wadenkrämpfe.

Vitamin E und Knoblauch: erhalten die Blutgefäße elastisch und gesund. Avocados, Oliven, Nüsse, Pinienkerne sind reich an Vitamin E.

Plötzliche, starke Schwellungen?

Während Fußgelenk-Ödeme in der Schwangerschaft normal sind, gilt das nicht für plötzliche Ödeme im Gesicht, plötzliche starke Ödeme der Hände, v.a. mit Schwindelgefühlen, Kopfschmerzen oder Augenflimmern. Hier muss der Blutdruck gemessen und der Urin anhand eines Teststreifens auf Eiweiß untersucht werden, wegen Verdacht auf eine »Schwangerschaftsvergiftung«, Präeklampsie. Eine solche müsste sofort behandelt und engmaschig betreut werden.

Kurioses

Vier Jahre lang versuchte ein Paar aus Tennessee vergeblich, Eltern zu werden. Als die beiden dann endlich die frohe Botschaft erhielten, dass es geklappt hatte, war die Überraschung groß: Nur fünf Stunden, nachdem Prentice von ihrer Schwangerschaft erfahren hatte, erblickte ihr kerngesundes Kind auch schon das Licht der Welt. Offenbar kommt so eine unbemerkte Schwangerschaft häufiger vor, als man denkt. Eine von 450 Frauen wisse bis zur 20. Woche nicht, in welchen Umständen sie sei. Eine von 2 500 schwangeren Frauen sei sogar bis zur Niederkunft ahnungslos, so *Huffington Post*-Bloggerin Jena Pincott.

Betreff: AW: Kugelblitz

Liebe Amelie,
und ich mache mir eher Gedanken, dass mein Bauch noch nicht so rund ist. Dabei sollten wir uns beide doch einfach freuen, dass alles in Ordnung ist!! Aber ich weiß, wie das ist. Fühle mich manchmal auch alles andere als sexy. Diese dämlichen Krampfadern, die Pigmentflecken im Gesicht, die immer stärker werden, die geschwollenen Füße ... Meine Hebamme meinte übrigens letztens zu mir, dass halt jede Frau und dass jede Schwangerschaft anders sei. Die eine hat so einen Bauch, die andere eben einen anderen. Und wenn wir Mamas sind, nehmen wir uns einfach ganz fest vor, gemeinsam was für die Rückbildung zu machen, das kriegen wir schon hin! Also Kopf hoch, du alte Grübelnase! Komm am Wochenende einfach mit mir zum Schwimmen, da fühlt man sich so wunderbar leicht! ☺ Caro

Das tut gut

Bei längerem Stehen und Sitzen die Zehen viel bewegen. Auf einengende Schuhe und Strümpfe oder Socken mit Gummizug verzichten. Auch starke Ödeme sind ein Grund für Stütz- oder Kompressionsstrümpfe. Abends lindert ein Salzwasser-Fußbad das Spannungsgefühl – anschließend ein venenstärkendes Hautgel einmassieren. Viel trinken, das hält den Stoffwechsel auf Touren, normal eiweiß- und salzhaltig essen. Ehering besser abnehmen und z.B. an einem Kettchen um den Hals tragen, wenn er schon morgens eng sitzt.

Entwässern? Medizinisch wird dringend abgeraten! Entwässern gilt sogar als Risikofaktor für Präeklampsie (siehe S. 414). Also bitte keine Obst- oder Reis-Tage, keine harnfördernden Kräutertees (Birkenblätter, Brennnesseln, Löwenzahn, Schachtelhalm) und keine salzreduzierte Ernährung bei Schwangerschaftsödemen.

Erste Hilfe bei Wadenkrämpfen

Heiße 7: Das Schüssler-Salz Nr. 7, Magnesiumphosphoricum D 6, kann Wadenkrämpfe verhindern: 10 Tabletten in heißem Wasser auflösen. Über den Tag verteilt schluckweise trinken. Jeden Schluck kurz im Mund behalten, es wird über die Schleimhäute aufgenommen.

Die 3 »Must haves« aller Bald-Mamas

Mamas großartige Leistung verdient hin und wieder etwas Schönes als Belohnung. Diese Dinge gehören unbedingt dazu:

Schöne Schuhe: Gönnen Sie sich stylische flache Schuhe zum Hineinschlüpfen – ob Ballerinas, Loafers oder Mokassins. Der Verzicht auf Schnürsenkel, Schnallen und Klettverschluss macht das Leben leichter, weil es nämlich bald mühsamer wird, sich am Bauch vorbei zu bücken.

Frische Düfte: Sie brauchen Düfte, die den Sinnen schmeicheln und Ihr sensibles Näschen unterwegs vor Geruchsbeleidigungen schützen. Beliebt sind leichte Citrusnoten wie im nostalgischen »4711 Kölnisch Wasser« oder im exotischen »Un Jardin sur le Nil« von Hermès. Bei Übelkeitsanflügen hilft das Schnuppern an einem Fläschchen Muskatellersalbei-Öl, z.B. von Primavera.

Gute Kosmetik: Die Haut soll sich jetzt besonders wohlfühlen, glatt und geschmeidig. Aber auf gesunde Inhaltsstoffe kommt es noch mehr an als früher – schließlich wird alles absorbiert, das in Lotions und Cremes enthalten ist. Da ist die Reinheit von guter Naturkosmetik der richtige Luxus.

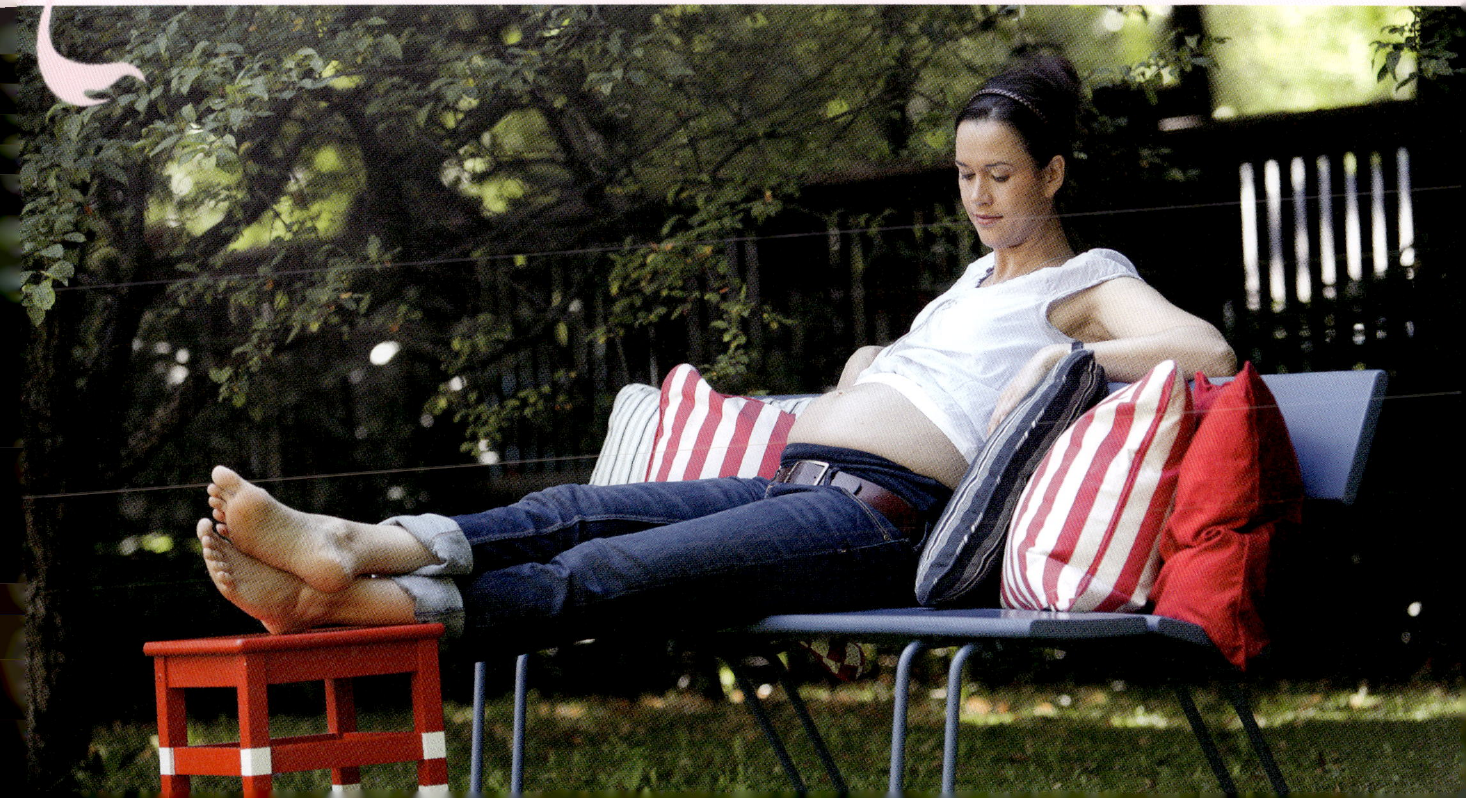

Du bist unser Sonnenschein

8. Monat | SSW 28+0 bis 31+6

Fit durch die Kugelzeit • Lust zu spielen, kleiner Bauchbewohner? • Immer mehr Geburtsgedanken • Nestbau

Mittlerweile trägt Mama ganz schön viel mit sich herum, schließlich beginnt ja auch mit diesem Monat bereits das 3. Schwangerschaftsdrittel. Und ehrlich: Es ist manchmal schon lästig, wenn der Rücken zwickt und die Bauchkugel und Blase einen nicht schlafen lassen. Dafür wird der Kontakt zum kleinen Bauchpiraten immer inniger, denn er turnt, übt, stupst und nimmt die Außenwelt ganz wachsam wahr. Also liebe Mamas und Papas, schmiert schon mal eure Stimmbänder: Baby liebt es, wenn ihr trällert! Und es muss ja kein anderer zuhören …

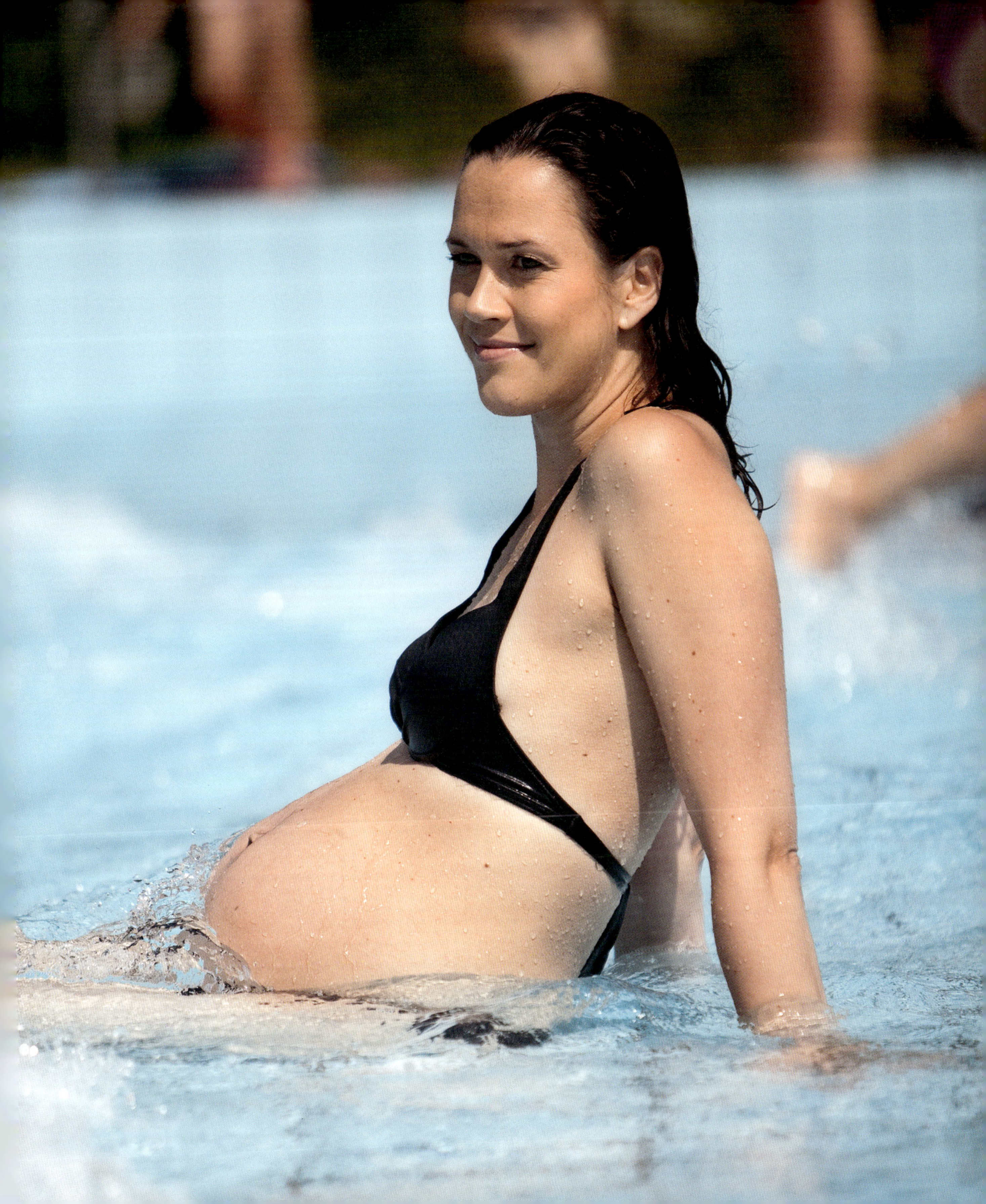

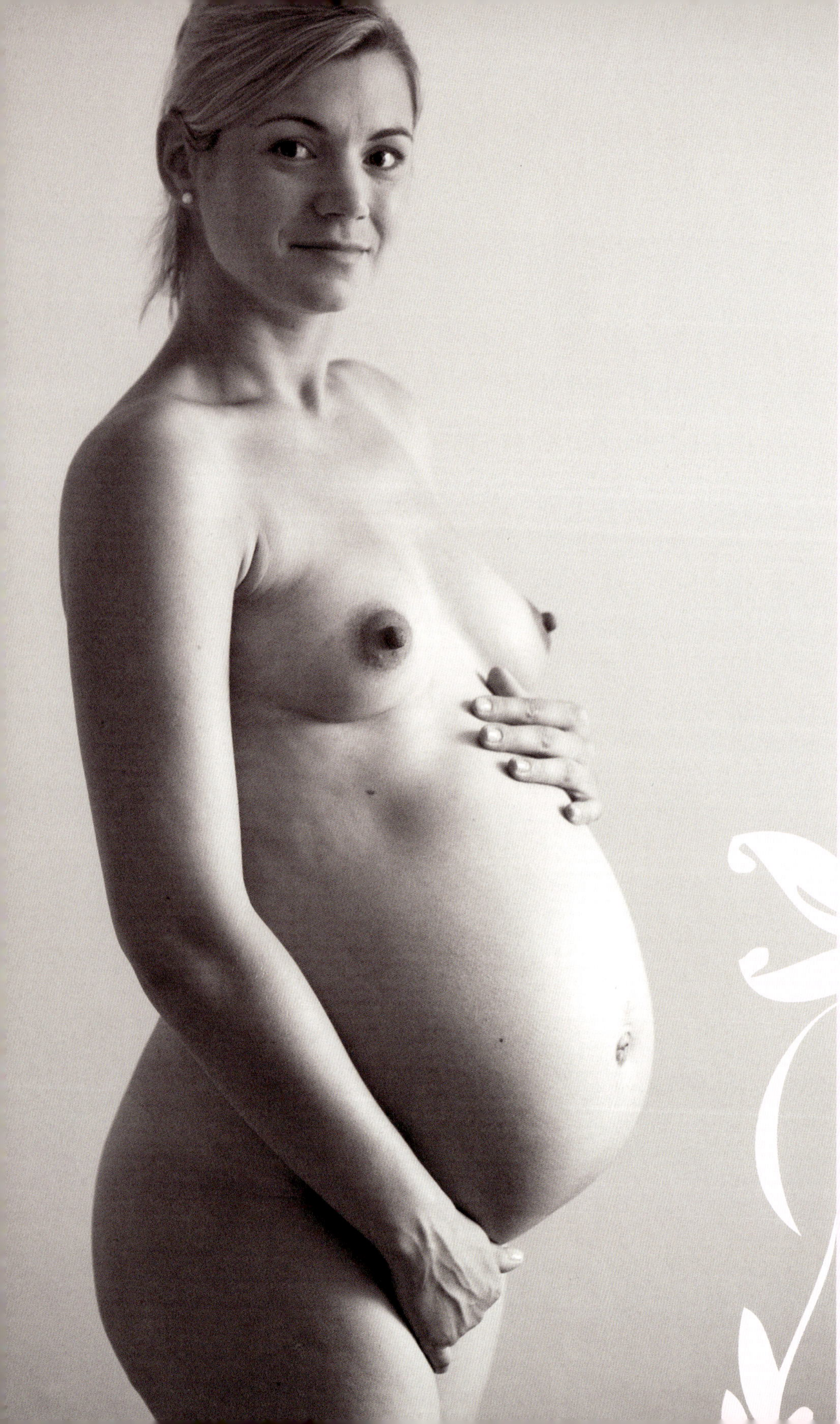

Mama-Body

Bauch: Woche für Woche zeigt sich, wie groß das Baby schon ist: Mamas Nabel wandert immer mehr zur Mitte der sich rundenden Kugel. Spürbar wird Babys Wachstum aber auch, weil Magen und Darm immer weniger Platz haben. Auf alles, was möglicherweise Blähungen verursacht, wird jetzt gerne verzichtet, weil der eingeengte Darm so leicht zwickt und zwackt. Vorbeugend wohltuend ist Kümmel als Gewürz, als starker Tee vor dem Essen oder als abendliches Carum carvi-Zäpfchen (Apotheke).

Schilddrüse: Als eines der wichtigsten hormonellen Organe ist sie jetzt besonders aktiv. Bei bekannter Unterfunktion wird nun häufiger kontrolliert und die Hormoneinnahme engmaschiger angepasst.

Schwitzen: Auch das fördert der Turbo-Stoffwechsel. Zum Glück gibt es Deotücher für unterwegs. Bei starkem Nachtschweiß schläft es sich angenehmer mit einem Badetuch unter dem Laken.

Schlaf: Eine bequeme Lage zu finden wird zum Kunststück. Auch die Blase weckt häufig und der kleine Bauchbewohner turnt am liebsten, wenn Mama gerade schlafen möchte. Helfen kann zum Beispiel ein Abendspaziergang an der frischen Luft – oder ein Schlaf-gut-Tee (siehe S. 167).

Rücken: Rücken- und Steißbeinschmerzen kommen nun häufiger vor. Ursache sind die veränderte Körperstatik und eine Lockerung der Wirbelsäule und des Beckens durch die Schwangerschaftshormone. Was jetzt guttut: Siehe S. 165.

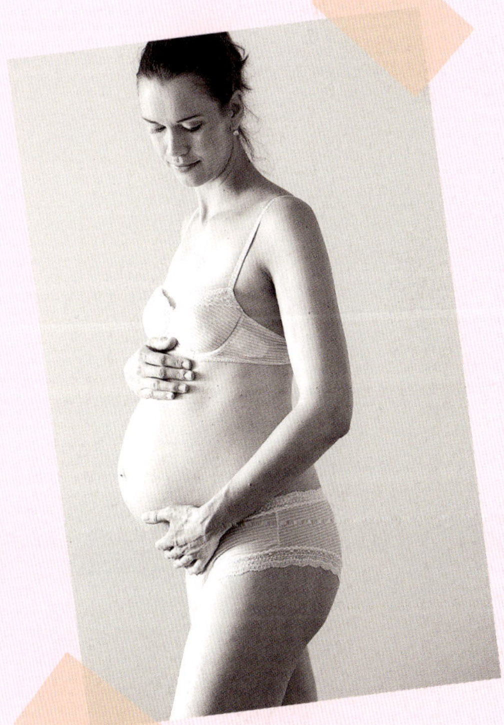

Baby-Body

Woche 29 = SSW 28+0 bis 28+6

Baby: Woche 27 = 183. bis 189. Tag

Babys Geschmackssinn hat zugenommen, und es entdeckt eine neue Vorliebe für das Saugen und Schlucken. Darin bereitet es sich auch auf das Leben nach der Geburt vor, weil es natürlich die entsprechenden Muskeln dabei stärkt und ausformt. In der Muskulatur reifen die Filamente heran, mit denen sich die Muskelfasern bei Anspannung verkürzen, das gibt ihnen jetzt mehr Kraft. Die Lungenreifung macht gerade große Fortschritte in der Gefäßentwicklung und Surfactant-Bildung (siehe S. 138). Damit wird das Baby viel reifer für's Leben außerhalb des Mutterleibs, doch es müsste dort noch ganz schön frieren: Das wärmende Fettgewebe, das am Geburtstermin 16 % des Körpergewichts ausmachen wird, ist momentan erst bei 3 %. Hier legt das Baby in den kommenden Wochen also noch ordentlich zu.

Gewicht: 1 200 g. SFL: 37 cm

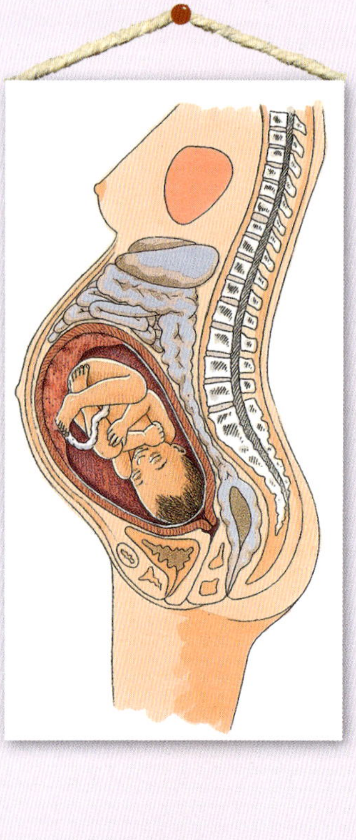

Woche 30 = SSW 29+0 bis 29+6

Baby: Woche 28 = 190. bis 196. Tag

Allmählich übernimmt das rote Knochenmark die Blutbildung und die Milz stellt sie ein. Dieses kleine Organ im linken Oberbauch konzentriert sich fortan auf seine großen Aufgaben in der Bluterneuerung und im Immunsystem. Überalterte Blutzellen und Gerinnungsprodukte werden hier abgebaut, wesentliche Immunzellen (Makrophagen, Lymphozyten, Thrombozyten) gebildet und gespeichert. Wichtiges geschieht jetzt auch in der Zahnanlage: Die Zahnknospen schieben sich tiefer in die Kiefer vor. Die Milchzähne bilden durch Kalkeinlagerung ein erstes Zahnbein. Im Bereich des Zahnhalses beginnt die Zahnwurzelbildung.

Gewicht: 1 350 g. SFL: 38 cm

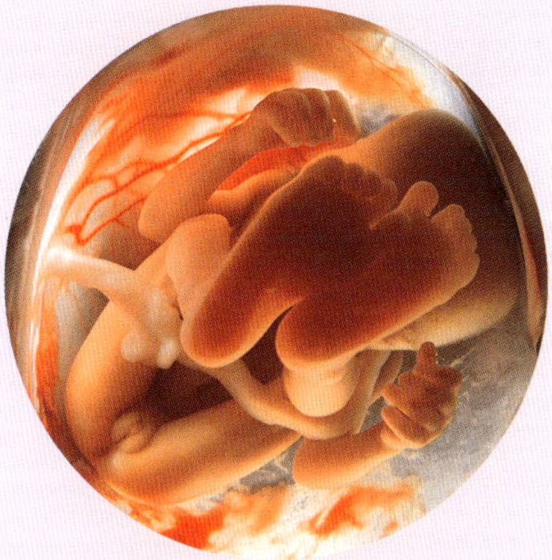

Woche 31 = SSW 30+0 bis 30+6

Baby: Woche 29 = 197. bis 203. Tag

Die Haut bereitet sich mit zunehmender Ausformung ihrer einzelnen Schichten auf die wichtigen Funktionen vor, die ihr als Sinnesorgan und Körperhülle zufallen. Sie ist das größte und funktionell vielseitigste Organ des Körpers: Sie schützt, sowohl mechanisch als auch durch ihren Säureschutzmantel, sie unterstützt bei der Wärmeregulierung und in der Ausscheidung von Stoffwechselprodukten. Das Baby hat jetzt seine Oberhaut (Epidermis) bereits in ihren fünf Schichten aufgebaut, lediglich die Hornschicht ist noch etwas dünner. Unter der Oberhaut hat sich die Lederhaut (Dermis) fertig gebildet, in der die Tastkörperchen und Nervenendigungen liegen, sie dient auch der Ernährung und Verankerung der Oberhaut auf der Unterhaut. Die individuell einzigartigen Hautlinien sind nun an Fingern und Zehen vollständig.

Gewicht: 1600 g. SFL: 40 cm

Woche 32 = SSW 31+0 bis 31+6

Baby: Woche 30 = 204. bis 210. Tag

In der Augen-Netzhaut (Retina) reifen die Photorezeptoren mit ihren Stäbchen und Zapfen von unterschiedlicher Lichtempfindlichkeit. Sie helfen dem Auge, sich auf die verschiedenen Wellenlängen des Lichts einzustellen. Zur Regulierung der Lichtempfindlichkeit hilft auch der Pupillenreflex, der ebenfalls diese Woche entsteht und den Lichteintritt in das Auge regelt: Er verengt von nun an reflektorisch die Weite der Regenbogenhaut (Iris), um die empfindliche Netzhaut bei großem Lichteinfall vor Blendung zu schützen. Am Ohr ist mittlerweile die Ohrmuschel vollkommen fertig. Als Letztes bildet sich jetzt noch das Ohrläppchen aus. Auch ihre endgültige Lage seitlich am Kopf in Augenhöhe nehmen die Ohren nun ein.

Gewicht 1800 g. SFL: 41 cm
(wie Mamas Unterarm)

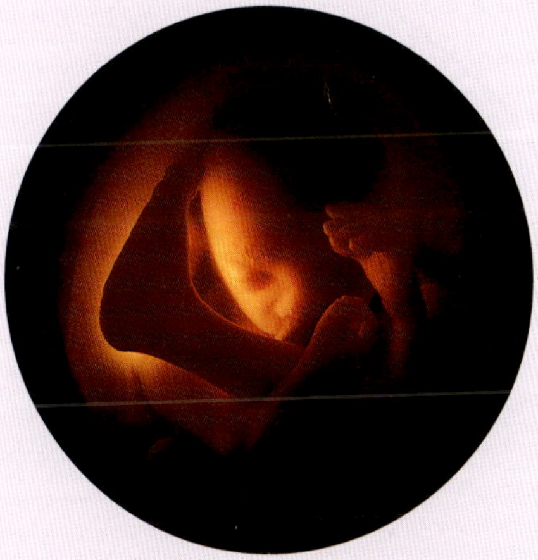

»Little Yogi« in der 31. Woche – OM!
Oben: Es ist … ein Mädchen! Wirklich!

Fit durch die Kugelzeit

Die milderen Ausdauersportarten – Radfahren, Walken, Schwimmen – tun gerade jetzt so gut, weil sie den Kreislauf gleichzeitig entlasten und stärken (gilt übrigens auch für Ausdauertraining im Studio). Mehr: Mam@Plus **1641.** Schon 2-mal täglich 10 Minuten kräftigen Muskulatur und Herz, senken Bluthochdruck und Diabetes-Risiko, vermeiden Übergewicht (sogar beim ungeborenen Baby), machen den Kopf frei, entspannen und heben die Stimmung. Wassergymnastik soll laut einer brasilianischen Studie sogar die Geburtsschmerzen deutlich reduzieren.

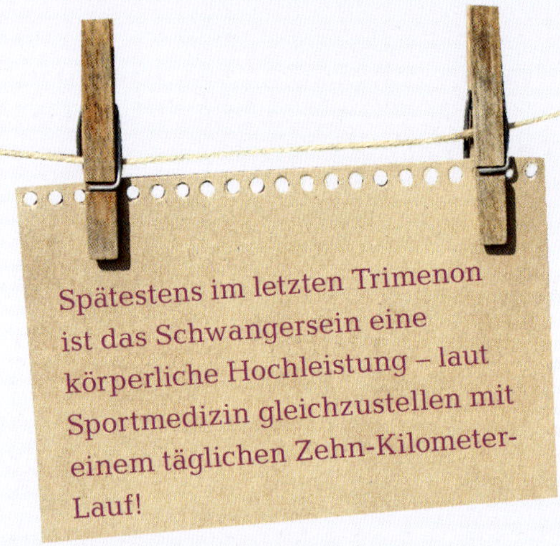

Infektionsgefahr im Wasser?

Ist in den streng kontrollierten, öffentlichen Bädern gering. Über die Wasserqualität von Flüssen und Seen informiert das örtliche Gesundheitsamt oder für ganz Europa, inklusive Meere und Ozeane, die European Environment Agency unter: www.eea.europa.eu/themes/water/status-and-monitoring/state-of-bathing-water/bathing-water-data-viewer

Fitness im Wasser

Aqua-Fitness und Schwimmen sind einfach ideal in der Schwangerschaft. Der Auftrieb fördert die Beweglichkeit bei geringer Belastung für Wirbelsäule (Bandscheiben!), Bänder und Gelenke. Schwimmen stärkt die Rumpfmuskulatur, damit gibt es weniger Haltungsschäden durch die jetzt veränderte Körperstatik. In der Wärme des Wassers lockern sich die Muskeln, werden Nacken und Schultern entkrampft und Rückenschmerzen lassen nach. Wassersport ist bis zum Entbindungstermin erlaubt, die Wassertemperatur sollte jedoch nicht unter 20 °C und nicht über 30 °C liegen. Da kann der Körper besser entspannen und kühlt auch bei langsamen Bewegungen nicht aus. Danach rasch in etwas Trockenes schlüpfen, keine Blasenentzündung riskieren. Meerwasser tut übrigens gut – und macht so wunderschön leicht!

Gutes für den lieben Rücken

Im Stehen: Kein Hohlkreuz machen! Bei längerem Stehen: Leicht die Kniescheiben nach oben und das Kreuzbein nach unten ziehen, Po und Bauch locker.

Massage für zwischendurch: Mit einem Tennisball unter der schmerzenden Stelle an die Wand lehnen, mit leichtem Druck durch kreisende (oder Auf-und-Ab-)Bewegungen massieren. Massageanleitung (z.B. für Papa ☺): Mam@Plus 1651.

Übung mit Pezziball: Vor einem Pezziball knien, Oberkörper, Kopf und Arme darauf ablegen. Den Ball nach vorne rollen, bis Arme und Rücken gestreckt sind, dann wieder zurück.

Wärme: Eine Wärmflasche ans Steißbein legen, abends die Stelle heiß duschen oder einfach schön warm baden.

Stützgurt: Kann wohltuend sein und das Becken entlasten, vor allem bei langem Stehen, Sitzen oder wenn Zwillinge unterwegs sind. Es gibt verschiedene Varianten vom Slip mit eingearbeitetem Gurt bis zum orthopädischen »Symphysengürtel«. Kann zuzahlungsfrei verordnet werden.

Osteopathie: Eine sanfte Behandlung zur Entspannung und Haltungskorrektur im Bereich der Wirbelsäule und des Beckens. Auch gut für das Becken zur Geburtsvorbereitung. www.osteopathen.org

Professionelle Massagen: Können zur Schmerzlinderung vom Arzt verordnet werden. Dabei wird die Muskulatur entspannt, die Durchblutung gefördert und der Lymphfluss angeregt. Für Rückenmassage auf der Seite liegen.

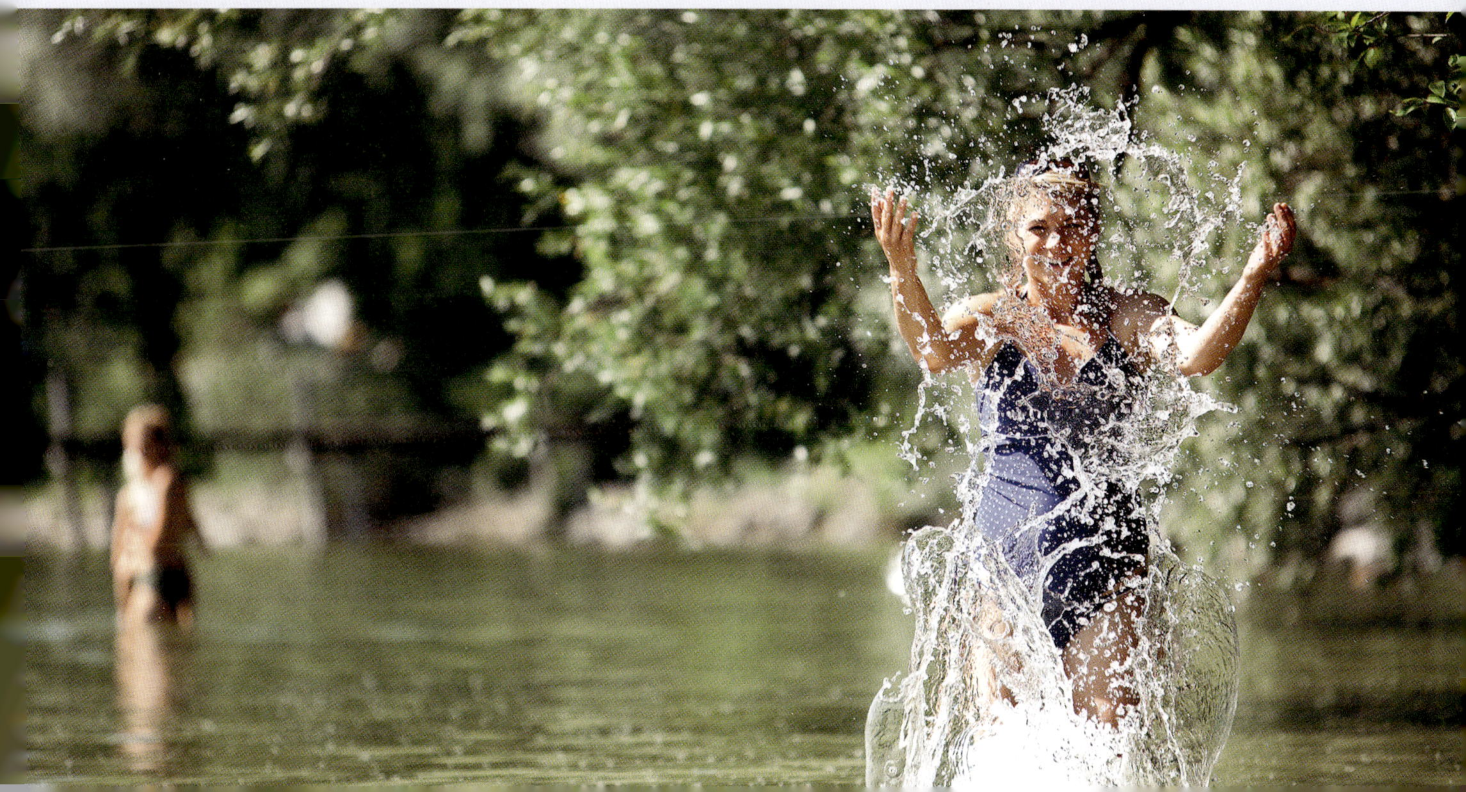

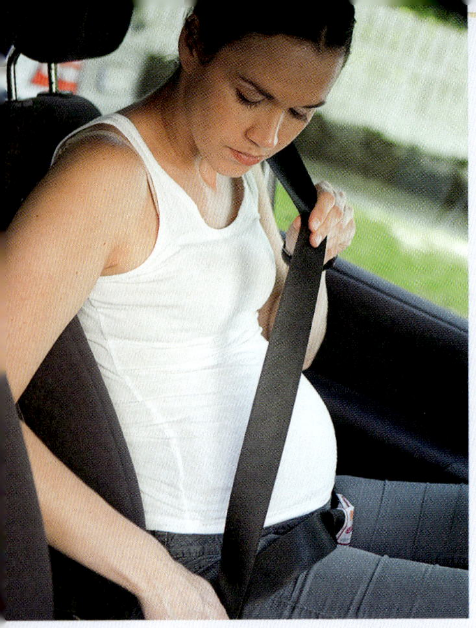

Betreff: Zwick, zwick …

Hallo Caro,
hast du auch ständig »Rücken«? Das neeeervt! Philipp massiert abends immer fleißig (hatte er übrigens vor der Schwangerschaft nie Lust zu – ob ich es ihm wohl auch für nach der Schwangerschaft »angewöhnen« kann?) ☺ Aber gleich am nächsten Morgen wache ich wieder vollkommen verspannt auf. Grrr! Wälze mich nachts immer von einer zur anderen Seite und finde keine vernünftige Schlafposition. Hast du da einen Trick? Aber genug gejammert! Schwangerschaft ist ja schließlich keine Krankheit – sagt mir meine Oma immer. Und die muss es ja wissen (bei vier Kindern ☺) Alles Liebe Amelie

Autofahren mit Baby-Bauch

Wie lange darf man eigentlich am Steuer sitzen? Es gibt Mamas, die mit Auto sogar noch selbst in die Geburtsklinik fahren! Doch je größer der Bauchumfang, desto schwerer wird es, genügend Abstand zum Lenkrad zu halten und die Pedale gut bedienen zu können. Sicherer ist dann die Fahrt mit öffentlichen Verkehrsmitteln oder auf dem rechten Hintersitz in einem Taxi.

Richtig anschnallen

Keiner der beiden Gurtteile sollte *auf* dem Bauch liegen. Den Beckengurt stramm zwischen Bauch und Oberschenkel ziehen, den Schultergurt locker zwischen Brust und Bauch legen. Ein Gurtadapter, z.B. »BeSafe«, hilft in den letzten Monaten, den unteren Gurt zu fixieren.

Doch nicht nur der Gurt muss richtig sitzen, sondern auch Mama: Rückenlehne möglichst steil stellen und die Kopfstütze so, dass die Oberkante auf Scheitelhöhe abschließt. Nicht zu nah am Steuer sitzen, sondern ca. 25 cm Abstand zwischen Bauch und Lenkrad einhalten. Airbag eingeschaltet lassen, er bläht sich nur im Kopf- und Brustbereich auf und schützt vor einem Stoß nach vorne. Außerdem reagiert er bei einem Unfall schon vor dem Sicherheitsgurt und mildert dessen Druck.

Unser Tipp

Filme gucken! Hier zwei wunderbar rührende Dokumentationen:

- *Babys*, Regie: Thomas Balmes. Von der Geburt bis zum ersten Schritt: Vier Babys auf vier Kontinenten.
- *Der erste Schrei*, Regie: Gilles de Maistre. Wie ein Baby in Afrika oder Alaska, im Klinikum oder im Slum zur Welt kommt.

Vorsorge

Von nun an gibt es alle 2 Wochen einen Vorsorge-Termin und dadurch mehr Gelegenheit, Fragen zu besprechen. Um SSW 30 herum steht laut Mutterschaftsrichtlinien die dritte Ultraschalluntersuchung auf dem Plan. Dieses Mal sind Babys Wachstum und seine Versorgung im Mittelpunkt. Ein Augenmerk liegt nun auch bei jedem Termin auf seiner Lage in der Gebärmutter. Sollte das Baby in einer geburtsungünstigen Lage verweilen, würde man ab SSW 34 versuchen, es umzustimmen (siehe S. 200). Mamas Blut wird erneut auf Hepatitis B getestet, weil diese Leberentzündung auch ganz unauffällig und symptomfrei verlaufen kann. Notfalls würde das Baby direkt nach der Geburt geimpft, um sich nicht anzustecken.

Schlaf: eine angenehme Position finden

Liegen auf der linken Seite nimmt Druck von der Hohlvene (Vena Cava), das entlastet die Nieren, fördert den Blutfluss und gibt der Blase mehr Raum. Geht besser mit einem festen Kissen zwischen den Knien, einem flachen unter dem Bauch und einem dicken Polster als Stütze hinter dem Becken.
Weitere Schlaf-Tipps: Mam@Plus 1671.

Schlaf-gut-Tee: Passionsblume, Baldrian und Melisse mischen, einen Esslöffel davon in einer Tasse mit kochendem Wasser aufbrühen, 10 Minuten ziehen lassen, abseihen. Eine halbe Stunde vor dem Schlafengehen langsam trinken. Die Zutaten gibt es in der Apotheke.

Süße-Träume-Duft: Beruhigend und stresslösend wirken Zedernöl, Sandelholzöl und Zypressenöl. Schlaffördernd wirken Lavendelöl, Neroliöl und römische Kamille. Einfach 5–10 Tropfen in die Wasserschale einer Duftlampe geben – während das Wasser verdunstet, verströmt der Duft im ganzen Raum.

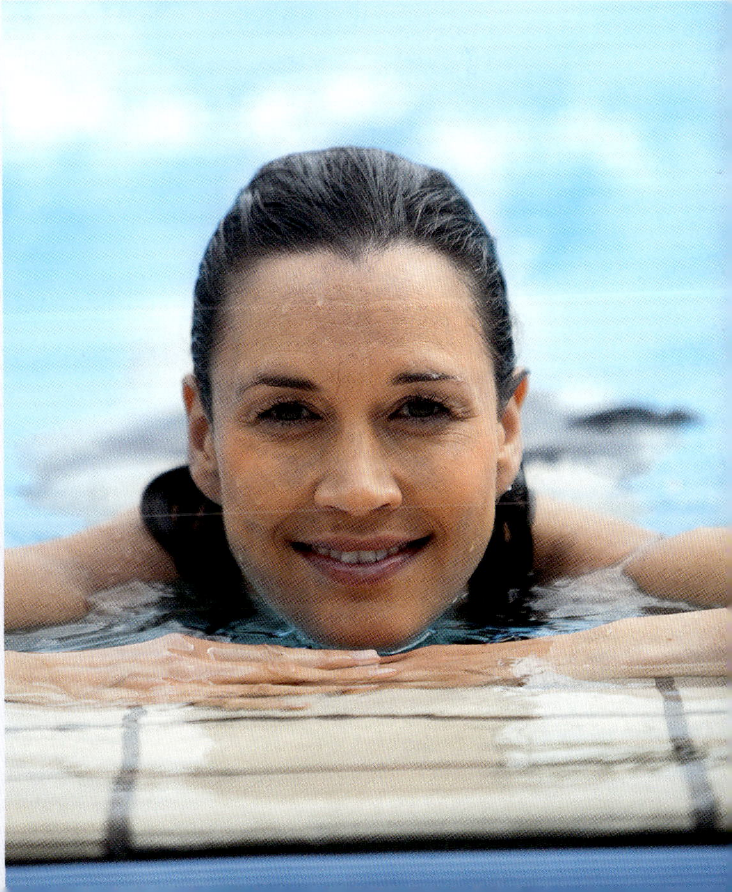

Lust zu spielen, kleiner Bauchbewohner?

Für die meisten Eltern ist es ein sehr bewegendes Erlebnis, ihr Kleines auf dem Ultraschallmonitor zu sehen. Vor allem die Papas haben das Gefühl, dadurch einen besseren Kontakt zu ihrem Kind zu bekommen. Noch viel direkter als das Monitorbild ist aber der Kontakt über die eigenen Hände – oder aber über die Ohren. Beides ist dabei gar nicht so schwer, wenn man erst einmal den Dreh raushat!

Baby be-greifen

Lassen Sie sich von Ärztin, Arzt oder Hebamme die erste Scheu nehmen und zeigen, wie man das Baby unter der Bauchdecke ertastet. Das wird bei der Vorsorge mit den sogenannten »Leopold-Handgriffen« gemacht, um zu spüren, in welcher Position das Baby gerade liegt. Keine Angst, Ihr Baby ist durch die Bauchdecke, die Gebärmutter und das Frucht-

Die obere Gebärmuttergrenze tasten (1. Leopold-Handgriff). Ist darunter Babys Popo oder etwa sein Köpfchen zu spüren? Seitlich tastend lässt sich fühlen, wo Babys Rücken, seine Arme und Beine liegen (2. Leopold-Handgriff). Arzt und Hebamme kennen natürlich noch weitere Griffe, mit denen sie ertasten können, wie das Kind im Becken liegt. Für Mama und Papa reichen aber die ersten zwei.

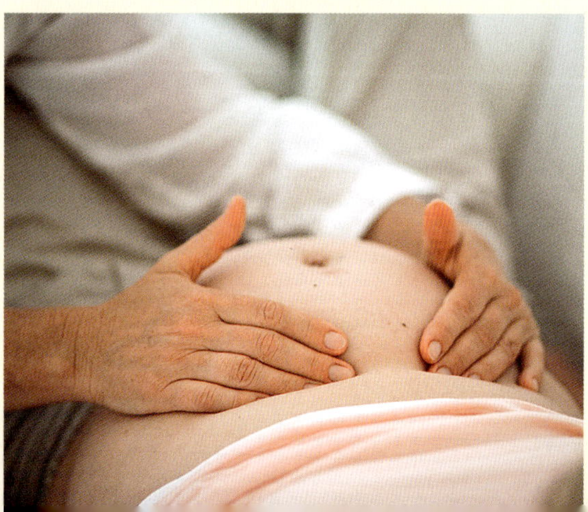

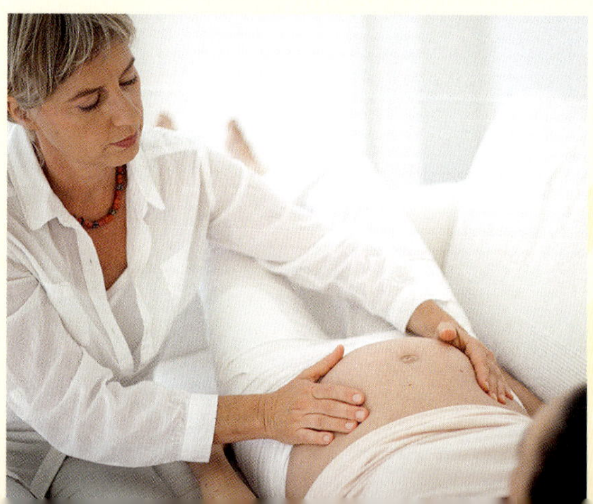

wasser gut gepolstert, Sie dürfen ruhig richtig hinfassen, um Ihrem Kind »Hallo« zu sagen. Das Baby reagiert oft auf die Wärme der Hand, die aufmerksam auf dem Bauch liegt, und merkt, dass auf seine Bewegungen reagiert wird. Ertasten Sie die Konturen des Kindes, spüren Sie seine Bewegungen mit den Fingern, »spielen« Sie mit ihm. Ihr Baby wird es lieben! Vielleicht mögen Sie mal seinen kleinen Po rubbeln oder seine Füße stupsen – und vielleicht stupst es sogar zurück.

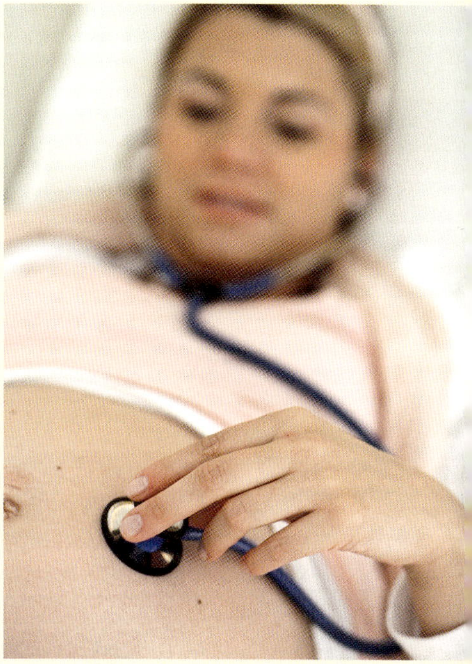

Dem Baby lauschen

Lassen Sie sich auch gleich zeigen, wie Sie Babys Herztöne hören können. Das geht am besten mit dem Stethoskop (kostet nicht die Welt – gibt es sogar bei amazon.de) oder durch eine Papprolle als Stethoskop-Ersatz. Kurz vor der Geburt funktioniert es vielleicht auch schon mit dem bloßen Ohr – und viel Übung! Natürlich muss das Baby günstig liegen, denn wenn es sich gerade mit dem Rücken zu Mamas Rücken gedreht hat, ist sein leises Herzchen zu weit weg von der Bauchdecke. Manche Mamas sind auch total begeistert von »AngelSound«, einem Gerät, mit dem Sie die Herztöne abhören können.

Das Lied, das ruhig im Herzen einer Mutter liegt, singt auf den Lippen ihres Kindes.

Khalil Gibran

Betreff: Shopping-Frust

Hi Amelie,
ne, »Rücken« hab ich nicht. Dafür »Blase«. Jedenfalls eine super empfindliche. Muss ständig rennen (du weißt ja, wie spaßig das im Kino ist – oder in der Bahn). Gestern waren Tom und ich beim Babyausstatter. Hatte mich super aufs Kinderwagen-Shoppen gefreut und was war? Eine oberlehrerhafte Verkäuferin hat uns behandelt, als wären wir die letzten Rabeneltern, weil wir nicht das Spitzenmodell nehmen wollten. Äääätzend! So eine blöde Pute. In den Laden geh ich nicht mehr. Sind gestern auch unverrichteter Dinge abgezogen und Tom hat jetzt erst mal die Nase voll vom Shoppen. Sollen lieber du und ich gehen und schon mal »vorsondieren«? ☺
Machs gut Caro

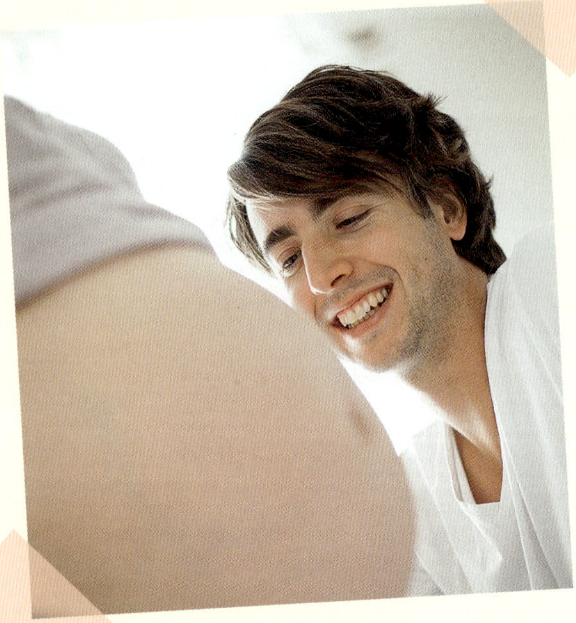

Psst, Baby hört mit!

Das Baby hört jetzt auch Außengeräusche. Oft kann Mama spüren, dass es auf großen Lärm reagiert und vielleicht sogar davon aufwacht. Wie fein die Antennen des Ungeborenen sind, zeigten auch Studien, in denen Babys durch langsame, harmonische Musik ruhiger wurden – sowohl ihre Bewegung als auch die Herzfrequenz nahmen ab. Kurz vor der Geburt können kleine Bauchbewohner sogar schon Kinderreime unterscheiden: Neue Reime ließen in einer Studie die Herzchen schneller schlagen als bereits bekannte. Frühgeborene, denen man im Brutkasten häufig die Mutterstimme vom Tonband vorspielte, erreichten eine bessere körperliche Selbstregulation.

Betreff: Willkommen in der Kugel-Gang

Liebe Caro,
hihi, weißt du, was ich heute festgestellt habe? Philipp hat zugenommen, und zwar bestimmt 3 kg! Ok, sieht man ihm nicht gleich an, aber trotzdem! Finde ich wirklich niedlich, er futtert sich aus Solidarität auch eine kleine Bauchkugel an. ☺ Du, wir hören jetzt übrigens seit ein paar Tagen mit dem neuen Stethoskop nach Jona. Haben es uns bei der letzten Vorsorge-Untersuchung zeigen lassen. Funktioniert am besten, wenn Jona links mit seinem Rücken liegt, und das tut er schon ganz oft! Ich muss jedes Mal vor Freude grinsen. Wink! Wie läuft bei dir eigentlich der »Countdown« auf der Arbeit? Ich schreibe schon fleißig an meiner Übergabeliste für meine Vertretung – hui, jetzt geht's Knall auf Fall! Alles Liebe Amelie

Papas erstes Einschlaf-Ritual

Ein Spiel, das Mamas leider nicht mitspielen können: Papa legt abends seine Wange auf den Bauch und erzählt dem Baby, was für ein Tag heute war. Baby wird sich schon bald darauf freuen, vielleicht auch versuchen, nach dem Papa zu tasten. Auch gut: Von jetzt ab allabendlich dasselbe Schlaflied vorsingen. Die Chancen stehen gut, dass Papa damit sein Kleines nach der Geburt beruhigen kann. Denken Sie daran: Abfallende Melodien wirken beruhigend, ansteigende eher anregend – das gilt natürlich auch für Mamas Lieder.

Co-schwanger?

Müdigkeit, Übelkeit oder Heißhungerattacken, Verdauungsstörungen und ein immer runder werdender Bauch – das gibt es auch bei werdenden Papas, und zwar gar nicht so selten. Im Extremfall spricht man dann vom »Couvade-Syndrom« (von französisch »couver« = hegen, ausbrüten), auch »Männer-Kindbett« genannt. Ist das Ausdruck einer besonders intensiven emotionalen Beteiligung an der Schwangerschaft? Oder setzt Papa einfach Bauchspeck an, weil er jetzt öfter den Abend knabbernd auf dem Sofa verbringt statt beim Sport? In einer Bremer Studie haben 150 werdende Väter durchschnittlich 4 kg zugenommen. Doch das nicht nur aus abendlicher Sofa-Solidarität, nein, auch der Hormonhaushalt werdender Väter verändert sich: Testosteron, das Hormon der Streitbarkeit, nimmt tatsächlich ab und Prolaktin, das Hormon der Fürsorglichkeit, nimmt immer mehr zu, bis zur Geburt sogar um 20 %. Klingt nach einem sinnvollen »Brutpflegeprogramm« der Natur!

Mozart oder Kuschelrock?

Wie jede Mama bald bemerkt, hat Musik eine Wirkung auf das Baby. Musikerinnen machen oft die Erfahrung, dass ihr neugeborenes Baby ruhiger wird, wenn sie ihm Stücke vorspielen, die sie während der Schwangerschaft viel geprobt haben. Wenn Sie eine Musik gefunden haben, die Ihnen und Ihrem Baby guttut, bleiben Sie dabei und lassen Sie aus dem Musikhören eine wohltuende Gewohnheit werden.

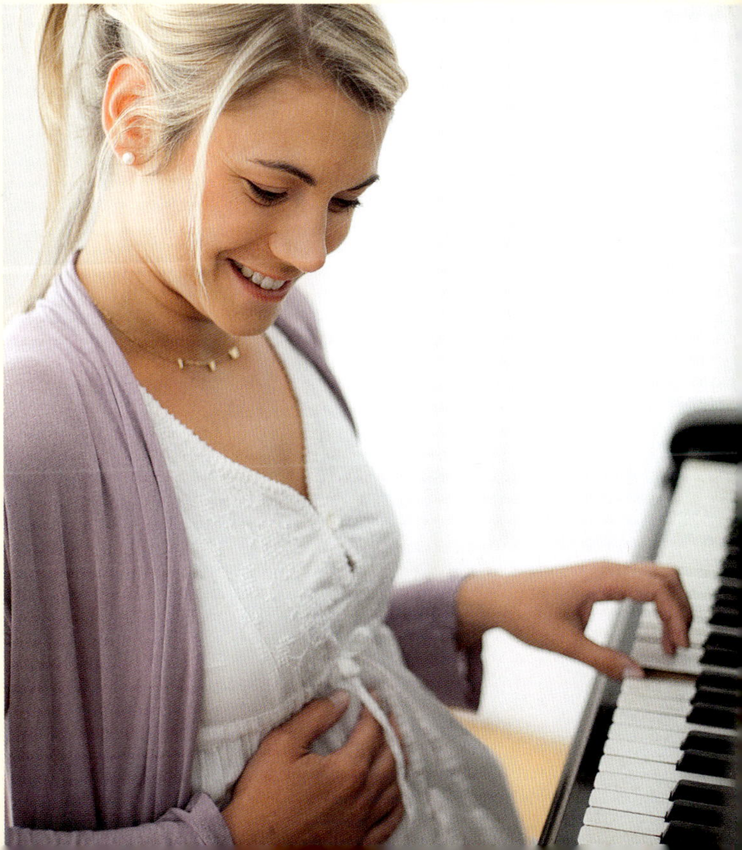

Immer mehr Geburtsgedanken

Es gibt so viele Möglichkeiten – welcher Geburtstyp bin ich eigentlich? So viele Begriffe fliegen Mama und Papa jetzt um die Ohren. Manches klingt plausibel, aber plötzlich, vielleicht in einem Gespräch, sieht man die Dinge wieder ganz anders. Gut, dass noch ein wenig Zeit ist!

Was kommt auf mich zu?

Oft wird die Geburt mit dem Bergsteigen verglichen – hier wie da lockt ein tolles Gipfelerlebnis nach stundenlang herausfordernder und erlebnisreicher Anstrengung. Und wie hoch darf man sich so einen Geburtsberg vorstellen? Einen Berg im Mittelgebirge traut sich jede Frau gerne zu, aber die Zugspitze? Leider kann niemand die Tour genau vorhersagen. Da gleicht jede Geburt einer Erstbesteigung. Schließlich kommt jedes Kind nur einmal zur Welt. Aber noch etwas ist wesentlich anders: Der Geburtsberg hat eine dynamische Höhe. Wenn die Frau sich alleine gelassen oder nicht gut betreut fühlt, wird der Berg unterwegs immer höher und schwieriger. Dann kann es sein, dass er ohne Schmerznarkose und Eingriffe nicht zu schaffen ist. Fühlt sich die Frau hingegen gut begleitet von ihren »Bergführern« und in ihrer Kraft bestätigt, wird sie nach einigen Stunden auf dem Gipfel stehen und sich freuen, wie gut sie das geschafft hat.

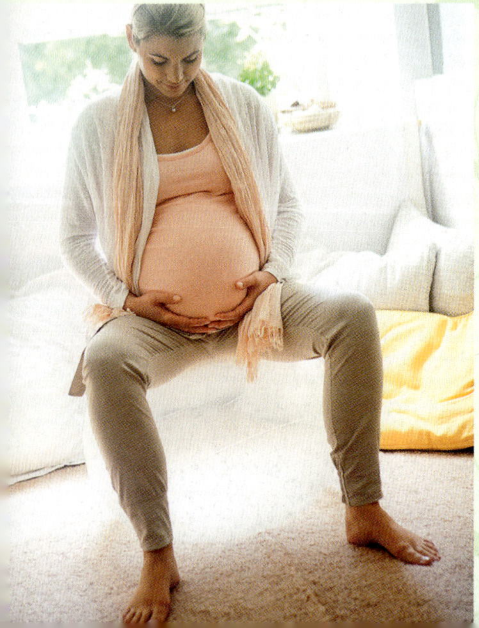

Schmerzfreie Geburt – Traum oder Wirklichkeit?

Was bei der Geburt auf Mama zukommt, kann sie vorher nicht wissen. Werde ich den Schmerz aushalten? Schaffe ich das? Wird es lange dauern? Alle diese Fragen schießen schon Monate vorher durch den Kopf. Viele Frauen haben Angst vor der Geburt und fragen sich, ob es nicht irgendwie ginge, das Ganze »vorhersehbarer« und vor allem schmerzfreier zu machen. Wie ist es z.B. mit einem Wunsch-Kaiserschnitt?

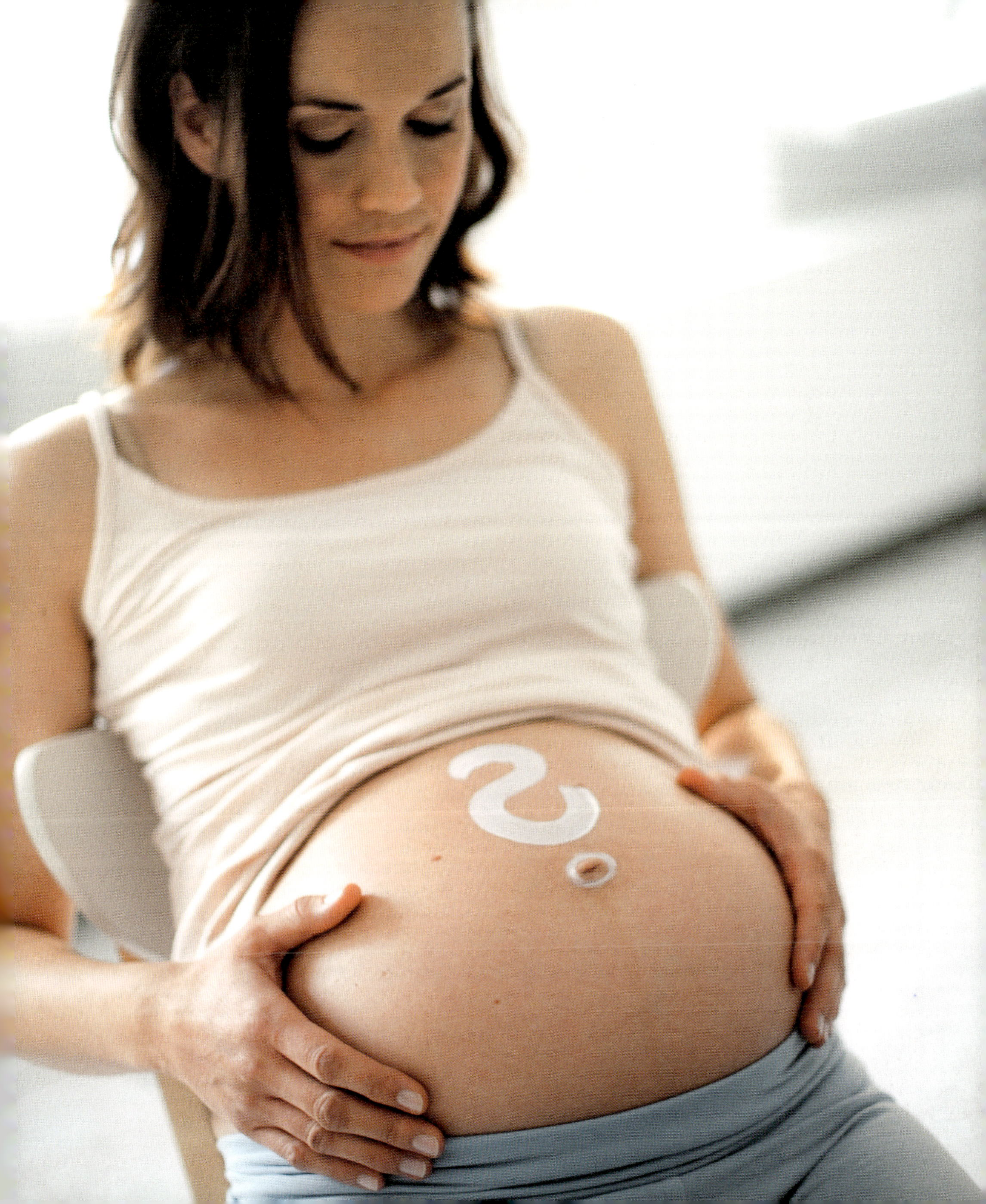

Supermodel **Heidi Klum** hat ihre vier Kinder problemlos auf natürlichem Wege geboren, ihr erstes Baby wog fast 4 900 Gramm! Auch Model-Kollegin **Gisele Bündchen** entschied sich gegen einen geplanten Kaiserschnitt. Sie bekam ihren Sohn Benjamin im heimischen Apartment – in der Badewanne.

Wunsch-Kaiserschnitt?

Eine geplante Geburt per Bauchschnitt kann auf den ersten Blick durchaus reizvoll erscheinen: Warum das Baby nicht schnell und schmerzfrei auf die Welt bringen, wenn es möglich ist? Warum nicht die neueste Technik nutzen, wie im Alltag auch? Warum nicht einen passenden Termin einplanen, wie für jedes große Lebensereignis? Mit sicherer Anwesenheit des medizinischen Teams. Spricht etwas dagegen? Ja. Die Folgen für Mutter und Kind sind sowohl kurzfristig als auch langfristig so nachteilig, dass sie nur dann zu verkraften sind, wenn der Kaiserschnitt medizinisch notwendig ist und Schlimmeres abwendet.

Nachteile für das Baby

Studien haben gezeigt, dass bei Kaiserschnitt-Babys z.B. Lungenfunktionsstörungen nachgeburtlich bis zu 4-mal so häufig sind. Ein Auszug weiterer Nachteile: später größere Anfälligkeit für Allergien, höhere Infektionsgefahr, mögliche Hautentzündungen durch resistente Staphylokokken. Asthma und andere schwere Atemwegserkrankungen kommen bis zu 50 % häufiger vor.

Nachteile für Mama

Heftige Schmerzen bleiben nicht erspart – sie kommen beim Kaiserschnitt hinterher und dauern länger. Anfangs ist dadurch das Halten, Tragen und Stillen des Babys schwer bis unmöglich. Mama muss länger im Krankenhaus bleiben, die Narbe stört. Ernsthafter aber sind die OP-Risiken, die 3–5-mal höher sind als bei der normalen Geburt (z.B. Blutverlust und evtl. Transfusionen, Wundheilungsstörungen, Thrombose-Embolie, Infektionen, Komplikationen), die höhere Fehlgeburtsrate bei nachfolgenden Schwangerschaften und deren erhöhte Risiken (Plazentastörungen), inklusive »einmal Kaiserschnitt – immer Kaiserschnitt«. Mangelnde Aufklärung über den Wunsch-Kaiserschnitt beklagen sogar Gesundheitspolitiker. Mehr Infos über die Nachteile für Mama und Baby: Mam@Plus 1741.

Vorteile für die Klinik

Auch das wird immer wieder in der Öffentlichkeit diskutiert: Kliniken bekommen für einen Kaiserschnitt eine doppelt so hohe Honorierung durch die Krankenkassen, bei nur ca. einem Zehntel des Zeitaufwands. Und das Risiko, von enttäuschten Eltern verklagt zu werden, ist geringer.

Preserve your Love Channel?

Dieser Ausspruch aus einer amerikanischen Werbung für den Wunschkaiserschnitt (»Bewahre deinen Liebeskanal«) ist vor allem eins: ziemlicher Blödsinn. Für den »Liebeskanal« macht es keinerlei Unterschied, welchen Geburtsweg das Baby nimmt – die Vagina erholt sich von der erstaunlichen Dehnung bei der normalen Geburt genauso rasch und komplett wie die Gebärmutter. Schon sechs Wochen danach ist hier wieder alles genauso wie vorher.

Weil die Bauchdecke mit ihrer bleibenden Narbe nach einem Kaiserschnitt noch lange Zeit sehr berührungsempfindlich ist, kann es etwas länger dauern, bis ein Paar wieder Sex hat, als nach einer normalen Geburt.

Zum Höhepunkt

Unglaublich, oder? Manche Frauen erleben statt Schmerz beim Durchtritt des Babys schöne Gefühle – wie einen Orgasmus! Mit ihrem Film *Orgasmic Birth: The Best Kept Secret* verweist Debra Pascali-Bonaro auf dieses erstaunliche Phänomen: Die Geburt kann für eine Frau ein unbeschreiblich schönes und befriedigendes Erlebnis sein. Mehr dazu: **Mam@Plus 1751.**

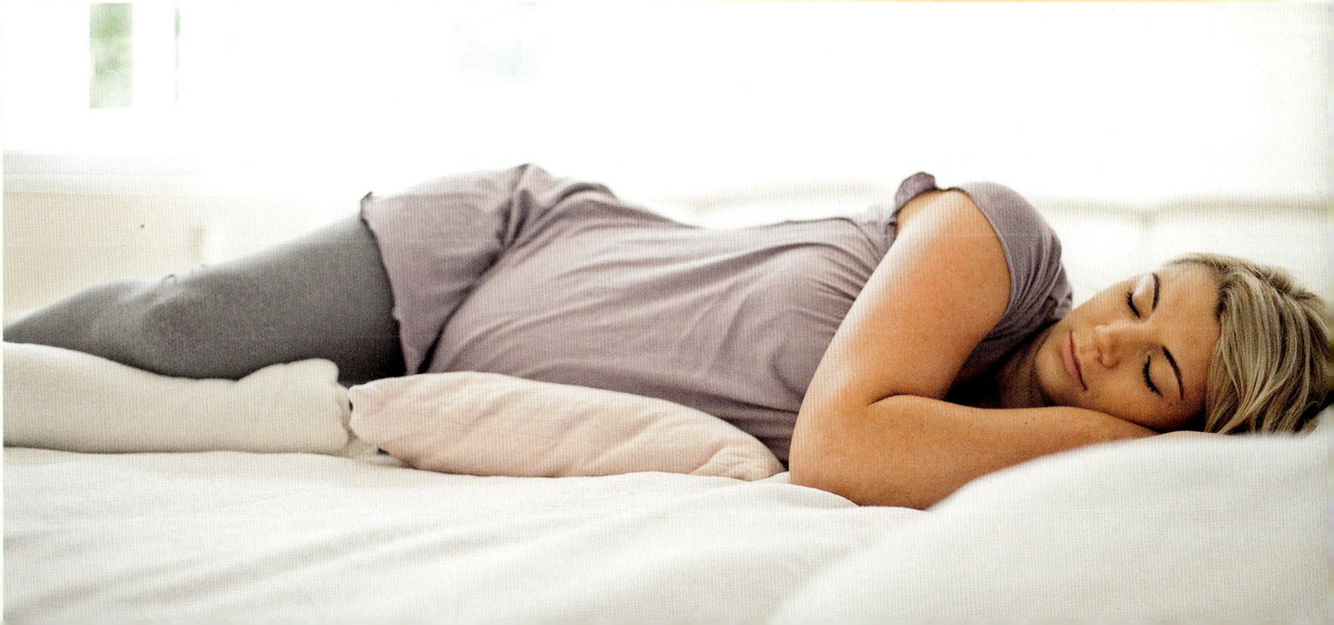

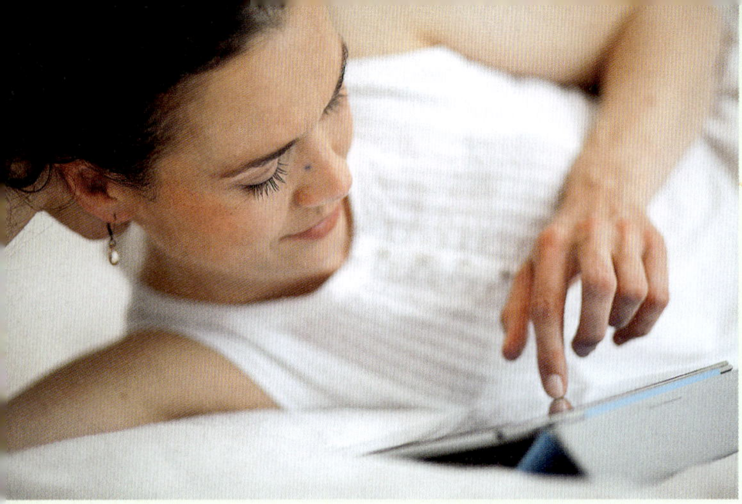

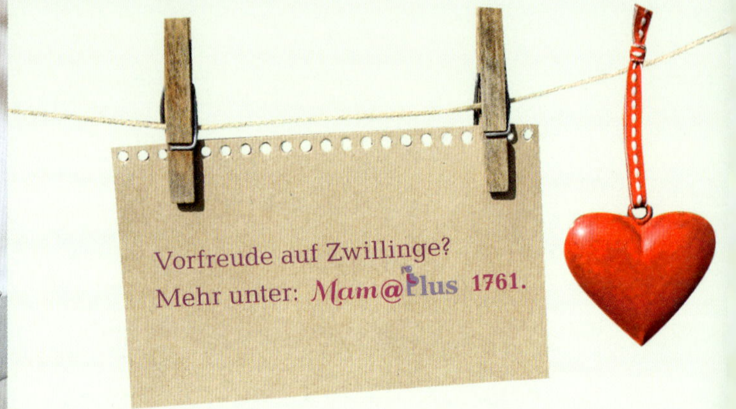

Betreff: AW: Willkommen in der Kugel-Gang

Hallo Amelie,
das mit Philipps Bauch ist ja süß! ☺ Gestern war übrigens mal wieder U-Schall. Alles gut, aber mein kleiner Bauchbär hat sich immer noch nicht ganz bestimmt dazu geäußert, ob er Junge oder Mädchen ist. Tom und ich fahren also bei der Namenssuche weiterhin parallel, können uns aber immer noch nicht auf zwei Favoriten einigen. Er findet meine Ideen zu »blumig« (liegt das an den Hormonen?), ich seine zu »normal«. Mal sehen, ob wir das bis zum Geburtstermin hinbekommen. Tja, die Arbeit. Bin gerade ein klein bisschen wehmütig. Bei mir sind's nur noch wenige Tage (habe ja noch Resturlaub) und irgendwie werde ich die Kollegen schon vermissen. Klar, will zwar nach einem Jahr wieder einsteigen, aber dennoch: Ein wenig ist das schon auch ein Abschied vom alten Leben, oder? LG Caro

Hypnobirthing

Selbsthypnose, die vor der Geburt gut eingeübt wird, macht die Geburt zu einer stressfreien, auf natürliche Weise schmerzarmen und freudigen Erfahrung – das verspricht jedenfalls diese Methode. Mit Hypnose ist hier kein willenloser Zustand gemeint, sondern eine besonders tiefe Entspannung, eine Art natürlicher Trance bei vollem Bewusstsein. Zur geistig-mentalen Einstimmung auf einen angstfreien Umgang mit der Geburtskraft dient ein spezieller Hypnobirthing-Geburtsvorbereitungskurs. Hierbei werden entsprechende Visualisierungen und Entspannungstechniken gemeinsam mit dem Partner gelernt. Ein wichtiges Tool dabei ist die bekannte Progressive Muskelentspannung nach Jacobson. Die Kurse umfassen meist vier bis fünf mehrstündige Treffen in kleiner Gruppe, das Erlernte muss mithilfe der dort erhaltenen Texte und Audio-CDs täglich weitergeübt werden bis zur Geburt. Das ist ganz entscheidend, damit Hypnobirthing funktioniert.

Wassergeburt

Wasser macht schwerelos, das hilft bei der Geburt. Viele Kliniken und Geburtshäuser haben deshalb Wassergeburtsbecken installiert, Hausgeburten beliefert ein Geburtspool-Verleih. Das Wasser ist darin so tief, dass es der Mutter bis zur Brust reicht, wenn sie sitzt. So kann sie sich vom Wasser tragen lassen und findet leichter gute Gebärpositionen. Auf Wunsch kann Papa mit ins Wasser, Hebamme und Geburtshelfer betreuen vom Beckenrand aus, sie haben wasserdichte Sensoren, um Babys Herztöne zu hören.

Das Baby kommt vollständig unter Wasser zur Welt, durch den Atemschutz-Reflex hat es den Impuls zum Einatmen erst, wenn sein Köpfchen auftaucht und Luft sein Gesicht berührt – und da schließt Mama es schon in die Arme.

Die Geburt im Wasser hat viele Vorteile: Die Auftriebskraft des Wassers reduziert das Körpergewicht um 90 %. Es aktiviert ein starkes Gefühl von Ruhe und Sicherheit, so werden mehr Endorphine gebildet, die Schmerzen deutlich reduzieren.

Am besten steigt Mama erst ins Becken, wenn der Muttermund schon gute 5 cm geöffnet ist. Von da an werden die Wehen im Wasser nämlich gleichzeitig effektiver und angenehmer. Schmerzmittel sind bei einer Wassergeburt nachweislich oft überflüssig, die Geburtsdauer ist deutlich kürzer und es kommt selten zu einer Dammverletzung.

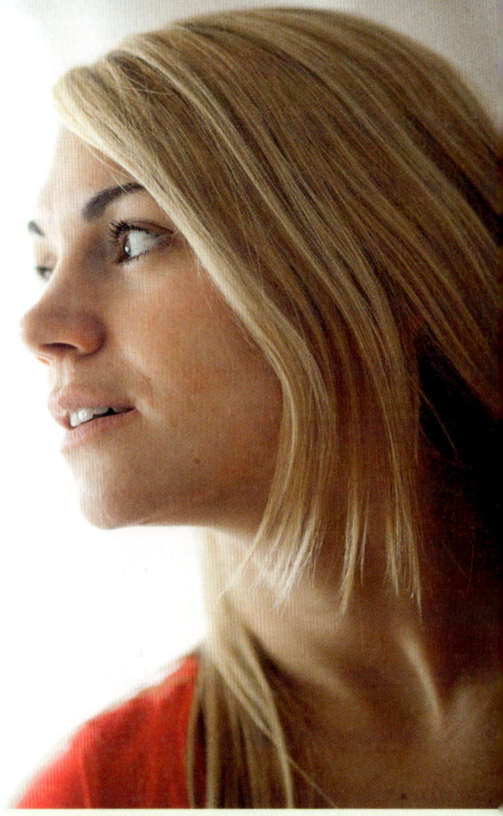

Hilfreiche Infos zu Hypnobirthing und Wassergeburt

Hypnobirthing

Adressen in Deutschland, Österreich, Schweiz unter: www.hypnobirthinginfo.wordpress.com und Erfahrungsberichte: www.hypnobirthing.ch/geburtserlebnisse.html

Buch: Marie F. Mongan: *HypnoBirthing. Der natürliche Weg zu einer sicheren, sanften und leichten Geburt*

Wassergeburt

Infos und Links: www.wasserbabies.de

Nestbau

»Hast du das schon?« Lassen Sie sich nicht stressen. Auf Mam@Plus 1781 finden Sie alles aufgelistet, was für Babys Erstausstattung nötig ist. Einfach ausdrucken und in den nächsten Wochen ganz in Ruhe Punkt für Punkt abhaken, das entspannt! Und nichts ist doch entzückender als diese unglaublich süßen winzigen Söckchen, oder?

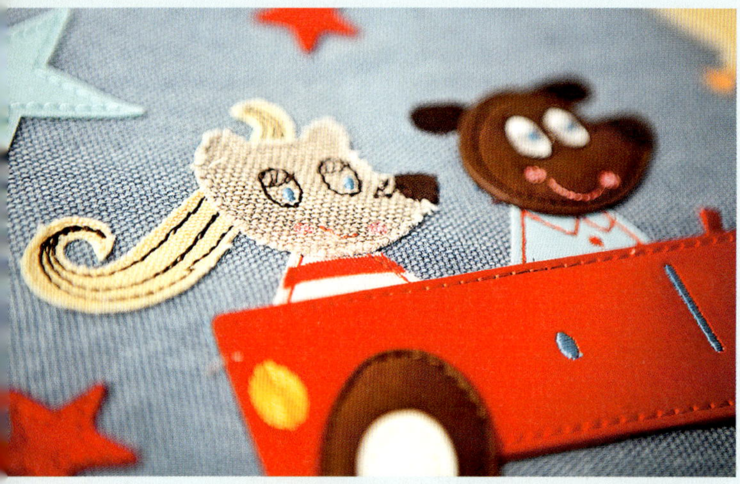

Kinderzimmer

Viel Platz wird das Baby ja zuerst nicht brauchen, denn am liebsten sind die Kleinsten bei Mama und Papa. Aber es macht so viel Freude, all die schönen Dinge für das Baby anzusammeln und die Wohnung aufzufrischen. Für die Wände gibt es Tapetentiere und Wandtattoos, aus einer alten Kommode wird mit etwas Farbe und neuen Griffen ein tolles Babymöbel. Mobile darüber, Heizstrahler an die Wand, und fertig ist die Baby-Wellness-Zone! Süße Türklinkenschilder gibt es auf Mam@Plus 1782!

Ein Platz für die Babypflege

Babys lieben den Platz, an dem sie aus- und angezogen, gewaschen und gewickelt werden. Ihr Popo wird in den ersten Jahren ca. 5000-mal frisch gemacht, das sind mindestens 850 gemeinsame Stunden an diesem kleinen, aber feinen Ort der Wohnung. Nicht unwichtig: Die Wickeltischauflage mit Plastikbezug sollte keine Weichmacher und zinnorganische Verbindungen (PVC) enthalten.

Wo wird Baby schlafen?

Da sind sich alle Babys einig: Tagsüber ist es anfangs am schönsten, in einer sanft schwingenden Hänge- oder Federwiege zu schlafen! Gibt es z.B. auf www.eco-wiege.de. Wird sogar von besonders sensiblen Neugeborenen akzeptiert, die sich sonst nie ablegen lassen. Nachts aber liegt das Baby am besten dort, wo Mama es stillen kann, ohne aufstehen zu müssen. Ein Gitterbettchen macht die Nächte anstrengend: die meisten Babys wachen auf, wenn sie über das Gitter hinweg ins abgekühlte Bettchen zurückgelegt werden.

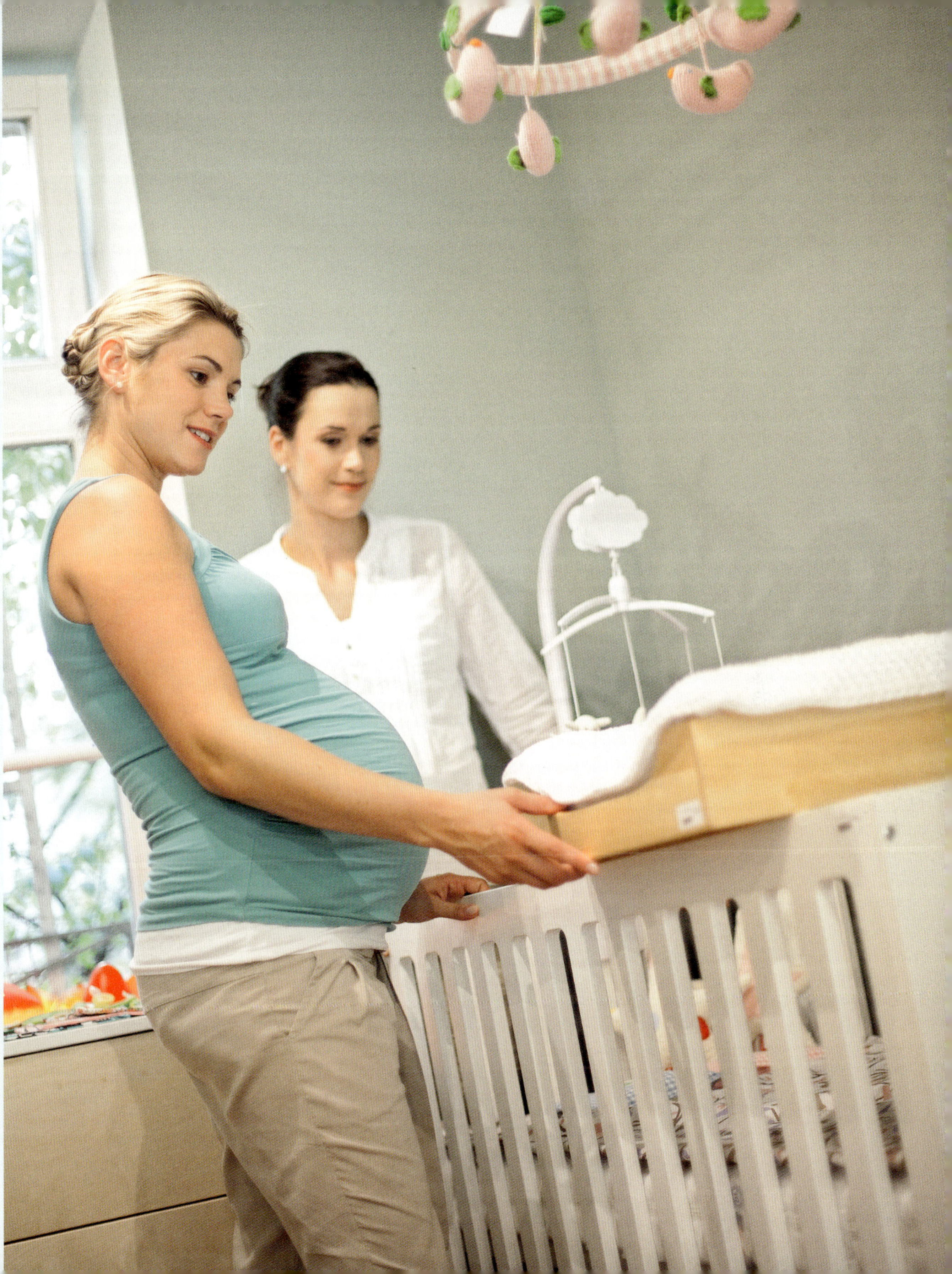

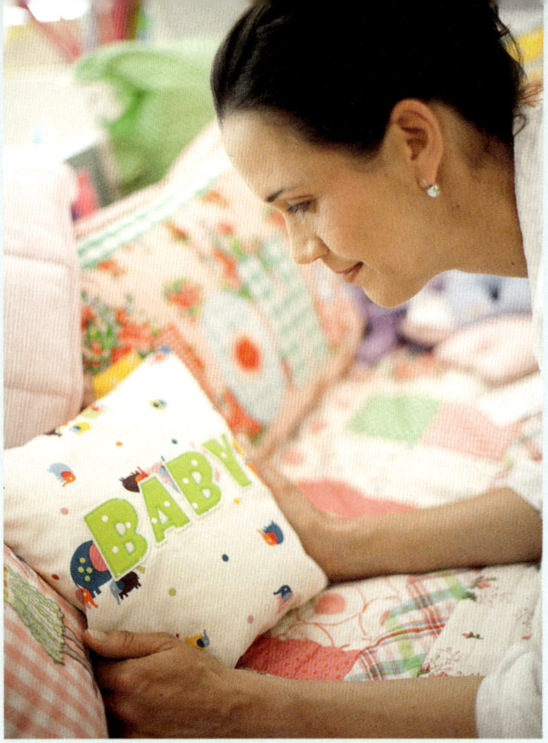

Süße Träume bei Mama und Papa

Viele Eltern lassen das Kleine lieber bei sich im Bett. Das ist aber oft zu schmal für drei. Am besten wäre es, das Elternbett mit einer stabilen, großen Matratze zum Familienbett zu erweitern. Hier kann das Baby in seinem Schlafsack neben Mama liegen und sie hat trotzdem genug Platz. Sie kann auch beim Stillen nah zum Baby rücken und danach wieder von ihm weg – so wird das Baby nicht hin- und hergerückt und wacht weniger auf. Papa muss nicht »auswandern«, der Schlaf von allen wird weniger gestört. Beliebter Kompromiss für die Anfangszeit: ein Beibett, das sich an das Elternbett anschrauben lässt, z.B. von www.babybay.de.

Shopping-Tipps

Romantische Babymöbel, ausgefallene Möbelgriffe

- www.dawanda.com
- www.kindermoebelparadies.de
- www.engelundbengel.com
- www.nostalgieimkinderzimmer.de
- www.kinderraeume.com

Tapeten, Textilien, Teppiche, Lampen

- www.wandtattoos.de
- www.Inke.nl
- www.raumgerecht.de
- www.5qm.de
- www.kinderlampenland.de
- www.kinderzimmerland.de
- www.babyshop-itkids.com

Spieluhren, Wickelauflagen, Lieblings-Kuscheltiere etc.

- www.luislullaby.de
- www.rosalie-boutique.de
- www.herzenstreu.de
- www.maedla.de
- www.o-baby.de
- www.babylotta-shop.de

Süße Babysachen

- www.lilietmilou.com
- www.tausendkind.de (tolle Auswahl an Mode, Accessoires und Spielzeug)
- www.kindsstoff.de (innovativ: nimmt zu klein gewordene Sachen gegen Rabatt zurück). Noch mehr auf S. 299!

Alle Shopping-Links: **Mam@Plus 1801.**

Kinderwagen

Die neue Lieblings-Samstagstour vieler Bald-Eltern: Kinderwagen aussuchen. Abgesehen von langen Lieferzeiten, vom Styling und TÜV-Siegel gibt es viel zu bedenken: Höhenverstellbare Griffe tun dem Rücken gut, stabiler sind vier statt drei Räder, praktisch ist Platz für Wickeltasche und Einkäufe, Regenschutz und Sonnenschirm, waschbare Bezüge. Wird der Wagen viel im Auto mitgenommen? Die Treppe hochgetragen? Soll er auch das Kleinkind noch kutschieren? Lässt sich dann die Rückenlehne verstellen? Das Kind soll übrigens gegen die Fahrtrichtung schauen, sonst droht Reizüberflutung. Auch ein Zwillingskinderwagen sollte nicht breiter sein als 76 cm – damit man noch durch genormte Türen und in Aufzüge passt. Außerdem spielt es bei ihm eine größere Rolle, dass er leicht ist.
Alternative oder Ergänzung zum Kinderwagen gesucht? Eine Tragehilfe schafft viel Nähe – und freie Mama-/Papahände. Mehr: siehe S. 324.

Auto-Babyschale

Der richtige Begleiter für eine sichere Beförderung des Babys im Auto. Kann sowohl auf dem Rücksitz als auch auf dem Beifahrersitz – dann Airbag abschalten! – installiert werden. Immer mit dem Rücken zur Fahrtrichtung!
Darauf sollten Sie beim Kauf achten: Größe: Gruppe 0: bis 10 kg / Gruppe 0+: bis 13 kg.
Ein Aufkleber auf der Unterseite des Sitzes mit der Prüfnummer ECE – R44/04 zeigt, dass der Sitz der aktuellen Norm entspricht. Achtung: Nicht alle Sitze passen in jedes Auto, evtl. sind auch Adapter nötig. Eine Babyschale darf gebraucht gekauft werden, wenn sie noch in keinen Verkehrsunfall verwickelt war, keine Risse oder Dellen aufweist und ihre Gurte unbeschädigt und stabil sind.
Neu und ergonomisch besser als die Babyschale ist eine »Babywanne« (z.B. Baby-Safe Sleeper, Concord Proton), in der das Baby auch auf längeren Strecken gut liegt. Ist jeweils kompatibel mit einem entsprechenden Kinderwagen bzw. Adapter.

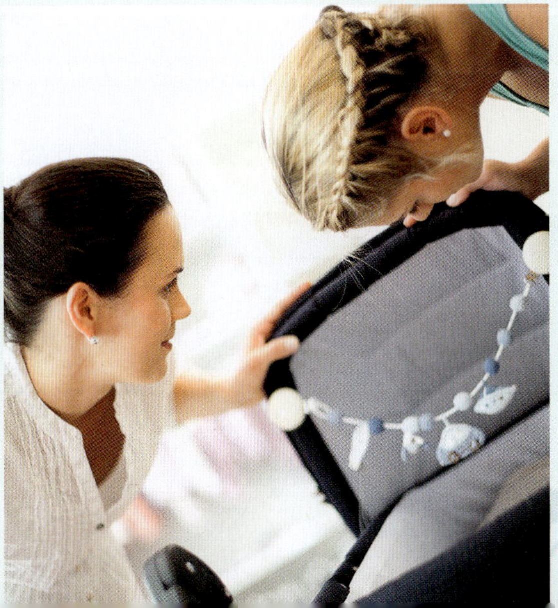

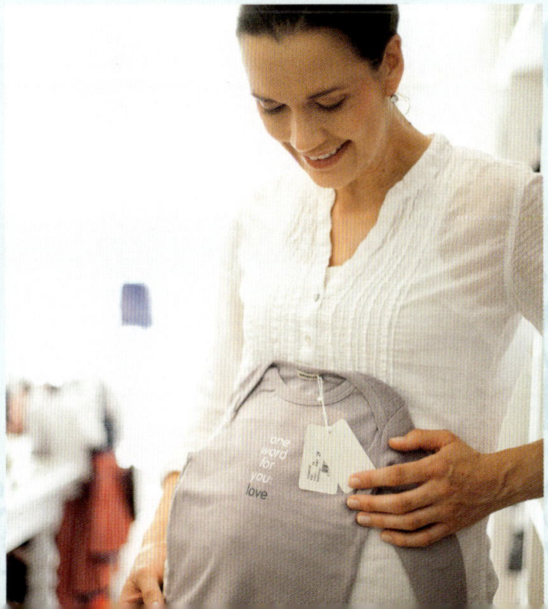

Zeit für uns

9. Monat | SSW 32+0 bis 35+6

Tausche Bürostuhl gegen Wickeltisch • Alles klar, kleiner Bauchbewohner? • Geburt und Wochenbett: To do • Baby im Sitzstreik? • Rund und gesund

Mama hat es geschafft: Der Mutterschutz beginnt, und sie sagt den lieben Kollegen »Bis bald«! Heißt auch: Mama hat jetzt noch viel mehr Zeit, die Dinge ruhiger anzugehen, sich Entspannung zu gönnen und auf das Baby zu hören. Die benötigt sie jetzt auch, denn alles braucht gefühlt mindestens doppelt so viel Zeit. Ist ja auch nicht mehr so leicht mit der großen Babykugel …

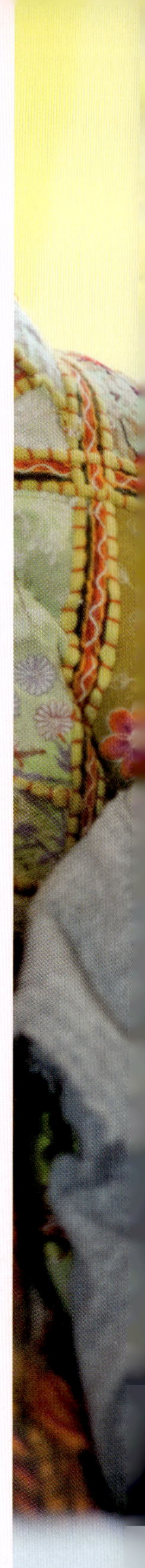

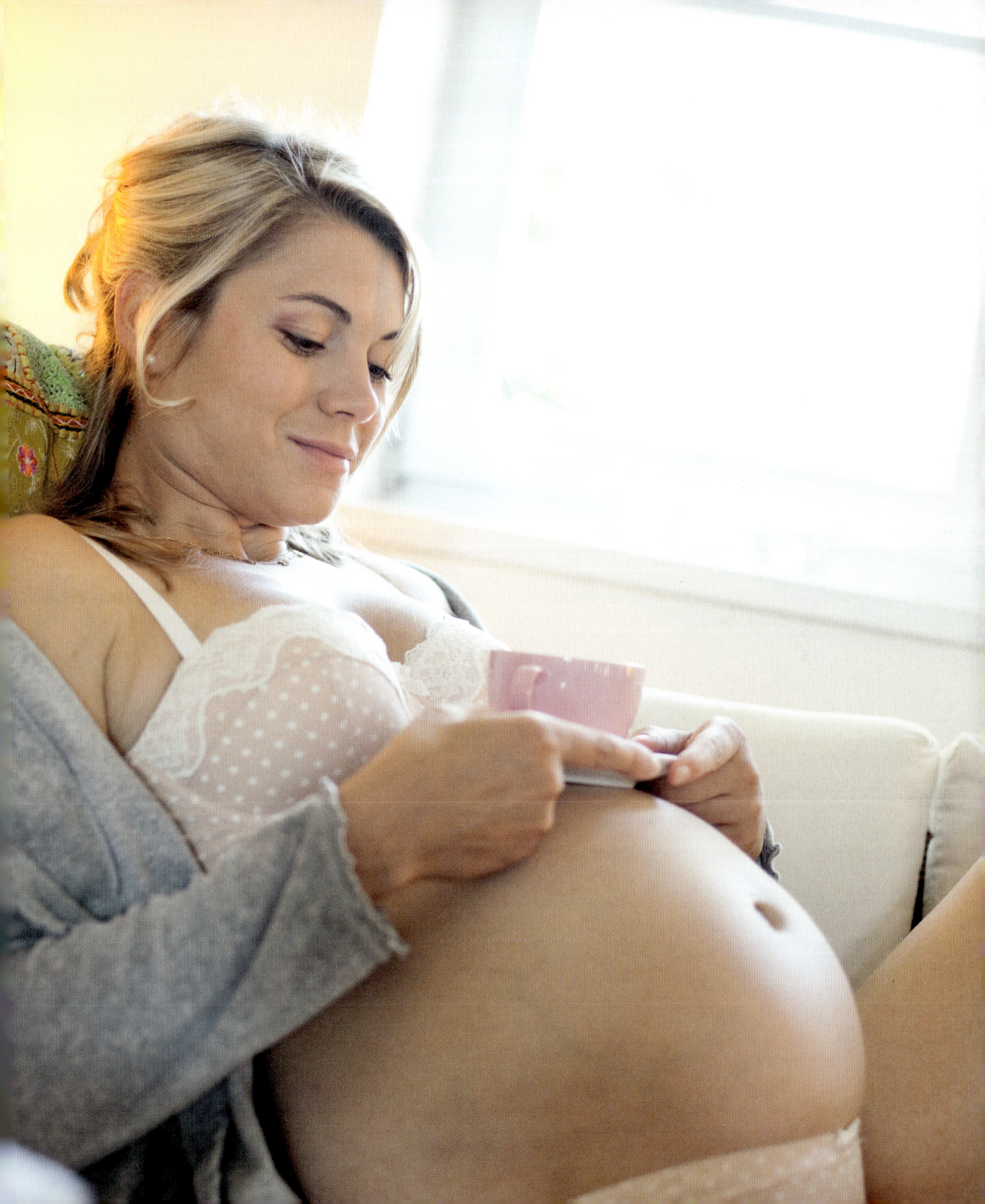

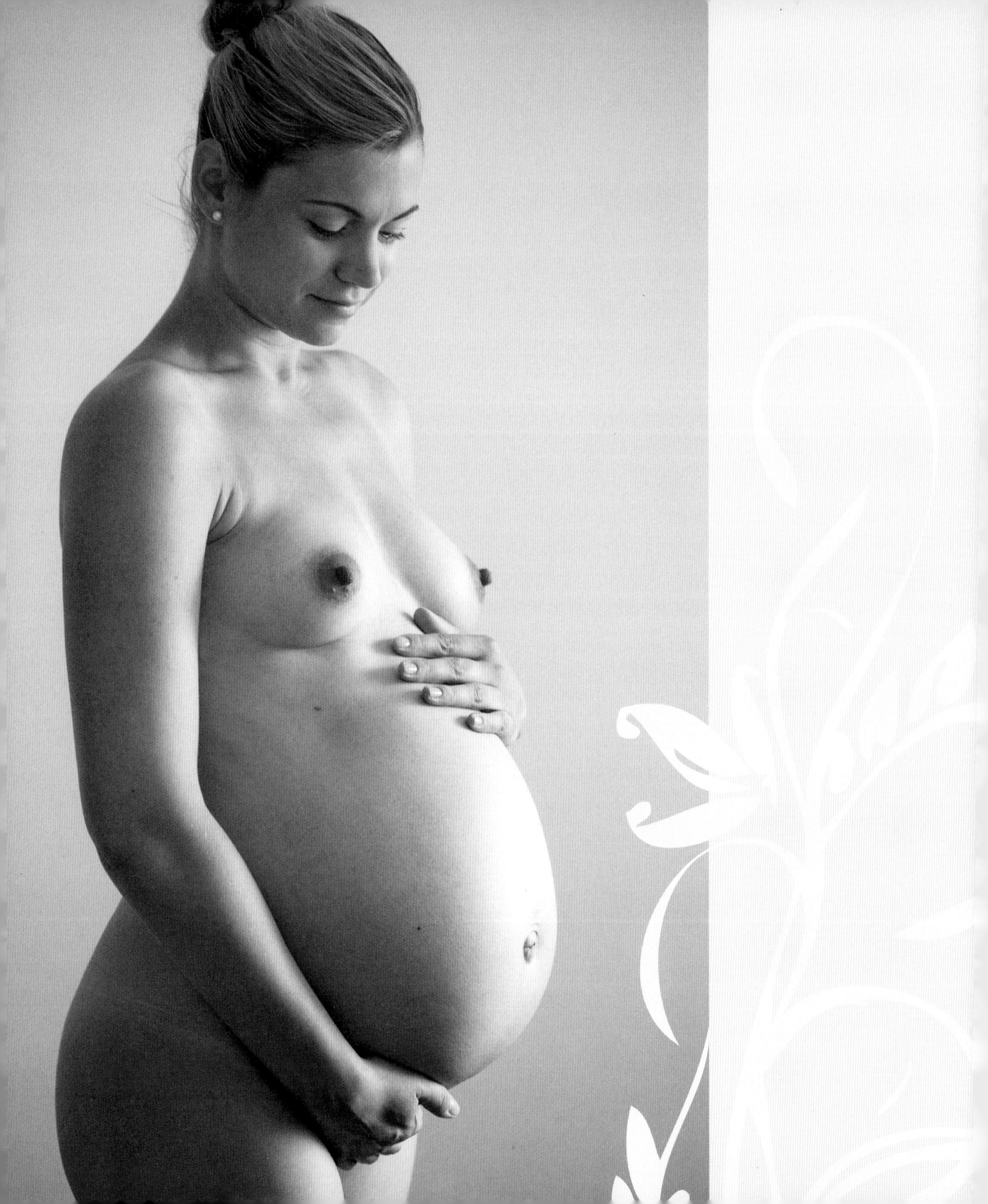

Mama-Body

Babykugel: Ende des Monats erreicht die Gebärmutter ihren höchsten Stand und liegt oben direkt am Rippenbogen an. Wenn das Baby sich jetzt streckt, kann es schon einmal mit den Füßchen an die unteren Rippen kicken. Doch meistens ist es die helle Freude, zuzusehen, wie der kleine Sportsfreund die Bauchdecke »verbeult«. Bitte nach wie vor nicht verunsichert sein, wenn die Kugel größer oder kleiner aussieht als bei anderen Mamas. Zur Erinnerung: Den Bauchumfang bestimmen Körperbau und Fruchtwassermenge, nicht die Größe des Babys.

Magen: Weil die Gebärmutter von unten her auf den Magen drückt, bleibt ihm fast kein Platz mehr, sich beim Essen auszudehnen. Da hilft es, häufiger kleine Portionen zu essen und ein starkes Völlegefühl zu vermeiden. Sonst wird Magensäure nach oben in die Speiseröhre gepresst – so entsteht das unangenehme Sodbrennen. Akut wohltuend wirkt dann alles, was die Säure neutralisiert (siehe S. 129).

Außer Puste: Auch dem Zwerchfell fehlt der gewohnte Raum, sich beim Einatmen nach unten zu wölben – da bleibt schon mal die Luft weg, beispielsweise beim Treppensteigen. Einfach öfter Pause machen!

Konzentration: Bald-Mamas haben wahnsinnig viel im Kopf – Unwichtiges wird da leicht vergessen. Ihre Gedächtnisleistung oder Konzentrationsfähigkeit ist aber keineswegs vermindert, wie eine neue Studie gezeigt hat, das Erinnerungsvermögen kann sogar besser sein als sonst.

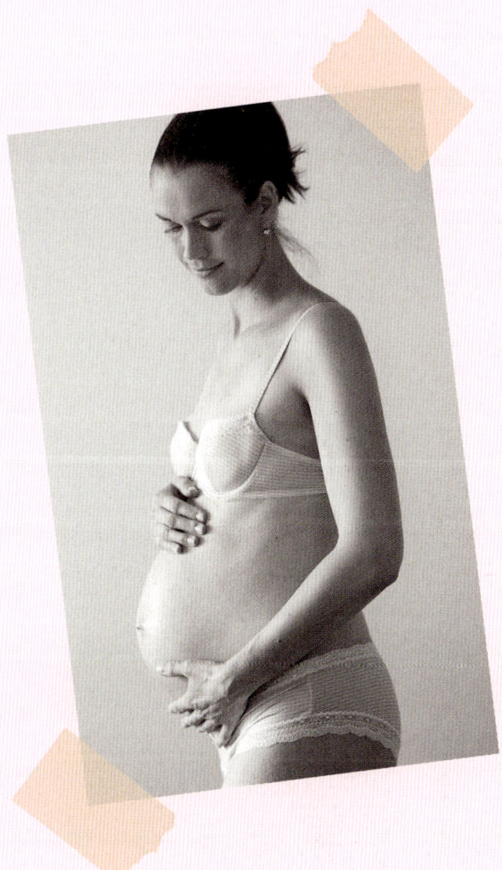

Baby-Body

Woche 33 = SSW 32+0 bis 32+6

Baby: Woche 31 = 211. bis 217. Tag

Das Baby kann mit allen Sinnen Informationen aufnehmen und auch verarbeiten, weil die dazugehörigen Synapsen im Gehirn schon gut ausgebaut sind. Seit ihrer Entstehung in der Embryonalphase reiften die Sinnesorgane in unterschiedlichem Tempo heran. Bei der Geburt wird der Tastsinn am weitesten, der Geruchs- und Geschmackssinn sehr weit, das Gehör ganz gut und der besonders komplexe Gesichtssinn in den wichtigsten Grundlagen entwickelt sein. Gut sehen kann das Baby dann nur in einer Entfernung von ca. 20 cm. Dafür besitzt es 30 Millionen Riechzellen! An Ihrem Duft und Ihrer Stimme könnte es seine Mama jetzt schon sicher von anderen Menschen unterscheiden.

Gewicht: 2 000 g. SFL: 42 cm

Woche 34 = SSW 33+0 bis 33+6

Baby: Woche 32 = 218. bis 224. Tag

Der »Babyspeck« nimmt bis zur Geburt noch stark zu und macht dann ein Sechstel des Körpergewichts aus. Im Kopf beginnt jetzt die Entwicklung der verschiedenen Nebenhöhlen: Kieferhöhlen und Siebbeinzellen bilden schon kleine Ausstülpungen. Bei der Geburt sind nur die Siebbeinzellen fertig, die weiteren Nebenhöhlen entwickeln sich später und sind teilweise erst bei Abschluss des Kopfwachstums mit ca. 20 Jahren ausgebildet. Beim Jungen erreichen die abwärts gewanderten Hoden jetzt ihren Platz im Hodensack. Die Fingernägelchen sind mittlerweile so lang, dass das Baby sich kratzen kann, die Zehennägel sind ein wenig später dran, sie erreichen in 4 Wochen die Zehenkuppen.

Gewicht: 2 200 g. SFL: 44 cm

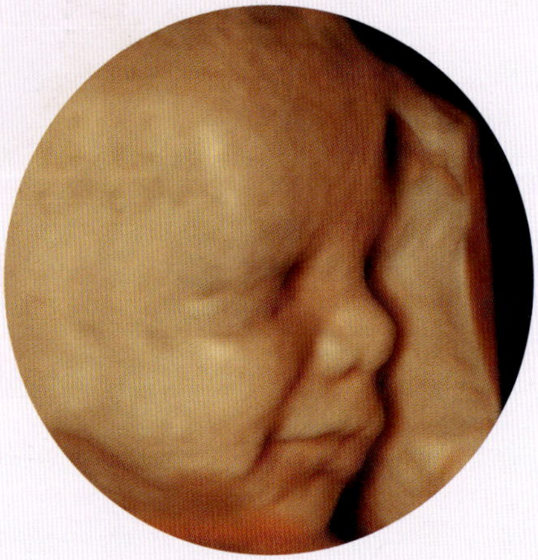

Einmal lächeln, bitte! In der Gebärmutter ist es jetzt ziemlich eng – das sieht man auch auf den 3D-Ultraschallbildern.
Links: Baby in der 33. SSW.
S. 187 oben: Baby zwischen der 32. und 38. SSW

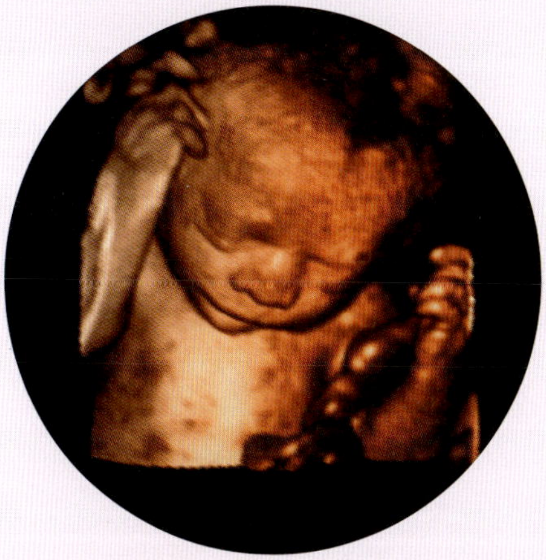

Woche 35 = SSW 34+0 bis 34+6
Baby: Woche 33 = 225. bis 231. Tag

Mittlerweile hat das Baby keinen Platz mehr zum Schwimmen – es berührt nun überall die Gebärmutterwände, obwohl es seit ein paar Wochen von der bisher höchsten Fruchtwassermenge umgeben ist: durchschnittlich ca. 800 ml, aber stark schwankend, je nachdem, wie viel das Baby gerade getrunken hat. Bei weniger als 100 ml spricht man jetzt von zu wenig und bei mehr als 2 L von zu viel Fruchtwasser. Nach wie vor erneuert es sich etwa alle 3 Stunden, so ist es immer relativ frisch, obwohl es jetzt auch ziemlich viele Ausscheidungen des Babys aufnimmt – die ebenso steril sind wie das Fruchtwasser selbst. Das Baby öffnet nun seine Augen, wenn es wach ist, und schließt sie, wenn es schläft.

Gewicht: 2 500 g. SFL: 45 cm

Woche 36 = SSW 35+0 bis 35+6
Baby: Woche 34 = 232. bis 238. Tag

Viele hormonelle Organe – Schilddrüse, Bauchspeicheldrüse, Hirnanhangdrüse – funktionieren zwar schon lange, doch insgesamt dauert die Entwicklung des Hormonsystems bis weit über die Geburt hinaus an. Momentan entwickeln sich die Nebennierenrinden weiter, das sind wichtige Hormondrüsen oberhalb der Nieren, daher der Name. Sie teilen sich in das Nebennierenmark und die Nebennierenrinde, die wiederum drei Gewebeschichten hat. Von denen entwickeln sich jetzt zwei fertig, während die dritte Schicht erst im Kleinkindalter entsteht.

Gewicht: 2 700 g. SFL: 47 cm (wie Papas Unterarm)

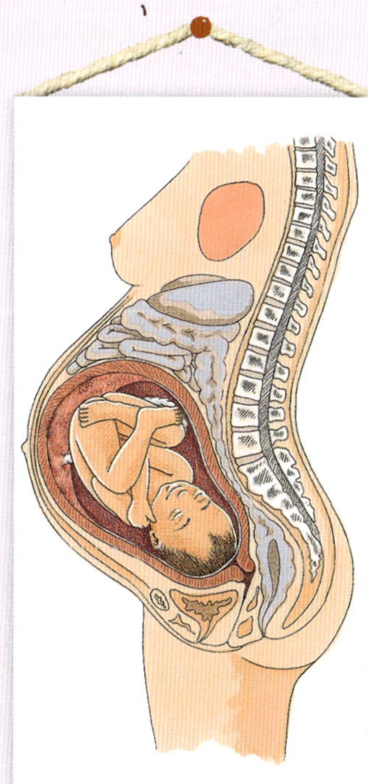

Tausche Bürostuhl gegen Wickeltisch

Der letzte Tag am Arbeitsplatz ist ein besonderer, oft seit Langem herbeigesehnter Tag: Jetzt beginnt ein ganz neuer Lebensabschnitt. Dabei machen viele Bald-Mamas die überraschende Entdeckung, dass auch ein arbeitsfreier Tag nur 24 Stunden hat.

Mutterschutz, Elternzeit & Co.

Die **Mutterschutzfrist** dauert etwa 14 Wochen: 6 Wochen vor dem errechneten Termin und 8 Wochen nach der tatsächlichen Geburt, verlängert um 4 Wochen bei Zwillingen oder einer Frühgeburt. Mehr zum Thema Mutterschutz und »Individuelle Beschäftigungsverbote« auf: **Mam@Plus 1881.**

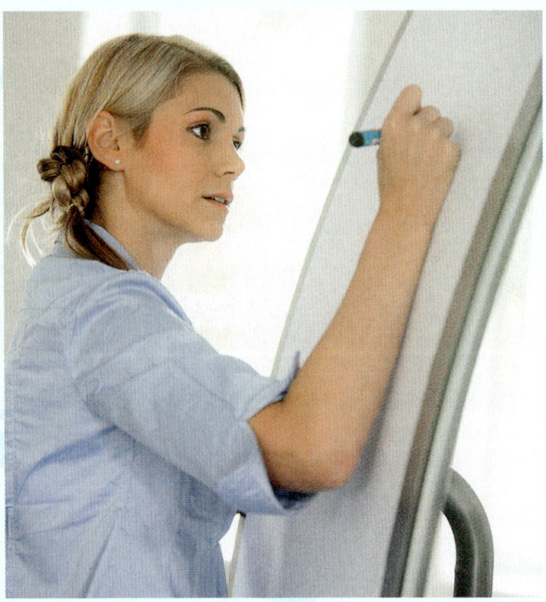

Nach der Mutterschutzfrist besteht Anspruch auf **Elternzeit:** das grundsätzliche Recht, bis zum 3. Geburtstag des Kindes zu Hause zu bleiben, ohne den Arbeitsplatz zu riskieren. Diese Zeit kann zwischen Papa und Mama auch aufgeteilt oder gleichzeitig genommen werden (Infos: www.bmfsfj.de).

Alle Frauen, die eigenständig und mit Anspruch auf Krankengeld bei einer gesetzlichen Krankenkasse versichert sind, können **Mutterschaftsgeld** beantragen. Zusätzlich dazu erhalten Arbeitnehmerinnen einen Zuschuss vom Arbeitgeber **(Arbeitgeberzuschuss).**

Das **Elterngeld** soll den Wegfall eines Einkommens nach der Geburt ausgleichen. Es wird für maximal 14 Monate gezahlt. Ausführliche Infos dazu auf: **Mam@Plus 2971.**

Elterngeld wird nach der Geburt des Kindes bei der Elterngeldstelle des jeweiligen Bundeslandes beantragt. Wenn Papa auch Elternzeit nimmt (die sogenannten zwei »Partnermonate«, auch als »Vätermonate« bezeichnet), bekommt er ebenfalls Elterngeld.

Zeit für Verwöhnmomente made at home

Gönnen Sie Ihrem Körper ein paar besondere Streicheleinheiten, schließlich hat er sich das verdient. Was gibt es Schöneres als ein wohliges Bad, im nassen Element werden Bauch und Seele leichter. Danach in einen weichen Bademantel kuscheln und eine halbe Stunde nachruhen – eine kleine Auszeit, die einfach guttut! Als Krone des privaten Wohlfühlprogramms hinterher noch reichlich Pflegeöl einmassieren.

Honigbad für Königinnen: 1 EL reinen Bienenhonig und 15 Tropfen ätherisches Ylang-Ylang-Öl (»Blume der Blumen«, z.B. von Primavera) in 1 Becher frischer Sahne verrühren. Im nicht zu warmen Badewasser mit der Hand verquirlen. Das Badezimmer zuvor in sanftes Licht tauchen.

Avocadomaske für glänzendes Haar: 1 reife Avocado zerdrücken, 1 rohen Eidotter untermischen. Gut im feuchten Haar verteilen. Nach 15–30 Minuten ausspülen, Haare waschen. Die Proteine aus Avocado und Ei machen das Haar ultragesund und glänzend.

Quark-Gurken-Maske für sensible Haut: 2 EL Sahnequark und 1 TL Mandel- oder Olivenöl verrühren, je ein kleines Stück Gurke und Karotte sehr fein raspeln oder im Mixer pürieren und untermischen. Auf die gereinigte Haut auftragen (Augen und Lippen bleiben frei) und 15–30 Minuten einwirken lassen.

Mit der 34. SSW beginnt der Mutterschutz!

Nicht vergessen: Ab 7 Wochen vor dem errechneten Geburtstermin Mutterschaftsgeld bei der Krankenkasse (gesetzlich Versicherte) und beim Arbeitgeber den Zuschuss dazu beantragen.

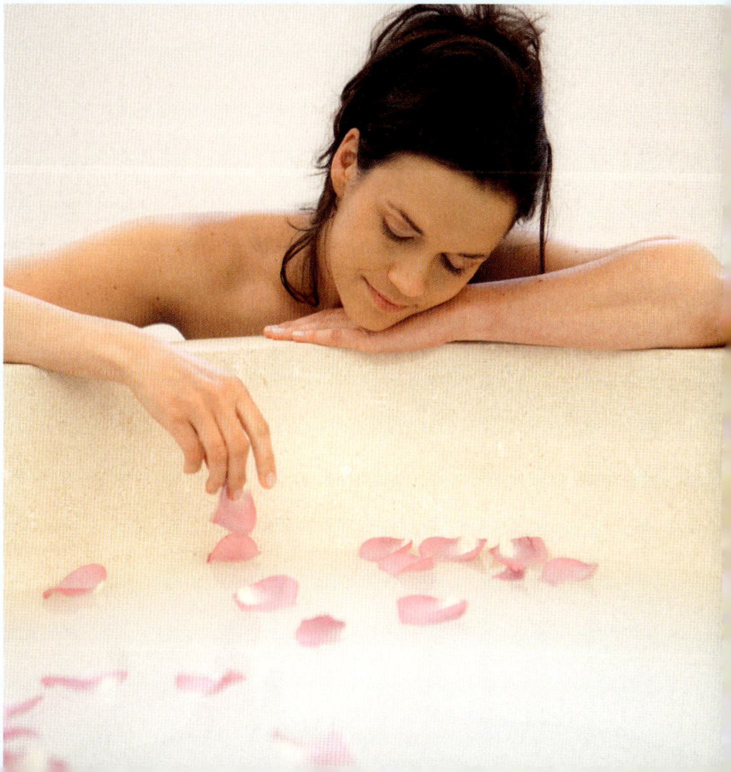

Alles klar, kleiner Bauchbewohner?

Im Verlauf der letzten Wochen wird es im Bauch ganz schön eng und bald kann sich das Baby nur noch um die eigene Achse drehen. Natürlich hat es dabei immer genug Platz, um sich kräftig zu recken und zu strecken. Es spürt deutlich die streichelnden Hände durch die Bauchdecke. Es nimmt aber auch über alle anderen Sinneskanäle Mama und vor allem ihre Stimmung wahr.

Schläfst du, Baby?

Mal liegt das Baby mit dem Rücken auf Ihrer linken Seite, mal auf Ihrer rechten. Ein anderes Mal liegt es vielleicht Rücken an Rücken mit Ihnen – dann spüren Sie durch die Bauchdecke die vielen kleinen Hubbelchen der Ellbogen, Knie, Füßchen – oder es dreht Ihrem Bauch den Rücken zu, den Sie als einheitliche Fläche tasten. In den letzten Wochen vor der Geburt wissen Sie jedenfalls fast immer, ob Baby gerade wach ist oder schläft.

Das größte Geschenk, das ich geben kann, ist, den anderen zu sehen, zu hören, zu verstehen und zu berühren.

Virginia Satir

Willst du nicht mal wieder strampeln?

Wenn es Ihnen so vorkommt, als wäre das Baby schon viel zu lange ruhig im Bauch, hilft dieser Test: Kuscheln Sie sich aufs Sofa und legen die Beine hoch. Probieren Sie auch einmal, den Bauch leicht zu schütteln, oder stützen Sie im Stehen die Arme auf den Oberschenkeln ab und beugen sich dabei leicht nach vorne. Wenn Sie das Baby in der nächsten halben Stunde nicht spüren, überlegen Sie, wann Sie es zum letzten Mal gefühlt haben. Kommt es Ihnen ungewöhnlich lange vor, klären Sie dies am besten mit Ihrer Hebamme, Ärztin oder Ihrem Arzt ab.

Nachtaktiv

Oft spielen Babys ausgerechnet dann Bauch-Fußball, wenn Mama abends im Bett liegt und schlafen möchte. Dafür gibt es eine hormonelle Erklärung: Zwischen 21 und 24 Uhr ist Mamas Cortisolproduktion besonders hoch. Dieses Hormon fördert zwar ihren Schlaf, wirkt aber wie ein Muntermacher auf das Baby.

Lebt das Baby im Paradies?

In Tibet rechnet man das Alter eines Kindes schon ab dem ersten Schwangerschaftsmonat. Das Leben in der Gebärmutter zählt auch bei uns, seit man weiß, wie sehr das Baby bereits vor der Geburt ein Sinneswesen ist, das Eindrücke empfängt und abspeichert. Das ist faszinierend. Aber als schwangere Frau hört man das nicht immer gern, sondern fragt sich, wie viel das Baby von den eigenen Belastungen mitbekommt – und würde es gerne davor schützen. Die Sorgen, Nöte, Hektik des Alltags – muss das Baby das jetzt schon alles spüren? Lebt es nicht wenigstens bis zur Geburt im Paradies? Die Tibeter glauben übrigens nicht an paradiesische Zustände in der Gebärmutter – auch die enden für sie bereits mit der Empfängnis.

Betreff: Hello Belly!

Hallo Caro,
am Wochenende habe ich meinen Liebsten »genötigt«, endlich das Babyzimmer zu streichen, und mich dann zu meiner Schwester verzogen. Das Zimmer ist richtig, richtig schön geworden. Der Countdown läuft!!! So langsam bekomme ich immer mehr Bammel und gleichzeitig auch den Wunsch, dass es endlich losgeht ... Wie unfassbar, dass ich jetzt schon in der 32. SSW bin! Nur noch wenige Wochen – schluck! Habe vorhin einen Bauchumfang von 102 cm gemessen!!! Finde nachts immer noch keine gute Schlafposition, und auch tagsüber ist mir die Kugel ständig im Weg – egal ob ich mich bücken oder »elegant« an jemandem vorbeischieben will. Hilfe, ich bin ein Bauch! ☺
LG Amelie

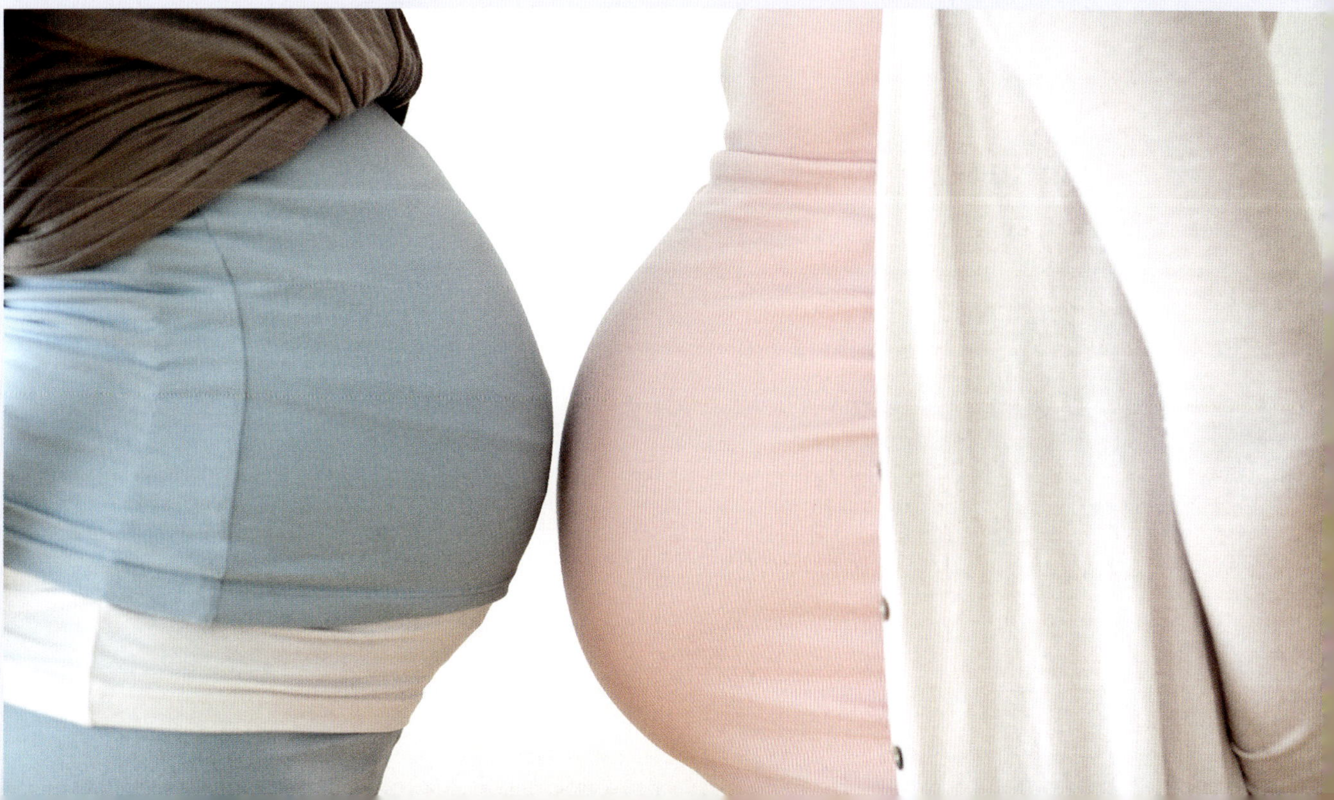

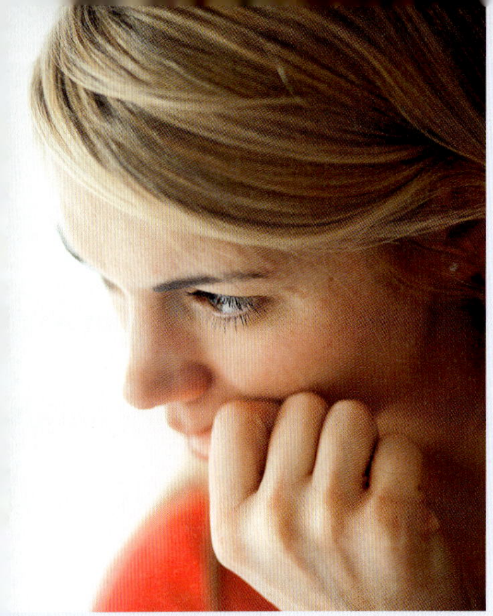

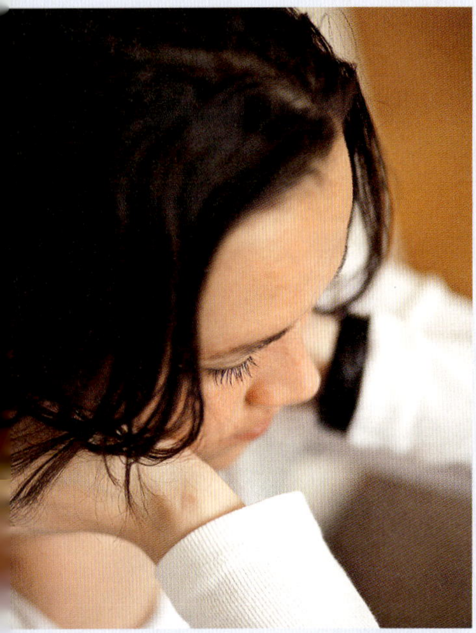

Bauchbotschaften: »Gute Zeiten« – »Schlechte Zeiten«

Mamas angenehme Gedanken und Gefühle kann Baby seit etwa der 20. SSW mitgenießen. Die Rezeptoren für Glückshormone, wie Endorphine, sind dann im Gehirn bereits ausgereift. Aber ebenso die Rezeptoren für Stresshormone, wie Cortisol. Erhöhte Pegel kommen in wenigen Pulsschlägen beim Ungeborenen an. Im normalen Ausmaß schadet das dem Baby aber nicht. Es wird von einem bestimmten Enzym geschützt, das sich ab dem vierten Schwangerschaftsmonat in der Plazenta bildet und Stressbotenstoffe im Blut weitgehend abschwächt.
Warum nicht ganz, sondern nur weitgehend? Weil sie dem Baby helfen, jetzt schon Erfahrungen zu sammeln! Mamas Stimme, der Rhythmus ihres Herzschlags oder bestimmte Außengeräusche verbinden sich je nachdem, von welchen Hormonbotschaften sie begleitet werden – von entspannenden Endorphinen oder anspannendem Cortisol –, jeweils mit angenehmen oder unangenehmen Empfindungen. So lernt das Baby bereits »Gut« oder »Schlecht« kennen.

Unser Tipp

Babys geht es nach der Geburt nachweislich besser, wenn sie davor viele entspannende Hormonbotschaften bekommen. Darum: Planen Sie als Ausgleich zum Alltagsstress täglich eine Portion Yoga, Entspannung, Wassergymnastik, Meditation oder Massage ein – sorgen Sie bewusst für Wohlfühlzeiten im Alltagstrubel, und gehen Sie am Wochenende in den Wald, ins Museum oder ins Konzert.

Keine Angst vor Ängsten!

Manchmal Angst zu haben, ist in der Schwangerschaft nicht ungewöhnlich, sondern normal. Schließlich ändert sich Ihr Leben grundlegend. Ganz zu schweigen von der Sorge, ob das Baby gesund und problemlos zur Welt kommen wird. Teilen Sie diese Ängste – um Beschwichtigung geht es nicht, sondern darum, es ans Licht zu bringen. Bei Tageslicht betrachtet sieht vieles praktikabler aus, man durchschaut leichter, was zu tun ist, um Aufgaben gut zu bewältigen. Professionelle Hilfe in Anspruch zu nehmen, ist eine sehr gute Idee für alle, die unter starken Ängsten, Panik oder unter angstbesetzten Träumen leiden. Hier kann die Frauenärztin oder die Hebamme sicher jemanden empfehlen.

Mama-Wunderwerk

Ihr Körper vollbringt Tag für Tag Wunder: Ein kleiner Mensch wächst heran. Der Verstand unserer berühmtesten Wissenschaftler würde nicht ausreichen, um das zu schaffen, was die Kräfte Ihres Körpers ganz automatisch täglich vollbringen. Vertrauen Sie diesen Kräften. Mit derselben Sicherheit werden Sie Ihr Baby zur Welt bringen.

Angst vor der Geburt?

Gegen die Furcht vor dem Geburtsschmerz hilft es, sich bewusst zu machen: Eine Wehe dauert selten länger als eine Minute. Und auf jede Wehe folgt eine Ruhephase von 5–15 Minuten, erst kurz bevor das Baby kommt, etwas kürzer. Alle Ruhephasen zwischen den Wehen sind vollkommen schmerzfrei! Da ist gut Zeit für Entspannung. Tipps dafür gibt es auf S. 197 und 247.

Um auftauchenden Ängsten vor der Geburt nicht zu viel Raum zu geben, kann ebenfalls Entspannung helfen, z.B. durch Progressive Muskelentspannung oder wohltuende Visualisierungsübungen. Eine sehr schöne Übung gibt es auf **Mam@Plus 1931.**

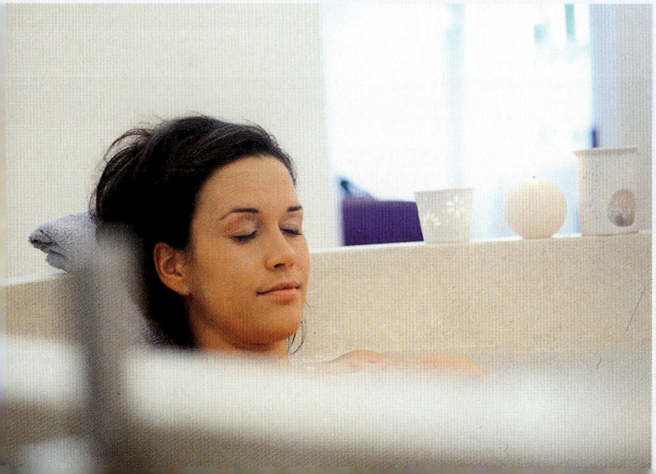

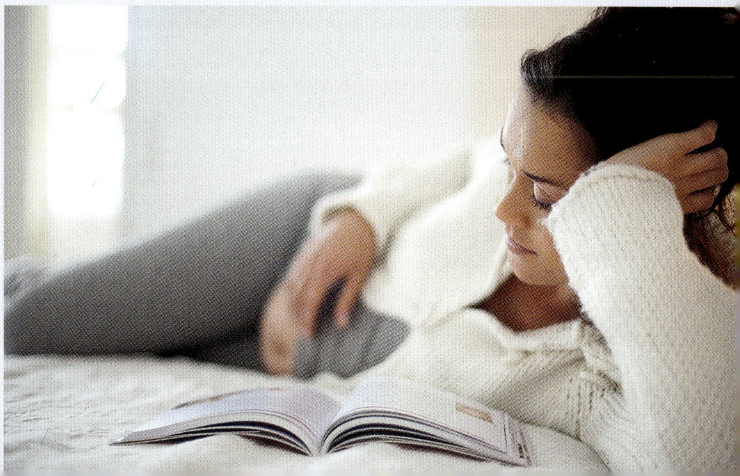

Papa, ich brauche dich!

Auf einer Skala zur Ermittlung von wirksamer Stressreduktion in der Schwangerschaft gaben schwangere Frauen dem Gefühl, dass sie sich auf ihren Partner verlassen können, die höchsten Punkte. Es besteht kein Zweifel: Am meisten kann ein Bald-Papa für sein Kind und die Zukunft seiner Familie damit erreichen, dass er der Bald-Mama tagtäglich Geborgenheit und Zuversicht vermittelt und durch seine liebevolle, verständnisbereite Zuwendung immer wieder Kraft gibt.

Lieber Papa,
umsorgen Sie die werdende Mutter, machen Sie ihr öfter mal eine kleine Freude, halten Sie Stress von ihr fern und sich selbst häufig Zeiten frei, um gemeinsam mit ihr zu entspannen und sich dem Baby zuzuwenden. Damit tun Sie das Beste dafür, dass es Ihnen allen auch in den anstrengenden ersten Monaten nach der Geburt gut geht.

Betreff: AW: Hello Belly!

Liebe Amelie,
habe auch die ersten Geburtsangst-Momente. Was, wenn alles anders kommt, als ich es mir wünsche, was, wenn es ein Kaiserschnitt wird? Habe ziemlich Schiss davor. Meistens überrollen mich solche Gedanken abends, kurz vor dem Einschlafen – und am nächsten Morgen sieht alles wieder ganz rosig aus. Aber wahrscheinlich gehört das einfach dazu, oder? Woher sollen wir auch wissen, was genau auf uns zukommt?!
Hatte gestern Nachmittag die ersten Senkwehen. Meine Hebamme hat mir bestätigt: Mein Kleines geht so langsam in Startposition!! Bisher drückt es mir allerdings noch ziemlich in den Magen = Hallo, Sodbrennen! Also gerade nix von wegen Sahnetorte und Currywurst ... Alles Liebe Caro

Noch mehr schwangere Männer ...

Das sogenannte »Männer-Kindbett« (siehe S. 171) wird in manchen Kulturen auch rituell zelebriert. Bei einigen Völkern Südamerikas und Südostasiens legen sich die werdenden Väter auf den Schlafplatz der Frau und ahmen die Geburtswehen nach, um böse Geister fernzuhalten. Bis in die 20er-Jahre des letzten Jahrhunderts war das übrigens in Teilen Südfrankreichs und des Baskenlands ebenfalls Brauch. Die leidenden Väter legen sich allerdings nach diesem »Geburtsstress« ins Wochenbett – und Mama schmeißt den Haushalt.

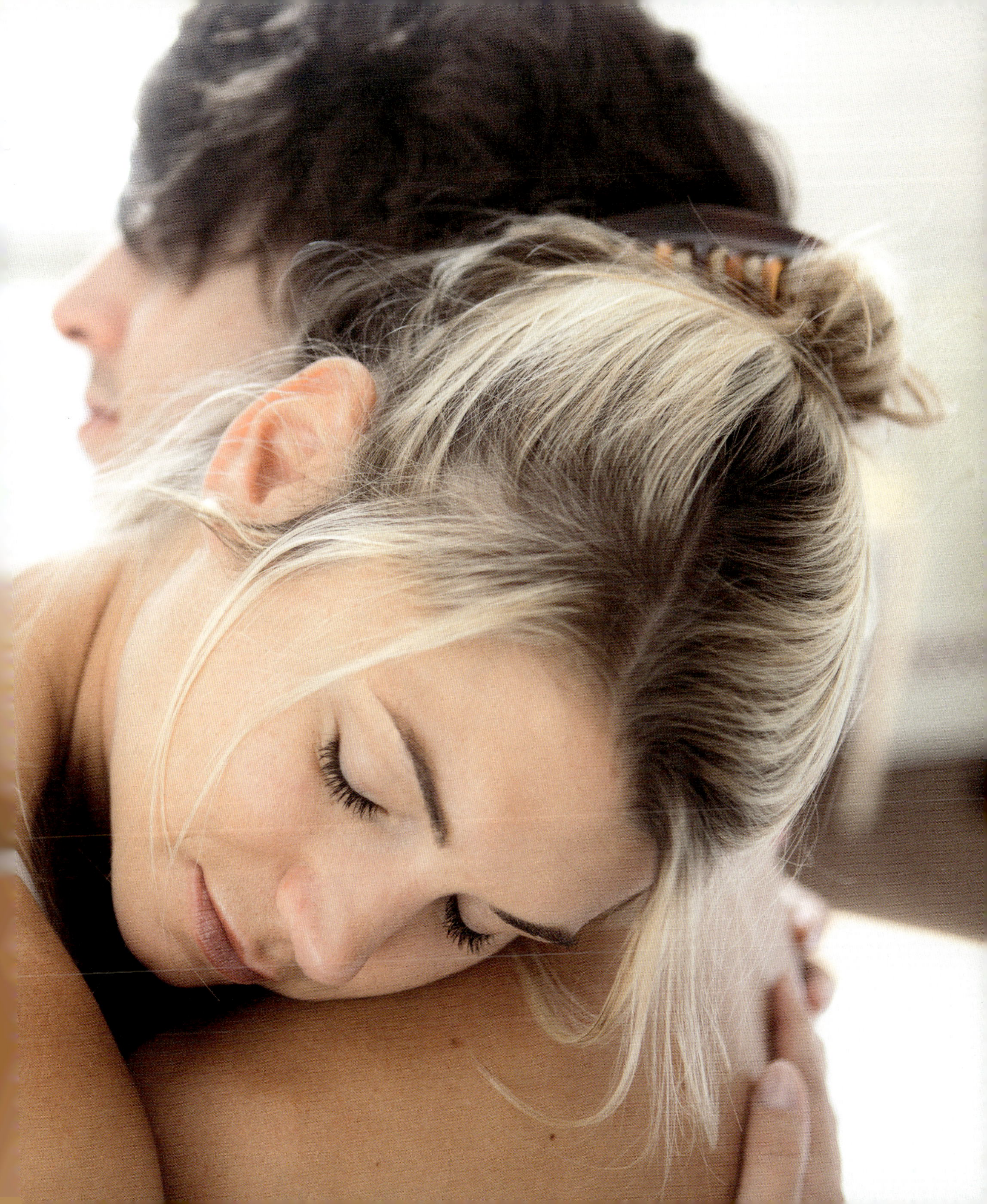

Geburt und Wochenbett: To do

Die Geburt steht praktisch vor der Tür – und so vieles ist für den Empfang des Babys und die erste Zeit danach noch vorzubereiten und gut zu überlegen. Endlich hat man auch Zeit dafür.

Anmeldung in der Entbindungsklinik

Die Entscheidung ist für eine Geburtsklinik gefallen? Dann ist jetzt die Anmeldung fällig. Die hat den Sinn, alle Formalitäten schon vor Geburtsbeginn zu erledigen, damit sie dann nicht nerven. Die Anmeldung beginnt meist mit einem Gespräch mit der Hebamme, die dabei das sogenannte »Partogramm« (Schwangerschafts- und Geburtenverlaufsblatt) anlegt. Danach geht es in vielen Kliniken mit Arzt oder Ärztin zu einer Ultraschalluntersuchung und dem »Ärztlichen Aufklärungsgespräch«. Liegen Schwangerschafts- oder Geburtsrisiken vor, werden mögliche Folgen für die Geburt erörtert. Die Anmeldung ist der beste Zeitpunkt, individuelle Wünsche für die Geburt, die Begrüßung des Babys, das Stillen und die ersten Tage des Wochenbetts mitzuteilen und zu besprechen – und einfach eine weitere gute Gelegenheit, sich mit dem Personal und den Räumlichkeiten ein wenig mehr vertraut zu machen.

Betreff: Ablenkung, bitte!

Liebe Caro,
gestern war offiziell mein allererster Tag Mutterschutz! Wir sollten anstoßen ☺ Lass uns auf jeden Fall jetzt häufiger treffen und uns gegenseitig Mut machen, ok? Mein Kleiner lag beim letzten US übrigens noch komplett in Querlage. Sah aus, als würde er sich sonnen. Er ist weiterhin ein sehr aktives Baby. Mal habe ich seine Füßchen im Rippenbogen hängen, wenig später trommeln sie auf meine Blase. Aber irgendwie weiß ich immer, wie er gerade liegt (oder besser »tobt«). LG Amelie

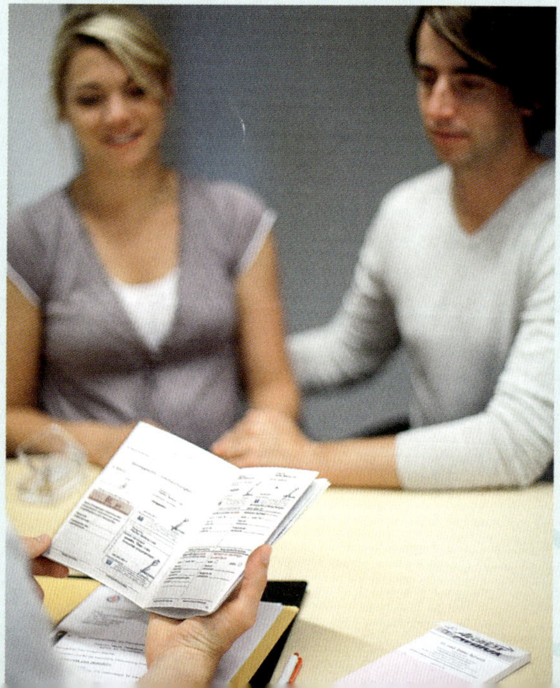

Hallo Papa,

der reibungslose Start in das neue Leben nach der Geburt wird ganz starke Anforderungen an Sie stellen. Machen Sie sich am besten jetzt schon gemeinsam Gedanken darüber, wie Sie vorsorgen können. Arbeiten Sie sich in den Haushalt ein, falls nötig. Damit die erste Zeit zu dritt so zauberhaft wird, wie sie sein soll.

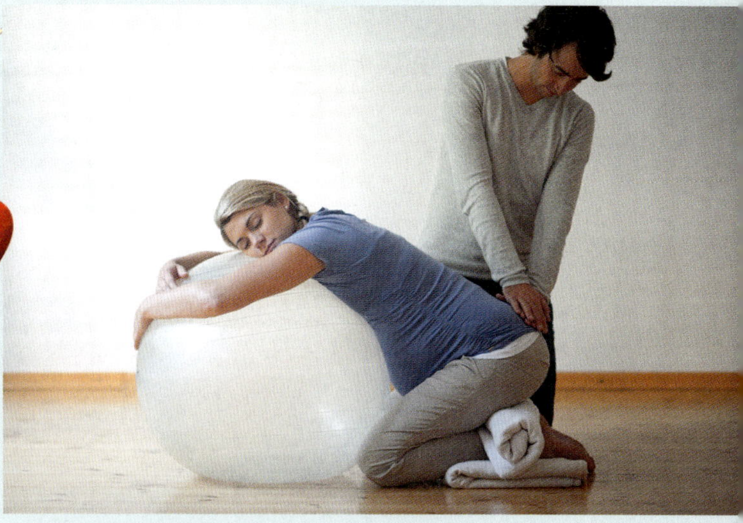

Mit Plan

Keine schlechte Idee ist es, diese individuellen Wünsche schriftlich mitzubringen, als »Geburtsplan«, der mit dem Partogramm abgeheftet werden kann. Das Wort »Geburtsplan« ist etwas irreführend, denn die Geburt ist nicht wirklich planbar und darum geht es auch nicht. Er kann aber sehr hilfreich sein, wenn die dann diensthabenden und vielleicht wechselnden Hebammen mit einem Blick in Ihre persönliche Akte sehen können, wie Sie zum Beispiel zu Schmerzmitteln stehen, wie Sie mit der Erstversorgung Ihres Babys umgehen möchten etc. Und er hilft möglicherweise, sich selbst noch einmal Klarheit zu verschaffen. Ein Muster mit Gedankenanstößen zur Formulierung eigener Wünsche findet sich unter: **Mam@Plus 1971.**

Entspannung – das Geheimnis einer leichteren Geburt

Je weiter die Geburt voranschreitet, desto schwerer wird es, sich den mächtigen Kraftwellen der Gebärmutter entspannt zu überlassen. Genau das wäre aber ideal, denn die große »Arbeit« der Geburt schafft die Gebärmuttermuskulatur von ganz alleine. Während sich der Muttermund weitet und öffnet, »genügt es schon«, sich nicht zu verkrampfen.

Auch für Papas sind Entspannungstechniken während der Geburt nicht schlecht. Also besser jetzt schon gemeinsam üben, wie man entspannt bleiben kann – dann schaffen Sie es auch! Sie können sich die Anleitungen unter **Mam@Plus 1972** ausdrucken und dann gegenseitig abwechselnd vorlesen oder Sie sprechen sie auf Band und üben gleichzeitig miteinander. Tipp: Noch leichter geht es, wenn Sie bereits die Progressive Muskelentspannung nach Jacobson beherrschen.

To do Wochenbett

Nach der Geburt tut für eine Weile der Rückzug aus dem Alltag gut. Damit dann nicht die Versorgung fehlt, wird sie am besten jetzt schon gut vorbereitet.

Früher steckte man Frisch-Mamas 40 Tage lang in die »Wochenstube«, dort wurden sie komplett versorgt und durften sich ausschließlich um das Baby kümmern. Diese Pflege war in der Großfamilie leicht möglich, auch die Dorfnachbarn halfen mit, das beruhte auf Gegenseitigkeit. Heute werden Mamas im Durchschnitt nach 3,3 Tagen aus dem Krankenhaus entlassen, nach einem Kaiserschnitt bleiben sie 4–5 Tage dort. Danach sind sie auf sich allein gestellt. Ganz schön früh! Wenn Mama keine Hilfe hat: Lieber mit dem Klinikpersonal einen Tag längeren Aufenthalt vereinbaren, wenn möglich.

Viel Hilfe organisieren

Ideal wäre es, wenn eine babyerfahrene Verwandte oder Freundin für die erste Zeit als gute Seele, sprich: Haushaltshilfe, Köchin, Ansprechpartnerin, ins Gästezimmer oder auf die Couch ziehen könnte. Das ist umso wichtiger für Mamas, die alleine mit dem Baby leben. Sie sollten jetzt alle Freundinnen und Freunde fragen, wer Lust hat, in den Wochen nach der Geburt zu helfen, und ihre Telefonnummern in einer eigenen Liste anlegen. Einfühlsame, praktische Hilfe nach der Geburt gibt es auch hier: www.wellcome-online.de • www.muetter-pflege.de.

Viele Mamas starten in den letzten Wochen vor der Geburt in Sachen Nestbau und Putzbetrieb noch mal richtig durch. Eingebauter Instinkt oder Überbrücken der Wartezeit? Egal, danach blitzt und blinkt jede noch so kleine Fuge ... Baby kann kommen!

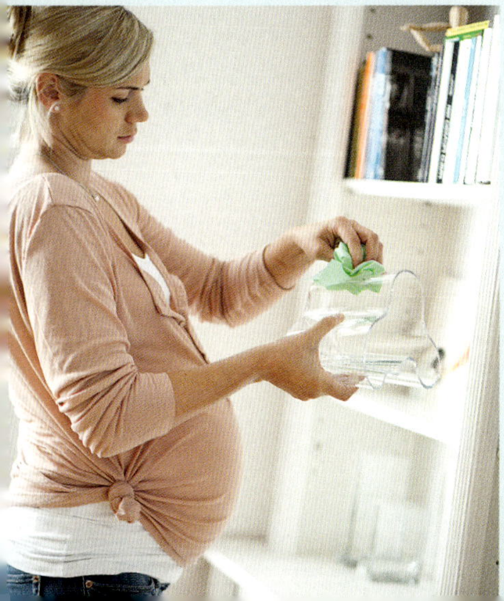

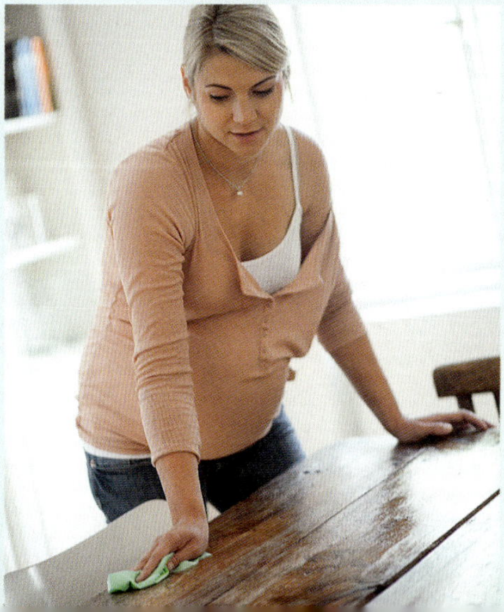

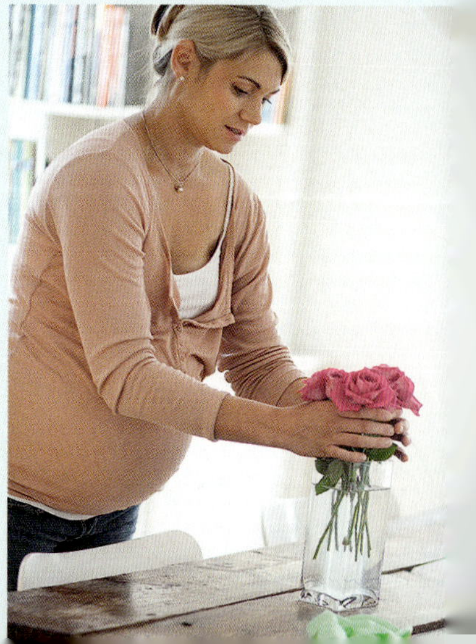

Schrank und Truhe füllen

Vorratshaltung ist jetzt beruhigend, es könnte ja sein, dass Baby es eilig hat. Schaffen Sie so viele Vorräte an, dass zumindest für 2 Wochen alle Einkäufe überflüssig oder auf das Nötigste von der Frischetheke reduziert werden. Vorratsküche macht später gute Laune: ab jetzt von allem, das sich dafür eignet, doppelte Mengen kochen und die Hälfte einfrieren. Spezielle Kochbücher helfen dabei, zum Beispiel: *Auf Vorrat gekocht – 100 Rezepte, ideal zum Einfrieren* von Ghillie James.

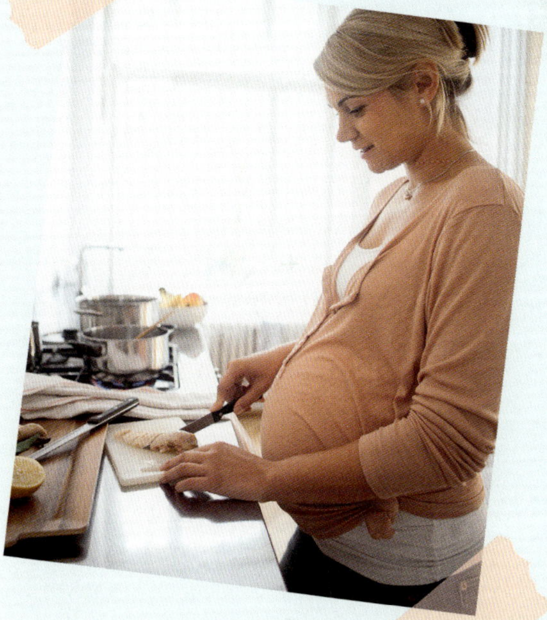

Soup & Snack für die (Mama-)Seele

Wer so oft an später denken muss, liebt Vorräte. Diese sind Mamas Top-Hits:
Wochenbettsuppe: Aus viel Wurzel- und Knollengemüse (Karotten, Pastinaken, Sellerie, Fenchel), aber ohne Zwiebeln und Lauch (Blähungen sind in der Zeit nach der Geburt besonders unangenehm), eine kräftige Gemüsebrühe **kochen und portionsweise einfrieren.** Wer mag, kocht ein Huhn mit! Gewürzt wird mit Anis, Bockshornkleesamen, Fenchel, Kreuzkümmel (alle gut für die Milchbildung) und Rosmarin (macht munter), aber ohne Salbei (hemmt die Milchbildung).
Dazu einen Vorrat an gesunden, schnellen Einlagen anlegen: Glasnudeln, feine Reisnudeln (beide weizen- und glutenfrei, gibt's im Asia-Laden oder bei www.my-asia-shop.de), Tiefkühlerbsen und -spinat, Tiefkühlkräuter (Schnittlauch, Petersilie, Basilikum). Das genaue Rezept gibt es zum Ausdrucken unter Mam@Plus **1991.**
Sojamandeln: 300 g geschälte Mandeln in einer flachen Form mit Sojasauce bedecken. Über Nacht stehen lassen, abtropfen, auf einem Backblech (mit Backpapier!) verteilen. Eine Stunde trocknen lassen und dann bei 200 °C für 5–10 Minuten im Ofen rösten. Bis nach der Geburt aufheben, wenn möglich. ☺

Baby im Sitzstreik?

Es ist noch nicht lange her, da hatte das Baby so viel Platz, dass es kreuz und quer in Ihrem Bauch liegen oder sitzen konnte, wie es wollte. Erst mit Beginn des letzten Schwangerschaftsdrittels sinkt ein Baby immer häufiger mit dem Kopf nach unten, der immer größer und schwerer wird. Drei Viertel aller Babys bleiben ab dem 9. Monat so liegen, Nachzügler etwas später. In der 38. SSW sitzen nur noch 4–5 von 100 Babys – und die kommen dann auch aus dieser Beckenendlage (BEL) zur Welt.

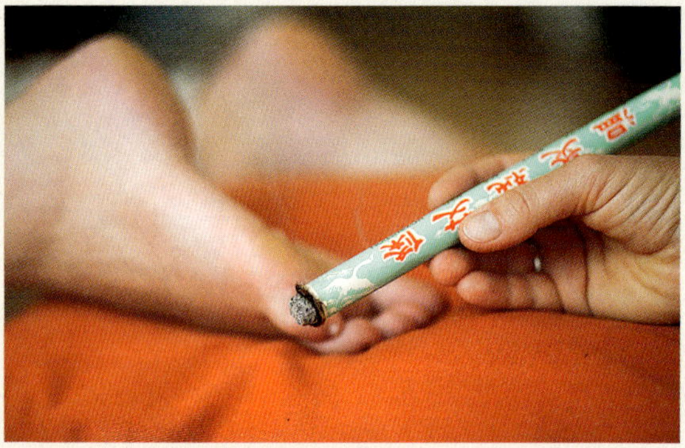

Dreh dich, Baby!

Wie überredet man ein Ungeborenes, sich aus der Steißlage zu drehen? Ab der 33. SSW kann man dem Baby verschiedene Impulse geben, sich mit dem Kopf nach unten in die beste Geburtsposition zu bringen. Selten dreht sich ein Baby während einer dieser Behandlungen. Die meisten machen das lieber nachts ganz heimlich. Klappt gar nichts, darf Mama dennoch hoffen: Viele Babys drehen sich noch kurz vor der Geburt von ganz alleine.

Moxa-Behandlung

Mit der Wärme einer brennenden Beifuß-Zigarre stimuliert die Hebamme einen Meridianpunkt am kleinen Zeh – jeweils ca. 15 Minuten, 10 Tage in Folge. Nach einigen Tagen Pause darf die Behandlungsserie einmal wiederholt werden. Bleibt die Wirkung aus, kann ab der 38. SSW der Punkt zusätzlich mit Akupunkturnadeln behandelt werden. In einer Studie an der Uniklinik Mannheim drehte sich dadurch jedes zweite Baby. Günstig war dabei die Tönnchen-Stellung (siehe rechts).

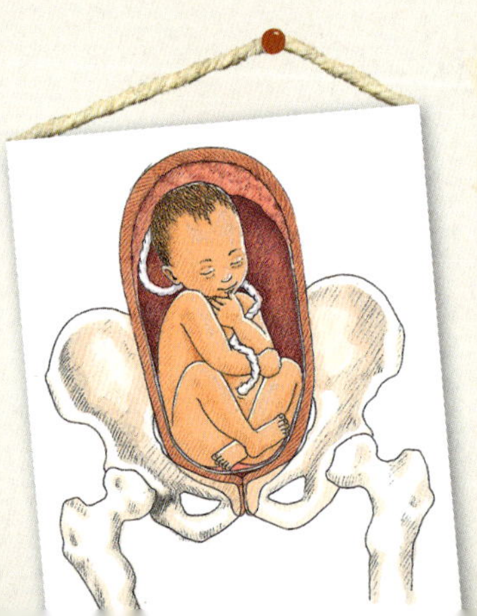

Das Baby dreht sich einfach nicht?

Neue Studien der letzten Jahre haben gezeigt, dass der Kaiserschnitt bei BEL nicht vorteilhafter für das Baby ist. Er ist heute eigentlich erst durch weitere Faktoren gut begründet. Die natürliche Geburt ist prinzipiell nicht weniger sicher, erfordert aber Erfahrung des Arztes und der Hebamme.

Tönnchen-Stellung oder Knie-Ellbogen-Lagerung

Mama geht zuerst auf alle viere und legt dann den Kopf auf ihre Hände. Weil das Becken also höher liegt als die Schultern, wird der Bauch weit und gibt dem Baby das Raumangebot für eine Drehung. Diese Haltung ist unabhängig von der Moxa-Behandlung eine gute Idee – zwischendurch immer mal wieder, nie länger als gut angenehm, vielleicht 10–20 Minuten. Der Kopf kann auch mit Blick zur Seite abgelegt werden. Manche Mamas mögen die Stellung nicht, anderen fällt sie leicht. Wird heute von Hebammen lieber empfohlen als die **Indische Brücke**. Bei der entsteht das Raumangebot in Rückenlage – mit einem Stapel fester Kissen unter dem Po.

Äußere Wendung

Zu guter Letzt kann der darin erfahrene Arzt oder die Ärztin ab der 37. SSW mit dieser uralten Methode versuchen, das Baby zu einem Purzelbaum zu bewegen: Durch Druck mit beiden Händen wird von außen vorsichtig Babys Popo nach oben geschoben, bis es eine Rolle vorwärts oder rückwärts macht. Erfolgsrate dieser schmerzlosen Prozedur: 50–70 %. Wird zur Sicherheit heute nur in der Klinik und mit Ultraschall-Beobachtung gemacht, um das Baby dabei keinerlei Wagnis auszusetzen.

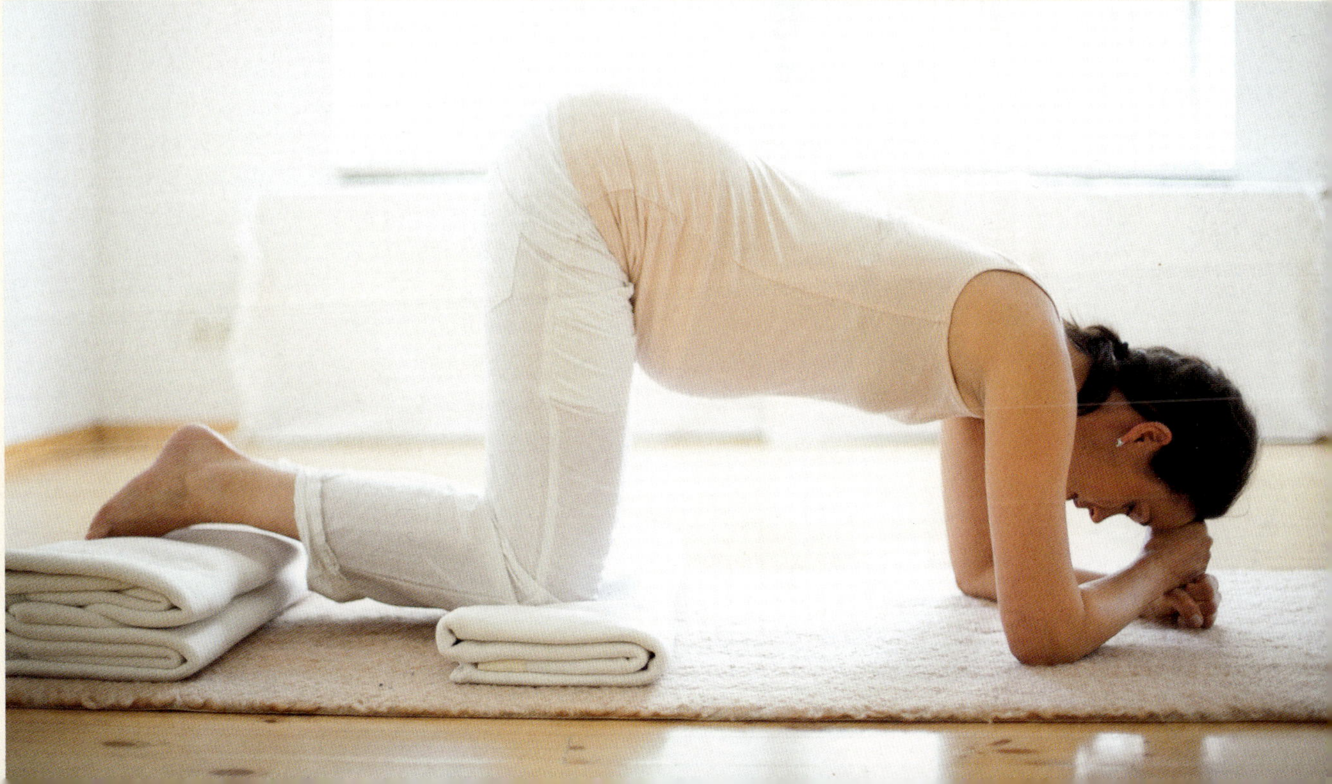

Rund und gesund

Abwarten und Tee trinken

Manche Heilkräuter tun in den letzten Wochen der Schwangerschaft besonders gut. Sie unterstützen beispielsweise den stark aktivierten Stoffwechsel und sorgen für schöne Haut. Auch die Gebärmutter wird gestärkt und bereitet sich damit gut auf die Geburt vor. Wir haben deshalb den Endspurt-Tee für Sie zusammengestellt.
Aufgepasst jedoch bei Tee-Fertigmischungen: Keine mit entwässernden Teekräutern benutzen (siehe auch S. 156)! Sie dürfen nämlich in der Schwangerschaft nur nach individueller Verordnung kurmäßig getrunken werden.

Endspurt-Tee

30 g Himbeerblätter
20 g Frauenmantel
20 g Melisse
10 g Schafgarbe

Kräuter in der Apotheke gleich mischen lassen. Von der Mischung 3 gehäufte TL mit 0,5 l kochendem Wasser aufgießen, 10 Minuten bedeckt ziehen lassen, abseihen und über den Tag verteilt trinken.
Übrigens: Die geburtsfördernde Wirkung von Himbeerblättern ist überaus mild. Vorzeitige Wehen sind davon nicht zu befürchten!

Darm: fit & aktiv

Typisch in der Schwangerschaft, dass der Darm träge wird. Deshalb weiterhin auf eine ballaststoffreiche Ernährung (viel Gemüse) achten! Eine aktive Verdauung ist nämlich auch das beste Mittel gegen Hämorrhoiden, das sind Krampfadern im Anus. Die sind zwar harmlos, können aber auch mal lästig werden, vor allem bei Verstopfung und hartem Stuhl. Sollten sie jucken oder brennen, empfiehlt der Arzt etwas zur Linderung. Dann ist es besonders wichtig, den Darm fit zu halten.

Sanfte Hilfe

Auch venenstärkende Heilpflanzen können bei Hämorrhoiden helfen. Gibt es als Fertigpräparate in der Apotheke. Rosskastanie – wirkt tonisierend und stärkend; Hamamelis hilft bei äußeren Entzündungen, wie sie oft bei Hämorrhoiden entstehen (z.B. Hametum Hämorrhoiden Salbe); Honigklee/Steinklee kräftigen die Wände feinster Blutgefäße, wirken entzündungswidrig und abschwellend; Buchweizen verbessert die Mikrozirkulation, stärkt die Gefäßwände, wirkt entzündungshemmend und antioxidativ.

Anti-Quälgeist-Sitzbad

500 g geschnittene Eichenrinde (Apotheke) in 5 l Wasser 20 Minuten aufkochen. Abseihen und abkühlen lassen. Sitzbaddauer 15 Minuten, 2-mal täglich.

Weniger aufwendig, aber mit ähnlicher Wirkung: ein Sitzbad in abgekühltem Schwarztee oder auch eine Schwarztee-Kompresse: Nehmen Sie dafür einfach einen durchtränkten, abgekühlten Teebeutel. Alles dies tut auch Krampfadern an den Schamlippen oder in der Vagina gut.

Betreff: Endlich! Es wird ein …

Liebe Amelie,
waren eben beim Doc. Es ist jetzt ganz klar: Es ist ein Er! Hätten wir schon Namensfavoriten, wir könnten uns also auf den Jungsnamen festlegen – HÄTTEN! Haben wir aber nicht. Immer noch liegen unsere Meinungen da ziemlich auseinander. Gggggr! Aber weißt du was, ich nehme mir da einfach den Druck raus. Selbst wenn unser Sohn die ersten Tage eben nur unser »Kleiner« ist (und nicht Nils, Leonard, Jimmy Applecake oder Maddox Berlin Mitte ☺). Vielleicht schlüpft er auch ans Licht der Welt und wir wissen sofort: Du kannst nur ein … sein! Alles Liebe deine Caro

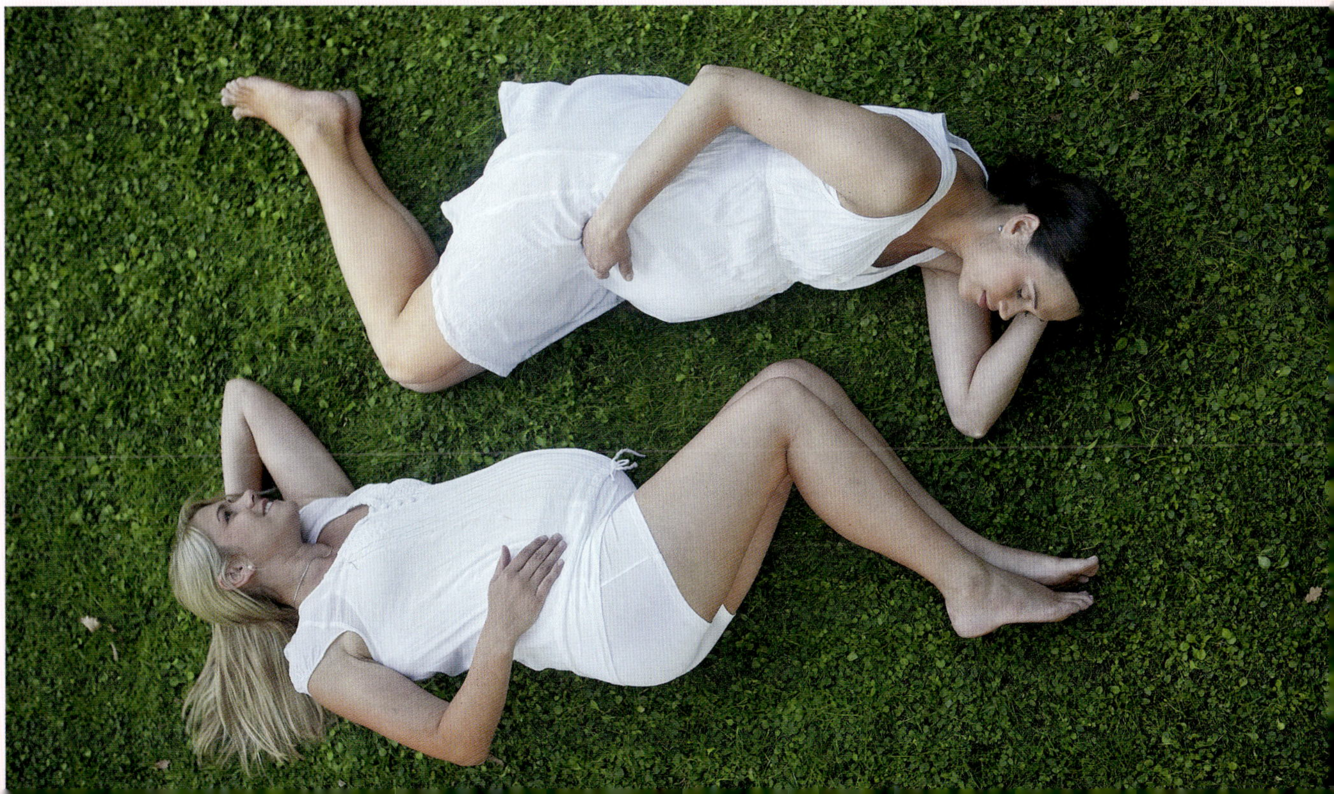

Come on, baby!

10. Monat | SSW 36+0 bis 39+6

Souvenir, Souvenir • Es kreisen die Geburtsgedanken • Auf die Plätze … • … fertig … • … los?

Jetzt steigt die Ungeduld – und die meisten Mamas möchten endlich ihrem kleinen Bauchbewohner in die Augen schauen, ihn in den Armen halten, beschnuppern, liebkosen … Auch Papa hält schon gespannt nach der Ziellinie Ausschau, schließlich könnte nun jeder Anruf seiner Liebsten bedeuten: Es geht los – also ruckizucki nach Hause!

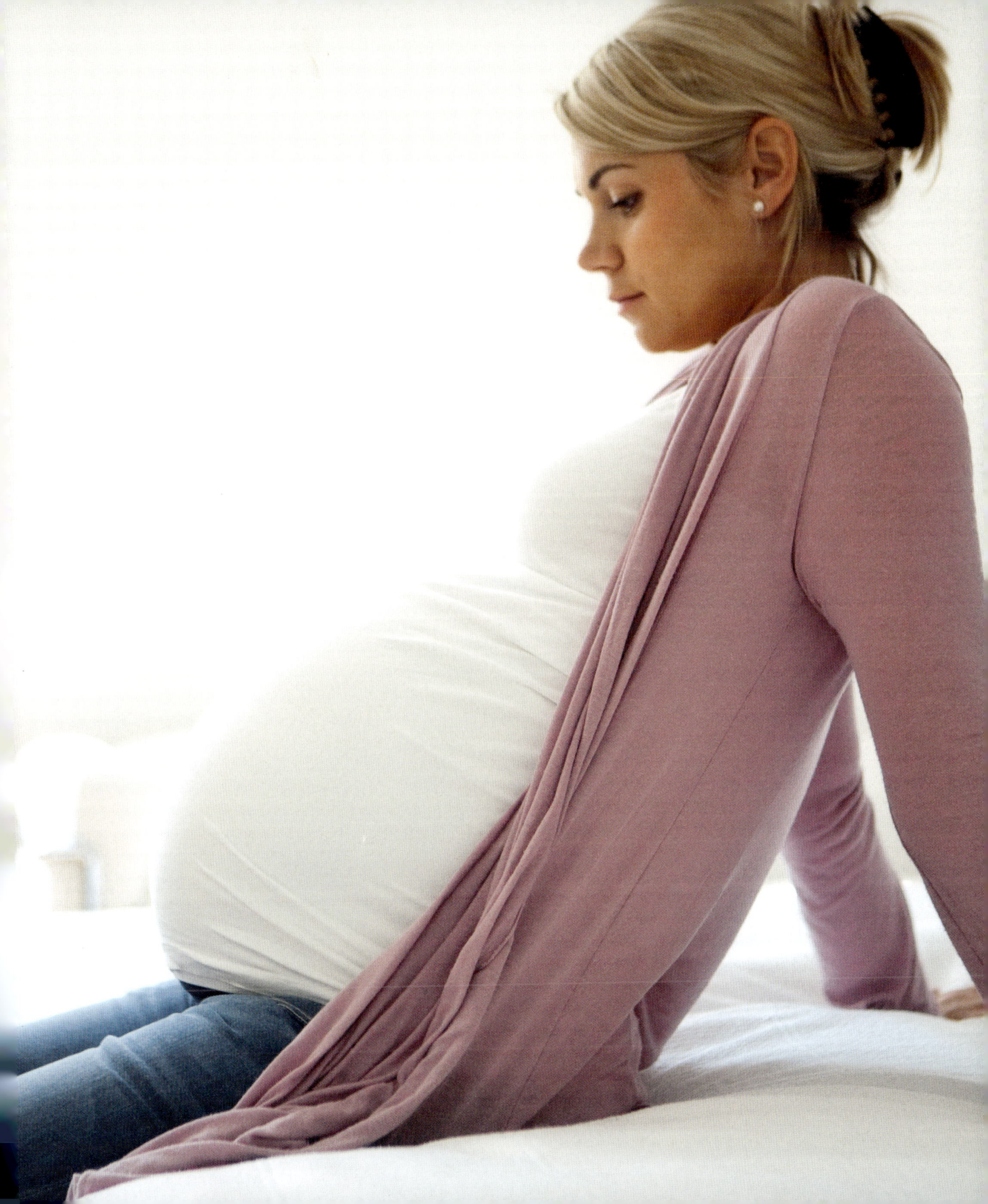

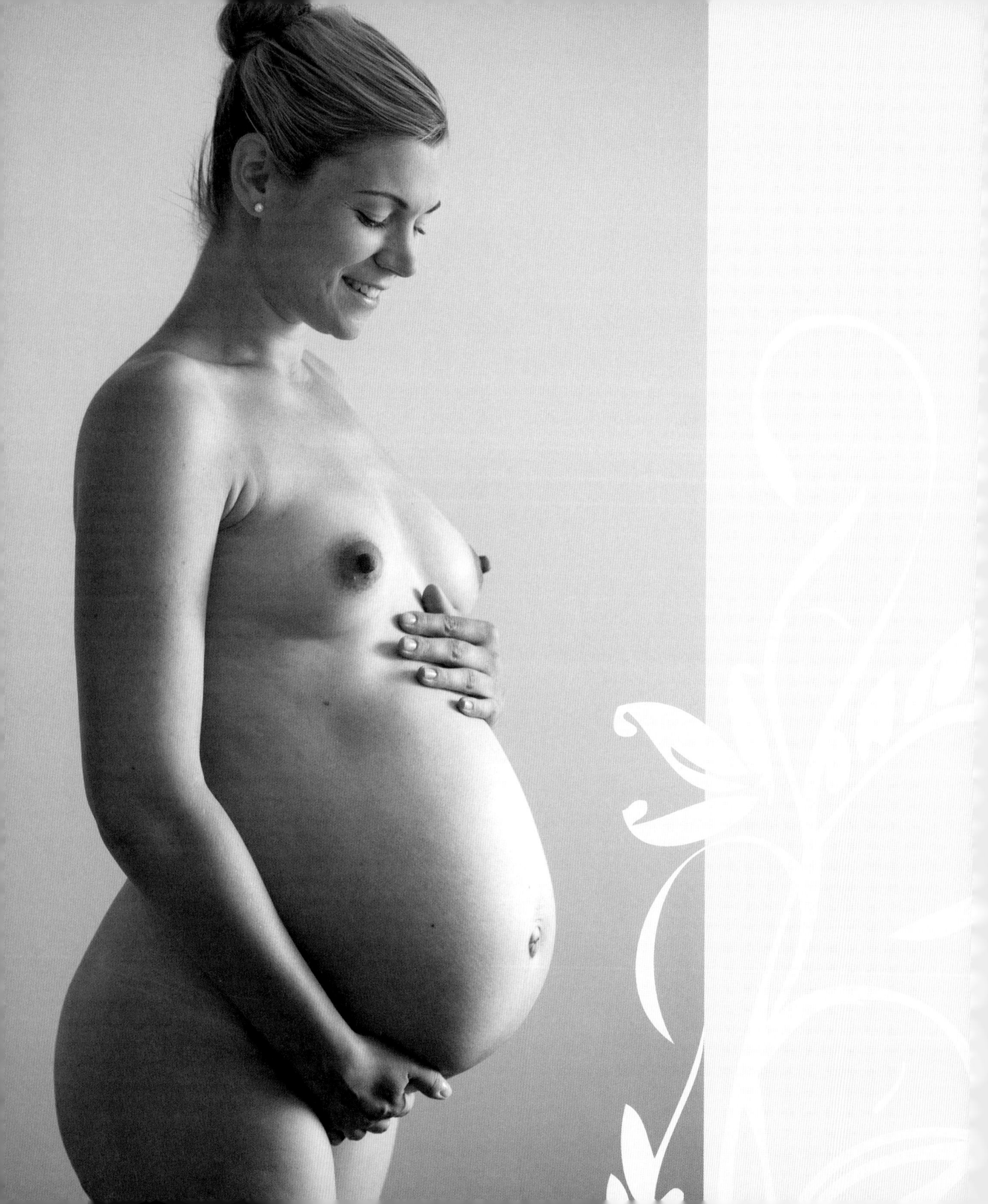

Mama-Body

Babykugel: Auf Nabelhöhe erreicht der Bauchumfang jetzt sein stolzestes Maß – im Durchschnitt sind das 100 cm! Bei einer Zwillingsmama sogar großartige 120 cm.

Kreislauf: Der funktioniert jetzt auf Top-Niveau, denn schon der ganz normale Alltag ist eine körperliche Hochleistung. Also alles schön langsam angehen. Vor allem viel Schlaf und Ruhe tanken!

Baby senkt sich: Die Gebärmutter gibt dem Baby etwa 3–4 Wochen vor der Geburt viele kräftige Massagen. Das kann gut zu spüren sein: Mal wird der Bauch vorne hart, mal zieht es im Kreuz, mal drückt es auf das Schambein. Oder es zieht in den Leisten, wie bei Periodenschmerzen. Schiebt sich das Baby dabei tiefer ins Becken hinunter, in eine bessere Startposition hinein, spricht man von Senkwehen.

Aufatmen: Sobald sich das Baby ins Becken gesenkt hat, passen zwischen den Rippenbogen und die Gebärmutter wieder zwei Finger, wie damals im 8. Monat. Dadurch kann Mama wieder freier durchatmen und auch der lästige Druck auf den Magen ist verschwunden. Nach den Senkwehen wird meistens das Sodbrennen erträglicher. Ausnahmen: Manche Babys senken sich erst bei Geburtsbeginn.

Blase: Wenn oben mehr Platz ist, wird es leider unten enger – des Magens Freud ist der Blase Leid. Ihr wird es jetzt wieder ganz schön eng, sie muss sich (noch) öfter melden.

Fehlalarm: In den letzten Schwangerschaftstagen wird der Bauch vielleicht so oft hart, dass Mama denkt: »Jetzt geht es los.« Aber dann hört alles wieder auf. Nicht enttäuscht sein! Diese Wehen sind nicht umsonst, sie machen bereits den Muttermund weicher.

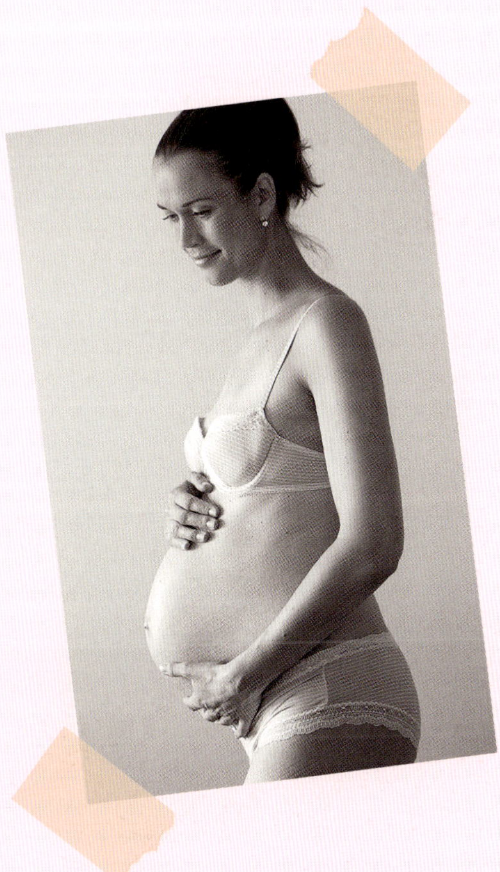

Baby-Body

Woche 37 = SSW 36+0 bis 36+6

Baby: Woche 35 = 239. bis 245. Tag

Mittlerweile hat das Baby kaum noch Platz, um Purzelbäume zu schlagen. Damit ihm nicht langweilig wird, ist sein Greifreflex kräftiger geworden, und es kann wunderbar mit der Nabelschnur spielen – Babys daumendicke »Lebenskordel« fühlt sich interessant an. Kräftig strömt und pulsiert es in ihren drei Blutgefäßen: Zwei kräftige Arterien, in denen das sauerstoffarme Blut vom Baby zur Plazenta fließt, ranken sich um eine dicke Vene, in der das in der Plazenta frisch angereicherte Blut zum Baby zurückfließt, direkt in seinen Blutkreislauf. Die drei sich umeinander windenden Blutgefäße sind von dickem, gallertartigem Gewebe umhüllt, so hat die Nabelschnur Babys sämtliche Turnübungen überstanden, ohne sich zu verheddern.

Mehr Einblick in die Abläufe in Babys Unterwasserwelt gibt es auf Mam@Plus **2081.**

Gewicht: 2 900 g. SFL: 48 cm

Woche 38 = SSW 37+0 bis 37+6

Baby: Woche 36 = 246. bis 252. Tag

Nicht nur die Knochen des Babys sind stärker geworden, auch das Knochenmark ist herangereift. Schon länger spielte es eine Rolle bei der Blutbildung, doch von nun an ist diese seine Hauptaufgabe. Zum Blut gehören neben den roten Blutkörperchen (Erythrozyten), die Sauerstoff zu den Zellen transportieren, auch die weißen Blutkörperchen (Leukozyten), die wichtige Aufgaben im Immunsystem tragen. Diese werden ihnen in den Organen des Lymphsystems eingeprägt – in Lymphknoten, Thymus, Milz oder Mandeln. Das Immunsystem des Babys ist fertig, aber noch unerfahren. Deshalb liefert Mamas Körper in diesen Wochen über die Plazenta dem Baby seine sämtlichen Antikörper als »Nestschutz« für die ersten 6–9 Monate nach der Geburt (siehe Kasten).

Gewicht: 3 100 g. SFL: 49 cm

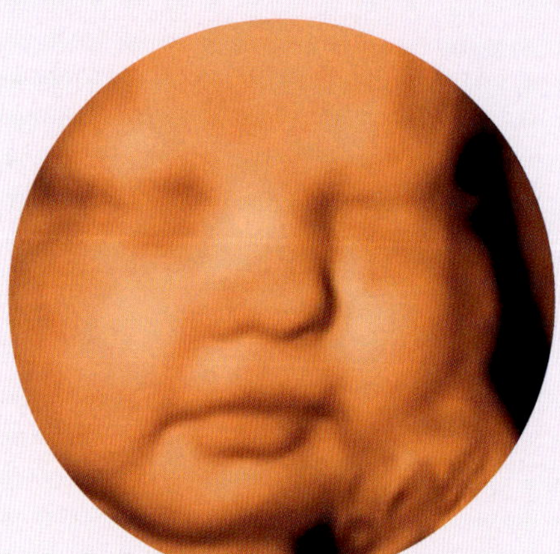

Ultraschallbild (HD live 3D) in der 38. SSW: »Kaum noch Platz hier!«

Woche 39 = SSW 38+0 bis 38+6
Baby: Woche 37 = 253. bis 259. Tag

Das Baby hat jetzt »Lanugohaarausfall« und weil es ziemlich viel Fruchtwasser trinkt, nimmt durch die darin schwimmenden Härchen und abgeschilferten Hautzellen sein Darminhalt zu, das Mekonium. Es wird in den ersten Tagen nach der Geburt ausgeschieden, angeregt vom Trinken des Kolostrums an Mamas Brust. Durch die zunehmende Enge hält das Baby mittlerweile seine Arme und Beine gekreuzt und meistens eng an sich gezogen. Aber hin und wieder muss es sich auch mal kräftig strecken – das ist jetzt nicht nur gut zu spüren, sondern oft auch zu sehen.

Gewicht: 3 200 g. SFL: 50 cm

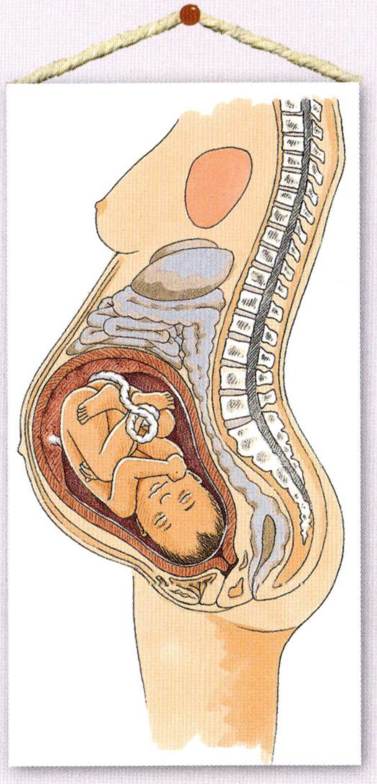

Woche 40 = SSW 39+0 bis 39+6
Baby: Woche 38 = 260. bis 266. Tag

Babys Köpfchen ist flexibel, weil die einzelnen Schädelplatten erst später miteinander verknöchern. Wird es ihnen eng auf dem Weg durch den Geburtskanal, schieben sie sich einfach ein wenig übereinander. Dann dehnen sie sich nach der Geburt automatisch und in kürzester Zeit wieder aus. Die Lungenbläschen sind jetzt voller Fruchtwasser. Davon wird während der Geburt ein großer Teil durch die Nase herausgedrückt, der Rest wird von Babys feinsten Blutgefäßen, den Kapillaren, aufgesogen, kurz bevor es auf die Welt kommt, und danach über Nieren und Blase ausgeschieden. Ihren wichtigsten Reifeschritt machen die Lungenbläschen dann mit dem allerersten Atemzug des Babys nach der Geburt.

Gewicht: Wird nach der Geburt festgestellt!
SFL: Wir haben ein Baby!

Nestschutz

Zwar beginnt Babys Immunsystem nach der Geburt sofort mit der Bildung eigener Abwehrstoffe, aber bis diese stark genug sind, wird es durch einen vorübergehenden Nestschutz vor vielen Infektionen geschützt. Das ist ein »Care-Paket« mit Mamas sämtlichen Antikörpern (Immunglobuline), das es jetzt über die Nabelschnur geliefert bekommt. Zusätzliche wichtige Immunstoffe erhält es nach der Geburt mit der Muttermilch. Die fördert auch den Aufbau von Babys eigener Abwehrkraft.

Souvenir, Souvenir

So einmalig, dieser unglaubliche Babybauch! Das muss festgehalten werden – warum nicht mit einem haltbaren Körperabdruck? Ein individuelleres Andenken an diese so wichtige Lebensphase gibt es kaum. Viele Künstlerinnen bieten heute Hilfe bei der Herstellung an, aber es gibt auch Fix-und-fertig-Sets zur Selbstherstellung (oder aber Gips aus der Apotheke – für die Hobby-Variante). Diese sowie Anregungen zum Bemalen finden sich unter anderem auch auf der Homepage der Künstlerin, die diese Idee vor ein paar Jahren aus den USA mitgebracht und in Europa eingeführt hat: www.bellyart.de

Wohin mit den geliebten Ultraschallbildern?

Wer besonders viel Freude daran hat, kann die Ultraschallaufnahmen für wenig Geld kolorieren und daraus ein Kunstwerk fertigen lassen, um damit eine Wand zu schmücken. Zum Beispiel hier: www.ultraschall-kunst.de. Auch schön: Erinnerungen an die Schwangerschaft und Babys erstes Jahr in der passenden Aufbewahrungsbox sammeln: www.lovelystuff.de

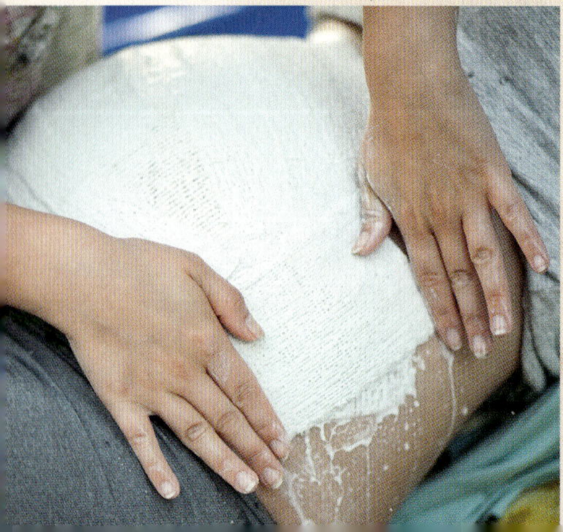

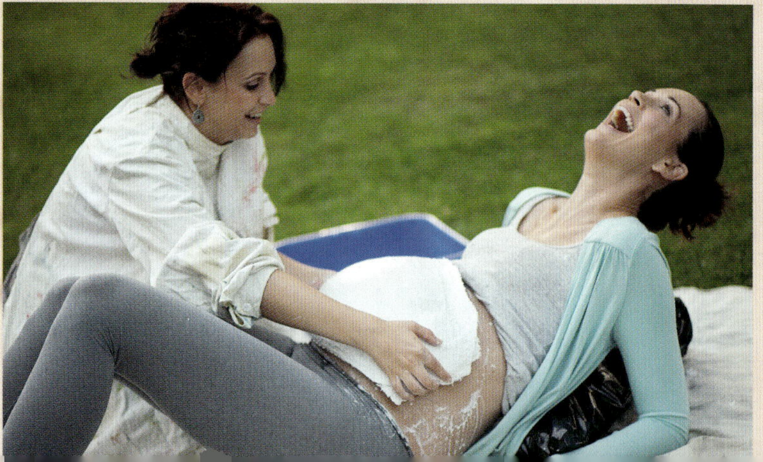

Cheese!

Die Erinnerungen an die aufregenden Monate vor und nach der Geburt möchten Mama und Papa natürlich auch im Bild festhalten. Um schöne und spannende Bauch- und Babybilder zu bekommen, muss man nicht unbedingt eine Profiausrüstung besitzen! Selbst mit Smartphones (und den entsprechenden Apps) kann man tolle Bilder machen. Interessante Effekte erzielt man z.B. mit folgenden Anwendungen: »Hipstamatic«, »Camera+« (iPhone), »FXcamera« (Androide) oder »Retro Camera« (beides) bieten tolle Retro-Styles. »Roidizer« imitiert sehr ansprechend Polaroids, »Vignette Demo« oder »Pudding Camera« bieten jede Menge Effekte von klassisch bis Vintage. Also einfach mal ausprobieren!

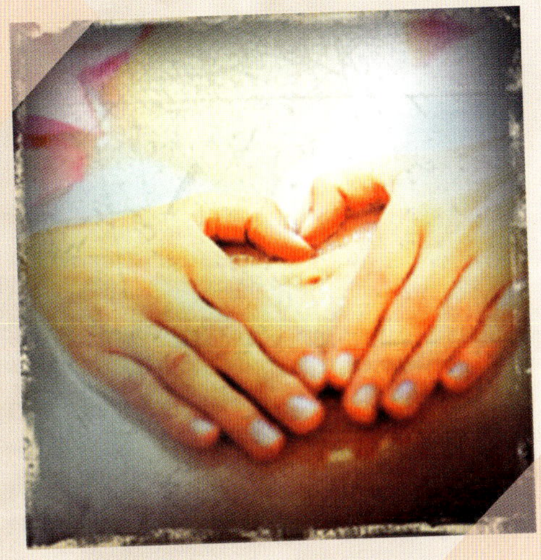

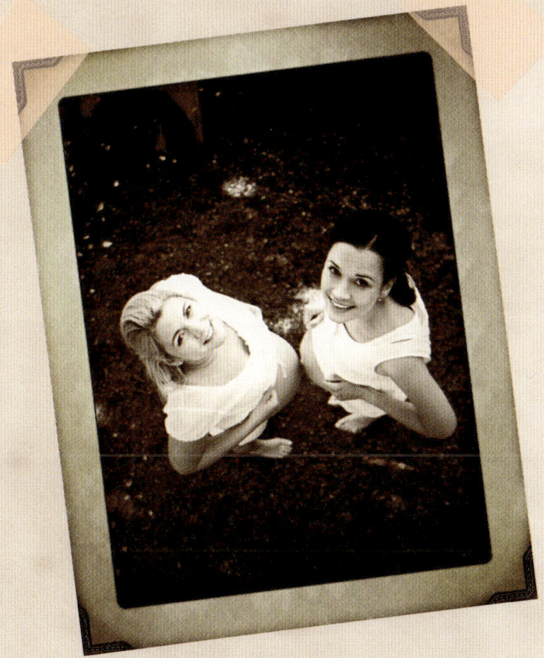

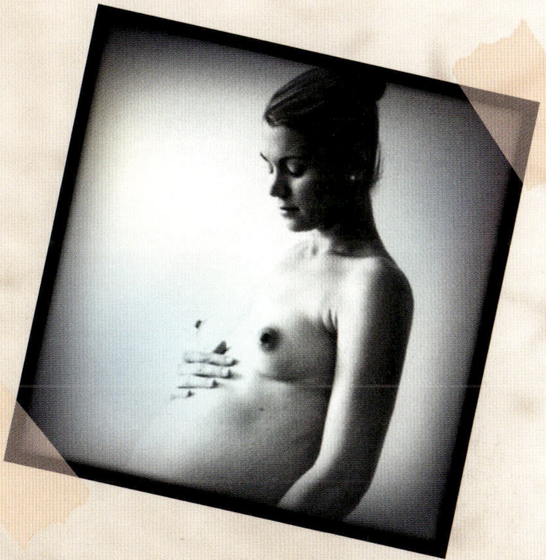

Betreff: Ämter unter Umständen

Hallo Caro,
momentan freue ich mich echt darauf, dass die Kugelzeit demnächst vorbei ist. Mittlerweile wird schon das Ein- und Aussteigen beim Auto zu einer Leistung ☺ Musste heute für meinen Schatz zur Zulassungsstelle fahren. Genauer gesagt habe ich es ihm ganz großmütig angeboten, denn ich habe ja Zeit und Langeweile. Im Normalfall auch alles kein Problem, wenn da nicht die Kleinigkeit wäre, dass ich mich momentan höchstens 30 Meter weit schieben kann, bevor ich wieder eine kleine Verschnaufpause einlegen muss, weil Jona so heftig rumhopst, dass mir die Luft wegbleibt. Geschafft im Amt angekommen. Was war? Genau: geschlossen! Interne EDV-Umstellung. Ha, ha … Was ich dir erzählen wollte: Ich glaube, Philipp ist »babysüchtig« geworden: Er »spielt« jetzt jeden Abend mit Jona und singt ihm Lieder vor. Sollen ja eigentlich Schlaflieder sein, aber der kleine Sportsfreund fühlt sich dadurch wohl eher animiert und dreht dann so richtig auf! Wenn das nach der Geburt so weitergeht – gute Nacht! ☺ Schwerfällige Grüße Amelie

Zeigt her eure Bäuche

Wer den kugeligen Babybauch gerne »zurückhaltend-klassisch« dokumentiert haben will, benötigt einen Besen oder Stab, eine Baustellenlampe (Baumarkt), ein großes schwarzes Tuch und Türgarderoben-Haken (gibt es z.B. immer mal wieder bei Tchibo oder im Netz). Einfach aufbauen lassen, Mann, Schwester, Freundin die Kamera in die Hand drücken und sich selbst dekorativ platzieren. Wichtig: Das Licht muss von schräg hinten kommen! Ausprobieren macht Spaß und bringt garantiert schöne Ergebnisse!

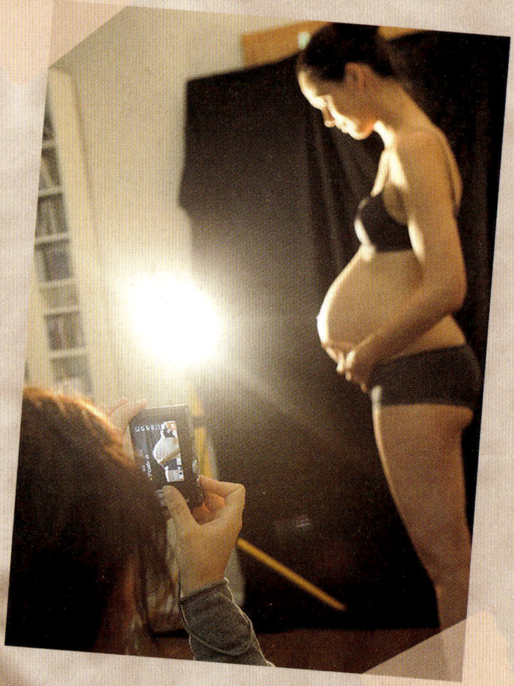

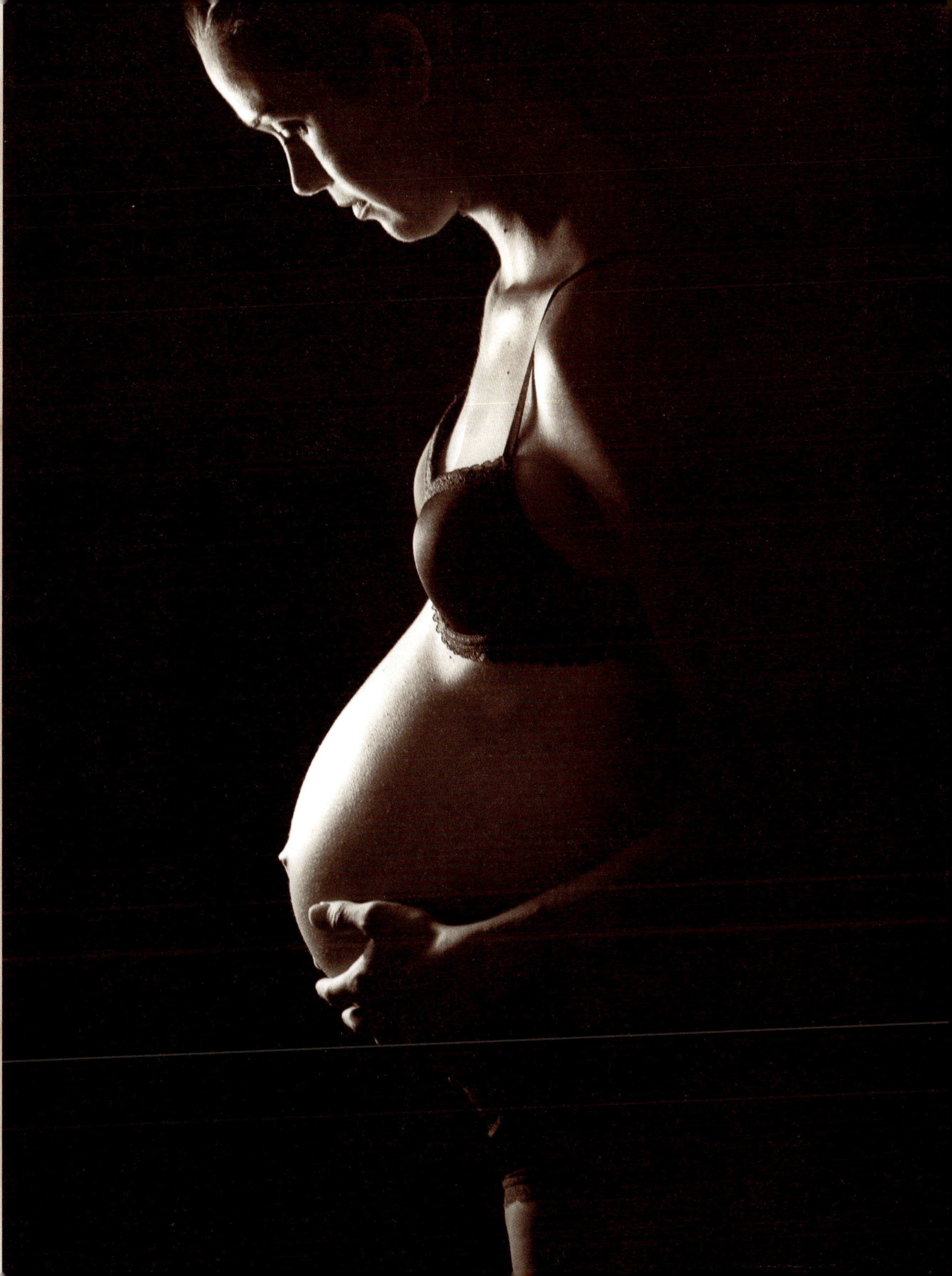

Es kreisen die Geburtsgedanken

Auf die Geburt sind Sie mittlerweile sicher gut vorbereitet. Aber damit fängt alles erst an – direkt danach werden ein paar Fragen auf Sie zukommen, für die Sie sich besser jetzt schon eine Antwort überlegen. Denn ist das Baby erst einmal da, bleibt keine Zeit, um darüber nachzudenken.

Früh oder spät abnabeln?

Wer soll die Nabelschnur durchschneiden? Hat hohen Symbolwert, machen Mama oder Papa deshalb gern selbst. Zweite Frage: Sofort oder etwas später? Was besser für das Baby ist, wurde lange hin und her diskutiert. Erst 2012 haben schwedische Forscher eine Studie abgeschlossen, aus deren Fazit sie empfehlen: Besser 2–3 Minuten warten! In dieser kurzen Zeit fließt noch wertvolles Blut aus der Plazenta zum Baby und schenkt ihm eine gute Extraportion Eisen. Klar: Wenn jede Sekunde zählt, weil ein Baby intensivmedizinische Betreuung braucht, wird es sofort abgenabelt.

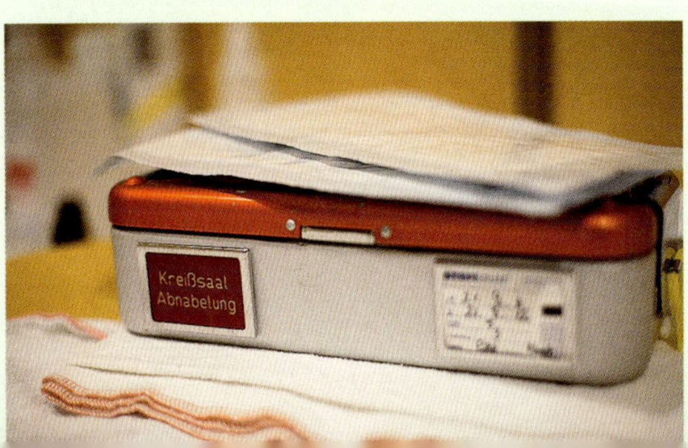

Nabelschnurblut konservieren?

Das Blut in der durchtrennten Nabelschnur enthält kostbare Stammzellen. Doch die Werbung kommerzieller Blutbanken, für viel Geld eine private Konserve einzufrieren, ist unseriös – sagt auch die Ethik-Beratergruppe der EU-Kommission. Auch fremde Stammzellen seien nützlich. Schon heute können sie beispielsweise Leukämiekranken helfen. Das Nabelschnurblut also spenden? Sicher eine gute Idee, allerdings bietet nicht jedes Krankenhaus den Service an. Vorher einfach mal nachfragen.

Möchten Sie die Plazenta mitnehmen?

»Plazenta-Pulver« gab es schon früher in Apotheken als Allheilmittel zu kaufen – dafür wurde der Mutterkuchen getrocknet und pulverisiert. Heute lassen Eltern gerne eine »Plazenta-Nosode« herstellen, ein homöopathisches Mittel, das dem Baby später bei Wehwehchen hilft. Verschiedene Apotheken bieten die Herstellung an. Sie schicken den Eltern dann ein Versandset zu, in dem sie ein kleines Stückchen der Plazenta zurückschicken können. Zu finden sind diese Apotheken im Internet: www.engel-apotheke-freiburg.de, www.placenta-nosode.de oder www.schutznosoden.de. Im Krankenhaus rechtzeitig Bescheid sagen, dass man die Plazenta mitnehmen möchte!

Baum gepflanzt

Als Babys noch zu Hause auf die Welt kamen, vergrub man die Plazenta im Garten und pflanzte einen Baum darauf. Der gedieh meist prächtig, das machte die Fruchtbarkeit des Mutterkuchens legendär. Später verkauften Kliniken die Plazenta an die Kosmetikindustrie. Noch 1985 wurde für »Hormoncenta« geworben, eine hautverjüngende Creme der Firma »Placentar Kosmetik«, die Firma Merz hingegen stellte »Placentubex C« her. Heute werden die Plazenten wieder gesammelt für die medizinische Forschung.

Augen-Prophylaxe?

Manche Kliniken empfehlen bei der U1 (siehe S. 266) eine Augenprophylaxe gegen Gonorrhöe-Erreger oder Chlamydien, denen das Baby möglicherweise im Geburtskanal begegnet ist. Die Prophylaxe darf zwar nur mit Einverständnis durchgeführt werden, aber sicherer ist es, Bescheid zu sagen, wenn man sie nicht möchte. Es gibt die Wahl zwischen einer brennenden Silbernitratlösung (wird kaum noch empfohlen) und einer antibiotischen

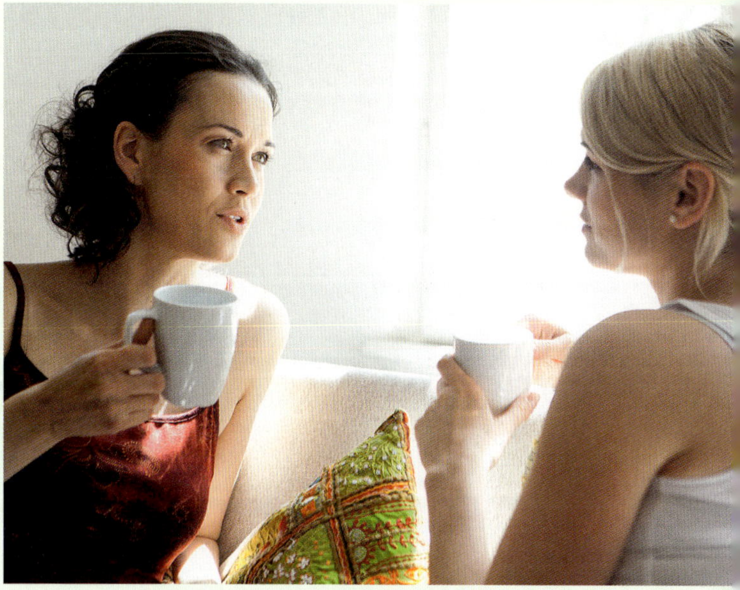

Salbe, beides ist fürs Baby unangenehm. Alternativ dazu ist die Früherkennung einer möglichen Augeninfektion möglich, auch da kann das Baby noch gut behandelt werden.

Vitamin K?

Eine empfohlene weitere Prophylaxe-Maßnahme ist die Gabe von Vitamin K. Bei einem von 100 Babys besteht ein Mangel daran, der im Extremfall zu inneren Blutungen führen könnte. Hier herrscht weitgehend Einigkeit, allen Babys vorbeugend dieses Vitamin zu verabreichen, zum ersten Mal direkt nach der Geburt bei der U1. Manche Eltern bevorzugen die Gabe in Form von öligen Tropfen erst am 2. Lebenstag des Kindes oder zumindest erst nach dem ersten Stillen. Vitamin K ist auch im Kolostrum enthalten.

Auf die Plätze ...

Vorfreude auf das Stillen

Sie brauchen gar nichts tun, um die Mamillen (Brustwarzen) für das Stillen »abzuhärten«. Wundwerden – das hat sich wiederholt in Studien erwiesen – wird effektiv vermieden, wenn das Baby die Brust beim Stillen tief genug im Mund hat. Wie das ganz leicht klappt, lesen Sie auf S. 277. Gut ist es, wenn Sie für die zarte Haut der Mamille und ihren Hof (Areola) schon jetzt auf Seife, Creme und Öl verzichten – Wasser und Luft dagegen tun immer gut. Seife greift den natürlichen Hautschutz an, Creme und Öl weichen die Haut auf und machen sie überempfindlich.
Interesse am Besuch einer Stillgruppe? Wenn Sie Zeit und Lust haben, schauen Sie unbedingt jetzt schon mal dort vorbei und reden Sie mit einer Stillberaterin.

Mamille vorbereiten?

Wenn Mamillen (Brustwarzen) sich bei Berührung nicht aufrichten, sondern eher nach innen ziehen – wenig schmeichelhaft oft Hohl- oder Schlupfwarzen genannt –, dann könnte es hilfreich sein, sogenannte Brustwarzenformer zu tragen. Fragen Sie Ihre Hebamme, Ärztin oder Stillberaterin danach und lassen Sie sich das zeigen.

Geburtsvorbereitung für den Damm

Der Damm, das Gewebe zwischen Scheide und After, ist unvorstellbar elastisch und schafft es bei der Geburt problemlos, sich für Babys Kopf maximal zu entfalten. Genauso wie das gesamte Gewebe rund um die Vagina. Zu einem Riss kommt es nur, wenn für die Dehnung keine Zeit bleibt, weil das Baby zu plötzlich oder in einer ungünstigen Körperhaltung »durchtritt«. Das lässt sich nicht immer verhindern.
Manche Mamas haben Sorge, zu »eng« zu sein. Keine Sorge, zwar braucht es momentan noch einiges an Fantasie, um sich vorzustellen, wie ungewöhnlich weit sich die Geburtswege entfalten können, aber das werden sie! Manchen hilft bei der Vorstellung übrigens das Bild einer sich entfaltenden Seerose.
Damit das Gewebe noch geschmeidiger und dehnfähiger wird, empfehlen Hebammen jetzt Massagen und Dampfbäder.

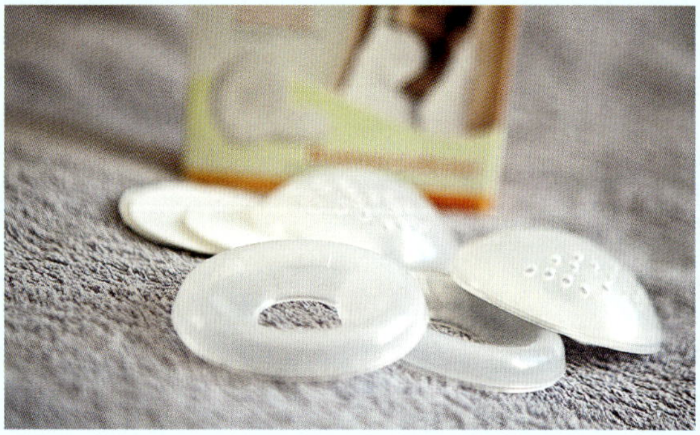

Massage

Mit kreisenden Bewegungen zwischen Daumen und Fingerspitzen ein besonders Vitamin-E-reiches Öl, wie Aprikosenkern- oder Weizenkeimöl, in den Bereich rund um die Vagina einschließlich der Schamlippen einmassieren – täglich etwa 5 Minuten lang. Das geht am besten in der Hocke – die weitet gleichzeitig den Beckenausgang – oder einfach auf der Toilette sitzend. Auch hilfreich: ein Heublumen-Dampfbad: **Mam@Plus 2171.**

Du sollst solch ein rosaroter Tag werden, der im Gedächtnis leuchtet, wenn alle anderen vergessen sind.
Astrid Lindgren

Rasur – ja oder nein?

Früher wurden Frauen im Krankenhaus tatsächlich zur Geburt rasiert. Das waren die Zeiten des routinemäßigen Dammschnitts: Man fand Haare störend beim Nähen. Heutzutage wird das nur noch bei einem Kaiserschnitt gemacht.
Rasieren oder nicht? Das kann jede Frau machen, wie sie sich wohlfühlt und wie sie es gewohnt ist! Für die Hygiene ist das Rasieren absolut nicht nötig, sauber geht auch mit Haaren – findet jedenfalls heutiges Klinikpersonal. Und verwendet sowieso jede Menge Desinfektionsmittel. Wer aber Körperhaare unschön findet, braucht mit der gewohnten Intimrasur (mit der Beinrasur natürlich auch nicht) jetzt nicht aufzuhören (sie ist wegen der Bauchkugel lediglich etwas umständlicher). Nach der Geburt pieken allerdings nachwachsende Haare mehr als sonst, der gesamte Bereich ist eine Weile überempfindlich.

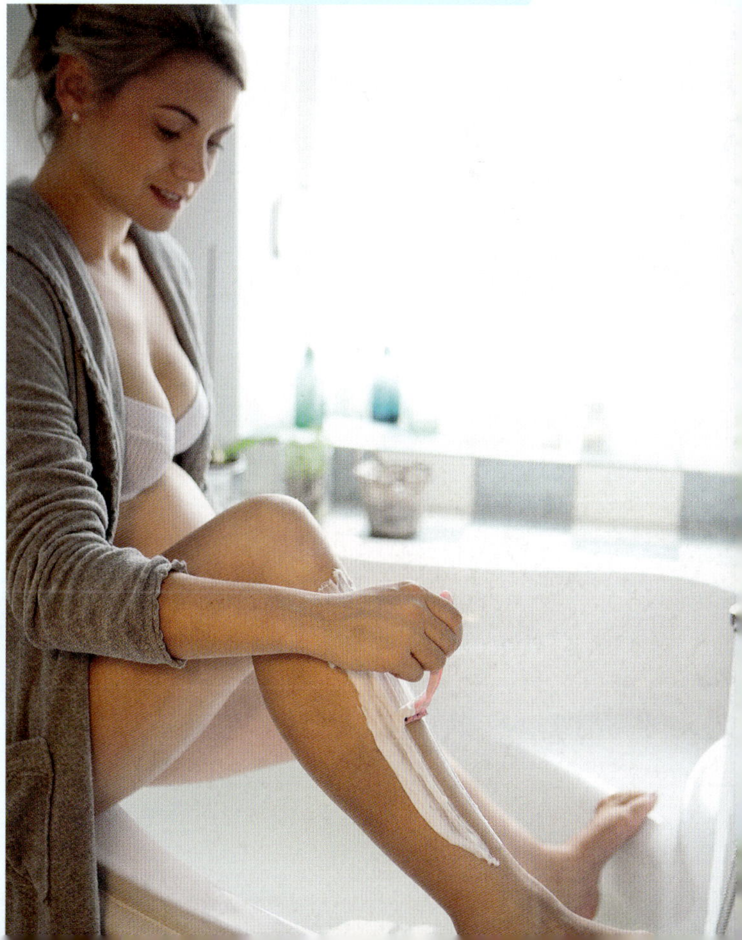

Betreff: Senkwehen-Durcheinander

Liebe Amelie,
morgen endet bei mir die 37. SSW. Und damit ist »Kleiner« kein Frühchen mehr ☺ Irgendwie erleichternd, man macht sich ja momentan über alles Gedanken!
Hatte gestern richtig starke Senkwehen und dachte schon: Jetzt geht`s los. Habe zur Sicherheit meine Hebamme angerufen, die mich auf ihre wunderbare Weise sehr beruhigt hat. Aber so langsam habe ich das Bedürfnis, schnell noch die letzten offenen Besorgungen zu machen. Brauche dringend noch einen Still-BH, dabei bin ich gerade alles andere als in Shopping-Laune.
Du, es sind nur noch ein paar Tage, bis wir unsere Babys in den Armen halten!!!! Ich kann es immer noch nicht fassen! Wie ist das wohl? Sieht es so aus, wie ich es mir manchmal vorstelle? Ob es seinem Papa ähnlich ist – oder doch eher mir? Wie riecht es? LG Caro

Geburtserleichterung durch Akupunktur

Das haben viele Hebammen im Angebot: Ab der 36. SSW gibt es eine wöchentliche Akupunktursitzung zur körperlichen Vorbereitung auf die Geburt. Sie ist leider noch keine Krankenkassenleistung, obwohl bereits verschiedene Studien eine positive Wirkung nachweisen konnten: Frauen sind nach geburtsvorbereitender Akupunktur bei der Geburt entspannter. Die Geburtsdauer bei Erstgebärenden verkürzte sich im Schnitt um zwei Stunden, weil der Gebärmutterhals bereits zu Beginn weicher war und der Muttermund oft schon leicht geöffnet. Und das ohne einen vorzeitigen Geburtsbeginn, ohne vorzeitige Wehen. Die Geburten begannen auf natürlichem Wege.
Die Akupunkturnadeln werden an den Unterschenkeln an jeweils drei bis vier Meridianpunkte gesetzt und nach 20 Minuten wieder entfernt. Üblich sind drei bis vier Behandlungen. Wenn die Schwangerschaft über den errechneten Termin hinausgeht, sind noch weitere Sitzungen möglich.

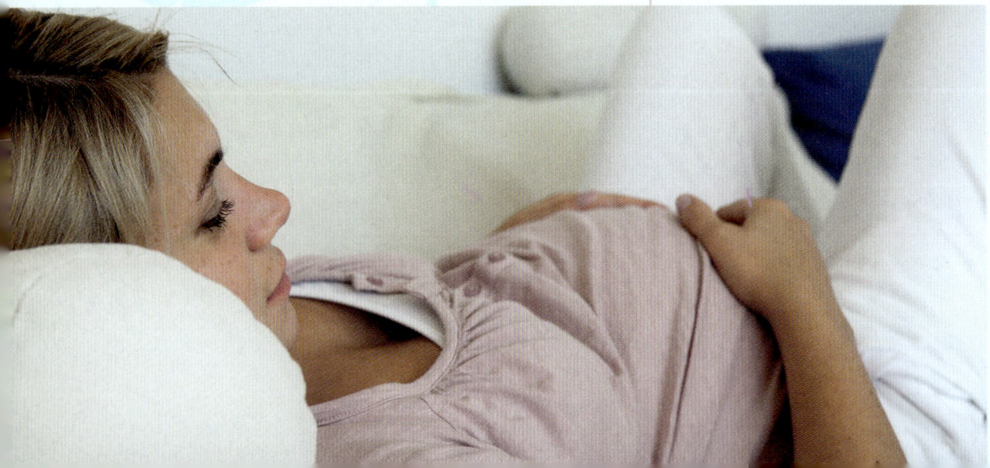

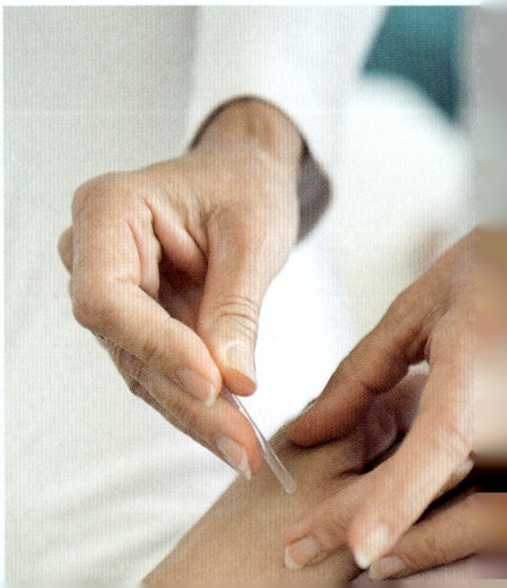

Beauty & Soul

So viel ist klar: Nach der Geburt geht Säuglingspflege erst mal über Schönheitspflege. Wahnsinn, was eine Schwangerschaft doch alles verändert! Der Schönheit darf so kurz vor der Geburt also noch einmal mit Inbrunst gefrönt werden – ist außerdem auch Balsam für die weibliche Seele. So manche Mama hat es schließlich jetzt oft schwer, sich mit dieser Taillenweite noch schön zu fühlen. Also auf in den Friseursalon, zur Kosmetikerin, ins Nagelstudio und sich noch mal ausgiebig alle geliebten Beauty-Rituale zu Gemüte führen! Vor allem die »nachhaltigen«: Haare schneiden, Strähnchen machen, curlen, Augenbrauen zupfen, Wimpern färben, Nägel perfekt maniküren – alles, was gefällt! Und warum eigentlich nicht auch mal den lieben Füßen danken mit einer wohltuenden Pediküre?
So schön gepflegt fällt es leichter, »Ja« zu sagen, wenn der Liebste einem abends gern die Füße küssen möchte. Oder eine Massage anbietet. Wunderbar dafür:

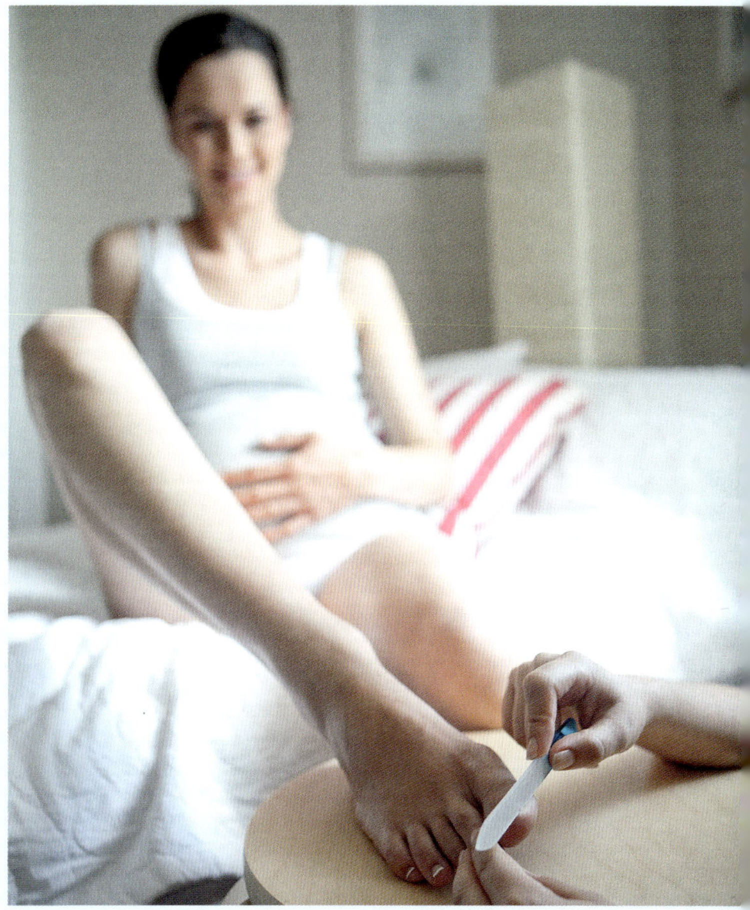

Queen-Mama-Öl: Je 2 Tropfen ätherisches Öl von Vetiver und Sandelholz in 1 EL Mandelöl (oder anderes Pflegeöl) geben und gut vermischen.

Liebesgrüße an die Füße: Die Füße und alle Zehen einzeln zwischen Fingern und Daumen mit wohltuendem Druck massieren, kneten und ausstreichen. Fußmassage tut vor der Geburt besonders gut, die »Pränatale Fußmassage« gibt es sogar als Therapiemethode. Demnach entspricht die Linie vom großen Zeh, am Innenfuß entlang bis zur Ferse der vorgeburtlichen Phase – sie wird ganz langsam und liebevoll massiert. Das geht notfalls auch mal vor dem Fernseher.

… fertig …

Schon gepackt?

Der oft erwähnte »Klinik-Koffer« braucht nicht größer zu sein als eine kleine »Weekender«-Reisetasche. Denn die Klinik stellt während des Aufenthalts alles außer Damenkleidung zur Verfügung – Wärmflasche, Kirschkern- oder Traubenkernkissen, Handtücher (vielleicht mögen Sie sich aber ein eigenes, weicheres, mitbringen), Windeln, Babykleidung sowie Einweg-Unterhosen und Vorlagen für Mama.

Für die Geburt im eigenen Zuhause oder im Geburtshaus werden Eltern von der Hebamme rechtzeitig mit einer individuellen Checkliste versorgt.

Das gehört alles in die Klinik-Tasche: Unter Mam@Plus 2201 gibt es das Ganze als Checkliste zum Ausdrucken und Abhaken!

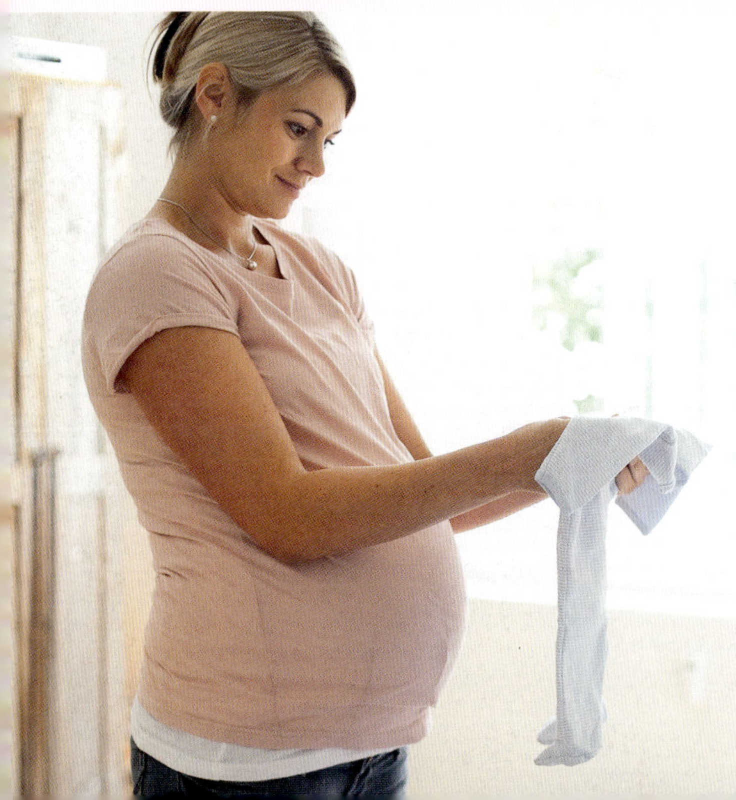

Mamas Koffer

Kulturtasche: Lippen-Fettstift (das intensive Atmen macht die Lippen trocken) • Gesichtsdusche, besonders schön ist Rosenwasser-Hydrolat (www.maienfelser-naturkosmetik.de) • Haarspange oder -gummi bei langen Haaren • Brille (auch als Kontaktlinsenträgerin) • plus die übliche Füllung für ein paar Tage »Hotel«, wie Tagescreme, Zahnbürste und Zahnpasta, Haarbürste, Shampoo, Schminksachen etc., denken Sie an unparfümiertes Duschgel und Bodylotion – Babys feiner Nase wegen.

Kleidung: Wohlfühlsachen für die Stunden der Geburt, inklusive Socken gegen kalte Füße • Pyjamas oder Nachthemden zum vorne Aufknöpfen beim Stillen, alternativ eignen sich lange, weite Hemden von Papa • 2 Still-BHs • 5 bequeme Slips (z.B. Panty, Hipster) • Morgenmantel • leichte Schuhe oder Hausschuhe • bequeme Anziehsachen für die ersten Tage nach der Geburt • Mama- und Baby-Kleidung für den Heimweg – kann aber auch später nachkommen.

Snacks und Erfrischung: Fruchtriegel, Traubenzuckerlutschtabletten oder Honig zur Stär-

kung zwischen den Wehen, Säfte und Wasser oder Eiswürfel bzw. »Saftwürfel« in einer Thermoskanne, Kräutertee in Thermoskanne, biegsame Trinkhalme, um in jeder Position trinken zu können.
Zum Wohlfühlen: Tennisball für Rückenmassagen • Lieblingsmusik, evtl. Kerzen/Teelichter, Duftöle • evtl. Kuschelkissen, gerahmte Fotos • Kamera und Handy mit Ladegerät(en) • Geld, darunter Münzen für Getränkeautomaten
Papiere: Krankenversicherungskarte • Mutterpass • Falls die Standesamtsformalitäten in der Klinik stattfinden: Familienstammbuch/Heiratsurkunde • beide Geburtsurkunden • ggf. Vaterschaftsanerkennung • Kopien beider Personalausweise (Vorder- und Rückseite). Ihren Geburtsplan, falls Sie ihn nicht bei der Anmeldung schon dort gelassen haben.

Papas Tasche

Bequeme Kleidung zum Wechseln • bei Wassergeburt Badehose • Zahnbürste, Rasierapparat (falls die Geburt länger dauert), Deo, Kamm, Haargel • Kamera • Kleingeld für Parkautomaten • Handy plus Ladekabel • Liste, wer alles per SMS von der Geburt erfahren soll • Snack und Getränke – darunter nichts, was stark riecht und Mama unangenehm in die Nase steigen könnte • Piccolo – alkoholfrei – und 2 Sektgläser zum Anstoßen nach der Geburt • am Abholtag an den Autokindersitz denken!

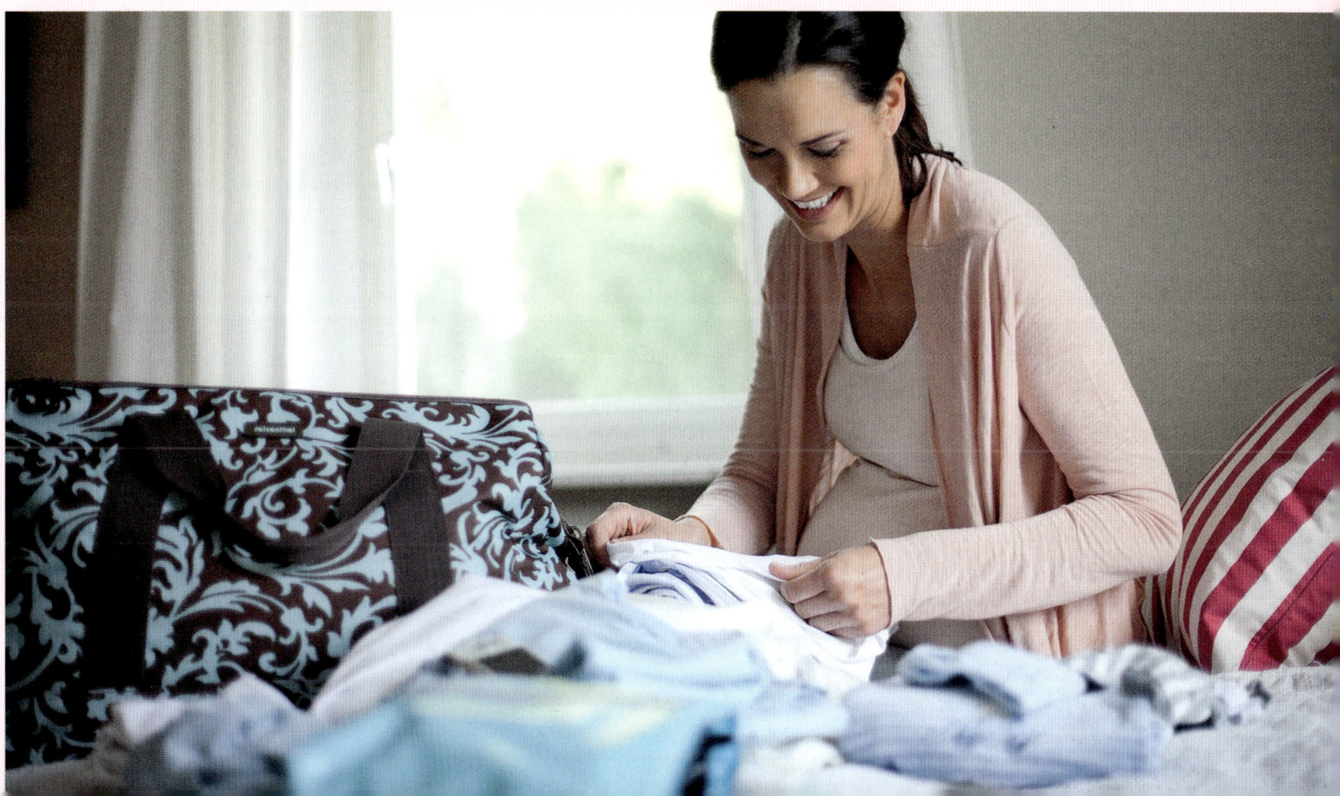

Telefonliste

Jetzt gut sichtbar an zwei bis drei Stellen in der Wohnung anbringen und in sämtliche Handys der Familie einspeichern:

- Mobilnummer der Hebamme
- Durchwahlnummer des Kreißsaals oder Geburtshauses
- Rettungsleitstelle (Krankenwagen)
- Taxizentrale
- Kinderarzt (bei ambulanter/außerklinischer Geburt)
- ggf. Babysitter für Geschwisterkinder

Pause im Job? Kollegen und Chef vorbereiten

Arbeitskollegen und Vorgesetzte möchten sich darauf einstellen können, dass Papa in absehbarer Zeit plötzlich fehlen wird. Am besten einen richtigen Urlaub von mindestens 2–4 Wochen planen – aber erst antreten, sobald Mama und Baby zu Hause sind. Oder die Elternzeit gleich zu Beginn schon nehmen? Wäre ein guter Einstieg in das Leben mit dem Baby! Zwei Monate stehen dem Papa mindestens zu. Austausch auf www.vaeter-zeit.de, mehr Infos: **Mam@Plus 2971.**

Lieber Papa, die »Rufbereitschaft« beginnt

Wenn Sie Mama höchstselbst zum Geburtsort chauffieren: Ab jetzt darauf achten, dass der Tank immer ausreichend gefüllt ist. Planen Sie die heiße Fahrt: Checken Sie die Strecke zu verschiedenen Tageszeiten, um abschätzen zu können, wie lange sie im Ernstfall dauert. Suchen Sie Schleichwege für den Fall, dass die Geburt zur Zeit des Berufsverkehrs losgeht und die Hauptstrecke blockiert ist. Achten Sie auf einen fließenden Fahrstil – ruckartiges Anfahren, heftiges Bremsen oder in die Kurven gehen tut Mama in den Wehen nicht gut. Und wo sind die sichersten Parkplätze? Die meisten Kliniken haben »Storchenparkplätze«, manche bieten sogar einen Abholservice. Unbedingt eine warme Decke im Auto haben – für den Fall der Fälle (siehe S. 241).

Das Zuhause vorbereiten

Für Mama: Eine Packung Vlieswindeln (Drogeriemarkt) oder Hygieneeinlagen (Apotheke) für den Wochenfluss in den ersten Tagen, Damenbinden für danach.

Letzte Wochenbettvorbereitungen und Einkäufe erledigen.

Anträge besorgen: Kindergeld (siehe S. 297), Elterngeld.

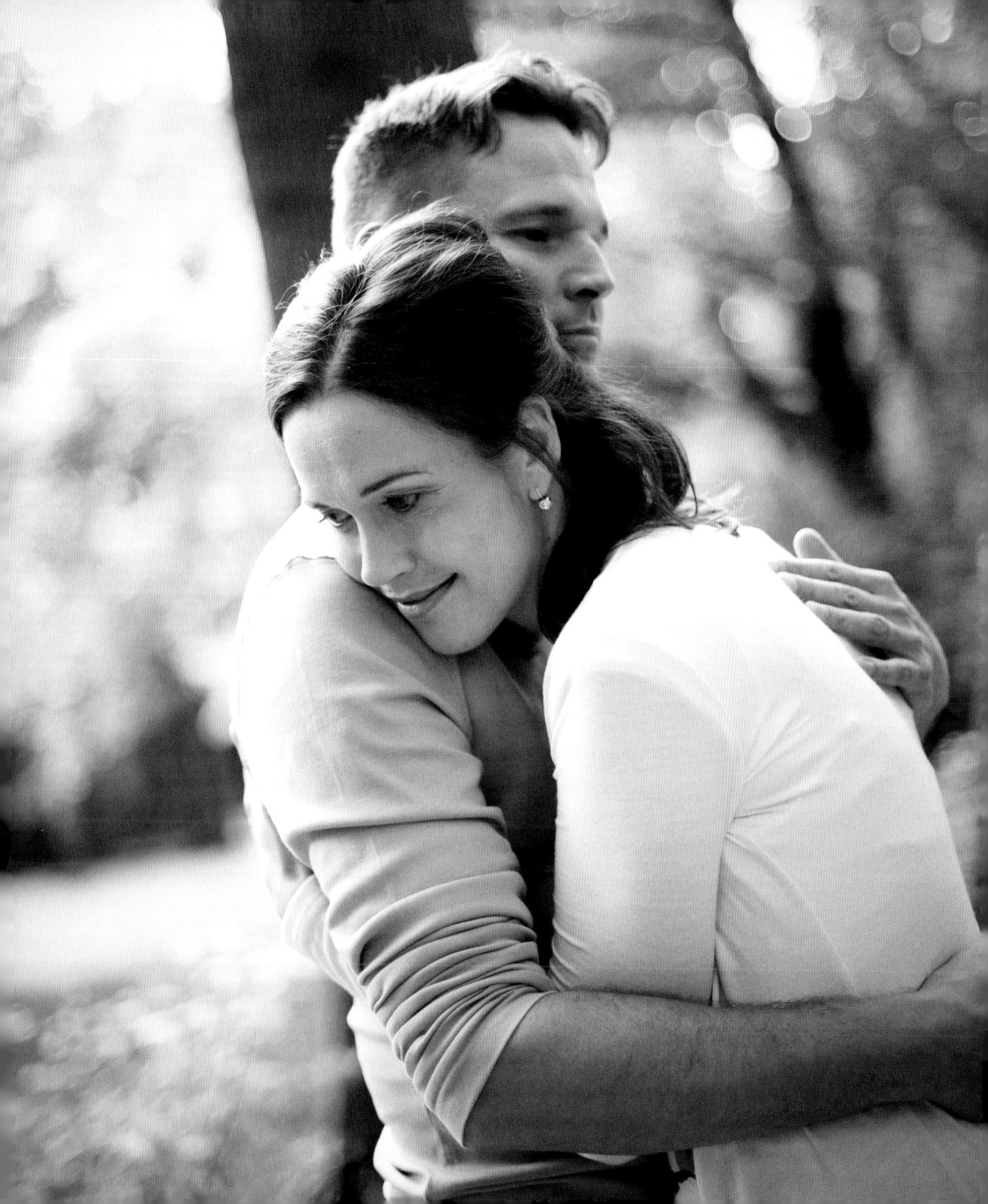

… los?

Der richtige Stern

Auf Bali glauben die Frauen übrigens, dass ein Kind erst dann auf die Welt kommt, wenn der Stern scheint, unter dem es geboren werden will.

Was alles mitwirkt, damit die Geburt beginnen kann

Das Baby nimmt zu und dehnt die Gebärmutter immer mehr, die reagiert darauf mit Kontraktionen, von denen das Baby sanft in die günstigste Lage hineinmassiert wird. Sie schieben sein Köpfchen tiefer in den Beckeneingang, dort drückt es immer kräftiger auf den Muttermund; das verstärkt die Wehenhormone, die wiederum den Druck nach unten verstärken – bis irgendwann der ausschlaggebende Hormonspiegel erreicht ist und die Geburt beginnt. Auch ein Protein für die Lungenentfaltung bildet sich verstärkt und scheint zum Geburtsbeginn beizutragen.

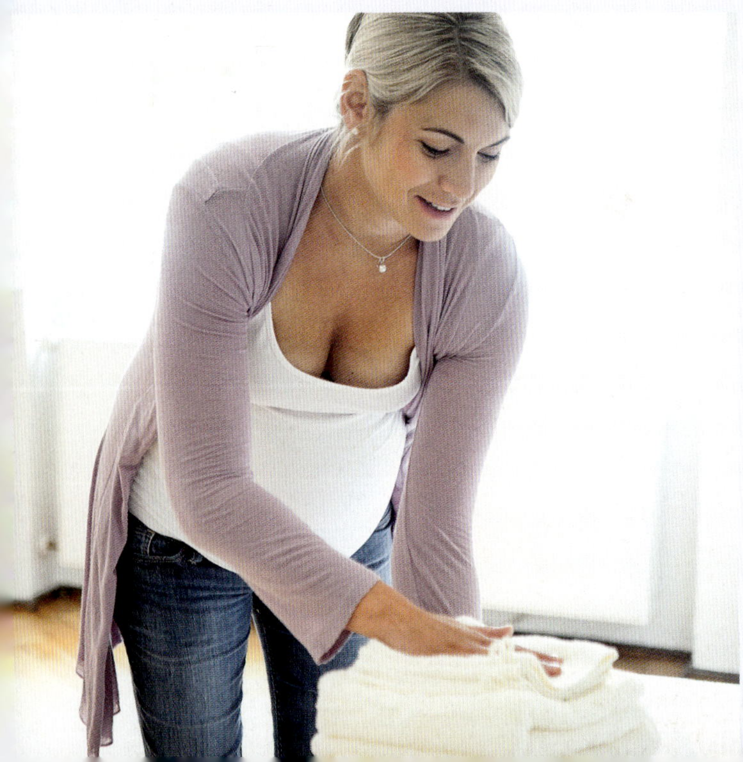

Sind Hormone und Proteine wirklich der geburtsauslösende Faktor? Oder nur eine Voraussetzung dafür, dass die Geburt beginnen kann, wenn die Zeit dafür reif ist? Manchmal geht die Geburt erst genau dann los, wenn Papa von einer Geschäftsreise oder die vertraute Hebamme/Ärztin aus dem Urlaub zurück ist.

Baby, du darfst kommen!

Der Tag des Geburtstermins verstreicht und nichts passiert? Ganz normal. Auf den Tag genau kommen nämlich nur 4–5 von 100 Babys auf die Welt. Alle anderen werden im Zeitraum von 10 Tagen vor und 10 Tagen nach diesem Datum geboren. Diese 20 Tage sind der realistische »Termin«!

Natürlich werden Hebamme, Ärztin oder Arzt dann regelmäßig alle 2–3 Tage »nach dem Baby sehen« – aber abwarten, solange es ihm gut geht. Erst wenn mehr als 7 Tage vergangen sind, empfehlen Ärzte eine medikamentöse Geburtseinleitung, weil sie befürchten, dass die Plazenta das Baby vielleicht nicht mehr gut genug versorgt.

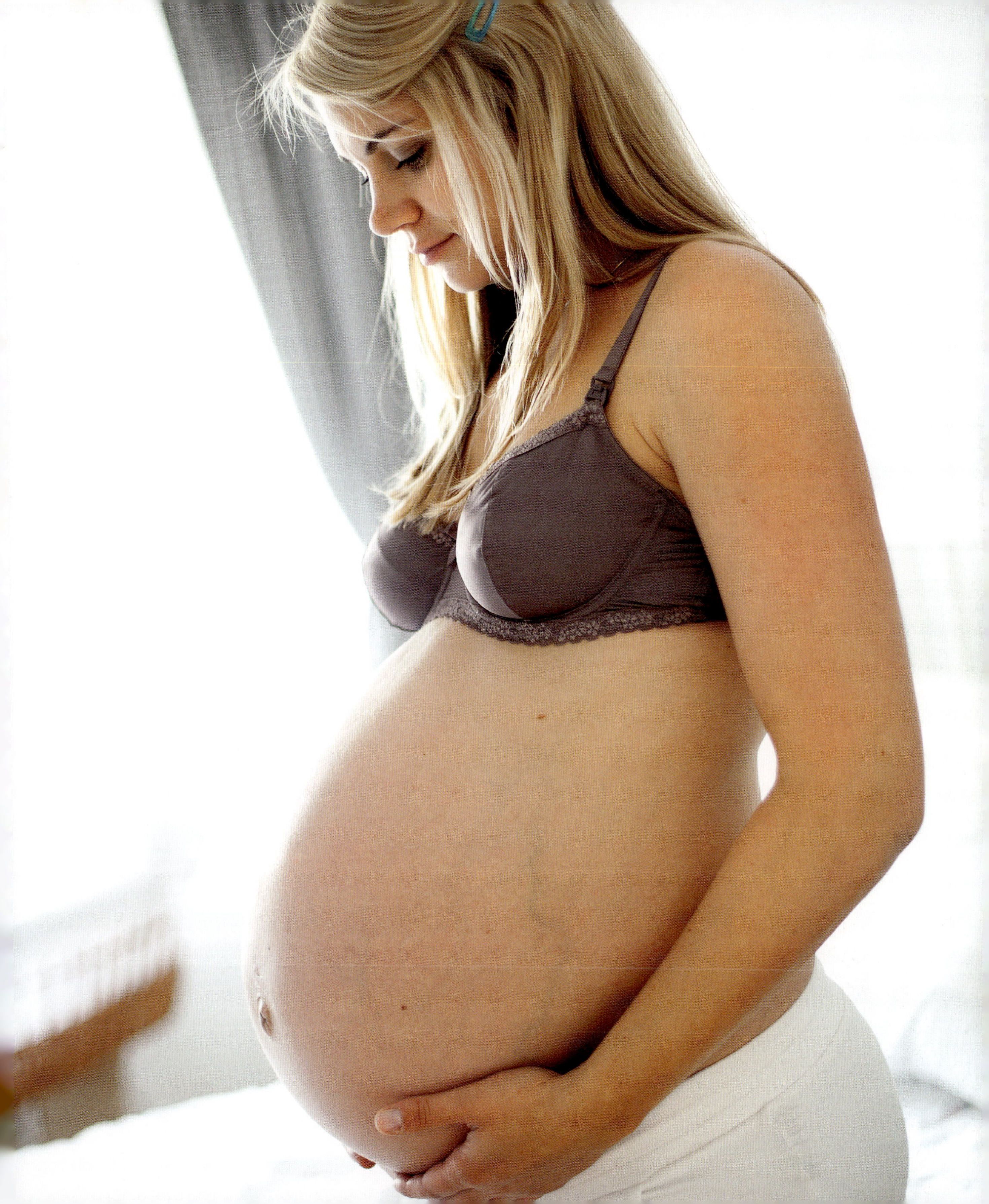

Betreff: Kick it like »Kleiner«

Liebe Amelie,
heute war meine Schwester zu Besuch. Wir haben richtig viel rumgealbert und besonders kreative Babynamen erfunden (ja, ja, mein Lieblingsthema ☺). Sie hatte mir außerdem aus der Apotheke Gips mitgebracht – jetzt ist der Bauch sozusagen in Stein gehauen (ok, in Gips gegossen). Überlege mir noch, ob ich ihn irgendwie hübsch anmalen soll. Mal sehen. Das Witzige war, dass »Kleiner« sich einen Riesenspaß daraus gemacht hat, den antrocknenden Gips durch die Bauchdecke zu verbeulen. Der Gips ist richtig abgehoben, hi hi! Alles Liebe Caro

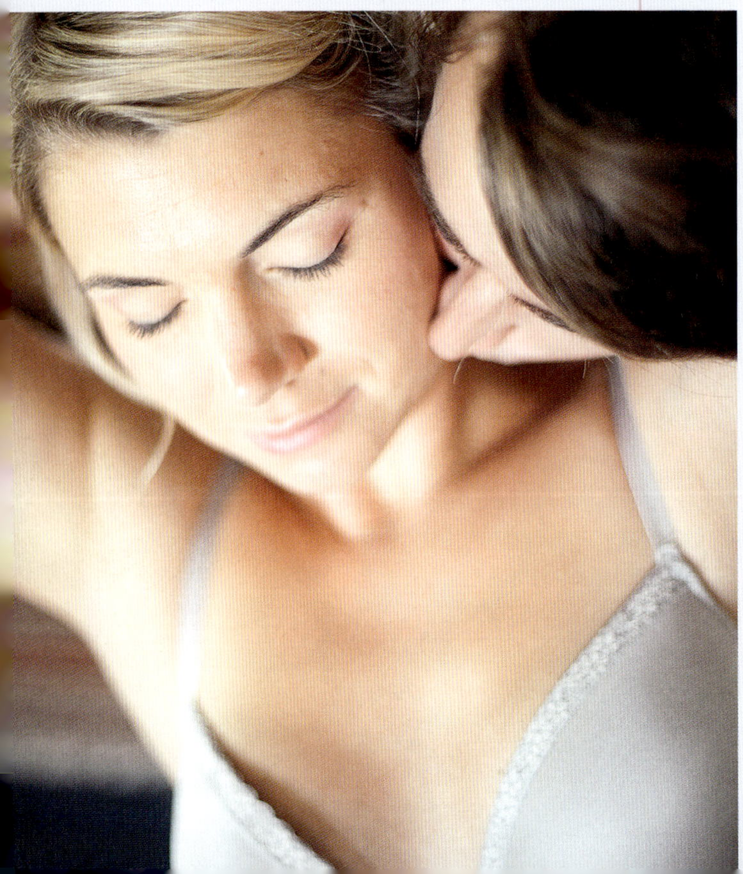

Natürliche Geburts-»Einleitung«

Wenn Sie schon allmählich ungeduldig werden und dem Baby einen kleinen »Schubs« geben wollen, versuchen Sie doch einmal das:

- eine tägliche Kanne Gewürztee aus Zimt, Nelken, Ingwer und Verbenenblättern
- viele genüssliche Spaziergänge
- lustvoll tanzen
- ein schönes warmes Bad (37 °C) im Kerzenschein
- Brust streicheln und sanft Mamillen stimulieren
- ein sehr mildes Abführmittel

Vorsicht mit dem »Rizinus-Cocktail«: löst Durchfall aus, oft auch Übelkeit, und darf nur unter Hebammenkontrolle eingesetzt werden!

Ganz viel »schmusen«

Der schönste »Trick«, damit es endlich losgeht: Sex, auf die entspannte Art. Theoretisch haben die Prostaglandine im Sperma die Kraft, den Muttermund weichzumachen. Allerdings reicht ihre Menge nicht aus, um Wehen auszulösen, solange der Körper nicht geburtsbereit ist! Aber Frauen, die körperlich und seelisch entspannt sind, bekommen eher Wehen als Frauen, die müde und erschöpft sind – das ist wissenschaftlich belegt. Insofern könnte feinfühliger Sex mit vielen Streicheleinheiten den Geburtsbeginn möglicherweise doch etwas beschleunigen – jedenfalls eher als ein anstrengender Hausputz oder mühsames Treppensteigen.

Vorboten

Fängt die Geburt jetzt an – geht es jetzt tatsächlich los? In den letzten Tagen der Schwangerschaft taucht diese Frage immer wieder auf. Häufige Startzeichen, wenn das Baby sich allmählich auf den Weg macht:

- das Ziehen in den Leisten oder im Kreuz wird noch viel stärker
- die Lust auf schweres Essen vergeht
- der Pipi-Drang nimmt zu, oft auch als falscher Alarm – es kommt dann auf der Toilette nichts
- Mama hat auch mal Verstopfung oder leichten Durchfall
- der Ausfluss wird stärker: feucht, rosig, wässrig, eiweiß-glasig, rot gestreift

Wenn sich ein gallertartiges festes Schleimgebilde im Slip oder am Toilettenpapier findet, ist es der Schleimpfropf, der den Muttermund bisher verschloss – das ist ein Zeichen, dass der Gebärmutterhals sich bereits entfaltet. Das kann auch aussehen wie mit festem Schleim vermischte, sehr geringe Blutspuren.

Laaaangweilig?

Gut, wenn Papa das Kino- und Kulturprogramm verinnerlicht und ein paar gute Vorschläge für jeden Tag parat hat, an dem das Baby über den Termin hinaus auf sich warten lässt. Und was hilft vor den Anrufen mit der lästigen Frage, ob das Baby schon da sei? Am besten eine lockere Ansage auf dem Anrufbeantworter: »Jona/Lena-Marie sitzt noch mit uns im Kino, bitte nicht mehr anrufen, wir sagen euch Bescheid, wenn der nächste Film beginnt.«

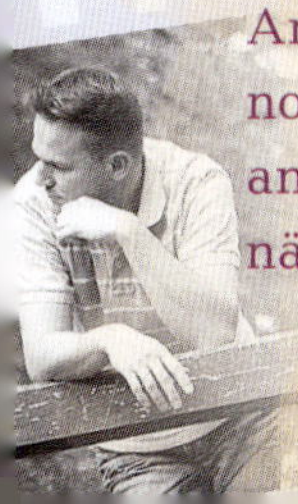

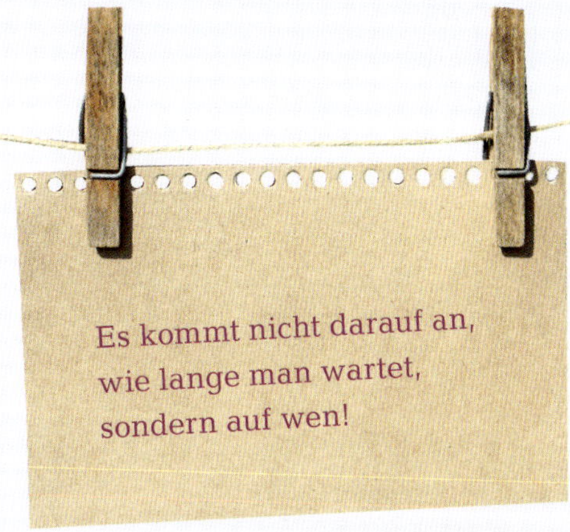
Es kommt nicht darauf an,
wie lange man wartet,
sondern auf wen!

Vorwehen

Bevor es so weit ist, wird der Bauch vielleicht schon seit Tagen in rhythmischen Abständen hart – aber jedes Mal nur kurz und mit längeren Pausen dazwischen. Auch diese Kontraktionen (Vorwehen) sind nicht umsonst, sie schieben das Baby oft in eine günstigere Lage und machen den Gebärmutterhals weicher, aber sie öffnen den Muttermund nur wenig, selbst wenn sie alle 5 Minuten kommen. Auch hier gilt wie schon bei den Übungswehen: Werden die Wehen durch Entspannung wieder schwächer, sind es eindeutig Vorwehen. Mehr dazu auf S. 150.

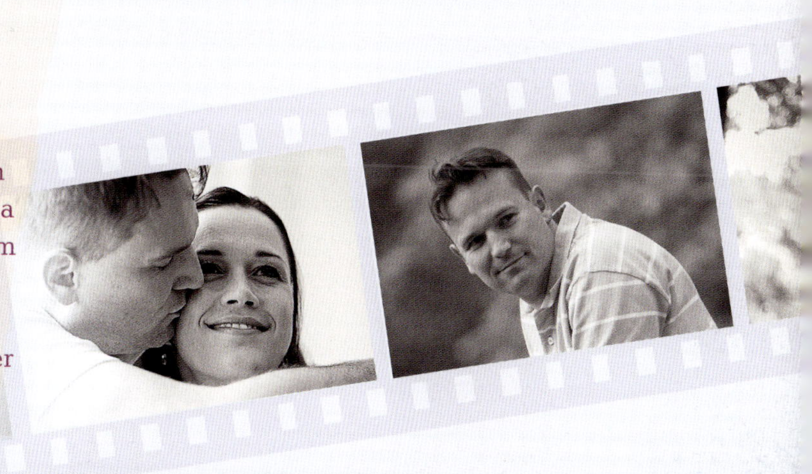

Die Geburt – Jetzt kommst du!

Es geht los! • Hier kannst du kommen, Baby! • Der Weg des Babys • Alles, was die Geburt erleichtert • Papas Job während der Geburt • Schmerzlinderung • Komm, Baby, komm! • Geburt mit Nachhilfe

Rund 38 Wochen, 266 Tage, 6384 Stunden ist dieser kleine Mensch nun schon Mamas engster Wegbegleiter – und jetzt ist es so weit: Ganz bald wird er in Mamas Armen liegen, werden sich beide neu »beschnuppern« und kennenlernen. Waren die letzten Wochen vom gefühlt endlosen Warten bestimmt, ist mit dem Geburtsbeginn der prickelndste Moment seit dem Schwangerschaftstest endlich da! Es geht los, Baby – das schaffen wir!

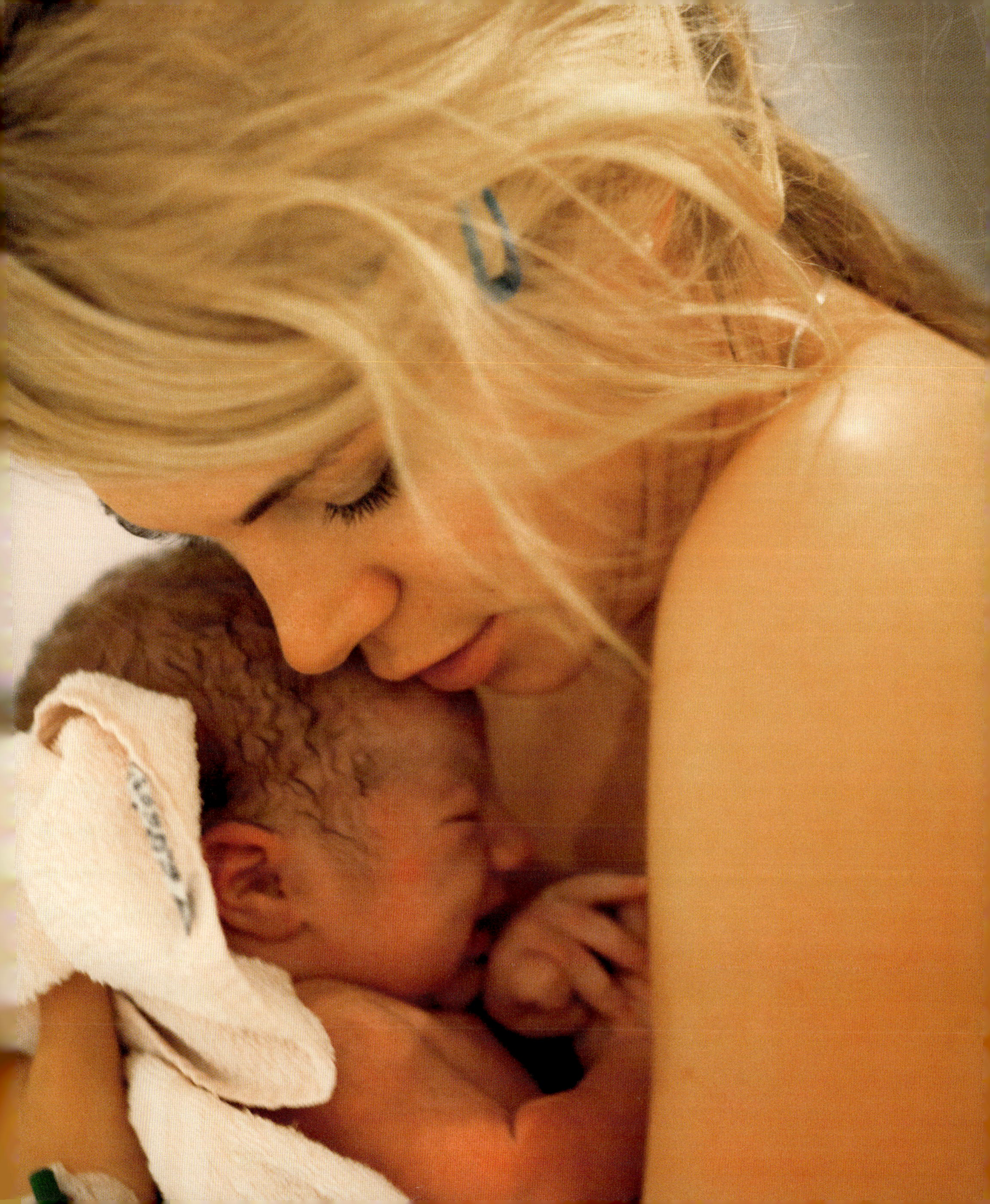

Es geht los!

Wenn im Fernsehen eine Geburt zu sehen ist, bricht zu Beginn oft große Hektik oder helle Panik aus. Gleich die nächste Einstellung zeigt, wie man Mama auf der Liege über Krankenhausflure rollt … Wie gut, dass es im echten Leben doch etwas geruhsamer zugeht! Es gibt zwei Varianten des Geburtsbeginns und beide bedeuten: Es geht los, das Baby kommt!

Startzeichen 1: Stärker und regelmäßiger werdende Wehen

Meistens geht es mit kräftigen Wehen los. Der Bauch wird hart – aber es fühlt sich anders an als bisher. Auf einmal haben die Kontraktionen eine neue Qualität. Sie sind kräftiger, sie sind zielgerichtet, sie sind »geburtswirksam«. Geburtswirksame Kontraktionen, die also den Muttermund allmählich öffnen, haben ein sicheres Erkennungsmerkmal: Sie dauern mindestens 30–40 Sekunden. Diese Wehen kommen gleichbleibend mit einiger Regelmäßigkeit und die Pausen zwischen ihnen werden allmählich kürzer. Viele Frauen spüren Geburtswehen so, dass es im Kreuz beginnt und nach vorne zieht, aber es kann auch anders sein. Auf jeden Fall sind sie nicht nur an einer Stelle zu spüren, sondern die ganze stattliche Babykugel wird hart.

Auf diese Weise beginnen etwa 8 von 10 Geburten. Viel seltener kommt es vor, dass als Erstes die Fruchtblase platzt, noch bevor Wehen zu spüren sind.

Wenn der Bauch einmal mit steter Regelmäßigkeit mindestens 30–40 Sekunden lang hart bleibt – und das immer stärker wird –, ist ziemlich klar: Das ist die Geburt!

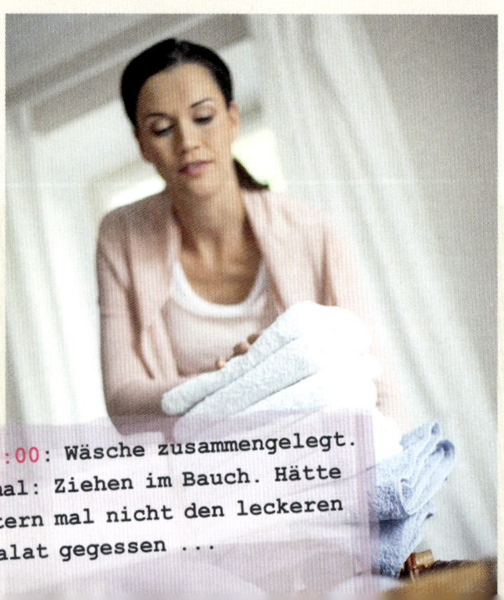

27.9. 10:00: Wäsche zusammengelegt. Auf einmal: Ziehen im Bauch. Hätte ich gestern mal nicht den leckeren Linsensalat gegessen ...

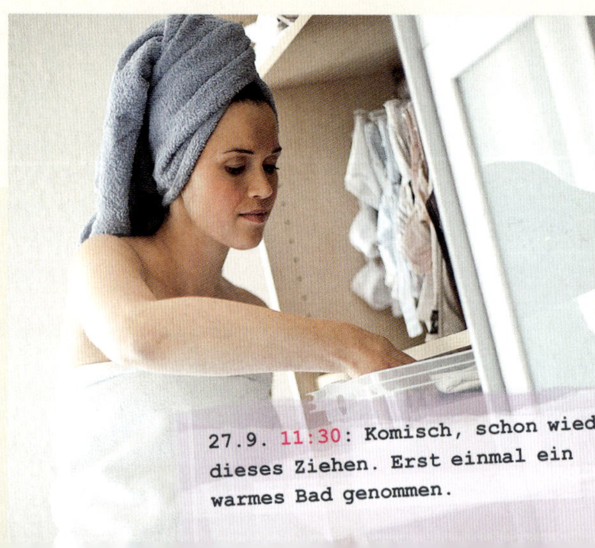

27.9. 11:30: Komisch, schon wieder dieses Ziehen. Erst einmal ein warmes Bad genommen.

Startzeichen 2: Fruchtwasser fließt – Blasensprung!

Bei den meisten Frauen passiert das erst zu einem späteren Zeitpunkt der Geburt (siehe S. 245). Ist es aber doch schon vorher der Fall, dann fast immer zu Hause im Bett: Irgendwo in der Fruchtblase entsteht ein Riss und Fruchtwasser beginnt zu tröpfeln oder kommt in einem kleinen Schwall. Es kann sich anfühlen, als würden Sie Urin verlieren. Der Unterschied: Fruchtwasser können Sie nicht zurückhalten. Übrigens bildet die Fruchtblase auch weiterhin stündlich bis zu 1 l Fruchtwasser, das Baby liegt nicht im Trockenen. Aber: Bis dahin lebte es in einer keimfreien Hülle, jetzt nicht mehr. Deshalb möglichst alles vermeiden, was Keime nach oben befördert, wie z.B. vaginale Untersuchungen. Notieren Sie sich den Zeitpunkt des Blasensprungs. Wenn nichts dagegen spricht (z.B. Infektanzeichen), wird man 24 Stunden darauf warten, dass die Wehen von selbst beginnen, oder sonst zur medikamentösen Einleitung raten. Normalerweise setzen aber bald nach dem Blasensprung auch kräftige Wehen ein.

Bei Blasensprung: Ans Telefon!

Was bei Blasensprung zu tun ist, besprechen Sie mit Hebamme oder Arzt bei den Vorsorgeuntersuchungen. Wenn das Fruchtwasser schwallartig abgeht, kann es unter Umständen die Nabelschnur vor das Baby spülen, dann wäre ein liegender Kliniktransport geboten, um Druck zu vermeiden. Also: Auf jeden Fall erst mal anrufen.

Blasensprung am Gemüsestand?

Es passiert praktisch nie im Bus oder auf dem Wochenmarkt – trotzdem gehen viele Bald-Mamas zuletzt nicht mehr ohne Monatsbinden aus dem Haus. Ins Bett kann vorsorglich ein Matratzenschutz gelegt werden. Dazu eignet sich jedes dünne Plastiktuch, das nicht knistert.

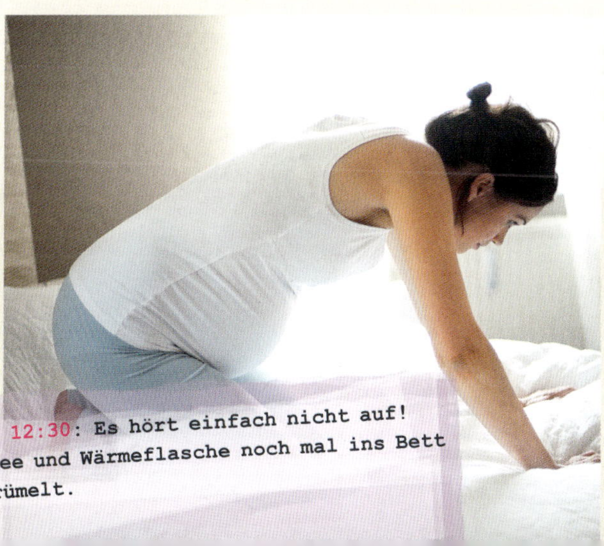

27.9. 12:30: Es hört einfach nicht auf! Mit Tee und Wärmeflasche noch mal ins Bett verkrümelt.

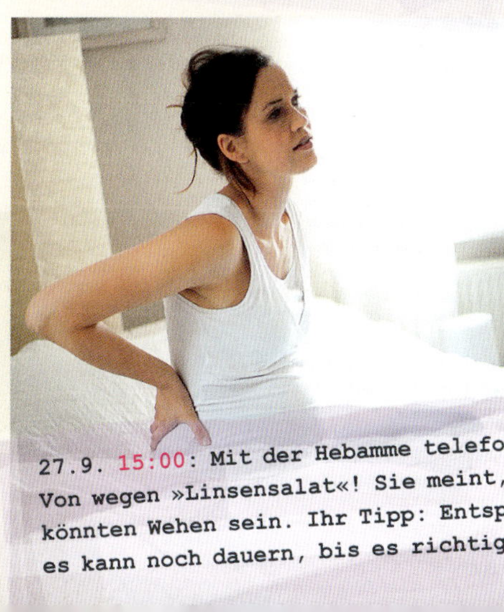

27.9. 15:00: Mit der Hebamme telefoniert. Von wegen »Linsensalat«! Sie meint, es könnten Wehen sein. Ihr Tipp: Entspannen – es kann noch dauern, bis es richtig losgeht.

Was machen wir jetzt?

Gerade beim ersten Baby sollte es sich Mama noch so lange wie möglich zu Hause gemütlich machen. Denn jetzt ist jede Ablenkung willkommen und jede Minute Schlaf sowieso. Es ist schon möglich, dass diese erste Phase der Geburt (Latenzphase, siehe auch S. 244) von Anfang an sehr intensiv ist und einen fast überrumpelt – aber der Normalfall ist das nicht. So überraschend es auch losgeht, in der Regel bleibt doch erst einmal sehr viel Zeit.

Nachts: Viel Ruhe!

Beginnt die Geburt abends oder nachts, lohnt sich auf alle Fälle immer der Versuch, so lange wie möglich zu schlafen oder zu ruhen. Kräutertees, die dabei helfen: Orangenblüten, Hopfen, Johanniskraut, Baldrian. Auch ein guter Schlaftrunk: eine große Tasse Honigmilch. Oft schlafen auch die Wehen noch mal ein und fangen später umso stärker von Neuem an – wenn Mama frisch und munter ist.

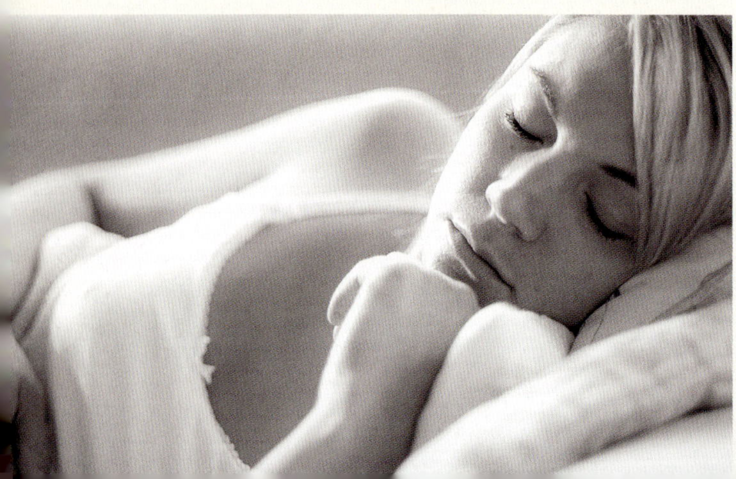

Lieber Papa,

nichts ist so wohltuend wie eine kleine Rücken- oder Fußmassage, am besten in der Badewanne – mit einer schönen Tasse »Endspurt-Tee« (S. 202) – oder auch ein (vorerst letztes!) sinnliches Dinner-for-two bei Kerzenlicht.

Tagsüber: Viel Bewegung!

Den Wehen jetzt nur gerade so viel Aufmerksamkeit widmen wie nötig, ist das beste Motto. Alle Kraft für später bewahren! Also: sich möglichst lange während der Wehen normal weiter bewegen und auch ganz normal weiter atmen. Erst wenn das einfach nicht mehr geht, ist es an der Zeit, bei jeder Kraftwelle innezuhalten, um bewusst zu atmen. Vorher lässt sich vielleicht noch ein Kuchen backen oder ein Spaziergang mit der besten Freundin machen. Beschränken Sie sich auf Aktivitäten, die körperlich und seelisch aufbauen und entspannen. Selbst wenn Sie sich mit scheinbar alltäglichen Dingen beschäftigen, bleibt doch der Alltag auf einmal weit hinter Ihnen, als ob plötzlich ein anderes Licht scheint – mit dem Beginn der Geburt dämmert auch der Beginn eines neuen Lebens.

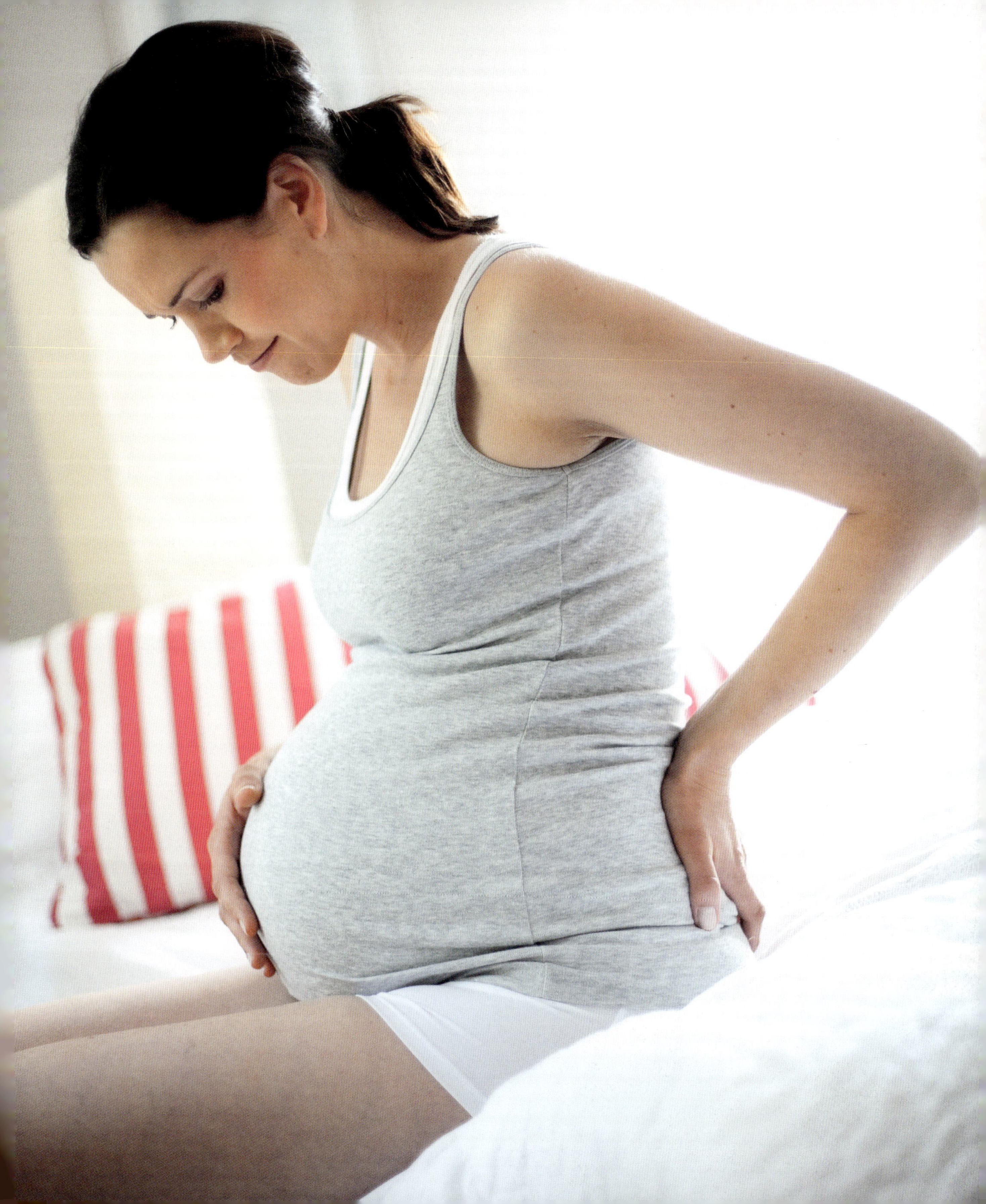

Baby-Boogie

- Gehen Sie bei intensiveren Kraftwellen in breitbeiniger Haltung leicht in die Knie, stützen Sie Ihre Hände auf die Oberschenkel, runden Sie den Rücken. So ist Ihr Becken locker und entspannt, und Sie können es im ruhigen Rhythmus Ihrer Atmung hin und her wiegen, wobei Sie locker in den Knien federn.
- Stützen Sie sich mit den Unterarmen auf eine hohe Kommode oder gegen die Wand, sodass Sie mit rundem Rücken locker in die Knie gehen, also Ihr Becken »hängen« lassen. Wiegen Sie es weich im Rhythmus Ihrer Atmung.

Gute Wehen brauchen … gute Hormone

In erster Linie viel Oxytozin. Das bildet sich leichter in Geborgenheit, Intimität und Ruhe – so werden die Wehen schneller effektiv. Ungestört kommt die Geburt besser in Gang.

Gute Wehen brauchen … Kraft

Eine Kleinigkeit essen, etwas Schönes trinken, schlafen so lange wie möglich – zu Hause steht dem nichts entgegen. Woanders sind die Möglichkeiten eingeschränkt. Eine Geburt kostet Kraft und zieht sich vielleicht lange hin. Die Gebärmutter ist schließlich der größte Muskel, den ein Mensch haben kann – viel größer als der Bizeps eines Boxweltmeisters!

Gute Wehen brauchen … Entspannung und Bewegung

Den trostlosen Klinikflur endlose Stunden lang auf und ab zu wandern ist nicht gerade die Nr. 1 in Sachen Wohlfühlstrategie. Sondern: sich auf dem Sofa entspannen, ausgiebig baden oder duschen, durch den Park spazieren – dann geht die Geburt gut voran.

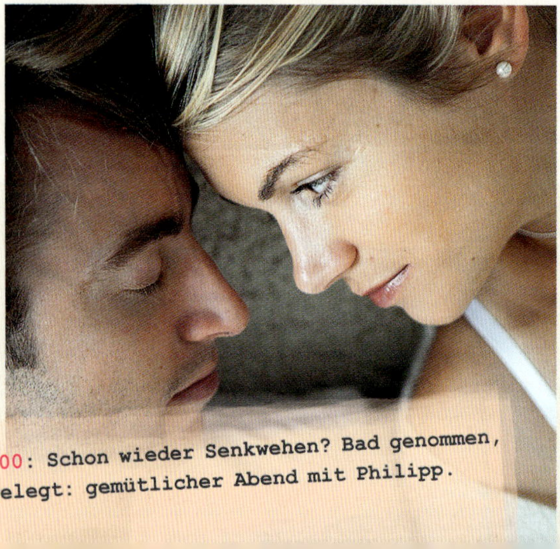

11.10. 16:00: Schon wieder Senkwehen? Bad genommen, Füße hochgelegt: gemütlicher Abend mit Philipp.

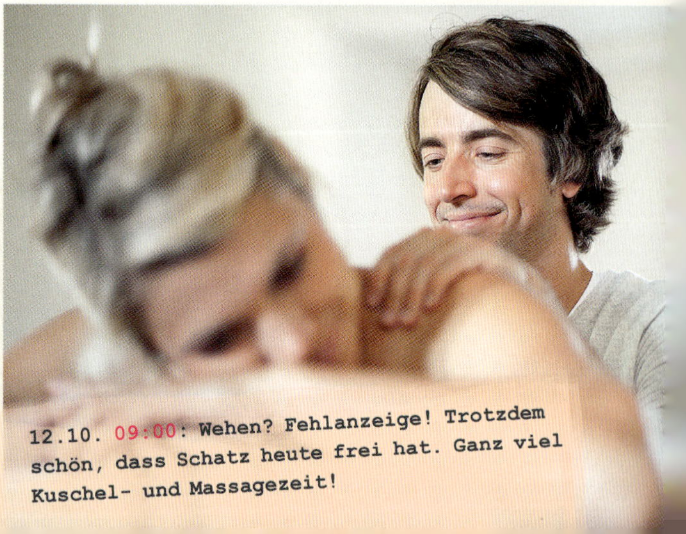

12.10. 09:00: Wehen? Fehlanzeige! Trotzdem schön, dass Schatz heute frei hat. Ganz viel Kuschel- und Massagezeit!

Gute Wehen brauchen …
Zeit

Nach der Klinikaufnahme wächst die Erwartung, dass das Baby nun bald kommen soll, viel schneller. Was, wenn die Wehen aussetzen und länger nicht wieder in Gang kommen wollen? Wie lange dauert es dann, bis sich Argumente finden, um medikamentös nachzuhelfen? Solange das nicht aus anderen Gründen notwendig ist, hat es sich als nachteilig erwiesen: Geburtseinleitungen führen häufiger zu einer Schnittentbindung. Und: Ein Eingriff führt oft zum nächsten.

Die treibenden Kräfte

Die Aktivität der Gebärmutter lässt sich – ähnlich wie die des Herzens oder der Verdauung – zwar ganz stark von den Gefühlen, aber nie vom Willen beeinflussen. Und der Stoff (bzw. die Stoffe), aus dem Gefühle sind, heißt: Hormone. Ohne sie geht bei der Geburt gar nichts. Hormone sind die besten »Geburtshelfer«.

Progesteron

Das ist das Schwangerschafts-Schutzhormon, das bis zur Geburt für Ruhe in der Gebärmuttermuskulatur sorgte. Sobald sie ein bestimmtes Größenverhältnis zur Gebärmutter erreicht, drosselt die Plazenta ihre Progesteronbildung.

Östrogen

Mit der Drosselung von Progesteron wird die Bildung von Östrogen gesteigert. Das Hormon gibt der Gebärmutter Impulse, sich rhythmisch zusammenzuziehen. Zu den für die Östrogenbildung notwendigen Steroiden steuern übrigens die Nebennieren des Babys eine wachsende Menge bei.

Oxytozin

Der zunehmende Druck des Babys auf den inneren Muttermund sendet das ausschlaggebende Signal an den Hypothalamus –

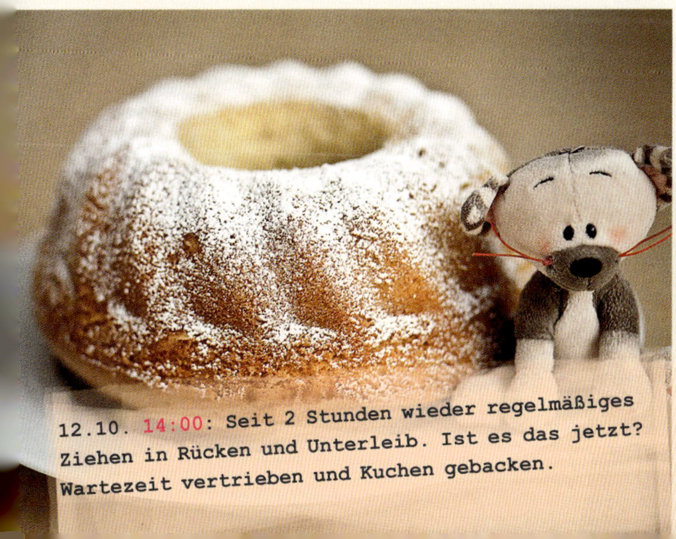
12.10. 14:00: Seit 2 Stunden wieder regelmäßiges
Ziehen in Rücken und Unterleib. Ist es das jetzt?
Wartezeit vertrieben und Kuchen gebacken.

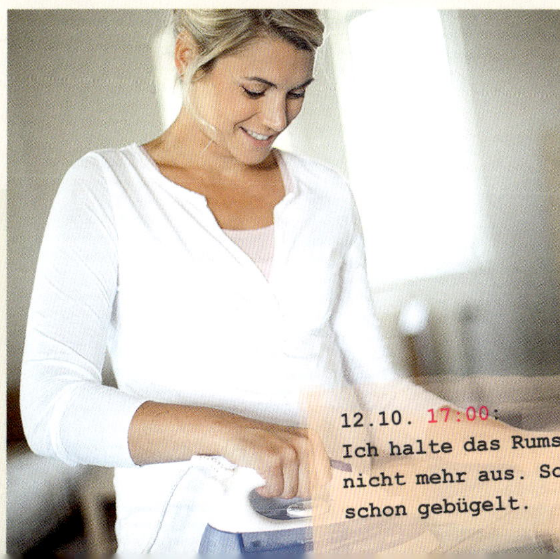
12.10. 17:00:
Ich halte das Rumsitzen
nicht mehr aus. Sogar
schon gebügelt.

Ursprung aller Hormonquellen, sitzt mitten in Mamas Kopf – zur vermehrten Bildung von Oxytozin. Dieses Hormon spielt die Hauptrolle bei der Geburt: Es steuert die rhythmischen Kontraktionen, die sich anfühlen wie Wellen einer unbeschreiblich großen, inneren Kraft.

Hormon der Liebe

Oxytozin wird auch als Liebeshormon bezeichnet, denn es ist verbunden mit allen Aktivitäten, bei denen »das Herz aufgeht«. Während der Geburt bekräftigt es die Gebärmutter, sich zu öffnen und das Baby herauszuschieben. In der Stunde nach der Geburt, während sich Baby und Eltern zum ersten Mal in die Augen schauen, erreicht der Oxytozinwert einen absoluten Höhepunkt im Leben.

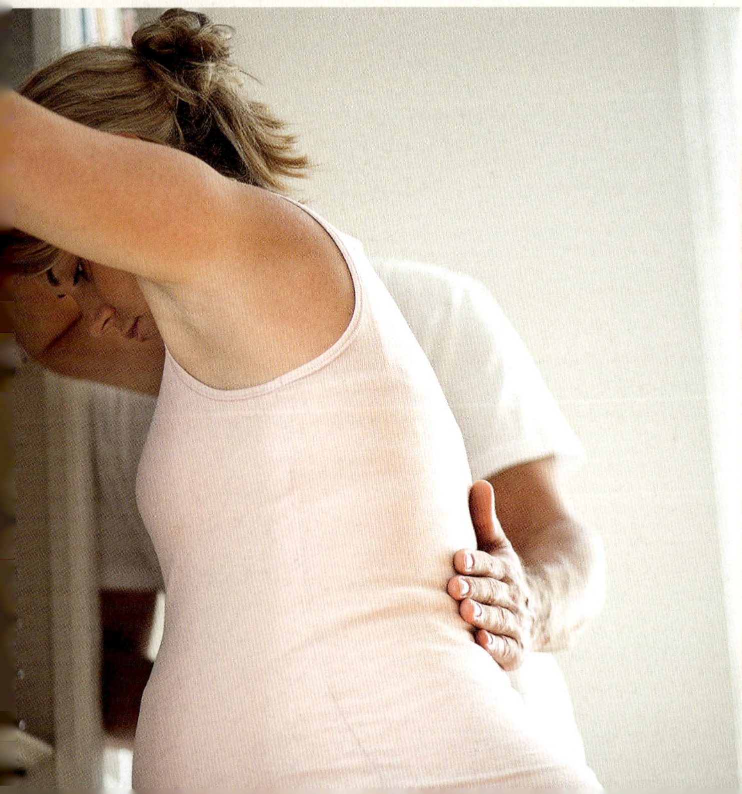

Oxytozin steigert die seelische Bereitschaft, zu lieben und über sich selbst hinauszuwachsen. Doch es ist von Harmonie abhängig. Atmung, Entspannung, warmes Wasser, Massage und jede Art liebevoller Zuwendung steigern die Oxytozinbildung.

Endorphine

Dass man bestimmte Botenstoffe der Geburt Endorphine nennt, also »körpereigene Morphine«, will etwas heißen! Wie alle Opiate gehören die Morphine zu den stärksten Schmerzstillern, die es gibt. Bei der Geburt bilden sich umso mehr Endorphine, je mehr die Frau sich ungehemmt mit der Geburtskraft bewegt. Endorphine finden sich übrigens auch in der Plazenta und im Fruchtwasser, sie erleichtern also auch dem Baby die Geburt. Sie versetzen in eine Art natürliche Trance und führen zu einem unvergleichlichen Hochgefühl bei der Geburt des Babys.

Kleines Mäuschen?

Die Forscherin Niles Newton fand heraus, dass Mäusegeburten länger und komplizierter sind, wenn man die Weibchen während der Wehen in eine ungewohnte Umgebung bringt. Verlegt man sie noch dazu mehrmals von einem Behälter zum anderen oder bringt man sie in durchsichtigen Behältern unter, steigen die Komplikationsraten weiter an. Ihr Fazit: »Die Ergebnisse … lassen vermuten, dass das, was um die gebärende Frau herum vor sich geht, für einen glatten Geburtsverlauf äußerst wichtig ist.«

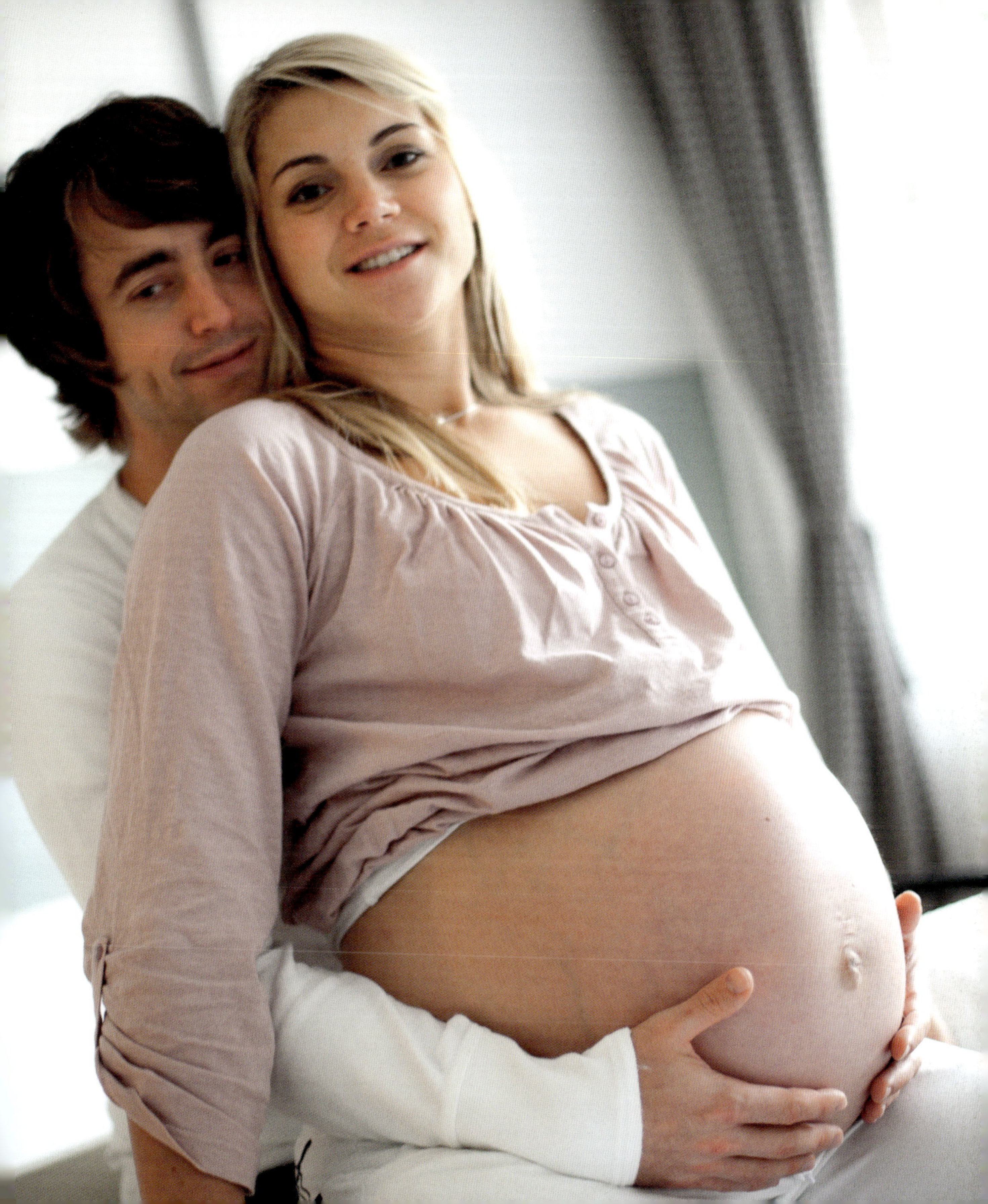

Hier kannst du kommen, Baby!

Wann ist es Zeit für die Abfahrt in die Klinik? Wann wird die Hebamme gerufen? Und was erwartet Mama eigentlich bei der Ankunft im Kreißsaal?

Geburtsort: Zu Hause

Hier gilt: Je früher die Hebamme Bescheid weiß, desto besser. So kann sie sich auf die Geburt einstellen. Wann sie schließlich kommen muss, weiß sie selbst am besten. Sie wird sich am Telefon ein Bild machen, in welcher Wehenphase die Geburt gerade ist, und dann entsprechend planen und Anweisungen geben. Hier gibt es also keinen »falschen Alarm«, allenfalls geht die Hebamme wieder. Davor wird sie auf alle Fälle die letzten Vorbereitungen für die Geburt durchsprechen, die Geburtsausstattung überprüfen und sehen, dass es Mutter und Kind gut geht. Ansonsten bleibt sie, misst Körpertemperatur, Puls und Blutdruck, tastet den Bauch ab und hört die Herztöne des Babys ab, wie sie es bereits in den Wochen vor der Geburt getan hat.

Geburtsort: Klinik oder Geburtshaus

Erfahrene Hebammen sagen: »Es ist Zeit loszufahren, wenn man nicht mehr zu Hause sein will. Aber wenn die Mama am Telefon noch locker mit mir redet, ist es zu früh für die Klinik. Wenn sie hingegen nur noch seufzt und die Wehen veratmet, dann soll sie ihre Tasche nehmen und losfahren!«

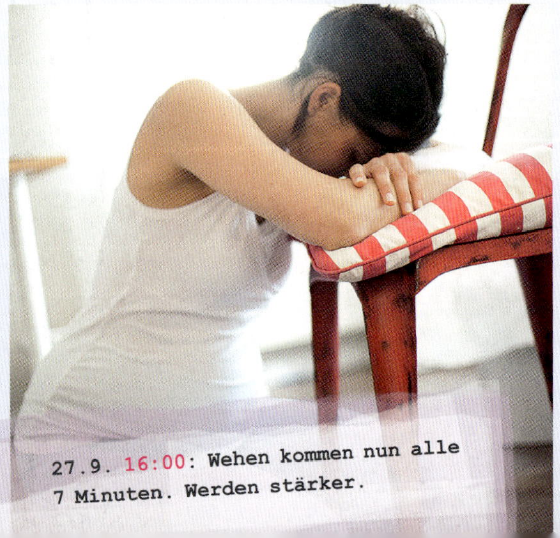
27.9. 16:00: Wehen kommen nun alle
7 Minuten. Werden stärker.

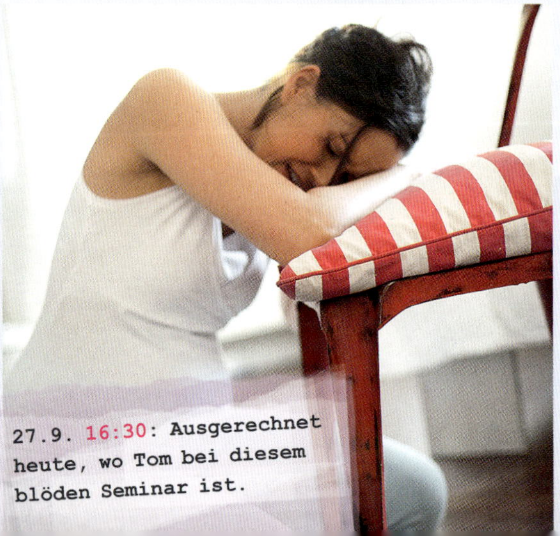
27.9. 16:30: Ausgerechnet
heute, wo Tom bei diesem
blöden Seminar ist.

Vor der Abfahrt

Setzen Sie sich noch einen Moment gemeinsam hin, gönnen Sie sich einen Augenblick Zeit. Wie lange haben Sie auf dieses Ereignis gewartet – nun ist es so weit. Sie machen sich jetzt sprichwörtlich auf den Weg in einen neuen Lebensabschnitt. Bei Ihrer Rückkehr in diese Räume wird alles ganz anders sein. Sie kommen als Familie zurück, mit dem Baby im Arm – nicht mehr im Bauch. Ihr Zuhause ist bereit für seine Ankunft.

Vielleicht mögen Sie noch ein paar Atemzüge lang ganz ruhig die Hände auf den Bauch legen? Die Augen schließen und Ihre Wahrnehmung zum Baby lenken – hinhören, wie es ihm gerade geht … Strampelt es? »Wie fühlst du dich, Kleines?«

Schön: Versprechen Sie Ihrem Kind, dass Sie in den kommenden Stunden ganz bewusst mit ihm in Kontakt bleiben werden. »Du und ich, wir schaffen das gemeinsam!«

Faustregel

Losfahren, wenn der Wehenabstand bei 5–7 Minuten liegt, beim zweiten Kind und bei weiteren Kindern etwas früher. Unbedingt ein dickes, großes Kissen mitnehmen! Die Autofahrt ist dann angenehmer.

Wer innehält, erhält innen Halt.

Lao-Tse

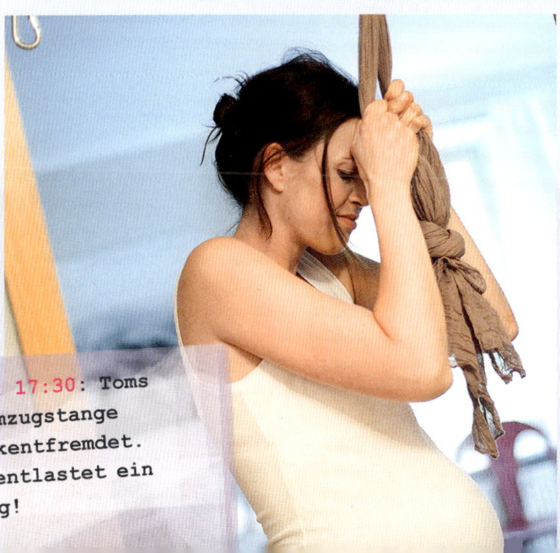

27.9. 17:30: Toms Klimmzugstange zweckentfremdet. Das entlastet ein wenig!

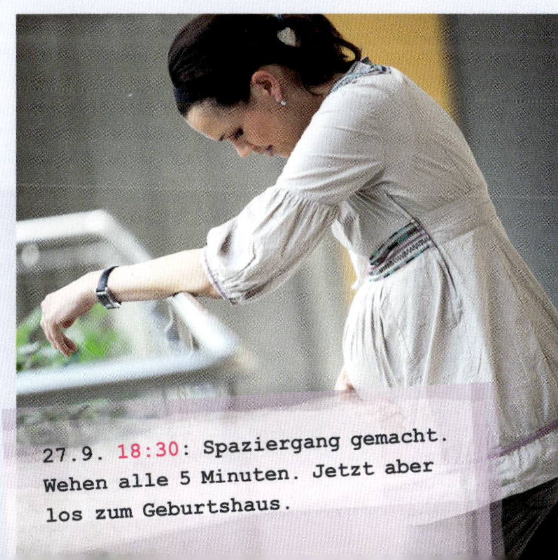

27.9. 18:30: Spaziergang gemacht. Wehen alle 5 Minuten. Jetzt aber los zum Geburtshaus.

Alles drin im Geburtskoffer?

Was in letzter Minute noch hineingehört:
- Kulturbeutel mit allem drin
- Mutterpass
- Brieftasche mit Geld und Karten
- Mobiltelefon mit Ladegerät
- Eiswürfel bzw. »Saftwürfel« in einer Thermoskanne
- Kräutertee in Thermoskanne

Ankunft in der Klinik

Für die Aufnahme in der Klinik ist die diensthabende Hebamme zuständig. Wenn die Formalitäten nicht bereits beim Anmeldegespräch vor einigen Wochen erledigt wurden, ist das jetzt zu tun. Auch der Geburtsplan, sofern vorhanden, wird mit der Hebamme durchgesprochen (siehe S. 197). Danach kommt die Aufnahme-Untersuchung: Blutdruck, Temperatur und Puls werden gemessen, vielleicht wird auch eine Urinprobe auf Eiweiß und Zucker untersucht. Aus einer Armvene wird eine Blutprobe zur aktuellen Bestimmung verschiedener Werte entnommen. Dabei wird vielleicht ein venöser Zugang gelegt, über den bei Bedarf rasch Medikamente gegeben werden können.

Die Hebamme tastet den Bauch ab, um die Lage des Babys festzustellen, und untersucht vaginal, um zu sehen, wie weit der Muttermund geöffnet ist.

Die Befunde werden im Partogramm (Geburtsverlauf, siehe auch S. 196) verzeichnet, damit bei Schichtwechsel die nächste Kollegin sofort im Bilde ist. Es folgt eine Ultraschalluntersuchung und ein Aufnahme-CTG. Wenn möglich, können Sie danach gleich in »Ihren« Raum im Kreißsaal.

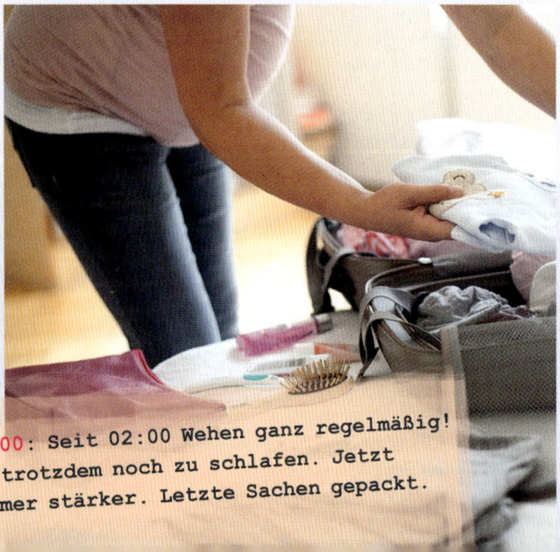

13.10. 07:00: Seit 02:00 Wehen ganz regelmäßig! Versucht, trotzdem noch zu schlafen. Jetzt wird es immer stärker. Letzte Sachen gepackt.

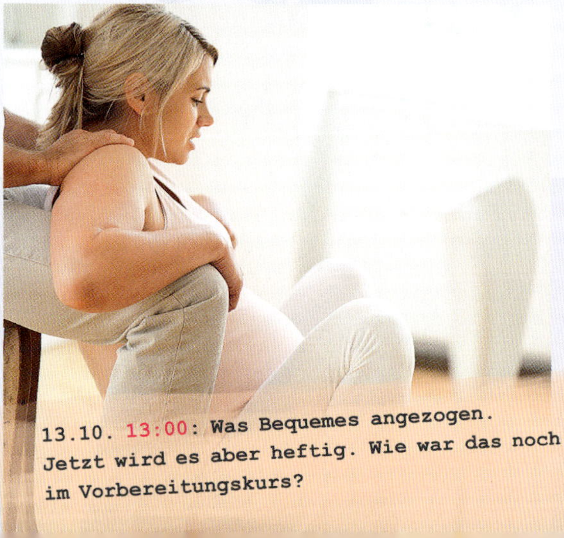

13.10. 13:00: Was Bequemes angezogen. Jetzt wird es aber heftig. Wie war das noch im Vorbereitungskurs?

Wehenwechsel

Wundern Sie sich nicht, wenn sich bei der Ankunft in der Klinik Ihre Wehen verändern. Der Umgebungs-Wechsel muss nervlich/hormonell verkraftet werden. Nicht selten passiert es auch, dass die Wehen in der Klinik erst einmal wieder ganz aufhören. Das ist überhaupt kein Problem, solange die Fruchtblase noch intakt ist und die Herztöne des Babys in Ordnung sind. Sie können einfach spazieren gehen und in aller Ruhe kräftigere Wehen abwarten.

Und wenn das Baby im Auto kommt?

Das schafft im Schnitt nur 1 von 160000 Babys in Deutschland. Und zwar ohne Probleme! Diese vorschnellen Geburten im Auto oder Fahrstuhl sind so ungefährlich wie sie unbequem sind. Sollte es Ihnen tatsächlich passieren: Baby auf Mamas Brust legen, warm zudecken und auf die Hebamme oder den Notarzt warten.

CTG (Wehenschreiber)

Beim CTG – kurz für Cardiotokogramm – werden zwei kleine Scheiben auf dem Bauch befestigt: Die eine ermittelt die Herzfrequenz des Babys und evtl. seine Bewegungen, die andere die Intensität der Wehen. Die Informationen werden als fortlaufende, parallele Zackenlinien aufgezeichnet, die zeigen sollen, wie es dem Baby bei den Wehen geht. Allerdings erfordert das richtige »Lesen« des CTG sehr viel Wissen (siehe S. 242). Anfangs wird bei einem normalen Geburtsverlauf alle 30 bis 120 Minuten ein CTG von je ca. 30 Minuten Dauer geschrieben. Ständig angelegt bleibt das CTG meist in der späten Eröffnungs- und Austreibungsphase, immer wenn Wehenmittel gegeben werden und immer, wenn ein Anlass zur Sorge besteht. Falls Mama liegen sollte, dann besser auf ihrer linken Seite.

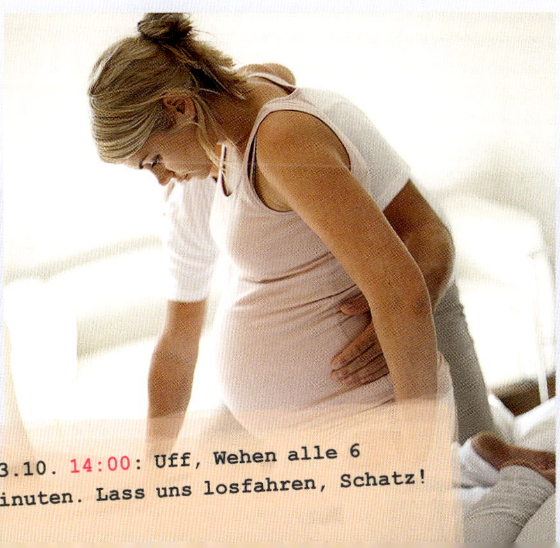

13.10. 14:00: Uff, Wehen alle 6 Minuten. Lass uns losfahren, Schatz!

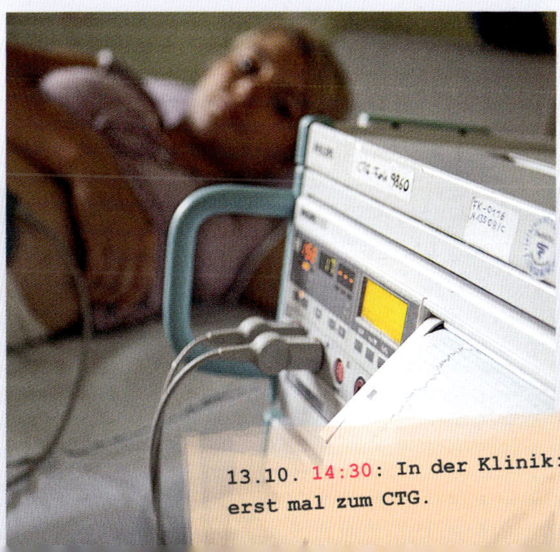

13.10. 14:30: In der Klinik: erst mal zum CTG.

Ein **CTG** richtig zu lesen, verlangt viel Wissen von Arzt und Hebamme! Bei scheinbar schlechten Herztönen geht es jedem zweiten Baby tatsächlich gut, weiß die Deutsche Gesellschaft für Gynäkologie und Geburtshilfe (DGGG).

Elektronische Geburtsüberwachung

Die elektronische Überwachung des Geburtsverlaufs per CTG gehört zum unverzichtbaren Standardprogramm jeder Klinikgeburt. Sie hat den Platz der Eins-zu-eins-Hebammenbetreuung eingenommen.

Gibt es im CTG Anzeichen, die vielleicht auf einen Sauerstoffmangel, also unmittelbare Not beim Baby hinweisen, hilft eine Mikroblutuntersuchung (MBU, Fetalblutanalyse) die Zeichen richtig zu deuten. Dafür wird durch das Anritzen der Kopfhaut des Babys eine kleine Blutprobe gewonnen und deren pH-Wert gemessen. Anhand dieses Säurewerts lässt sich Babys Verfassung verlässlicher beurteilen als durch das CTG allein, und so mancher unnötige Kaiserschnitt wird vermeidbar.

Übrigens: Bei einer außerklinischen Geburt überwacht die Hebamme das Befinden des Babys. Das ist zwar »personalintensiv«, aber sehr zum Vorteil von Mama und Baby.

Man muss in der Geburtshilfe viel wissen, um wenig zu tun.

Prof. Dr. Dr. Willibald Pschyrembel, Frauenarzt und Gelehrter

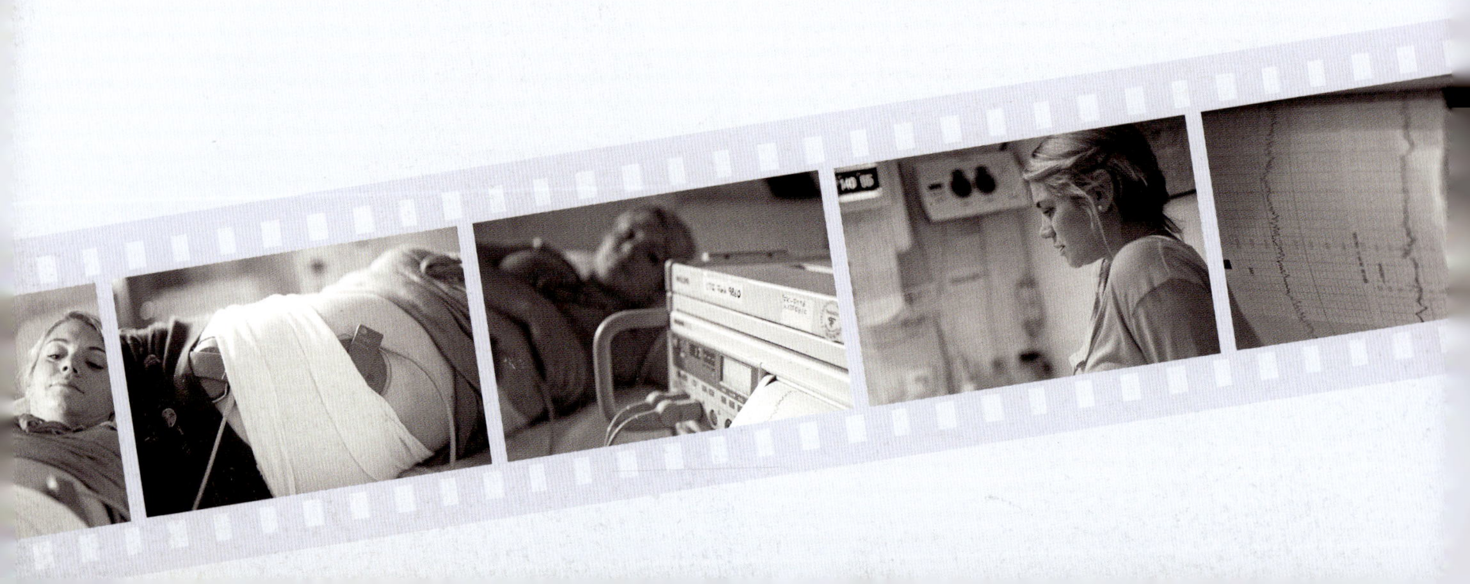

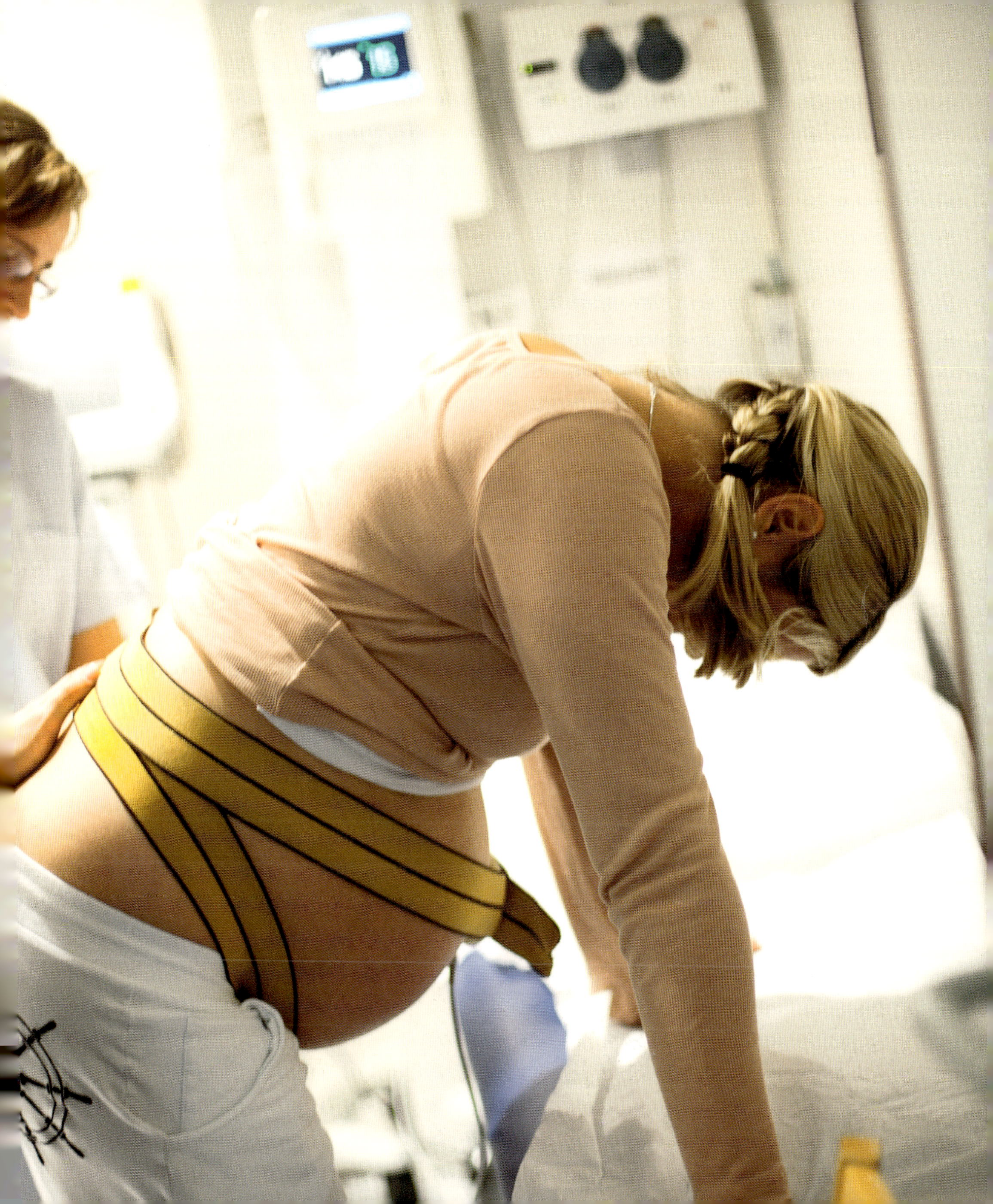

Der Weg des Babys

Bereit für die Geburt: Die Latenzphase

Die Reise des Babys auf die Welt beginnt damit, dass sein Kopf (oder bei Steißlage der Po) kräftiger als bisher auf den Muttermund drückt. Dieser Druck sorgt für mehr und mehr Oxytozin, dem Wehenhormon (siehe S. 235). Im Verlauf der Geburt werden die Wehen damit allmählich zu starken »Geburtswellen«, die die Gebärmutter öffnen und endlich das Baby an das Licht der Welt hinausschieben. Doch zunächst machen sie erst einmal den bisher straffen Gebärmutterhals ganz weich: Er wird »geburtsbereit« und entfaltet sich. Dann beginnt die Gebärmutter, sich Millimeter für Millimeter zu öffnen. Die ersten 2–3 cm können ein paar Stunden dauern oder auch ein paar Tage. Diese Zeit sollte Mama nutzen, noch einmal Kräfte zu sammeln. (A)

Gut unterwegs: Die Eröffnungsphase

Die längste Zeit der Reise verbringt das Baby auf dem Weg vom Beckenein- zum Beckenausgang. Mit jeder Kontraktion ziehen sich die Muskelwände ein wenig mehr über das Köpfchen des Babys nach oben. Dies geschieht tief im Inneren der Vagina. Sie selbst dehnt sich während der Eröffnungsphase noch nicht.
Sobald sich die Gebärmutter 5 oder 6 cm geöffnet hat, fängt die intensive Phase der Geburt an. Die Geburtswellen »massieren« das Baby immer tiefer in das Becken hinein und drehen es dabei um 90 ° in seiner Achse. Denn der Beckeneingang, den das Köpfchen bald hinter sich hat, ist queroval und der Beckenausgang, den es vor sich hat, längsoval – die beiden Beckenöffnungen verhalten sich zueinander genau wie Kopf und Schultern. (B)
Die Wehen bringen das Baby auf die jeweils günstigste Bahn. Es liegt dabei meistens noch

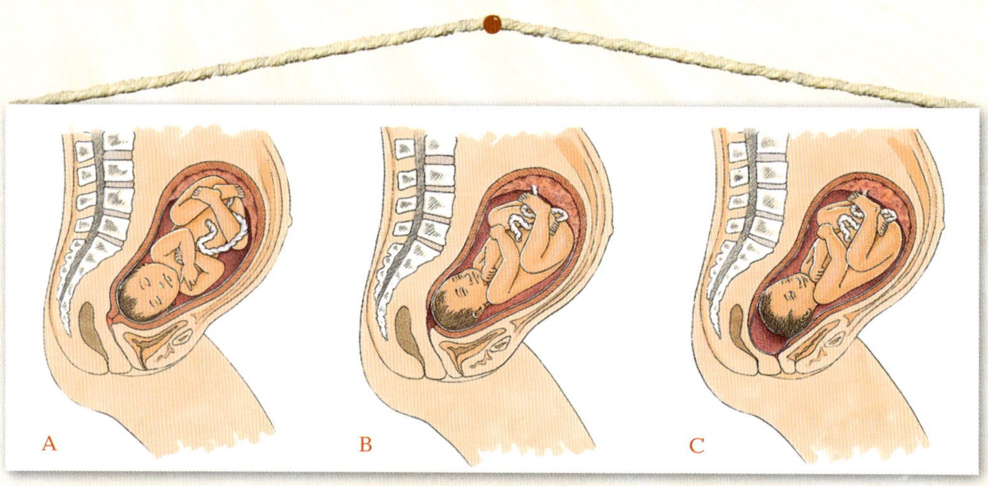

in seinem druckdämpfenden Fruchtwasserkissen, die Fruchtblase platzt in der Regel erst gegen Ende der Eröffnungsphase. (C)

Es wird ernst: Die Übergangsphase

Der Muttermund hat sich weit um das Köpfchen herum vollkommen entfaltet und das Baby liegt »auf Beckenboden«. Jetzt stellt sich die Gebärmutter um auf eine neue Art von Muskeleinsatz – schieben statt öffnen. Die Kraftwellen kommen nun unregelmäßig und sind extrem herausfordernd. Viele Mamas werden jetzt mutlos oder wütend. Das ist ganz normal und dauert zum Glück nicht lange. (D)

Jetzt kommst du: Die Austreibungsphase

Zu Beginn ist das Köpfchen noch so weit wie möglich gebeugt und das Kinn ganz an die Brust gedrückt, aber mit den ersten kräftigen Schüben von oben beginnt eine starke Streckung in die andere Richtung: Der Weg führt das Baby um das Schambein herum, es liegt normalerweise mit dem Hinterkopf nach oben (sonst nennt man es »Sternengucker«). Die Gebärmutter schiebt alle paar Minuten kurz mit ihrer ganzen Kraft. In den angenehmen Ruhephasen dazwischen kann sich das Baby erholen und Mama mit ihm.

Jede Kraftwelle schiebt das Baby tiefer, aber in den Ruhephasen zieht es sich anfangs wieder etwas zurück. Mama kann jetzt das Köpfchen mit den Fingerspitzen tasten, sofern Baby es nicht supereilig hat. Nur noch ein paar Minuten, und es ist auf der Welt. (E)

Kaum ist sein Köpfchen da, dreht sich das Baby schnell in die Seitenlage zurück, und meist gleiten mit weiteren Wehen nacheinander zuerst die Schultern und dann der ganze Körper hinaus. (F)

Die Plazenta kommt bald darauf mit ein paar Nachwehen hinterher (siehe S. 261).

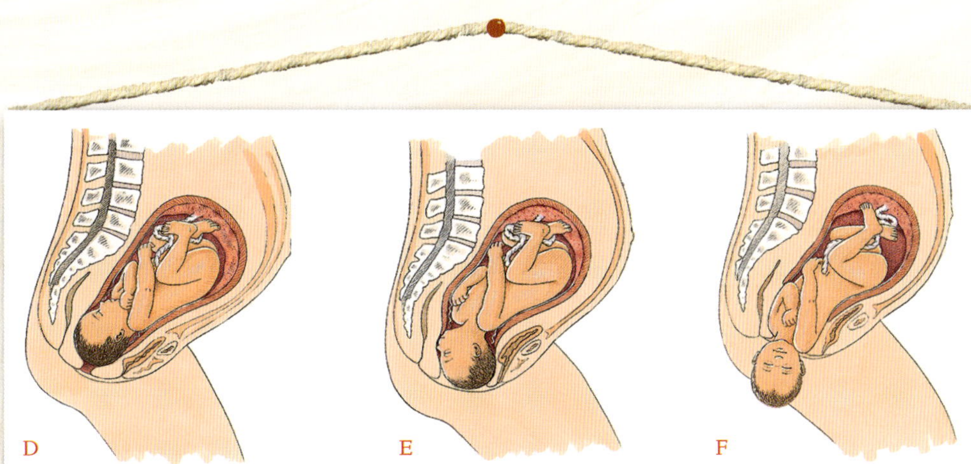

Alles, was die Geburt erleichtert

Klar, kräftige Wehen sind gut, sie bringen das Baby auf die Welt. Richtig gut ist aber auch die Ruhe zwischen zwei Wehen. Die Geburt besteht hauptsächlich aus diesen vollkommen schmerzfreien Ruhephasen! Wehen dauern nur ca. 40 bis maximal 90 Sekunden, länger nicht. Die Ruhe dazwischen dauert anfangs 10 Minuten, dann 5, kurz bevor das Baby kommt 2–3 Minuten.

Das Geheimnis einer leichteren Geburt besteht darin, sowohl die Kraft der Wehen als auch die Ruhe dazwischen gut zu nutzen.

Mama darf laut sein!

Lassen Sie den Ton bei leicht geöffnetem Mund lauter werden – und noch lauter – und noch lauter. Wie es Ihnen guttut. Ist es Ihnen peinlich? Braucht es wirklich nicht, denn für die Geburt ist es so hilfreich, sich bei starken Kraftwellen nicht zusammenzunehmen – schließlich ist es ein Öffnungsprozess. Die lauten Töne öffnen und lockern körperlich durch ihre starken Vibrationen. Und keine Sorge: Für die Geburtshelfer ist das etwas ganz Normales, und sie wissen, wie wichtig es für die Geburt ist!

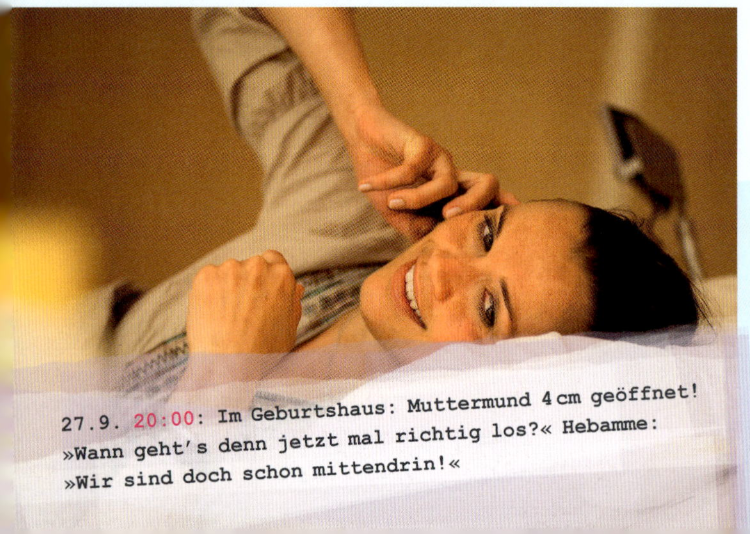

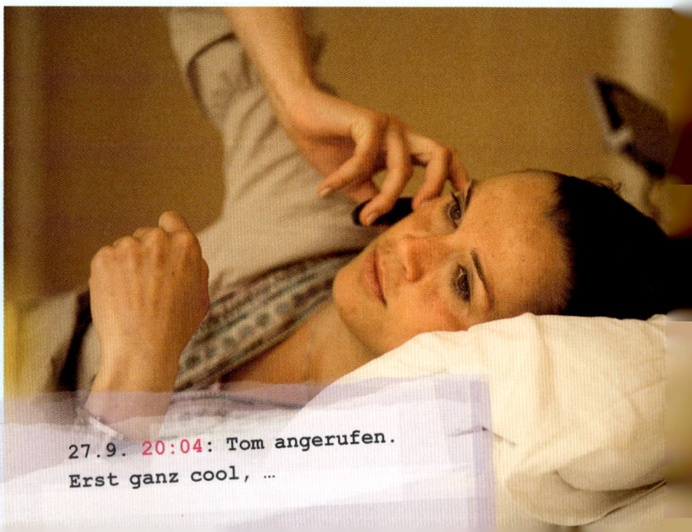

Atmung und Entspannung

Ein Kind zur Welt zu bringen ist für den Körper harte Muskelarbeit – und Muskeln, die arbeiten, brauchen viel Sauerstoff. Deshalb ist es so wichtig, bewusst gut zu atmen.

Begrüßen und verabschieden: Wenn Sie spüren, dass eine Kraftwelle anrollt, atmen Sie als Erstes tief aus. Dann »begrüßen« Sie die Welle mit einem erfrischenden Atemzug – als würden Sie sagen: »Gut, dass du kommst – dann geht es voran.« Gehen Sie dabei in Gedanken zum Baby. Sie teilen diese Erfahrung miteinander. Lassen Sie mit dem Ausatmen Spannungen los. Verabschieden Sie jede Kraftwelle mit einem tiefen Atemzug: »Diese haben wir hinter uns, das ist geschafft.« So ist jede Welle ein Schritt weiter voran, Ihrem Ziel entgegen.

Tief und ruhig: Betonen Sie die Ausatmung: Mit weichen Lippen die Luft sanft ausblasen. Das hilft, sobald die Kraftwellen intensiver werden, denn es verhindert das instinktive Luftanhalten. Wenn es noch intensiver wird, darf das Ausblasen in ein lautes Stöhnen und »Tönen« übergehen. Wirkt sehr erleichternd!

Konzentriert ruhen und entspannen: Wandern Sie in den Ruhephasen zwischen den Wehen mit Ihrer gesammelten Aufmerksamkeit durch Ihren ganzen Körper. Lassen Sie mit dem Ausatmen jede Anspannung zerschmelzen (so wie Butter an der Sonne!). Auf diese Weise nehmen Sie keinen Rest von Anspannung aus der letzten Welle mit in die nächste hinüber und können jeder einzelnen mit frischer Kraft begegnen.

Zum Baby atmen: Ebenfalls für die Ruhe zwischen den Wehen: Stellen Sie sich vor, wie der Atemstrom bei jedem Einatmen an Ihrer Wirbelsäule entlang bis zum Baby hinunterfließt. Malen Sie sich aus, dass der Atem Ihr Baby ganz umhüllt. Spüren Sie, wie Ihr Rücken und Ihr Bauch beim Einatmen weit und beim Ausatmen weich werden. Sie schicken mit dieser Atmung ganz viel Sauerstoff zum Baby.

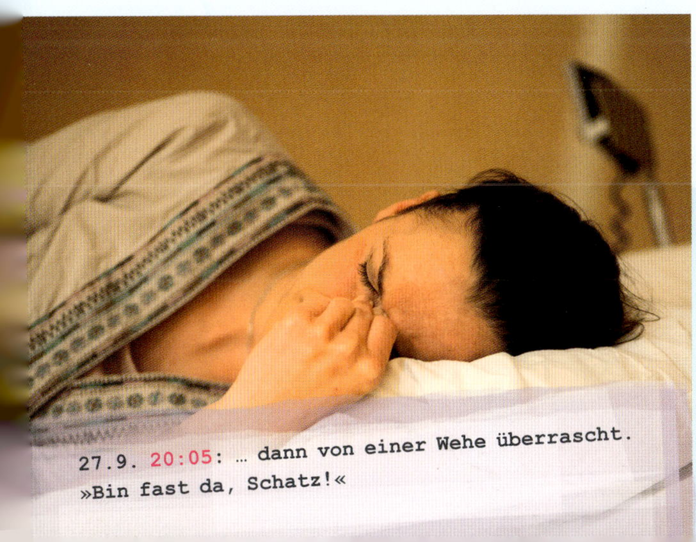

27.9. 20:05: … dann von einer Wehe überrascht. »Bin fast da, Schatz!«

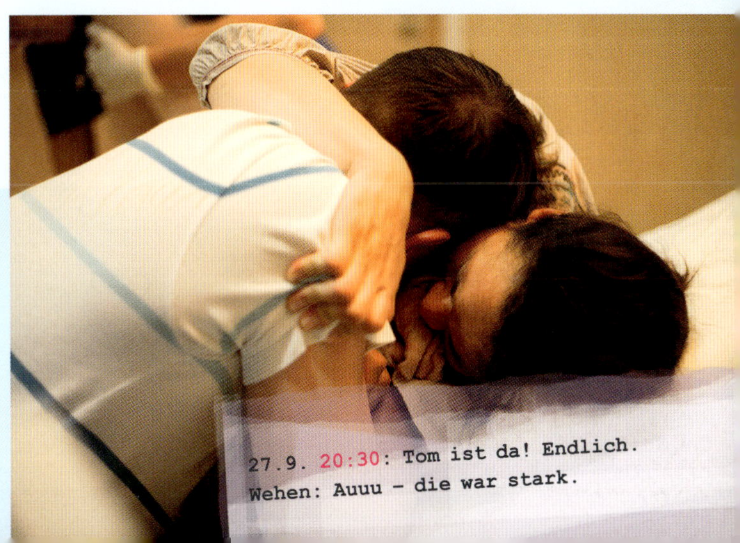

27.9. 20:30: Tom ist da! Endlich. Wehen: Auuu – die war stark.

Bewegung, Ruhe, Positionen

Bewegung unterstützt den natürlichen Geburtsverlauf, vor allem im Wechsel mit Ruhe. Im Geburtshaus und im modernen Kreißsaal gibt es vom Mayahocker über die Sprossenwand bis zum Pezziball eine große Auswahl an Hilfsmitteln für alle möglichen Positionen. Es ist das Beste, wenn Sie sich von Anfang an so bewegen können, wie es Ihnen in den Sinn kommt – und sich dabei nicht auf eine bestimmte Körperhaltung fixieren. Es kann nämlich sein, dass die Hebamme zu einer speziellen Position auffordert, die dem Baby hilft, in eine günstigere Lage zu rutschen oder sich leichter voranzuschieben, wie zum Beispiel die Hocke, der Vierfüßlerstand oder das Liegen auf der Seite (statt auf dem Rücken). Besprechen Sie in den Ruhephasen, was Sie bei der nächsten Kraftwelle verändern oder ausprobieren wollen. Sie werden merken, was funktioniert und was nicht.

Herumgehen

Haben Sie den Drang, durch die Flure oder den Garten zu laufen? Dann tun Sie es! Es fördert die Wehen. In allen aufrechten Haltungen hilft die Schwerkraft dabei, dass das Baby nach unten sinkt, so ist die Geburtskraft effektiver, das Baby kommt schneller.

Stehen und abstützen

Mitten im Gehen können Sie breitbeinig stehen bleiben, um sich auf einen Fenstersims, eine Kommode, eine Sprossenwand oder Ihren Partner zu stützen und während einer Kraftwelle konzentriert zu atmen. Achten Sie immer darauf, breitbeinig zu stehen, mit rundem Rücken und lockeren, weichen Knien. So können Sie Ihr Becken tanzen und kreisen lassen, das lockert. Es geht nicht darum, die Geburt »durchzustehen«, sondern Kraft zu schöpfen.

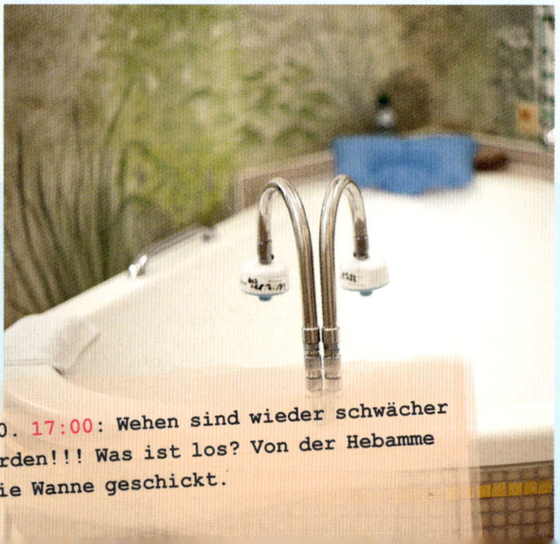
13.10. 17:00: Wehen sind wieder schwächer geworden!!! Was ist los? Von der Hebamme in die Wanne geschickt.

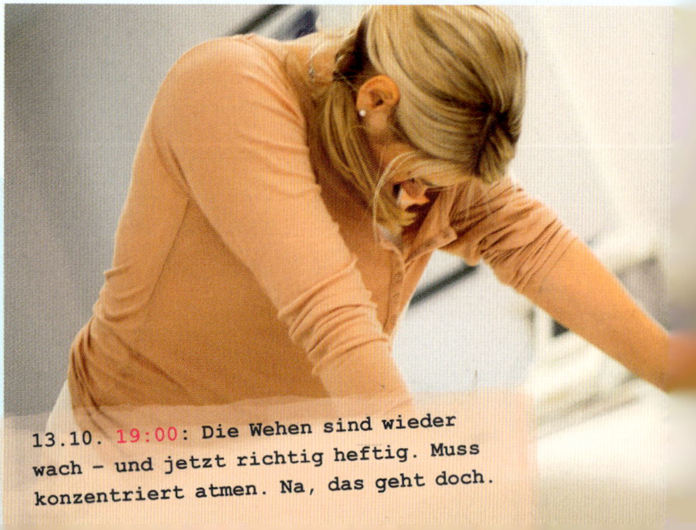
13.10. 19:00: Die Wehen sind wieder wach – und jetzt richtig heftig. Muss konzentriert atmen. Na, das geht doch.

Liegen

Zu Beginn der Eröffnungsphase wird die Hebamme vielleicht empfehlen, auf der Seite zu liegen, damit Babys Rücken zur Seite sinkt und sein Köpfchen damit im besten Winkel zum Beckeneingang liegt. Die aufgestützte, halb sitzende Rückenlage wird hingegen empfohlen, wenn die Wehen allzu schnell aufeinanderfolgen – so muss die Gebärmutter gegen die Schwerkraft nach oben arbeiten, das dämpft die Wehen.

Pezziball

Möchten Sie vor dem großen Ball knien und sich vom Partner den Rücken massieren lassen? Oder lieber breitbeinig auf dem Ball sitzend mit dem Becken kreisen? Tun Sie das ruhig, es wirkt entspannend und lockert Ihren Beckenbereich. Ruhig auch mal den Kopf ablegen, die Augen schließen.

Vierfüßlerstand

Auf allen vieren ruhend können Sie Ihr Becken kreisen lassen, während Ihr Partner vielleicht seine flache Hand auf Ihr Kreuzbein drückt, im Einklang mit Ihren Bewegungen. Das ist besonders gut gegen Rückenschmerzen. Sehr lindernd kann auch ein warmes Kirschkernkissen im Kreuz wirken.

In der Austreibungsphase ist im Vierfüßlerstand der Damm schön entlastet. In der Eröffnungsphase empfehlen Hebammen diese Haltung, wenn das Baby mit dem Rücken zu Mamas Rücken liegt – also in der etwas schwierigeren »Sterngucker«-Position. Geht sie auf alle viere, kann sein Rücken mithilfe der Schwerkraft nach unten zu ihrer Bauchdecke sinken.

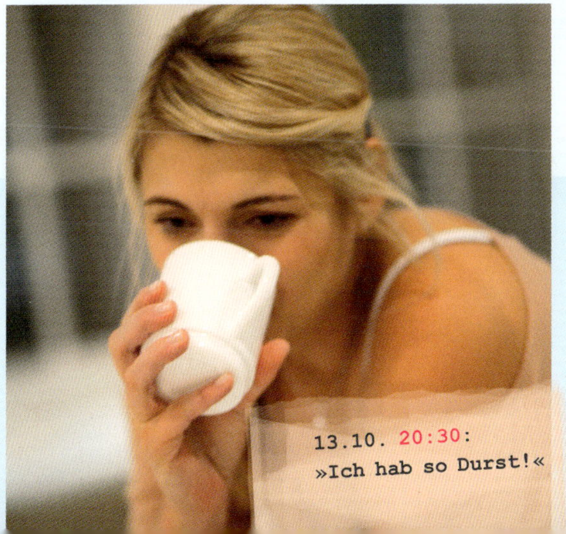
13.10. 20:30:
»Ich hab so Durst!«

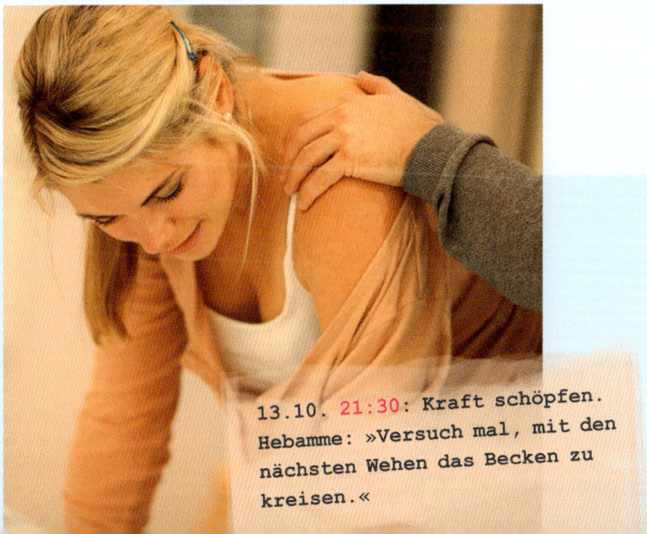
13.10. 21:30: Kraft schöpfen.
Hebamme: »Versuch mal, mit den nächsten Wehen das Becken zu kreisen.«

Alle Tore öffnen

Besonders günstig sind hockende Körperhaltungen gegen Ende der Eröffnungsphase und danach. In der Hocke und beim breitbeinigen Knien weitet sich die Schambeinfuge, die Hüftknochen spreizen sich auseinander, das Kreuzbein bewegt sich nach hinten und der Beckendurchgang öffnet sich weit. Der Durchmesser des Beckeneingangs nimmt in der Hocke um 25–30% zu, und auch der Beckenausgang erweitert sich zu allen Seiten hin.

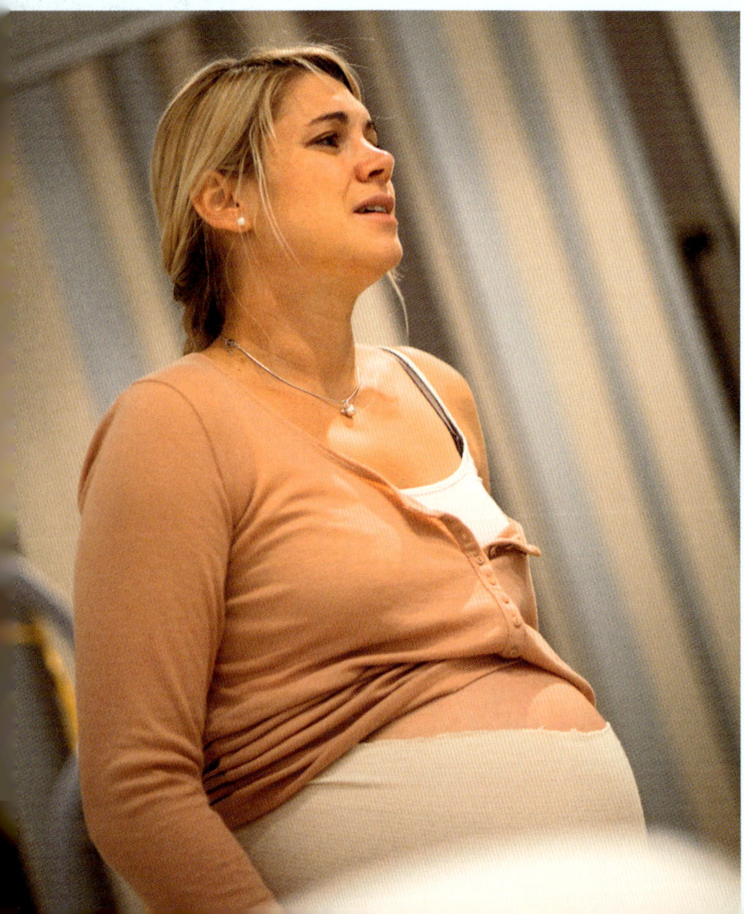

Positionen: Mayahocker

Genauso entspannend wie auf dem Bett zu liegen ist es, breitbeinig auf dem Gebärhocker zu sitzen mit Papa auf einem Stuhl hinter sich – so kann man sich wunderbar in seine Arme zurücklehnen und seine »Rückendeckung« genießen. Oder sich mit den Armen auf den Partner oder die Doula (siehe S. 124) stützen, die vor einem auf dem Boden sitzt.

Positionen: Hocken und Hängen

Lassen Sie sich bei jeder Kraftwelle zwischen Ihren Begleitern hängen – legen Sie Ihre Arme um deren Schultern und lassen Sie sich in die Knie sinken. So lässt sich das Becken leicht kreisen oder wippen. Gibt es ein Tuchseil, das von der Decke hängt, können Sie sich kniend, stehend, hockend mit den Armen daranhängen und festhalten. Das hält den Oberkörper stabil, während man im Becken locker bleibt. Kann sehr angenehm sein.

Liebe verzehnfacht jede Kraft.

Bertha von Suttner

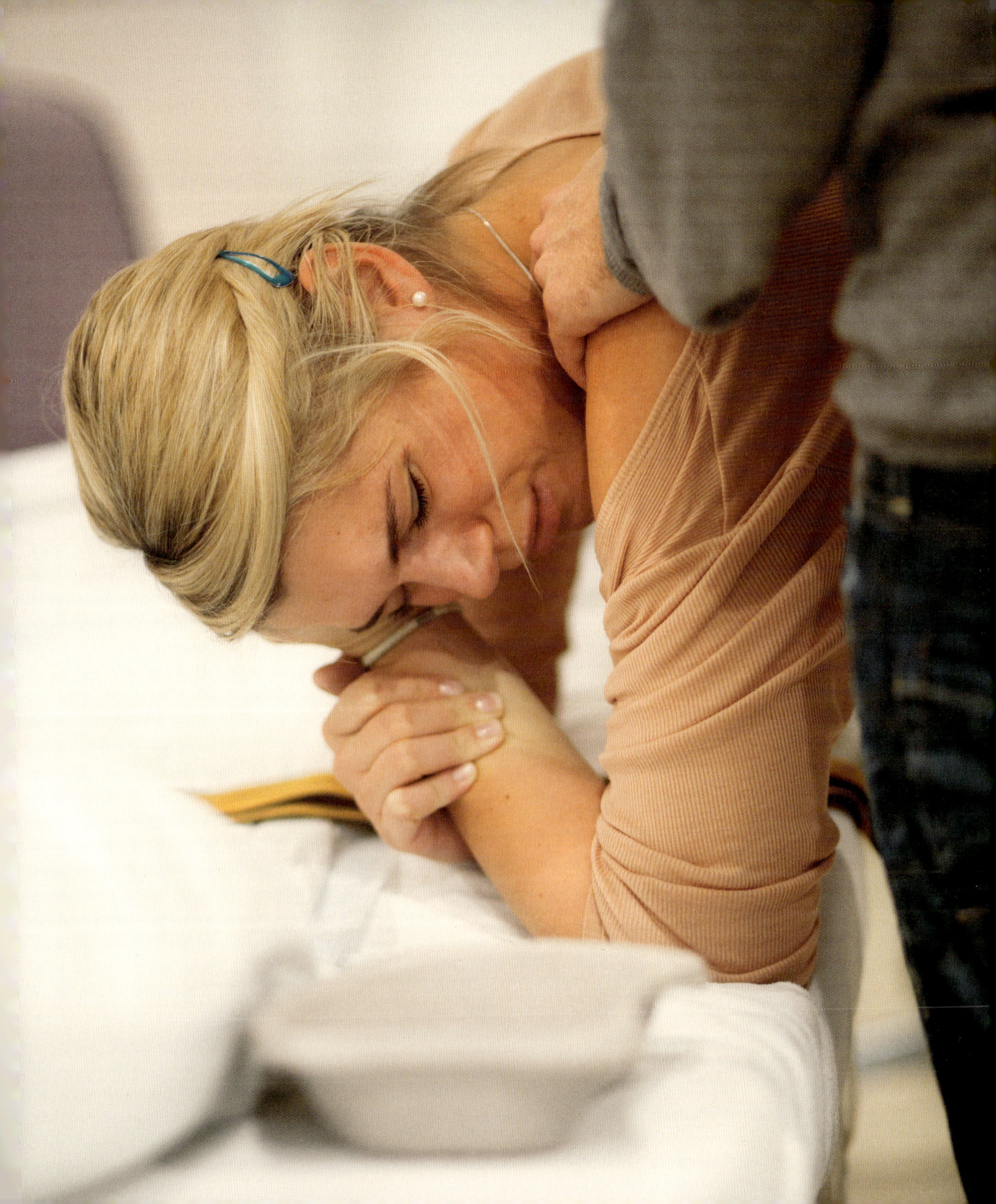

Papas Job während der Geburt

Lieber Papa, die Unterstützung, die Sie als Partner geben können, beinhaltet keine bestimmten Techniken, sondern vor allem Ihre ungeteilte Zuwendung. Sie müssen nichts leisten – außer sich gut vorbereiten und dann möglichst viele Erwartungen loslassen. Wichtig ist es, auf die Kraft Ihrer Partnerin zu vertrauen und sie allzeit darin zu bestärken.

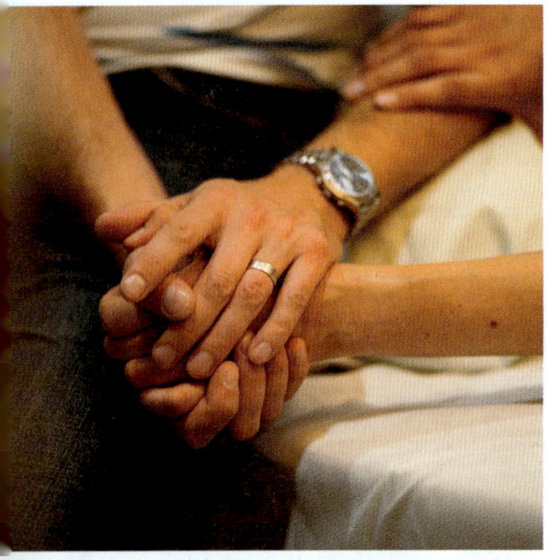

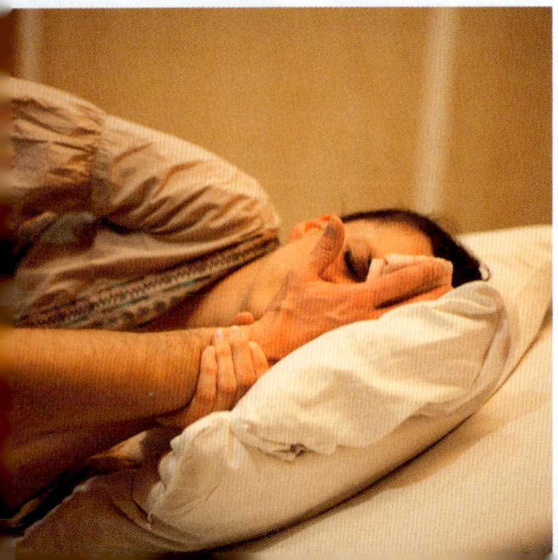

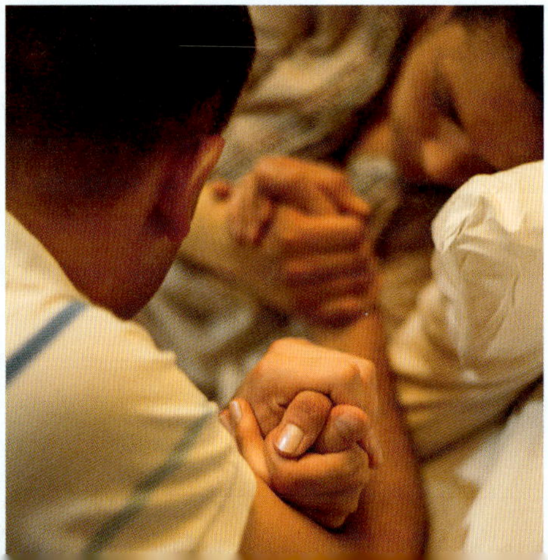

- Strahlen Sie möglichst viel Zuversicht aus. Das erfordert eine gründliche Geburtsvorbereitung und die Klärung Ihrer Fragen und Sorgen im Vorfeld (siehe S. 140).
- Bleiben Sie immer am Kopfende Ihrer Partnerin oder hinter ihr – dort kommt ihr Ihre Aufmerksamkeit zugute. Am direkten »Ort des Geschehens« hingegen stehen Sie der Hebamme oder dem Arzt im Weg, auch wenn Sie gerade neugierig sind, was diese dort machen. Es ist wirklich besser, jetzt nicht »alles« zu sehen!
- Bieten Sie ihr zwischendurch Erfrischung an: Fruchtsaft oder Wasser, wenn sie mag mit Trinkhalm, die mitgebrachten Eis- oder Fruchtsaftwürfel, Traubenzucker oder Honig, damit sie bei Kräften bleibt. Erfrischen Sie ihre Stirn und ihr Gesicht mit einem feuchten Tuch.
- Bieten Sie ihr schmerzlindernde Wärme an: Ein Kirschkernkissen oder duftender La-

vendelwickel am Bauch oder am Rücken schenken manchmal Entspannung.

- Nehmen Sie es nicht persönlich, wenn sie kurz angebunden oder richtig derb wird – von einem Marathonläufer würden Sie auch keinen Konversationston erwarten.
- Ab einem gewissen Punkt können Sie Ihrer Partnerin nichts mehr erleichtern, dann übernimmt ihre ungeheure Geburtskraft die »Regie« und bringt das Baby zur Welt. Bitte nicht bremsen oder dämpfen wollen, auch wenn es erschreckend stark ist oder laut hergeht. Diese unvorstellbare Intensität gehört dazu, sie ist nötig und normal.
- Für viele Frauen sind die Papas auch der »Fels in der Brandung«. Wundern Sie sich also nicht, wenn Ihre Liebste Ihre Hand so sehr drückt, dass Sie meinen, Sie werde nun definitiv zerquetscht.
- Anspannung und Furcht lassen sich nicht immer ganz vermeiden, aber sie übertragen sich leicht: Umgehen Sie deshalb Körper- und Blickkontakt, wenn Sie Mutlosigkeit oder Panik spüren (ist vorher abzusprechen). Denken Sie an Ihre eingeübten Entspannungstechniken, atmen Sie tief und ruhig.
- Wann immer es Ihnen zu viel wird, gehen Sie unbedingt vor die Tür und bleiben Sie dort so lange wie nötig (auch das im Vorfeld absprechen). Holen Sie aber davor möglichst die Hebamme in den Raum (wenn Sie keine Doula haben).

Auch Massagen und gezielte Berührungen durch den Partner gehören zu den Hilfen in der Eröffnungsphase, siehe S. 257.

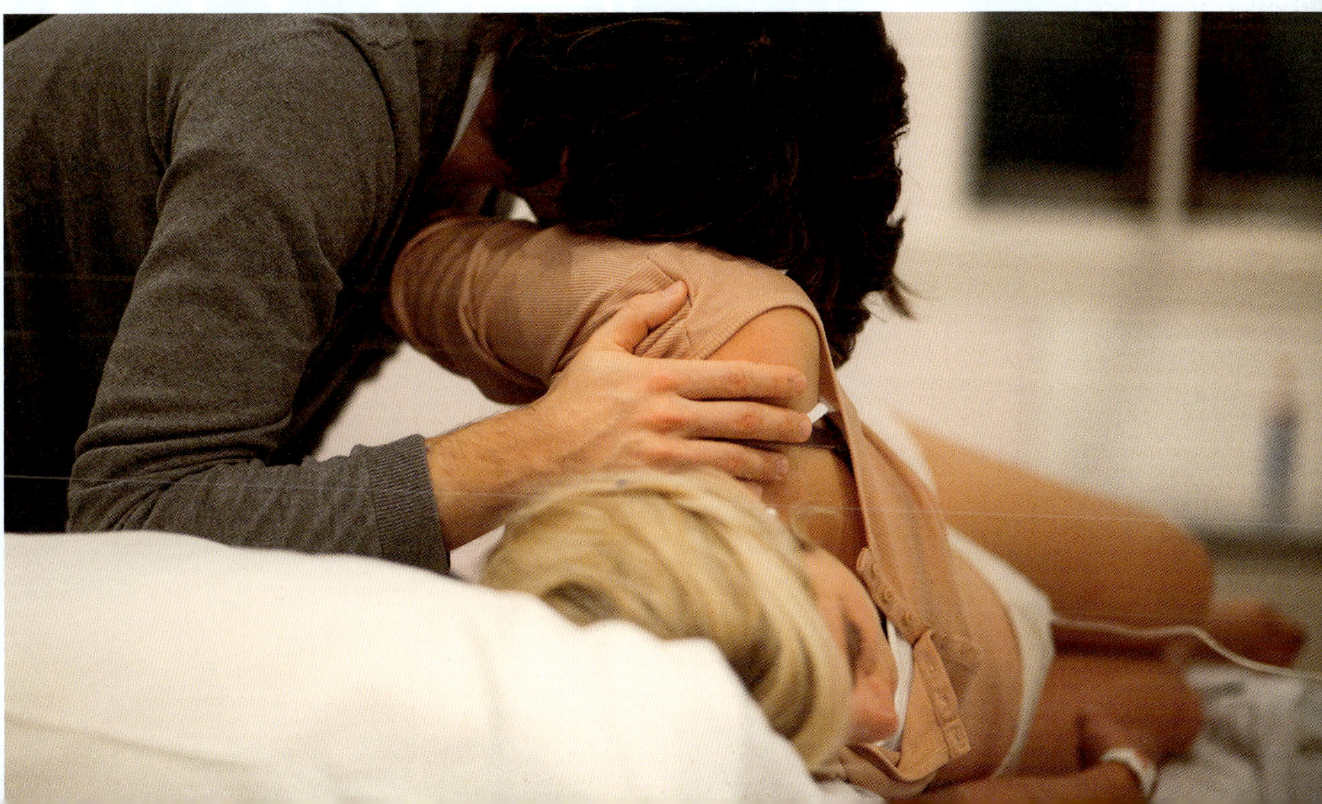

Schmerzlinderung

»Angst-Spannung-Schmerz«-Kreislauf durchbrechen

Angst führt zu Verspannung, die führt zu Schmerz, der steigert die Angst, die Verspannung nimmt zu, der Schmerz wird schlimmer ... Die Höhe der Schmerzempfindung hängt bei der Geburt wesentlich davon ab, in welchem Maß Mama sich geborgen, geschützt und unterstützt fühlt und rhythmisch zu Ruhe und Entspannung findet. Wie schon erwähnt, können Atmung, Massage, Bewegung, geburtsgünstige Körperhaltungen und vor allem auch das Eintauchen in warmes Wasser (siehe auch S. 176) sehr dabei helfen, ohne Medikamente auszukommen. Es ist belegt, dass die Geburt leichter und der Bedarf an Schmerzmitteln wesentlich reduziert ist, wenn es gelingt, den »Angst-Spannung-Schmerz«-Kreislauf zu durchbrechen.

Schmerzmedikamente

Mit schmerzstillenden Medikamenten (Analgetika), die ins Muskelgewebe gespritzt oder per Zäpfchen verabreicht werden, lässt sich Schmerz in der Eröffnungsphase der Geburt lindern. Sie können auch krampflösend wirken. Teils machen sie aber müde. Ein weiterer Nachteil: Über die Plazenta erreichen sie auch das Baby, dessen Körper diese Substanzen nur sehr langsam abbauen kann. Kommt das Baby zu früh nach der Gabe eines Schmerzmedikaments zur Welt, kann sich seine selbstständige Atmung verzögern. Es kann längere Zeit benommen und zu schläfrig sein, um an der Brust zu trinken.

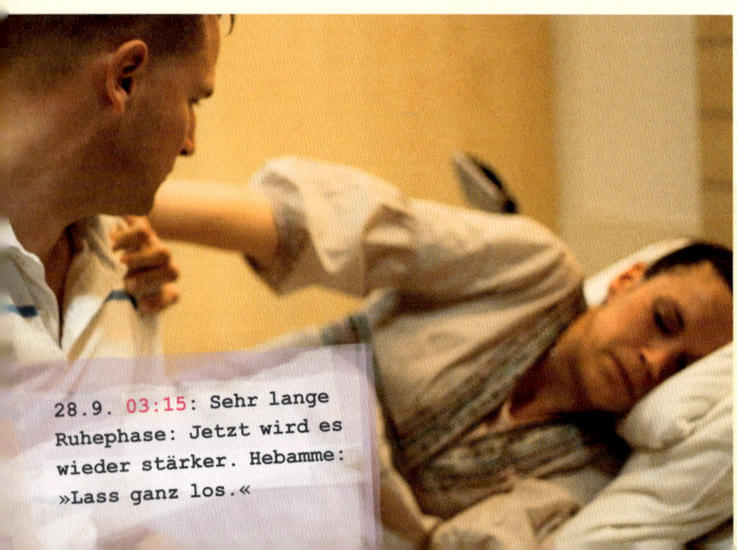

28.9. 03:15: Sehr lange Ruhephase: Jetzt wird es wieder stärker. Hebamme: »Lass ganz los.«

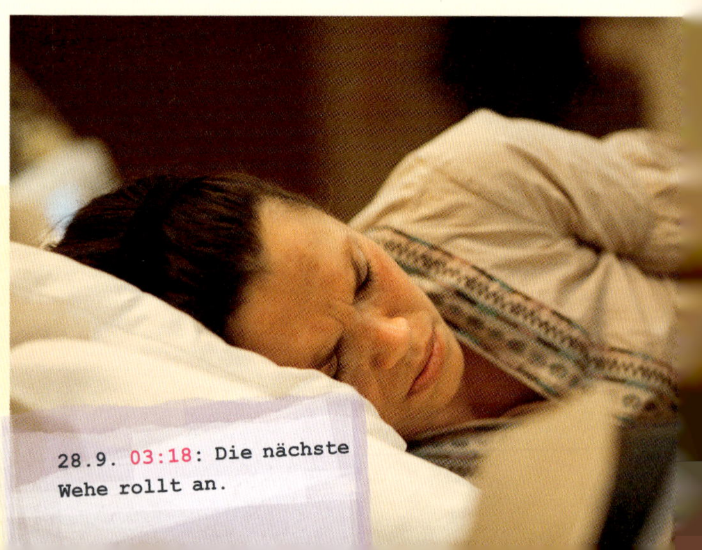

28.9. 03:18: Die nächste Wehe rollt an.

Akupunktur

Akupunktur ist eine schonende Alternative zu Schmerzmedikamenten in der modernen Geburtshilfe. Ihre positive Wirkung ist durch verschiedene Studien belegt. Sie erfordert eine speziell ausgebildete, erfahrene Hebamme. Akupunktur hat keine unerwünschten Nebenwirkungen.

Homöopathie

Seit vielen Jahren bewährt sich die Homöopathie zur Geburtserleichterung auch im modernen Kreißsaal. Um das richtige Mittel einzusetzen, braucht die betreuende Hebamme eine entsprechende Zusatzausbildung und Erfahrung. Dann kann sie mit ein paar gezielt eingesetzten Globuli von z.B. Acontium, Belladonna, Caulophyllum, Chamomilla, Nux vomica, Pulsatilla, Sepia etc. viel erreichen. Auch hier: keine unerwünschten Nebenwirkungen.

Schmerzbetäubung durch Teil-Narkose: Periduralanästhesie (PDA)

Hier wird ein dünnes Schläuchlein (Katheter) in den Periduralraum (auch Epiduralraum genannt) innerhalb der Lenden-Wirbelsäule gesetzt. Von dort blockiert das Narkosemittel die Schmerzleitung. So ermöglicht die PDA (umgangssprachlich »Rückenmarkspritze«) eine sehr weitgehende Schmerzausschaltung im gesamten Bereich unterhalb der Taille. Für eine Frau mit unerträglichen Schmerzen ist das eine gigantische Hilfe. Leider hat sie auch Nachteile. Dazu zählen häufig verlängerte Austreibungsphasen, erhöhte Raten für Saugglocke, Kaiserschnitt und Antibiotikagaben nach der Geburt. Die Weltgesundheitsorganisation merkt an: »Die PDA ist eines der verblüffendsten Beispiele für die Medikalisierung einer normalen Geburt, durch die ein physiologischer Vorgang in einen medizinischen Eingriff verwandelt wird.«

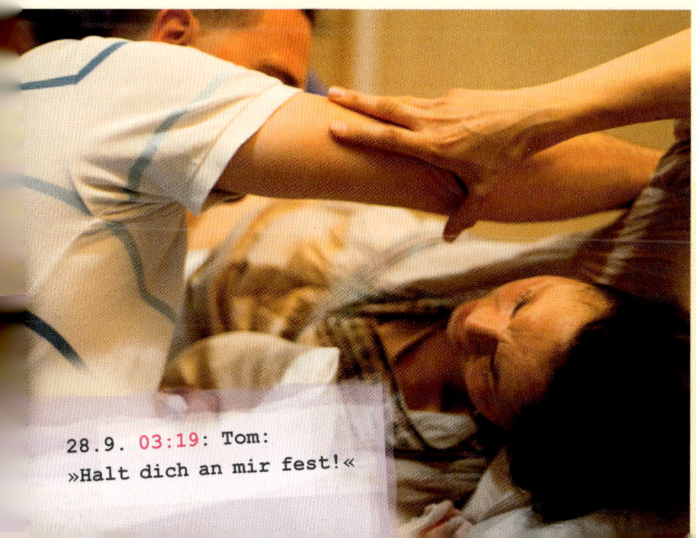

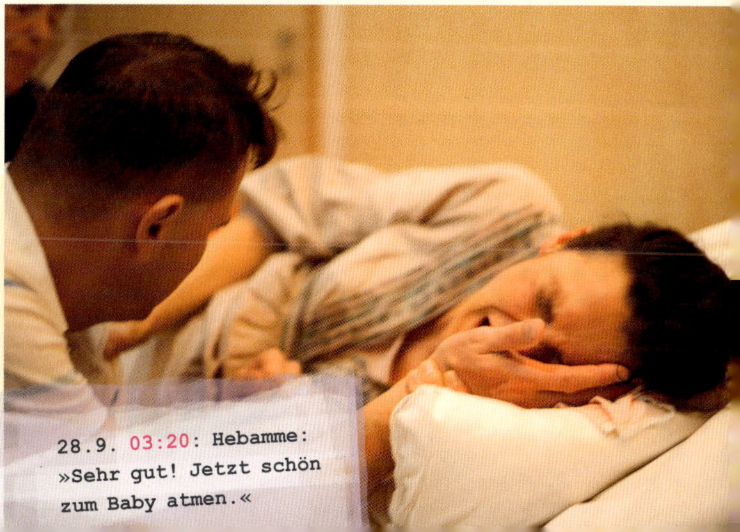

PDAs verringern die Bildung wichtiger Geburtshormone, darunter die »Glückshormone« Beta-Endorphin und Oxytozin. Das und die höheren Eingriffsraten mögen der Grund sein, dass bei einer Erhebung in Großbritannien mit 1 000 Frauen diejenigen, die eine PDA bekommen hatten, zwar die besten Ergebnisse für die Schmerzstillung nannten, aber die geringste Zufriedenheit mit der Geburt angaben. Babys zeigen nach PDA häufiger ein schlechtes Saugverhalten, es kommt statistisch öfter zu Stillschwierigkeiten. Kopfschmerzen kommen nach der Geburt häufiger vor, schwere und sehr schwere Nebenwirkungen sind jedoch selten bis sehr selten.

Pudendusanästhesie

Die meisten Kliniken sind davon abgekommen, da erfahrungsgemäß weitere Interventionen damit verbunden sind: Bei der Pudendusanästhesie wird der Pudendus- oder Damm-Nerv mit einem örtlichen Betäubungsmittel umspritzt. Auf diese Weise leitet er die Empfindungen nicht weiter, die beim Durchtritt des Babys durch den Damm entstehen – manche Frauen empfinden dabei kurz ein starkes, unangenehmes Brennen; andere Frauen haben keinerlei Schmerzen, sondern angenehme Empfindungen.

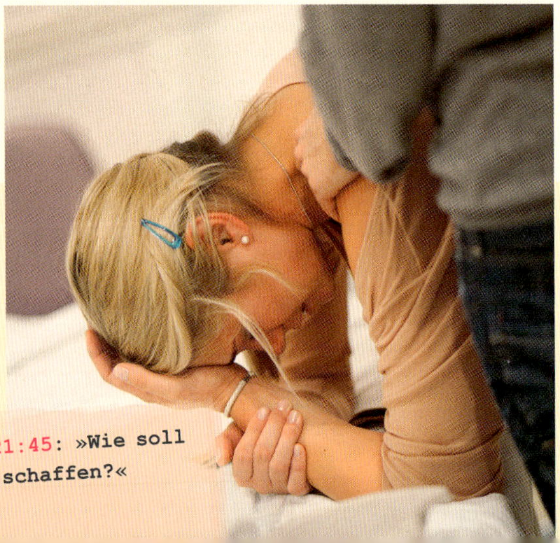

13.10. 21:45: »Wie soll ich das schaffen?«

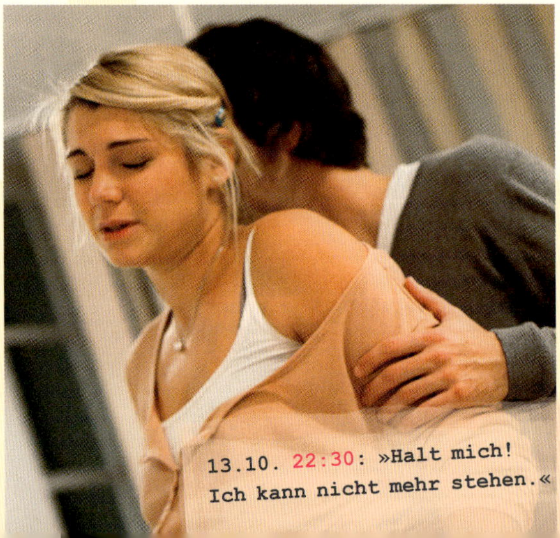

13.10. 22:30: »Halt mich! Ich kann nicht mehr stehen.«

Papas Massagen

Auch Massagen und gezielte Berührungen durch den Partner gehören während der Geburt zu den wirksamsten Hilfen.

Akupressur: In den Ruhephasen kann der sogenannte »Ho-ku-Punkt« massiert werden, der das allgemeine Wohlbefinden fördert. Er liegt in der Spitze der Hautfalte (»Schwimmhäute«) zwischen Daumen und Zeigefinger.

Ruhiges Streichen: Löst Verspannung im Rücken. Beide Hände mit geschlossenen Fingern gleichzeitig oder im Wechsel links und rechts der Wirbelsäule entlang nach unten führen und, ganz ohne Druck, über die Seiten wieder nach oben. Der Rhythmus ist hier ausschlaggebend: ganz ruhig!

Kreisende Massage: Legen Sie beide Hände auf die Schultern direkt neben dem Hals und kreisen Sie mit festem Daumendruck über die angespannten Muskeln zum Hals hin und vom Schädelrand aus zwischen den Schulterblättern hinunter. Ein kreisendes Kneten der Pobacken unterstützt beim Loslassen der Beckenbodenmuskulatur und ist deshalb gegen Ende der Eröffnungsphase oft sehr angenehm.

Fester Gegendruck: Während intensiver Kraftwellen ist eine stille Berührung meist mehr willkommen als Streicheln, das jetzt auf einmal als ablenkend und störend empfunden werden kann. Sehr schmerzlindernd wirkt Gegendruck auf das Kreuzbein: Legen Sie eine Hand auf die andere und lassen Sie Ihre Kraft aus dem Körper heraus über die Arme in die Hände fließen.

Hände weg? Manchmal mag Mama plötzlich keinerlei Berührung, obwohl sie die Massage vor der Geburt liebte. Also immer ganz flexibel bleiben – auch ruhige Präsenz ist eine Hilfe.

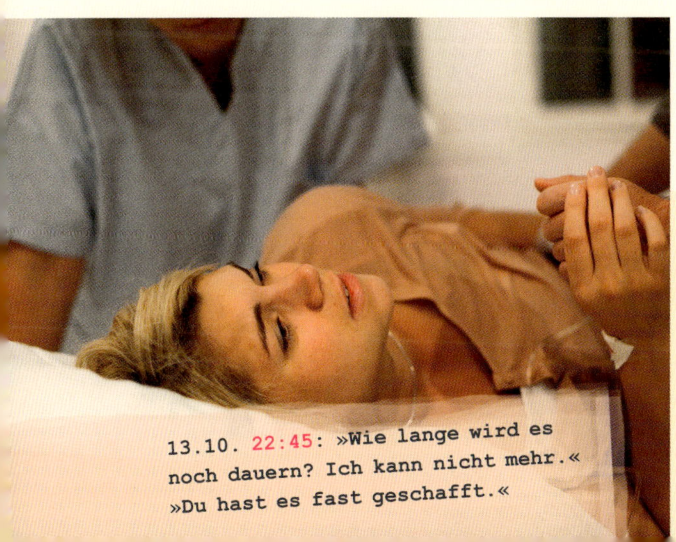
13.10. 22:45: »Wie lange wird es noch dauern? Ich kann nicht mehr.«
»Du hast es fast geschafft.«

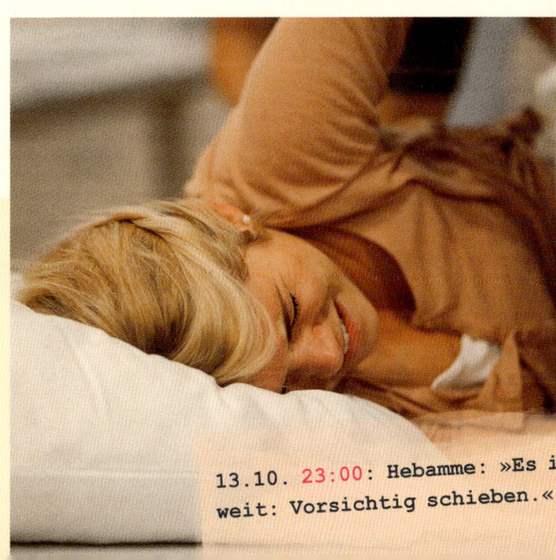
13.10. 23:00: Hebamme: »Es ist so weit: Vorsichtig schieben.«

Komm, Baby, komm!

Der unwillkürliche Pressdrang während der Austreibungsphase ist oft sehr willkommen. Auf einmal weht ein frischer Wind – »Schiebewind« nennen ihn die Bang-Chan-Frauen in Thailand. Nun geht es mit vollen Segeln dem Ziel entgegen. Im Idealfall wird der ganze Körper von einem unwiderstehlichen Reflex ergriffen, nach unten zu drücken.
Jetzt ist die Hebamme bemüht, die Dehnung des Dammgewebes zu unterstützen. Sie massiert es mit Öl oder legt feucht-heiße Kompressen auf. Wärme durchblutet, das mildert den Dehnungsschmerz und hilft, Einrisse zu vermeiden. Am meisten schonen aufrechte oder vorgebeugte Positionen das Dammgewebe und helfen, einen Riss zu vermeiden.
Sobald das Köpfchen geboren ist, tastet die Hebamme an den Hals des Babys: Ist die Nabelschnur locker darumgeschlungen, wird sie sie rasch über seinen Kopf streifen. Das ist normalerweise unproblematisch und kommt nicht selten vor. Meist gleiten die Schultern nach einer weiteren Wehe heraus – noch einmal ein Moment, in dem die Hebamme besonders achtsam ist, damit es nicht zu einem Dammriss kommt.

Dammschnitt und Dammriss

Die meisten Hebammen versuchen heute, einen Damm**schnitt** (Episiotomie) zu vermeiden, weil ein Damm**riss** häufig besser verheilt. Er verläuft oft an Nerven- und Blutbahnen vorbei, statt sie zu durchtrennen. Wer nur im äußersten Notfall einen Dammschnitt möchte, muss das bei der Aufnahme zur Geburt klar sagen.

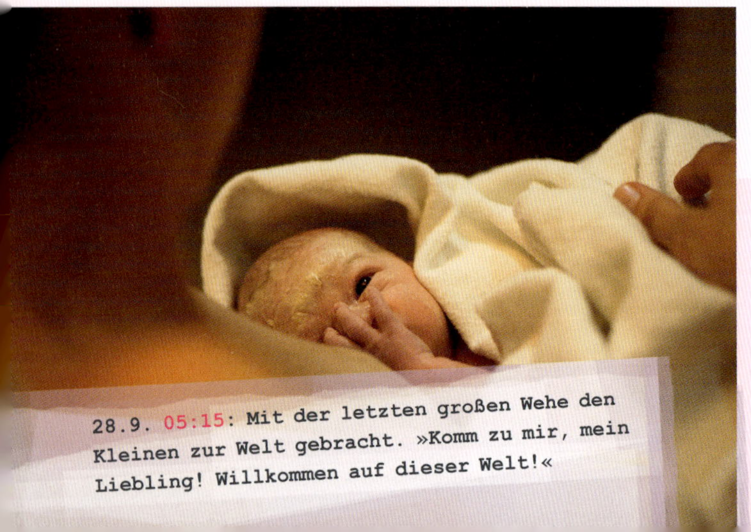

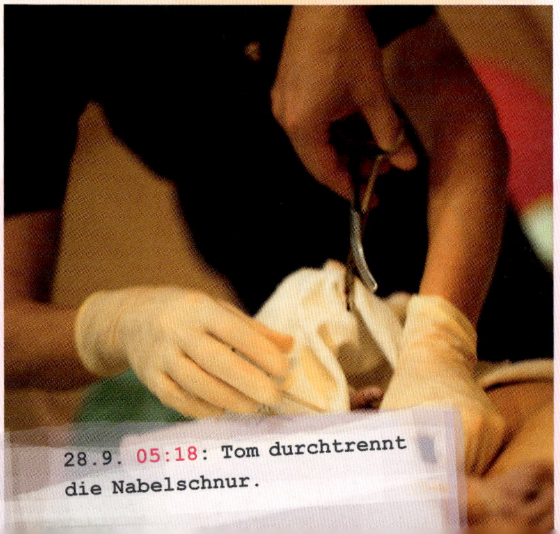

Stört nicht. Lasst es.
Lasst es gewähren.
Lasst ihm Zeit. Geht die
Sonne mit einem Ruck auf?

Frédérick Leboyer

Die Welt steht still

Noch ganz feucht und nach Fruchtwasser duftend ist das frisch geschlüpfte Baby auf dem nackten Körper seiner Mutter am besten aufgehoben: Willkommen mein Kleines!
Die Geburt war anstrengend für Ihr Baby, es wird von den vielen neuen Eindrücken überflutet, die es vielleicht auch erschrecken. Könnte es einen tröstlicheren und schöneren Empfang für Ihr Neugeborenes geben, als Ihre Stimme zu hören, Sie zu riechen und die Wärme Ihres Körpers zu spüren? In Ihrem Arm findet es die vertrauten Rhythmen Ihrer Atmung und Ihres Herzschlags wieder. Diese einzigartigen, zauberhaften ersten Minuten mit dem Baby dürfen eine Ewigkeit dauern. Sie gehören zu den kostbarsten im ganzen Leben und zählen zu den wenigen Erfahrungen, die für immer unvergesslich bleiben. Wie gut, wenn man jetzt Ruhe hat, einen ungestörten Raum, verständnisvolle Geburtshelfer und unbegrenzte Zeit.

Der erste Atemzug – Ein neues Leben beginnt

Die vollkommen neuen Empfindungen von Luft auf seiner Haut und einer etwas kühleren Umgebungs-Temperatur lösen über hochsensible Nervenleitungen den allerersten Atemzug des Babys aus – Tausende kleiner Lungenbläschen in seiner Brust füllen sich mit Atemluft – sein neues Leben beginnt.
Unmerklich stellt sich dabei der Kreislauf des Babys um. Das kleine Herz leitet das Blut nun in die Lungen, damit es den selbst eingeatmeten Sauerstoff aufnehmen und im kleinen Körper verteilen kann. Damit fließt das Blut nun nicht mehr durch die Nabelschnur zur Plazenta, um sich mit Sauerstoff anzureichern – die Nabelschnur hört auf zu pulsieren.

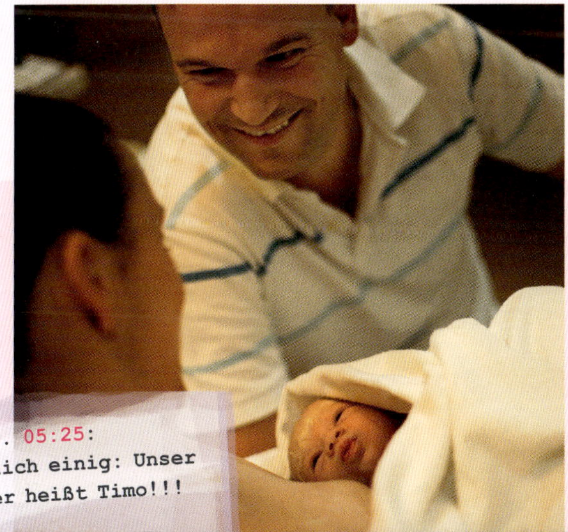

28.9. 05:25: Endlich einig: Unser Süßer heißt Timo!!!

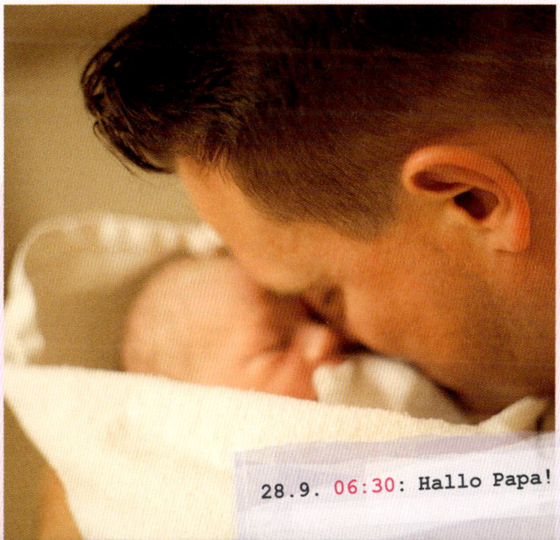

28.9. 06:30: Hallo Papa!

Psst! Nicht stören

Wie immer, wenn zwei Menschen gerade dabei sind, sich ineinander zu verlieben, stören Unbeteiligte. Wie schön, dass diese Erkenntnisse schon in vielen Entbindungskliniken vorherrschen, sodass man darauf Rücksicht nimmt und anderes, weniger Wichtiges, warten lässt. Direkt nach der Geburt bleiben bei einem gesunden Neugeborenen die Körpertemperatur, der Blutzuckerspiegel und der Stoffwechsel im Hautkontakt mit der Mutter besser stabil, als getrennt von ihr in einem Wärmebettchen.

Hautnah zusammen sein

Es geschieht ganz von selbst, wenn man sich erst einmal Haut auf Haut spürt, dass sich alle Sinne weit füreinander öffnen. Deshalb ist es am schönsten, wenn Ihr Baby unmittelbar nach der Geburt in Ihren Armen liegt und sie sich gemeinsam mit Papa und ihm zusammenkuscheln können. Bleiben Sie so lange und so oft wie möglich mit Ihrem Neugeborenen in unmittelbarem Hautkontakt, denn das fördert das Bonding (siehe auch S. 274) und die Bildung von Oxytozin. Das wirkt wie ein natürliches Wundermittel: Es stärkt die gesunden Körperfunktionen und die Anpassung des Babys, es hilft, Stress zu vermeiden, und es intensiviert jedes Glücksempfinden.

Abnabeln

Einer neuesten Studie zufolge ist der beste Augenblick zum Durchschneiden der Nabelschnur 2–3 Minuten nach der Geburt (siehe S. 214). Als Eltern sollten Sie das vorher mit Ihren GeburtshelferInnen besprechen, um rechtzeitig dazu aufgefordert zu werden, wenn Sie selbst – Papa oder Mama – die Nabelschnur durchtrennen möchten. Schauen Sie nicht auf die Uhr – lassen Sie sich jetzt mit allen Sinnen ganz von Ihrem Baby einnehmen. Nichts sollte Sie davon ablenken oder dabei stören. Später wird das Baby zum ersten Mal untersucht, gewogen und gemessen – aber das darf erst einmal warten. Zuerst ist es Zeit für das erste Anlegen an die Brust.

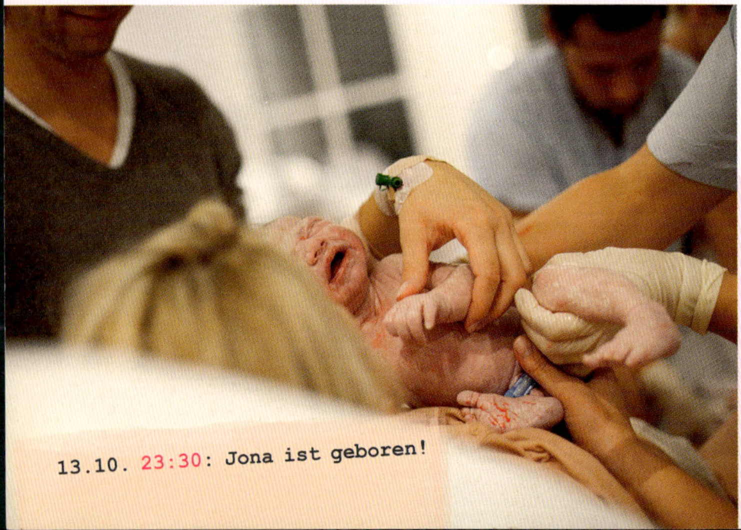

13.10. 23:30: Jona ist geboren!

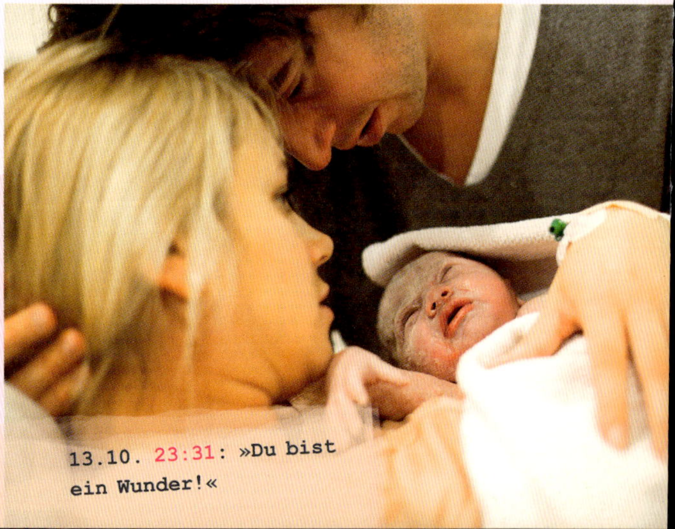

13.10. 23:31: »Du bist ein Wunder!«

Zum ersten Mal: Stillen

Wenn das Baby nach der Geburt zum ersten Mal die Brust nimmt, geht es weniger darum, Hunger zu stillen. Es ist vor allem eine zutiefst heilsame Erfahrung des Sich-Findens von Mama und Baby, nach der manchmal erschreckenden Kraft der Geburt: »Alles ist gut überstanden!«

Sobald es sich ein wenig von der Geburt erholt hat, schon nach 20–30 Minuten, schleckt das Baby mit den Lippen und bewegt das Köpfchen hin und her, um die Brust zu finden, und ist bereit, zu saugen. Wenn es jetzt die Brust bekommt, gibt es Mamas Körper hormonelle Impulse zur Auslösung der Milchbildung. Es ist, als würde Mamas Körper genau darauf warten, denn man weiß heute, dass der Start in die Stillzeit reibungsloser verläuft, wenn das Baby gleich nach der Geburt in Ruhe die Brust bekommt. Auch nach einem Kaiserschnitt kann das Baby möglichst schon in der ersten Stunde angelegt werden. Ist es aber zu müde – häufig eine Nachwirkung von Schmerz- und Narkosemitteln –, muss man noch etwas warten, bis es bereit ist, die Brust zu nehmen.

Gesunder Start

Im Organismus des Babys, das aus einem keimfreien Raum kommt, beginnen sich unmittelbar nach der Geburt Mikroorganismen anzusiedeln. Wenn es sofort an seiner Mutter schnuppern und nuckeln kann, werden es die gesunden »Familienkeime« sein, die in seine Atem- und Verdauungswege gelangen und sich dort rasant vermehren. Dadurch nehmen sie potenziell schädlichen, fremden Keimen ihre Chance – was in der Klinik besonders vorteilhaft ist. So wird schon in der ersten Stunde ein wichtiger Grundstein für die lebenslange Gesundheit des Kindes gelegt.

Die Nachgeburt

Babys Saugen an der Brust regt die Gebärmutter dazu an, sich kräftig zusammenzuziehen. Das unterstützt die Ablösung der Plazenta und vermeidet überflüssigen Blutverlust. Die Plazenta folgt dem Baby meistens innerhalb der ersten halben Stunde ganz spontan und wird von der Hebamme genau auf Vollständigkeit

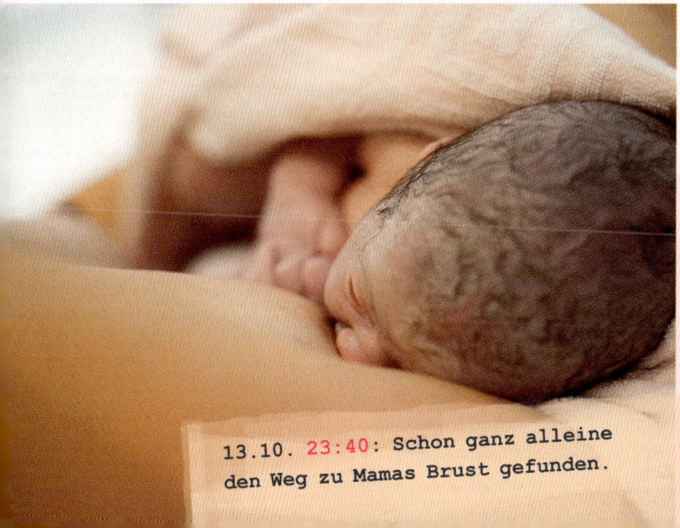

13.10. 23:40: Schon ganz alleine den Weg zu Mamas Brust gefunden.

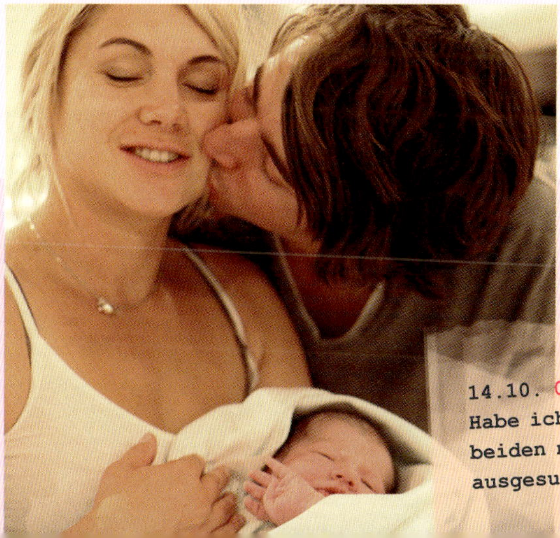

14.10. 00:50: Habe ich mir die beiden nicht gut ausgesucht?

hin untersucht. Denn kleinste zurückgebliebene Teilchen könnten zu einer verstärkten Blutung oder einer Entzündung führen. Wenn Sie die Plazenta behalten möchten, können Sie jetzt noch einmal darauf hinweisen. Sie wird dann kühl gelagert und aufgehoben.

Die Erstuntersuchung

Bereits in der ersten Minute nach der Geburt wird die Gesundheit des Babys von den Geburtshelfern unauffällig beurteilt: Hautfarbe, Herzschlag, Reflexe, Muskeltonus und Atmung werden in Augenschein genommen, ohne die Eltern bei der innigen Begrüßung ihres Neugeborenen zu stören. Dies sind die fünf Vitalitätszeichen nach dem APGAR-Schema, die jeweils 1, 5 und 10 Minuten nach der Geburt nach einem Punktesystem bewertet werden. Wenn es dem Baby gut geht, werden 9–10 Punkte eingetragen, bei anfänglichen leichten Anpassungsproblemen gibt es 7–8 Punkte. Bei weniger als 6 Punkten braucht das Baby medizinische Unterstützung.

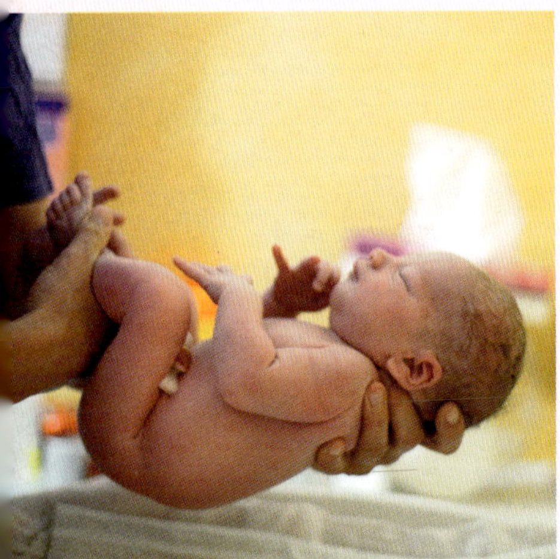

Nach dem Abnabeln wird der Nabelschnur etwas Blut entnommen, um den pH-Wert zu bestimmen. Er zeigt, ob das Baby während der Geburt gut mit Sauerstoff versorgt war. Mit dem zweiten Teil der Erstuntersuchung (U1) sollte gewartet werden, bis die Eltern und das Baby sich ausgiebig begrüßt haben und das Baby aufgehört hat, an der Brust zu trinken. Danach werden Mama und Baby auf die Wochenstation verlegt. Ist eine ambulante Geburt abgesprochen oder kam das Baby im Geburtshaus zur Welt, geht es jetzt allmählich an den »Umzug« nach Hause. Kam das Baby hingegen zu Hause auf die Welt, verabschiedet sich die Hebamme jetzt, um bald für die Wochenpflege wiederzukommen.

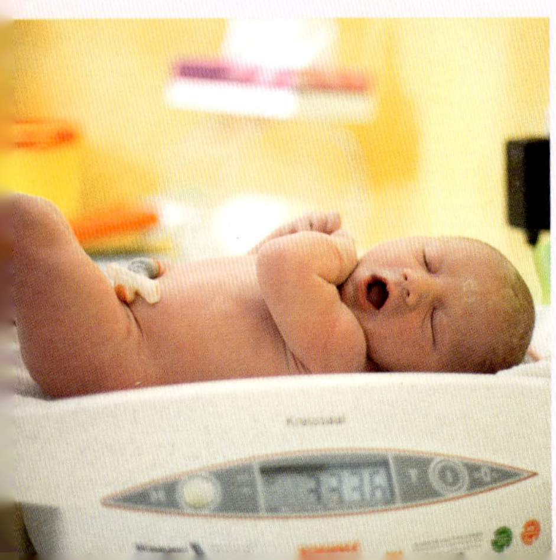

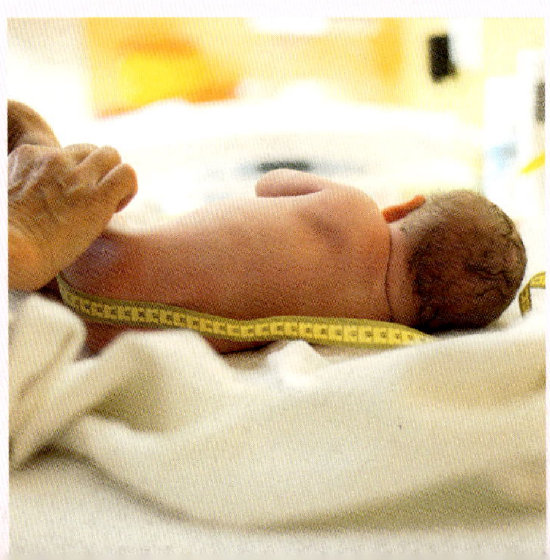

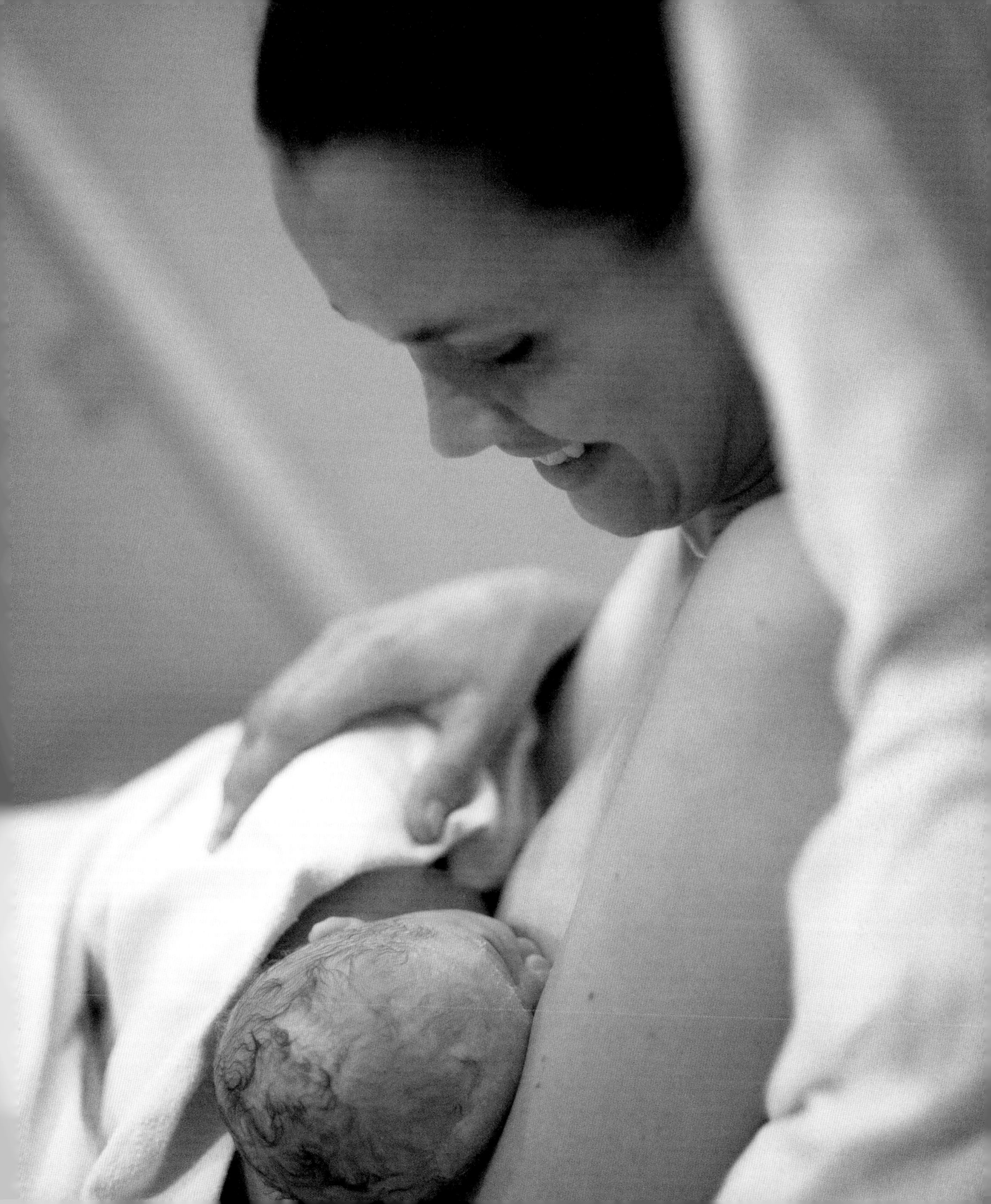

Geburt mit Nachhilfe

Wunderbar, wenn das Baby auf natürlichem Weg zur Welt kommen kann – aber manchmal stimmen dafür leider die Voraussetzungen nicht. Oft bedarf es auch nach einer künstlichen Geburtseinleitung weiterer Hilfe von außen.

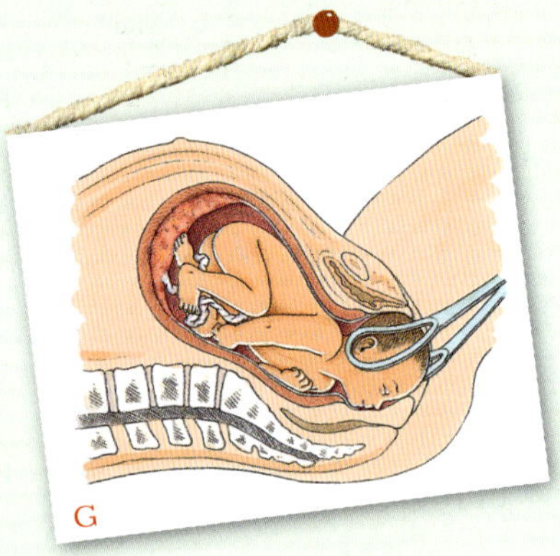

G

Wenn nachgeholfen werden muss: Geburtszange und Saugglocke

Geburtszange: Eigentlich sind es eher zwei »Löffel«, die seitlich um Babys Kopf gelegt werden. Im Einklang mit der Wehenkraft wird das Baby damit mehr geführt als gezogen. Die Zange weitet den Geburtsweg. Seit es die Saugglocke gibt, die für den Beckenboden schonender ist, wird die Zange jedoch kaum noch gebraucht. (G)

Saugglocke: Dient heute bevorzugt dazu, die Geburt zu Ende zu bringen, wenn Babys Herztöne oder Mamas Wehen ganz zuletzt noch eine Schwäche zeigen. Auf Babys Köpfchen wird eine passende Schale aus Silikon oder Metall gesetzt und durch eine Unterdruckpumpe ganz langsam mit Vakuum festgesaugt. Ein sachter Zug hilft bei der nächsten Wehe dem Baby auf die Welt. Die kleine Kopfschwellung vergeht danach rasch. (H)

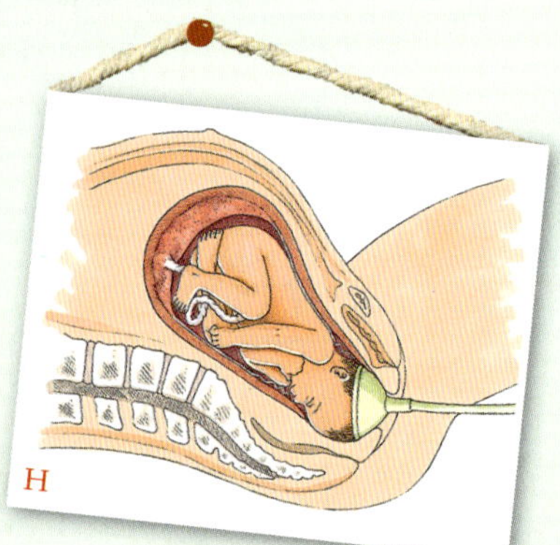

H

Wenn es anders kommt: Kaiserschnitt

Wenn Sie zuvor schon wissen, dass Ihr Kind per Kaiserschnitt zur Welt kommt, pflegen Sie den Bereich, wo der Schnitt erfolgen wird, besonders liebevoll. Wenden Sie sich innerlich dem Baby zu, erzählen Sie ihm, was geschehen wird. Betrachten Sie den Weg in den OP schon als Teil des Geburtswegs für Sie beide, stellen Sie sich bewusst auf die Narkose Ihrer unteren Körperhälfte ein. Die Operation erfolgt schmerzfrei unter Spinalanästhesie, nur im Notfall wird eine rasche Vollnarkose nötig. Papa darf meistens bei Mama am Kopfende bleiben.

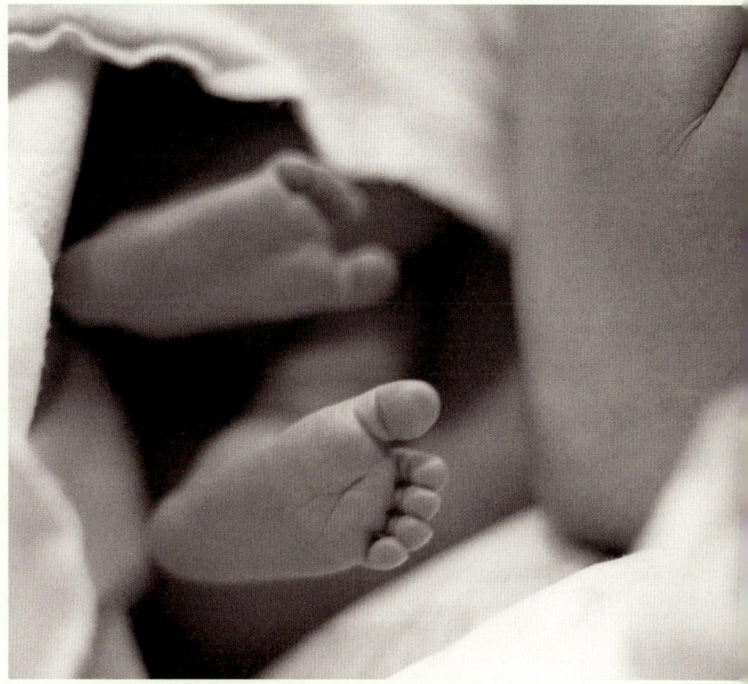

Unser Tipp

Wenn ihr Baby nur mit geburtsmedizinischer Hilfe gesund zur Welt gebracht werden kann, tun viele Mamas sich noch lange schwer, das zu akzeptieren. Besonders, wenn es mit Erfahrungen von empfundener Ohnmacht verbunden ist. Bitte denken Sie daran: Sie haben nicht versagt, sondern Ihr Körper hat über 10 Monate lang eine Meisterleistung erbracht – ein Baby ausgetragen.
Hilfe zum Thema Geburtstrauma bieten u.a. das Buch von Viresha J. Bloemeke: »*Es war eine schwere Geburt …*«
Wer während der Geburt durch überforderte Geburtshelfer gewaltsame körperliche oder verbale Behandlung erfahren hat, kann sich an TARA im Bund Deutscher Hebammen e.V. wenden: hebwerk@t-online.de.
Ein Netzwerk für Kaiserschnittmütter bietet die Ärztin Katrin Mikolitch an: www.kaiserschnitt-netzwerk.de

Homöopathie nach Kaiserschnitt

Am ersten Tag 5 Globuli Arnica C200 einnehmen. Ab dem zweiten Tag täglich 5 Globuli Staphisagria C200, solange die Schmerzen anhalten. Hilft zu heilen.

Kaiserschnitt: Die Geburt

Quer über Ihnen wird auf Taillenhöhe ein Sichtschutz aus Tüchern angebracht, der die Operation vor Ihnen verbirgt. Sobald die Narkose wirkt, wird unter der Schamhaargrenze die oberste Schicht der Bauchdecke mit einem relativ kurzen Querschnitt geöffnet. Die tieferen Schichten werden meist mit den Fingern gedehnt (Methode »Misgav-Ladach«, siehe S. 412), um die Verletzung gering zu halten. Mit einem weiteren Schnitt wird die Gebärmutter geöffnet, das Fruchtwasser (hörbar!) abgesaugt und das Baby achtsam herausgehoben. Ein bewusstes inneres »Mitschieben« bei der Geburt des Babys kann die Passivität lindern: Konzentrieren Sie sich in Gedanken auf Ihr Baby, es kommt jetzt zur Welt.

Kaiserschnitt: Nach der Geburt

Nach Durchtrennung der Nabelschnur wird das Baby in warme Tücher gehüllt und der Hebamme übergeben, die es an Ihr Kopfende, auf die andere Seite der Tücher bringt. Genießen Sie die Begrüßung Ihres Babys – wenn es ihm gut geht, spricht nichts gegen den so wichtigen Hautkontakt. Lassen Sie sich dabei helfen, es möglichst nah bei sich zu behalten (muss vorher abgesprochen sein). Unmittelbar nach der Entbindung des Babys zieht sich Ihre Gebärmutter zusammen, die Plazenta wird herausgelöst. Es ist hilfreich, sich auch das nun folgende Schließen der Bauchhöhle bewusst zu machen: Dieser Geburtsweg wird nun wieder fest verschlossen. Sorgen Sie dafür, so bald wie möglich eine ungestörte Zeit mit Ihrem Baby zu haben: Lassen Sie es sich nackt auf den nackten Oberkörper legen, um miteinander vertraut zu werden. Ist dies nicht sofort möglich, kann Papa das Baby auch auf seinen (ebenfalls nackten) Oberkörper legen.

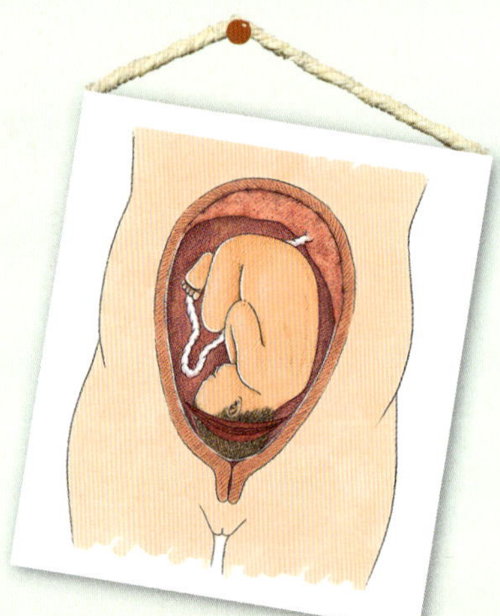

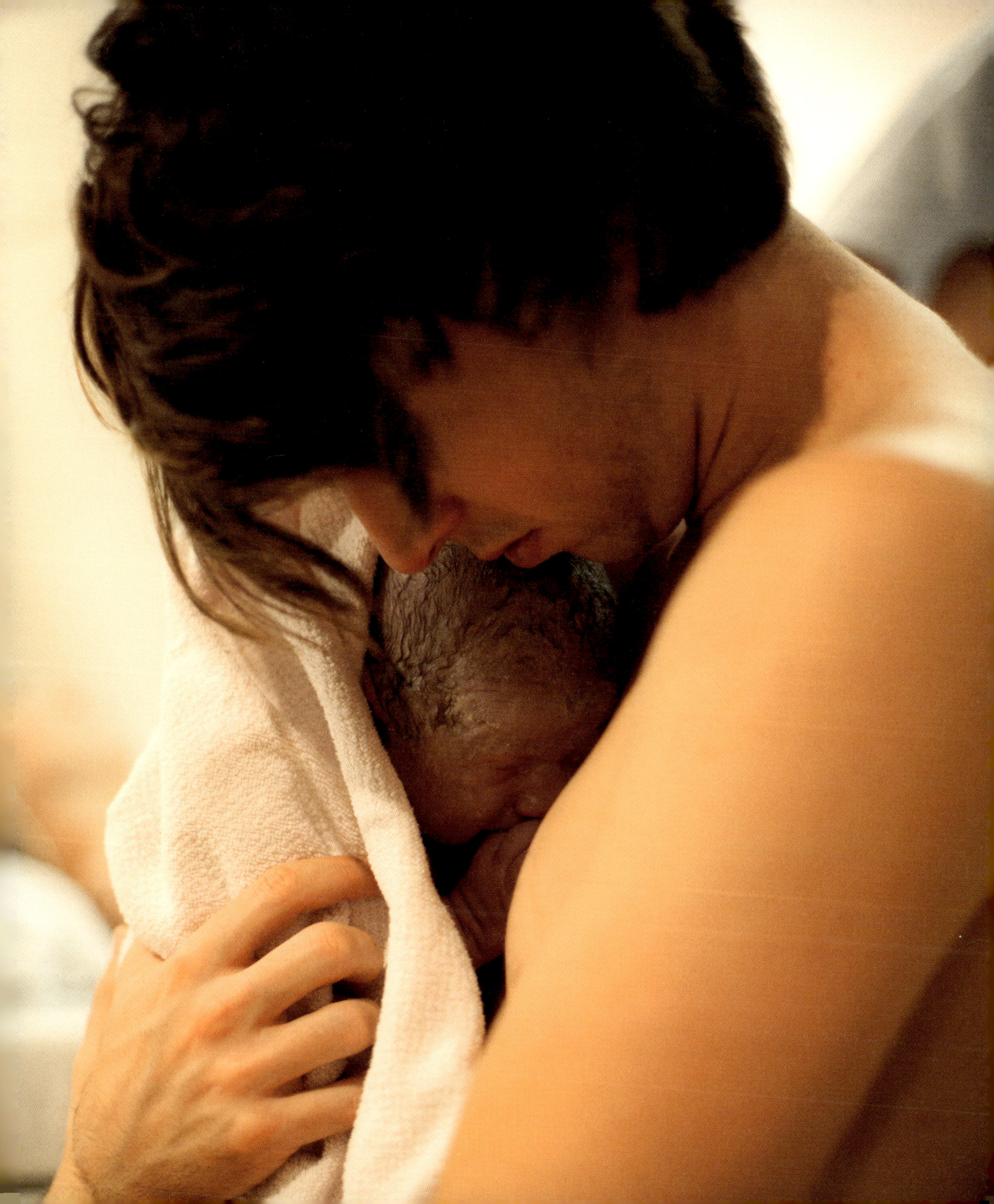

Du bist da!

Der 1. Tag nach der Geburt

Happy Bonding! • Stillen: So klappt es • Den Zauber festhalten

Heute kommen alle drei – Mama, Papa, Baby – aus dem Staunen nicht heraus, denn schon wieder sind sie mittendrin in einem völlig neuen Abenteuer: Nach den Aufregungen der Geburt beginnt ohne Verschnaufpause sofort ein neues Leben. Jetzt sind wir Eltern! Endlich richtig zu dritt und am liebsten erst mal unzertrennlich. Aus dem Traum der letzten Monate ist noch unfassbare Wirklichkeit geworden. So zart diese Fingerchen, so süß diese kleinen Ohren, so groß diese Augen, so unvergleichlich dieser Babyduft! So NEU war die Welt im ganzen Leben noch nicht.

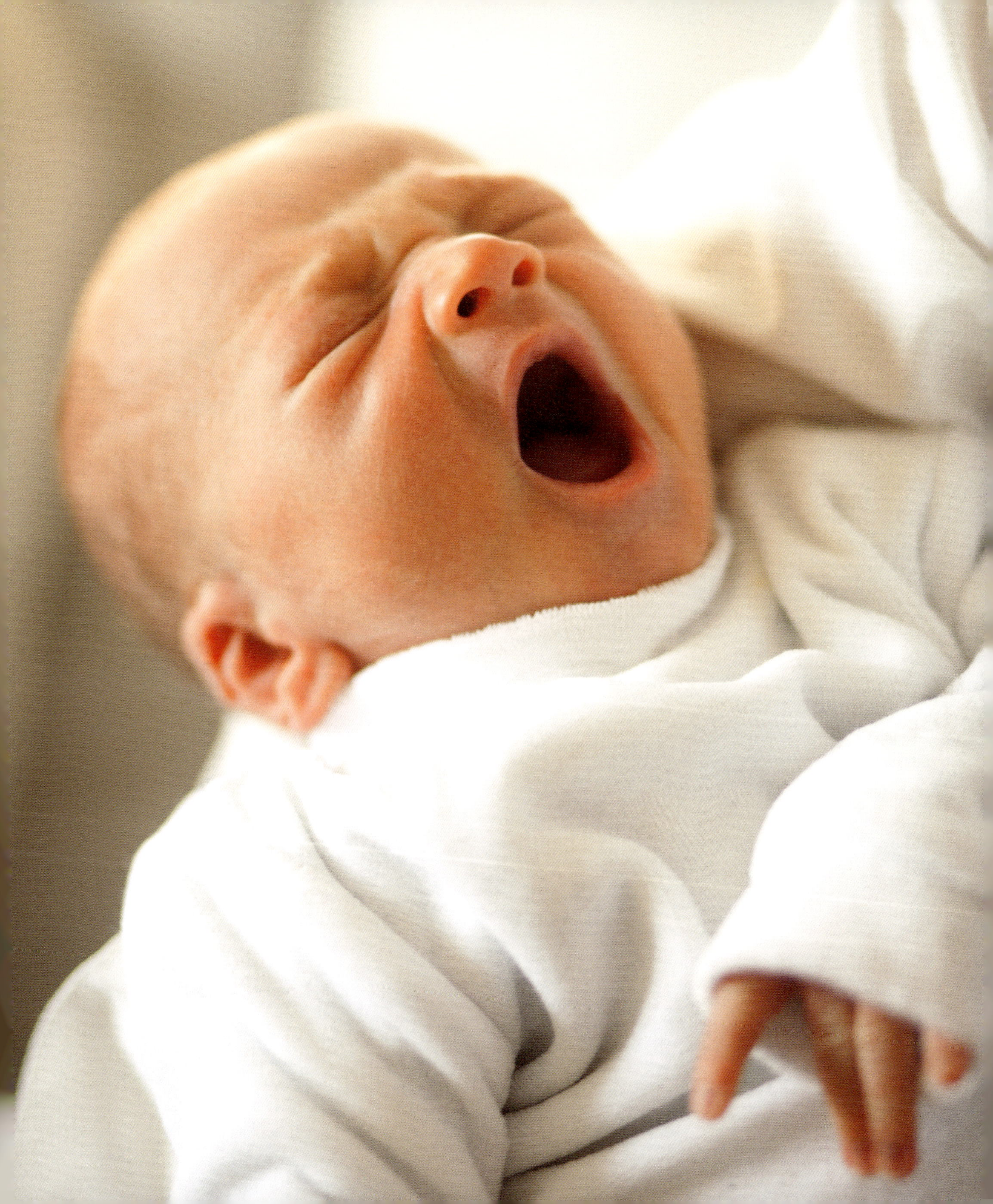

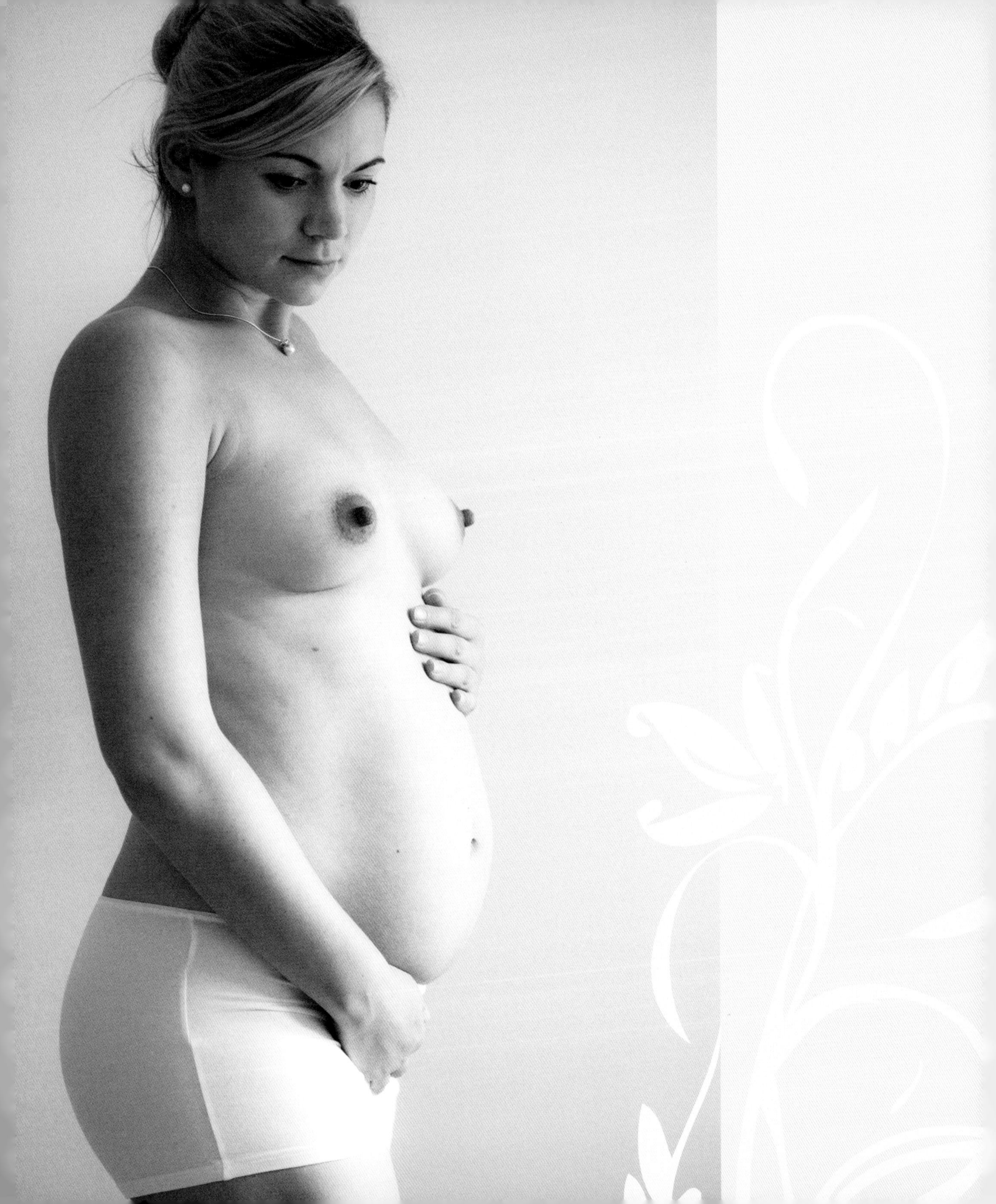

Mama-Body

Selbst neu geboren: Ein völlig neuartiges Körpergefühl – und alles so leer im Bauch – oft kommen diese Empfindungen bei der ersten Dusche nach der Geburt. Was für eine Veränderung! Es ist also geschafft, und egal, wie die Geburt verlaufen ist, einen besseren Grund gibt es nicht, um stolz auf sich zu sein: Sie haben ein Baby auf die Welt gebracht – gibt es etwas Großartigeres?

Rückbildung: Die Gebärmutter ist stark zusammengezogen und schon unglaublich klein. Durch die Bauchdecke getastet fühlt sie sich an wie eine kleine Melone, der Fundus ist auf Höhe des Nabels.

Nachwehen: Sie unterstützen die rasche Rückbildung. Das hilft: Tief ausatmend kräftig durch die Lippen pusten. Vielleicht das homöopathische Mittel Melissa cupro culta D 3 in etwas Wasser einnehmen, zweistündlich 10 Tropfen. Aber auch Schmerztabletten sind stillverträglich.

Wochenfluss: Die vaginale Blutung kommt von der Stelle in der Gebärmutter, wo sich die Plazenta gelöst hat. Sie ist in den ersten Tagen hellrot und oft sehr stark, nach Kaiserschnitt weniger. Besser als Damenbinden eignen sich mehrere Lagen Flockenwindeln. Tampons sind im Wochenbett tabu.

Aufstehen: Gut zur Thrombose-Vorbeugung. Zuvor am besten die gestreckten Beine auf die Bettdecke legen und mit Zehen und Füßen weite Kreise drehen. Das kurbelt den Kreislauf an und hilft ihm, nicht abzusacken. Rückenschonend: Immer über die Seite aufstehen, nie frontal hochkommen.

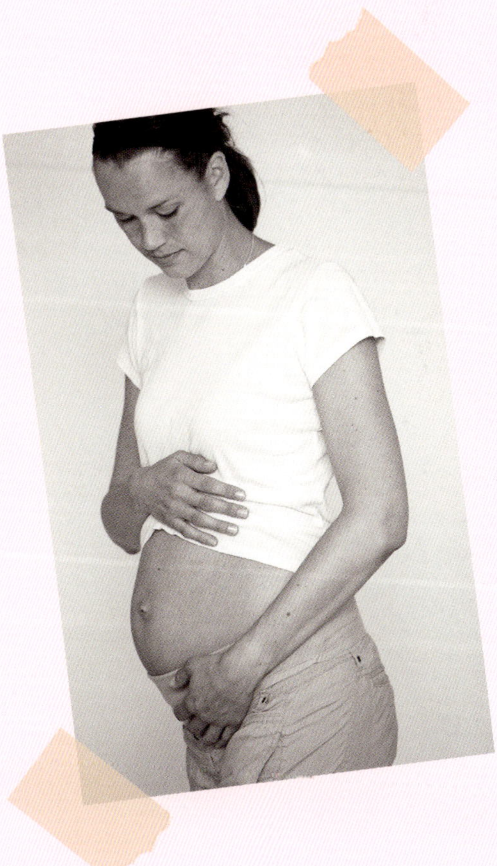

Baby-Body

Mit allen Sinnen nimmt das Baby ja schon länger seine Welt wahr – aber mit der Geburt ist plötzlich alles so anders!

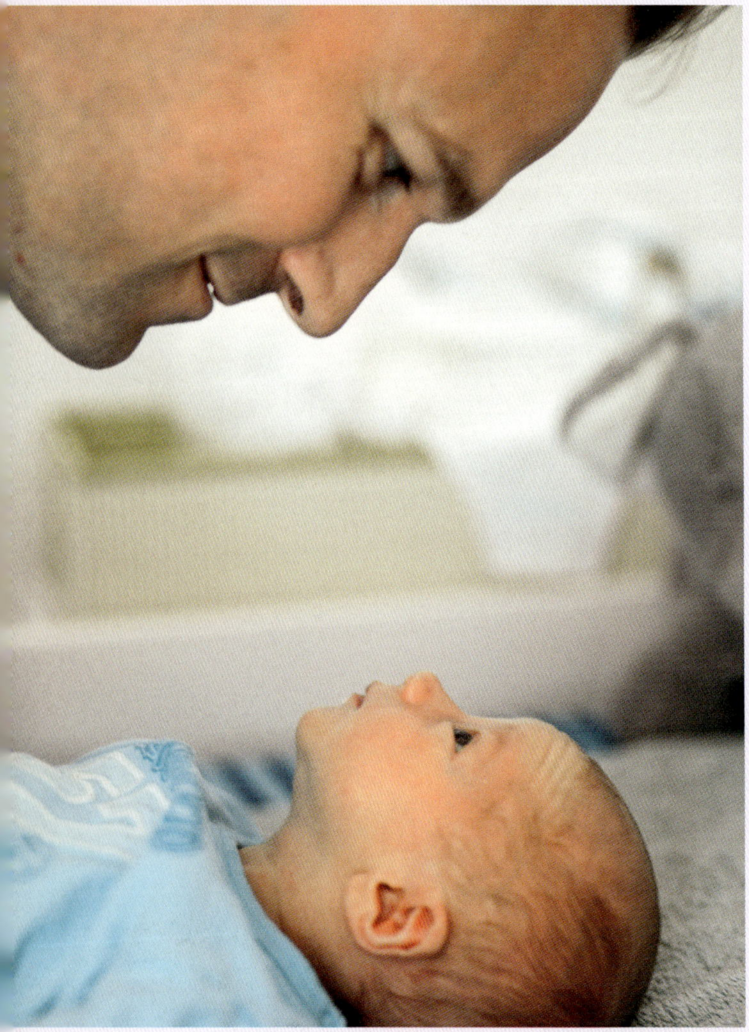

Sehen

Am besten sieht das Baby anfangs alles, was etwa 20 cm vor ihm ist. Wenn Mama oder Papa es im Arm halten, ist das ziemlich genau der Abstand zum Gesicht – und das sieht das Baby von Geburt an am liebsten. Wenn sich das Gesicht bewegt, kann es ihm sogar schon mit dem Blick folgen. Überhaupt findet es bewegliche Dinge interessanter als unbewegliche. Konturen und kontrastreiche Formen erkennt das Baby vorerst am besten. Und das Gesicht seiner Mama wird es schon bald deutlich von anderen Gesichtern unterscheiden.

Hören

Das Hören ist schon beim Neugeborenen mit dem Sehen koordiniert, so kann es sich einem Klang oder einer Stimme zuwenden. Alle Babys hören am Anfang am liebsten die sehr vertraute Stimme von Mama. Auf das Baby wirkt alles beruhigend, was ihm bekannt ist und es an die Geborgenheit in der Gebärmutter erinnert. Nicht nur Mamas Stimme, sondern auch Papas Lieder und Geschichten, die es schon im Mutterleib regelmäßig hörte, erkennt das Neugeborene wieder und mag sie lieber als neue. Die Geräusche von Staubsauger, Föhn oder Waschmaschine erinnern ebenfalls an die vertraute, vorgeburtliche Klangkulisse.

Schmecken

Bei der Geburt hat ein Baby im Mund noch viel mehr Geschmacksknospen als später im Leben. Und sie sind auch schon bestens geschult, weil das Fruchtwasser, von dem das Baby täglich trank, je nach Mamas Ernährung täglich ein wenig anders geschmeckt hat. So wie von jetzt an übrigens auch die Muttermilch.

Riechen

Der Geruchssinn ist gut ausgereift und macht sich sofort nützlich: »Immer der Nase nach« würde ein Baby nach der Geburt sogar alleine zur Brust finden, wenn es sein müsste. Das haben Studien gezeigt. Auch beeindruckend: Wäscht Mama eine Körperhälfte mit Seife und die andere nur mit Wasser, zieht ein Baby die Seite vor, die nicht nach Seife, sondern nach Mama duftet. Schon am 2. Lebenstag reagieren Babys auf starke Gerüche mit kräftigem Strampeln. Auch Herzschlag und Atmung werden schneller. Deshalb dem feinen Babynäschen zuliebe vorerst nur unparfümierte Körperpflegeprodukte benutzen. Auch auf ätherische Öle verzichten.

Fühlen

Hier sind gleich drei Sinne im Spiel: Tastsinn, Bewegungssinn und Gleichgewichtssinn. Der Tastsinn spürt die Qualität von Berührung: weich, glatt, rau, kalt oder warm. Der Bewegungssinn reguliert Muskelspannung, und der Gleichgewichtssinn, der im Innenohr sitzt, macht jetzt neue Erfahrungen mit der Schwerkraft. Weil diese Sinne schon ausgereift sind, hilft hautnahes Kuscheln dem Baby sehr beim Ankommen und Sich-Wohlfühlen.

Babys eigene Hautcreme

Obwohl es monatelang im Fruchtwasser schwamm, hat das Baby eine wunderbar weiche Haut. Das verdankt es der Vernix caseosa oder Käseschmiere. Was davon noch da ist, hilft jetzt bei der Umstellung auf das Leben an der Luft, bewahrt vor Trockenheit und wirkt als zusätzliche Wärmehülle. Also nicht abwaschen, sondern einfach in den ersten Tagen einziehen lassen!

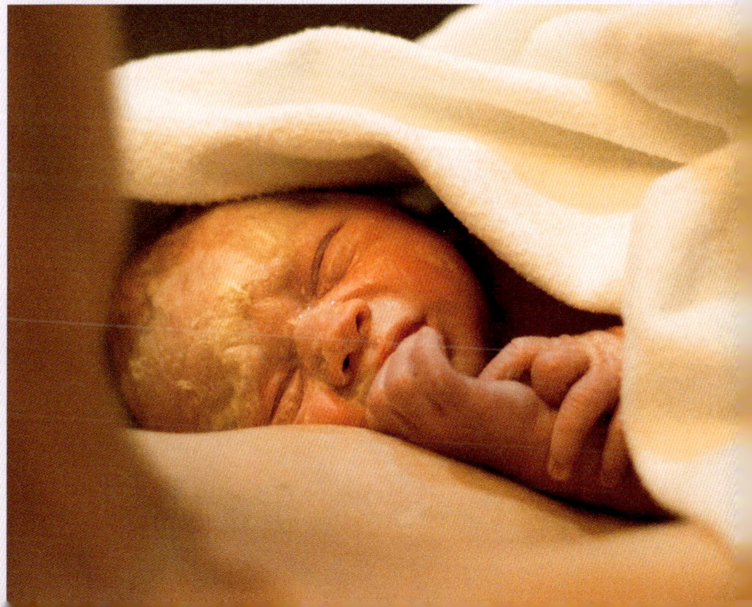

Happy Bonding!

Mit »Bonding« bezeichnen Fachleute den Beginn der Eltern-Kind-Liebe, die sich wie ein unsichtbares Band um die Eltern und ihr Neugeborenes legt und sie im Idealfall wie ein emotionaler Sekundenkleber sofort und für immer miteinander verbindet. Im Kreißsaal war mit »Bonding« eine kurze Phase direkt nach der Geburt gemeint, wo man die Eltern mit ihrem soeben geborenen Kind in Ruhe ließ, um ihr erstes Kennenlernen nicht zu stören. Denn wie man weiß, haftet dieser Sekundenkleber besser unter einer bestimmten Voraussetzung: Intimsphäre. Das gilt aber auch später noch.

Bonding darf dauern

Das Entstehen einer guten Eltern-Kind-Bindung hängt tatsächlich noch viel stärker von der Intimsphäre ab als davon, was in den allerersten Minuten und Stunden nach der Geburt geschieht. Schließlich verläuft da nicht immer alles optimal. Manche Babys oder Mamas brauchen erst einmal medizinische Versorgung. Doch ganz egal, wann Sie endlich Ihr Baby zum ersten Mal für sich haben – ob in der Minute seiner Geburt oder erst Wochen später: In diesem Moment beginnt für Sie und Ihr Baby die Bondingphase! Gönnen Sie sich unter allen Umständen mehr als ein paar Stunden, gönnen Sie sich Bonding-Tage!

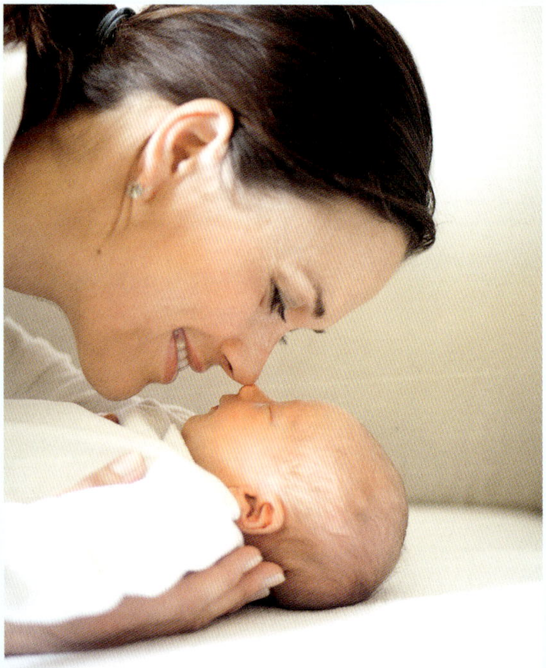

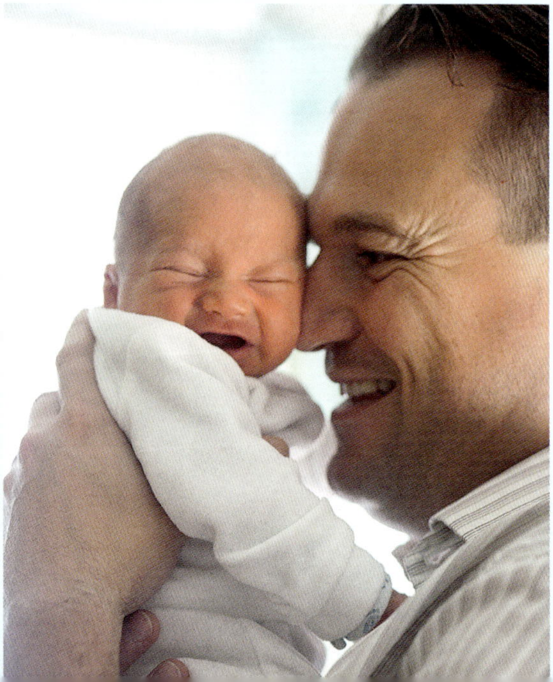

Komm unter mein T-Shirt, Kleines

Die wunderbaren Bindungshormone werden verstärkt ausgelöst durch innigen Hautkontakt. Suchen Sie ihn deshalb so oft und so lange wie möglich – warum nicht? Viele Mamas tragen schon im Krankenhaus ein weit ausgeschnittenes, dehnbares T-Shirt, in das sie mit dem Baby zusammen hineinpassen. Hautnah an Mama geschmiegt sieht die Welt für das Baby vertrauenswürdiger aus. Und Papa? Der kuschelt sich dazu. Augen schließen, sich spüren, beieinander ankommen ... Noch lange nach der Geburt hilft das durch jede Krise: ein paar Tage zusammen im Bett verbringen, gemeinsam baden, stillen, kuscheln, sich zeitlos hautnah sein.

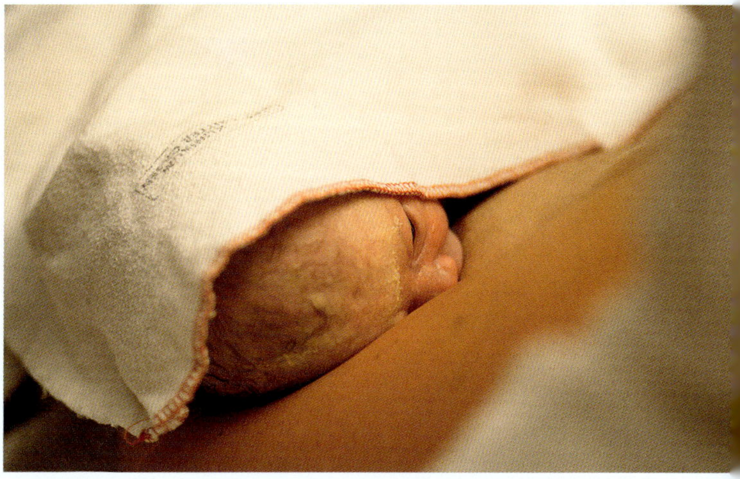

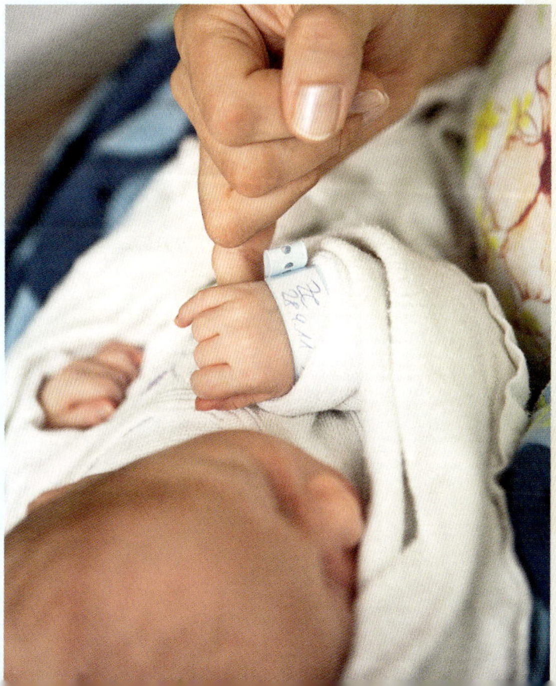

Baby vertauscht?

Keine Sorge – das Armbändchen erlaubt kein Vertauschen in der Klinik. Aber dass einem das eigene Kind zunächst fremd ist – dieses Gefühl kennt fast jede Mutter. Psychologen erklären das so: In der Schwangerschaft entwickelt die Mutter eine Vorstellung von ihrem Baby, nach der Geburt muss sie das Baby, das sie sich vorgestellt hatte, gegen das reale Baby austauschen. Sie verliert also ein vertrautes Kind – ihr Ungeborenes – und hält ein noch fremdes Kind in den Armen – ihr Neugeborenes. Dieses seltsame Gefühl kann sekundenschnell vorbei sein, aber auch ein paar Tage oder länger andauern. So lange brauchen Mama und Baby besonders viel Intimsphäre und Hautkontakt.

Stillen: So klappt es

Mit seinem Saugen gibt das Baby Mamas Brust den Impuls, ihre gute Säuglingsmilch zu bilden und fließen zu lassen. Seine natürlichen Reflexe helfen dem neugeborenen Baby dabei, die Brust allerbestens in den Mund zu nehmen und sehr gekonnt daran zu saugen. Sie sind in der ersten Zeit nach der Geburt normalerweise besonders stark und wirkungsvoll.

Mit Babys Suchreflex: Entspannt anlegen

Baby an die Brust legen, mit der Mamille (Brustwarze) zart seinen Mundwinkel und die Lippen streicheln – automatisch wendet sich das Baby der Berührung zu, beginnt mit den Lippen, die Mamille zu suchen und daran zu schlecken. Wichtig: Jedes andere Streicheln am Kopf vermeiden, es würde den Suchreflex verwirren und das Baby von der Brust ablenken.

Mit Babys Saugreflex: Entspannt trinken

Zuerst schleckt das Baby scheinbar absichtslos. Keine Eile! Es befeuchtet dabei die Haut um die Mamille herum, damit seine Lippen nachher beim Trinken gut gleiten und nicht reiben. Dann macht das Baby plötzlich kurz seinen kleinen Mund sehr weit auf, wie ein hungriges Vögelchen, um mit den Lippen so viel wie möglich von der Brust zu fassen. Wenn es nah genug an der Brust liegt, bekommt es dabei die Mamille richtig tief in den Mund. Das löst den Saugreflex aus und das Baby beginnt sofort, rhythmisch zu saugen. Wenn nicht: Einfach noch mal von vorne beginnen. (Ein weiterer Tipp ist der sogenannte »C-Griff«, siehe S. 289.) Damit das Baby die Brust loslässt, mit dem kleinen Finger in seinem Mundwinkel das Saugvakuum lösen.
Übrigens: Nach dem Stillen den Milch-Speichel-Rest auf der Brust trocknen lassen. Wirkt antibakteriell und hautpflegend.

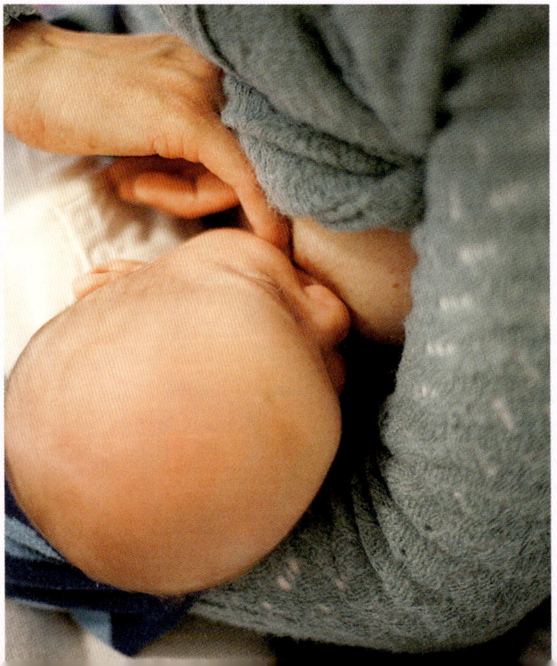

So klappt das Stillen problemlos: Trick 1

Brust tief in Babys Mund: Stillprobleme entstehen durch falsches Anlegen, bei dem das Baby die Mamille nicht tief genug, sondern zu weit vorne im Mund hat.

- Babys Reflexe anregen! Perfekt dockt es an, wenn es selbst den Mund sehr weit öffnet und sich die Brust »schnappt«. So kann es optimal saugen. Viel besser, als wenn man ihm die Brust in den Mund »gestopft« hat.
- So sieht Mama, dass alles stimmt: Wenn Babys Kinn und Nasenspitze beim Trinken sanft die Brust berühren, liegt die Mamille tief genug im Mund. Damit wird ein Wundwerden der Brust besser vermieden als durch »Stillen nach der Uhr« (siehe S. 330). Dabei könnte es nämlich passieren, dass das Baby noch nicht genug getrunken hat, wenn die Zeit um ist.
- Verschiedene Stillhaltungen ausprobieren: Siehe S. 288.

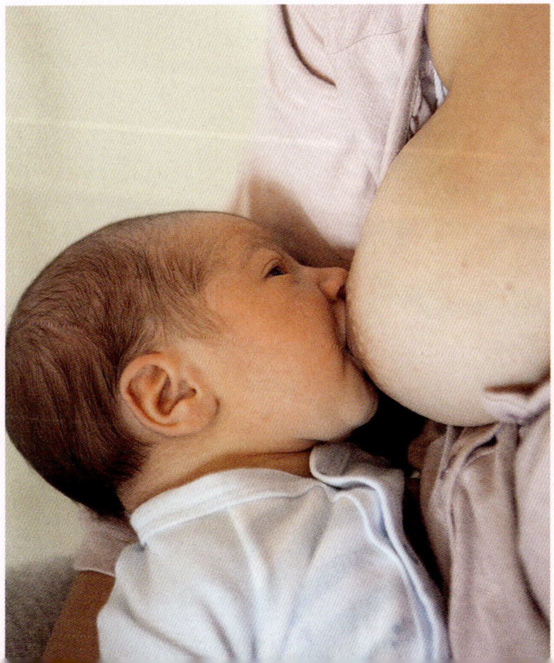

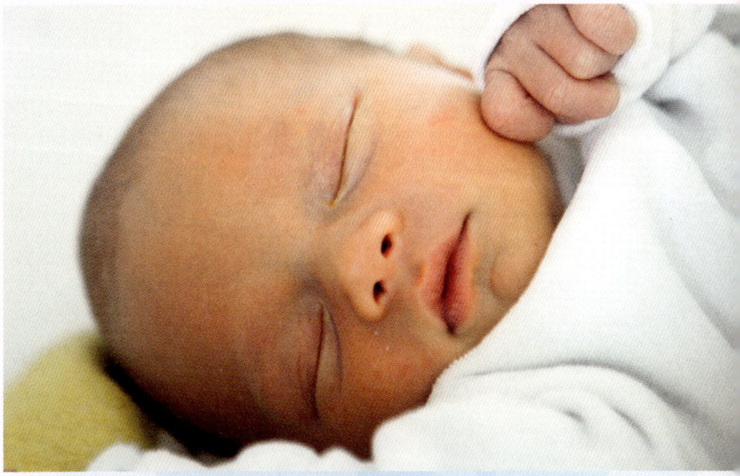

Unser Tipp

Manche Babys sind direkt nach der Geburt zu schläfrig zum Stillen. Wenn es nach ein paar Stunden immer noch nicht geht, kann Mama ihre gute Milch per Hand ausdrücken und es dem Baby vom Löffelchen oder per Fingerfütterung (nach guter Anleitung) einflößen.

So klappt das Stillen problemlos: Trick 2

Brust vor dem Stillen befeuchten: Beim Anlegen darf die Haut der Mamille nicht trocken sein, sonst gleiten Babys Lippen nicht gut. Dann wird manchmal die Unterlippe nach innen gezogen und reibt die zarte Brusthaut wund. Deshalb dem Baby immer schön Zeit lassen, wenn es vor dem Stillen an der Brust schleckt. Notfalls den Areolarand mit Lanolin einfetten (gibt es von der Hebamme).

Kolostrum

Von der Geburt an bildet Mamas Brust zuerst Kolostrum, die spezielle Neugeborenennahrung: leicht verdaulich, reich an Eiweiß und Mineralien, mit Vitamin K und D und besonders vielfältigen Immunstoffen – Milch und Medizin zugleich. Kolostrum ist ein Konzentrat, von dem nur kleine Mengen fließen. Denn während der erwachsene Magen extrem dehnungsfähig ist (wie viel da auf einmal hineinpasst!), nimmt der Murmel-Magen des Babys in den ersten Tagen nur eine fingerhutkleine Menge auf einmal auf. Die jedoch gerne in kurzen Zeitabständen. Dann dehnt sich Babys Magen täglich ein wenig mehr und ist am 10. Tag schon so groß wie ein Tischtennisball.

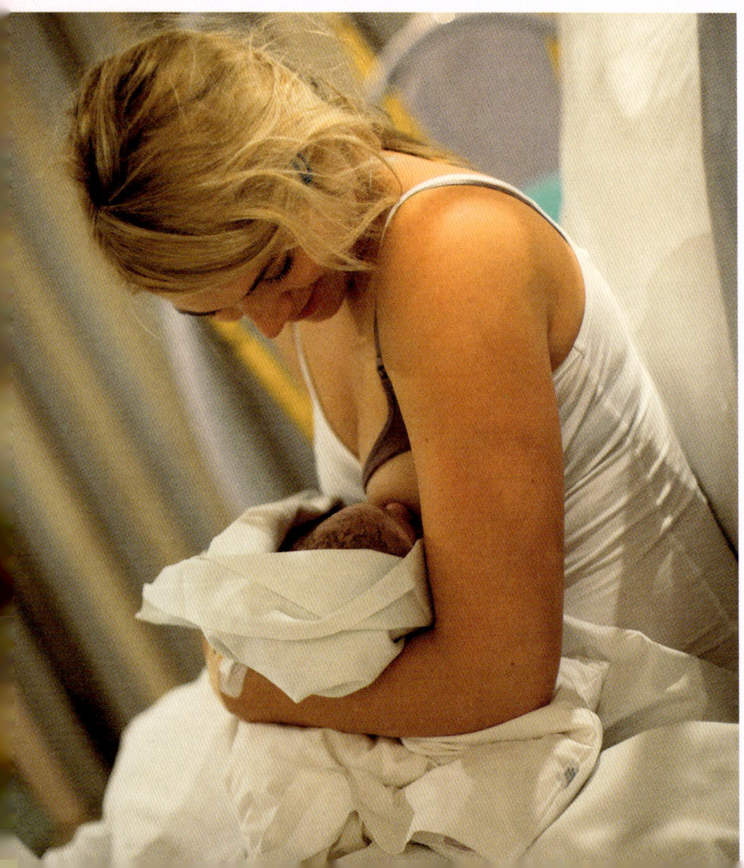

Zufüttern?

Die Verdauungswege des Neugeborenen reagieren noch empfindlich auf körperfremde Nahrung. Sollte es sehr schläfrig oder saugschwach wirken, hilft es ihm, per Hand ausgedrücktes Kolostrum vom Löffelchen zu bekommen. Denn weil sie nach der Geburt auch einiges an Flüssigkeit ausscheiden, verlieren alle Babys zuerst ein wenig Gewicht. Das wird sorgfältig überwacht, denn es sollte nicht zu viel sein. Nimmt ein Baby in den ersten Tagen mehr als 7–10 % seines Geburtsgewichts ab, wird normalerweise Zufütterung empfohlen. Das ist nicht immer problemlos, also muss Hilfe her: Eine Stillberaterin IBCLC (siehe rechte Seite) leitet beim Milchausdrücken an, weiß Zufüttermethoden, die Babys Saugverhalten schützen, und kennt die besten Tipps und Tricks zur Steigerung der Milchbildung. Mehr: Mam@Plus 2781.

Mamas Milch nach Kaiserschnitt

Auch nach einer Kaiserschnitt-Geburt kann das Baby sofort gestillt werden: Sobald die OP abgeschlossen ist, bei Vollnarkose nach dem Aufwachen. Schön, wenn Baby bis dahin bei Papa sein kann, mit viel Hautkontakt. Beim Anlegen braucht Mama in den ersten Tagen und Nächten Hilfe, der Schmerz der großen Bauchwunde macht unbeweglich. Am besten geht es so: Oberkörper gut aufgestützt, Baby halb bäuchlings auf Mama liegend. Oder richtig aufrecht sitzend, das Baby auf einem bauchschützenden Kissen. Damit das Baby bei Mama bleiben und sie es so oft wie möglich anlegen kann – gut für Mamas Brust und Babys Bauch – braucht sie ein Baby-Anstellbett (BabyBay) oder ein Bett-Seitengitter. Letzteres gibt es in jeder Klinik, notfalls muss sich Papa darum kümmern, dass eines angebracht wird. Durch die andere Hormonlage kommt der Milcheinschuss nach einem Kaiserschnitt oft später –, doch wenn das Baby häufig angelegt wurde, ist sicher: Er kommt. Lassen Sie sich helfen! Sie sind sowieso eine Heldin!

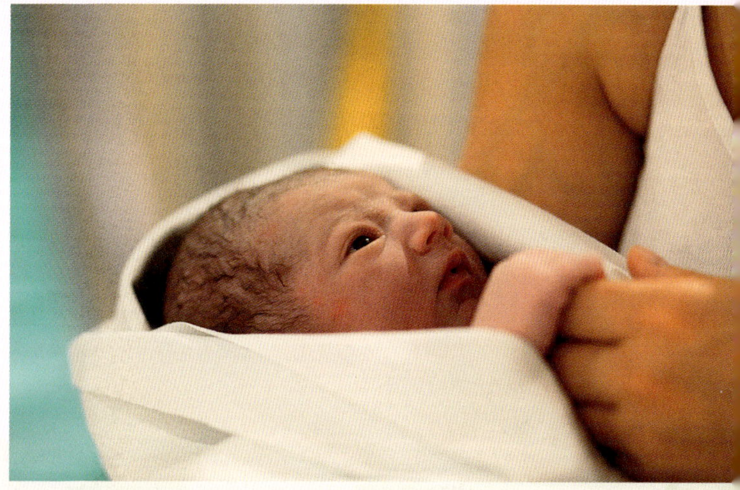

Stillen trotz Trennung

Auch wenn das Baby auf die Intensivstation verlegt oder mit Sonde ernährt werden muss, kann es Mamas Milch bekommen. Beim Abpumpen hilft das Krankenhauspersonal – also sofort Bescheid sagen und um Hilfe bitten, um so früh wie möglich zu beginnen. Bei einem Frühchen enthält das Kolostrum und die spätere Milch noch mehr Schutzfaktoren als sonst. Auch wenn das Baby zusätzlich andere Nahrung braucht, ist jede kleine Menge Muttermilch ein großes Plus, wie man heute weiß: Jeder Tropfen ist wertvoll. Hilfreiche Broschüren für diese Fälle gibt es bei den Stillberatungsorganisationen.

Was eine Kinderseele aus
jedem Blick verspricht?
So reich ist doch an Hoffnung
ein ganzer Frühling nicht.

Hoffmann von Fallersleben

Stillberatung

Im Krankenhaus helfen Hebammen und Säuglingsschwestern beim Stillen, zu Hause die Nachsorgehebamme. Sie könnte zur Not auch ins Krankenhaus kommen, denn die Kasse zahlt für ihre Besuche schon ab Geburt, nicht erst ab Klinikentlassung. Andere Stillberatung zahlt die Kasse leider nicht. Doch schnelle, fachkompetente Hilfe lohnt sich bei Stillproblemen oft. Stillberaterinnen IBCLC (International Board Certified Lactation Consultant – www.bdl-stillen.de) haben neben dem medizinischen Grundberuf (sie sind Hebammen, Krankenschwestern, Ärztinnen und Ärzte) eine hochwertige Zusatzqualifikation in der Stillberatung und rechnen Hausbesuche privat ab; ehrenamtlich stehen die Beraterinnen der Arbeitsgemeinschaft Freier Stillgruppen (www.afs-stillen.de) und der La Leche Liga (www.lalecheliga.de) anderen Mamas bei.

Den Zauber festhalten

Viele Kliniken arbeiten mit professionellen Fotografen zusammen, die mehrfach in der Woche auf die Wochenstation kommen. Mit ihnen können die Eltern einen Termin in den Tagen nach der Geburt vereinbaren. Aber Papa, Mama, Oma, Opa … können natürlich auch selbst knipsen. Hier ein paar Profi-Tipps unserer Fotografin:

So gelingen schöne Baby-Fotos

Auf jeden Fall ausreichend Zeit einplanen und für sanftes Licht sorgen:

- Ohne Blitz fotografieren: Möglichst Tageslicht verwenden und lieber die ISO-Zahl hochdrehen. Zum einen sind Babys Augen in den ersten Wochen sehr empfindlich, zum anderen sind Fotos ohne Blitz einfach schöner!
- »Indirektes« Licht bevorzugen – egal ob drinnen oder draußen. Also lieber im Schatten oder bei bedecktem Himmel, statt in der grellen Sonne, besser morgens oder nachmittags.
- Am besten einen möglichst neutralen Hinter-/Untergrund wählen (z.B. das Bettchen in der Klinik, später eine Krabbeldecke auf der Couch oder dem Wohnzimmerboden – gerne vor dem Fenster).
- Bei der Kleidung auf harmonierende Farben (evtl. einer »Farbfamilie«) achten, das bedeutet: die klassischen Babyfarben, Erdtöne, Weiß-Grau-Töne. Knallfarben können zwar witzig sein, wirken aber (je nach Motiv) gerade bei ganz kleinen Babys oft sehr dominant.
- Viele Eltern sind fasziniert von Detailaufnahmen der Händchen und Füßchen ihres Winzlings. Je nach Kameramodell sollte man ruhig mit der Makro-Funktion experimentieren (für weichen, unscharfen Hintergrund).
- Spannend ist es, auch mehrere Blickwinkel/Perspektiven auszuprobieren.
- Für Anfänger: Den Sport-Modus (nicht Porträt-Modus!) der Kamera bevorzugen.
- Für Fortgeschrittene (mit Wechselobjektiven): offene Blende, für »witzige« Bilder auch mal extreme Weitwinkel oder mit Fish-Eye-Objektiv.

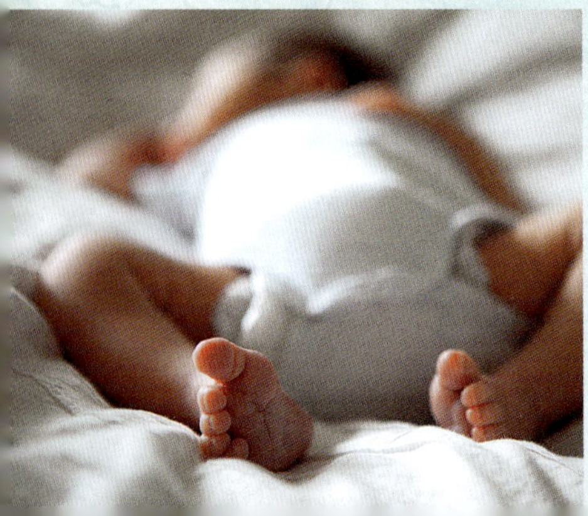
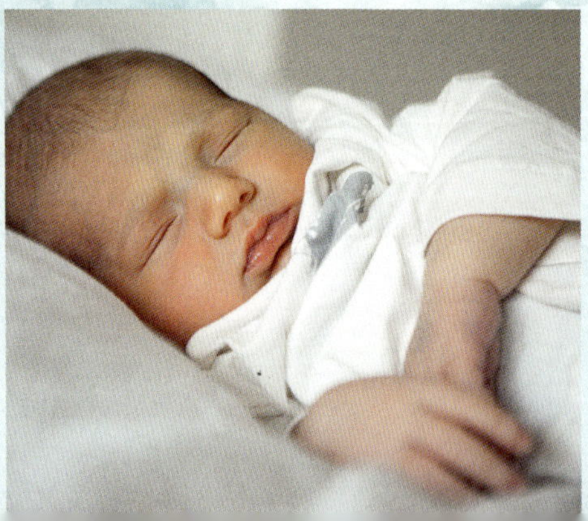
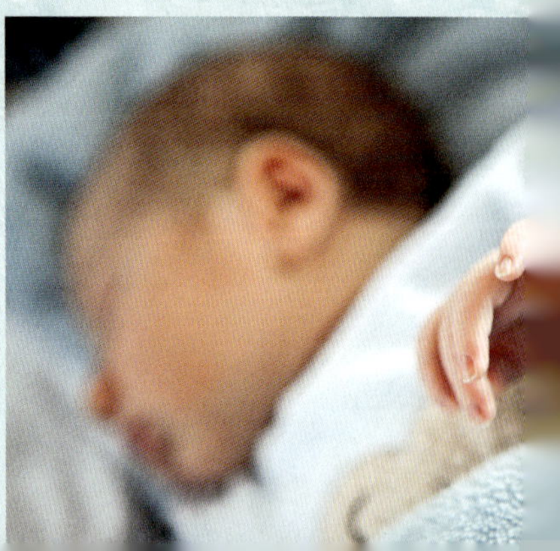

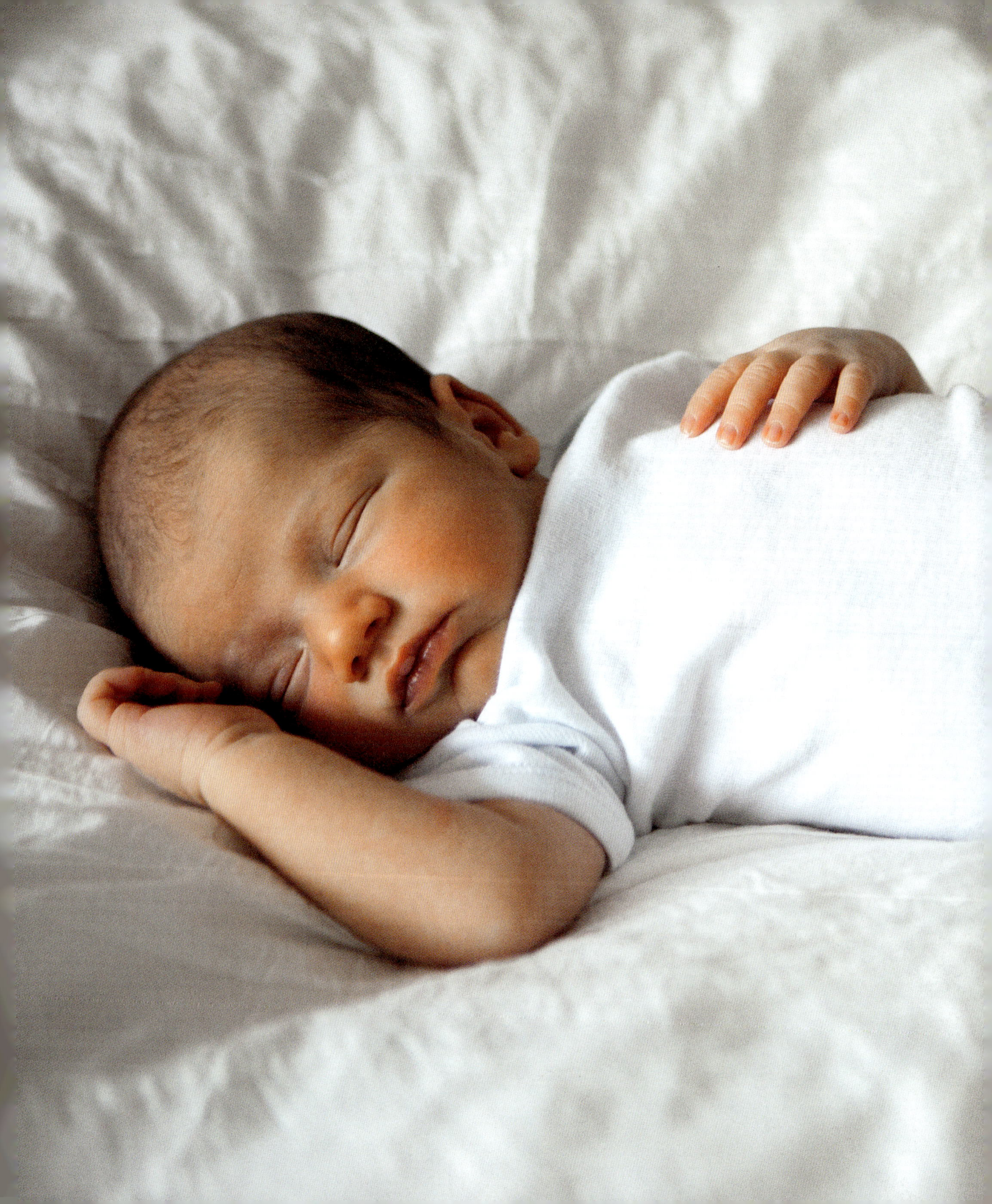

Schnupper-stunden

3 Tage nach der Geburt

Baby trinkt, Mama ruht! • Beim Kinderarzt • Wir gehen heim! • Schick angezogen

Hoppla, das Erdenleben hält ganz schön viele neue Eindrücke bereit. Und erfordert eine Menge frischer Windeln! Aber Mama und Papa haben die Lage voll im Griff, das merkt auch das Baby. Papa ist bereits ein super Windel-Wechsel-Spezialist. Mama macht sich allerdings Sorgen, ob das Kleine auch genug trinkt, das steht ihr ins Gesicht geschrieben. Deshalb behält sie den süßen Racker immer bei sich und legt ihn an, so oft er mag. Da fühlt er sich wie im Paradies!

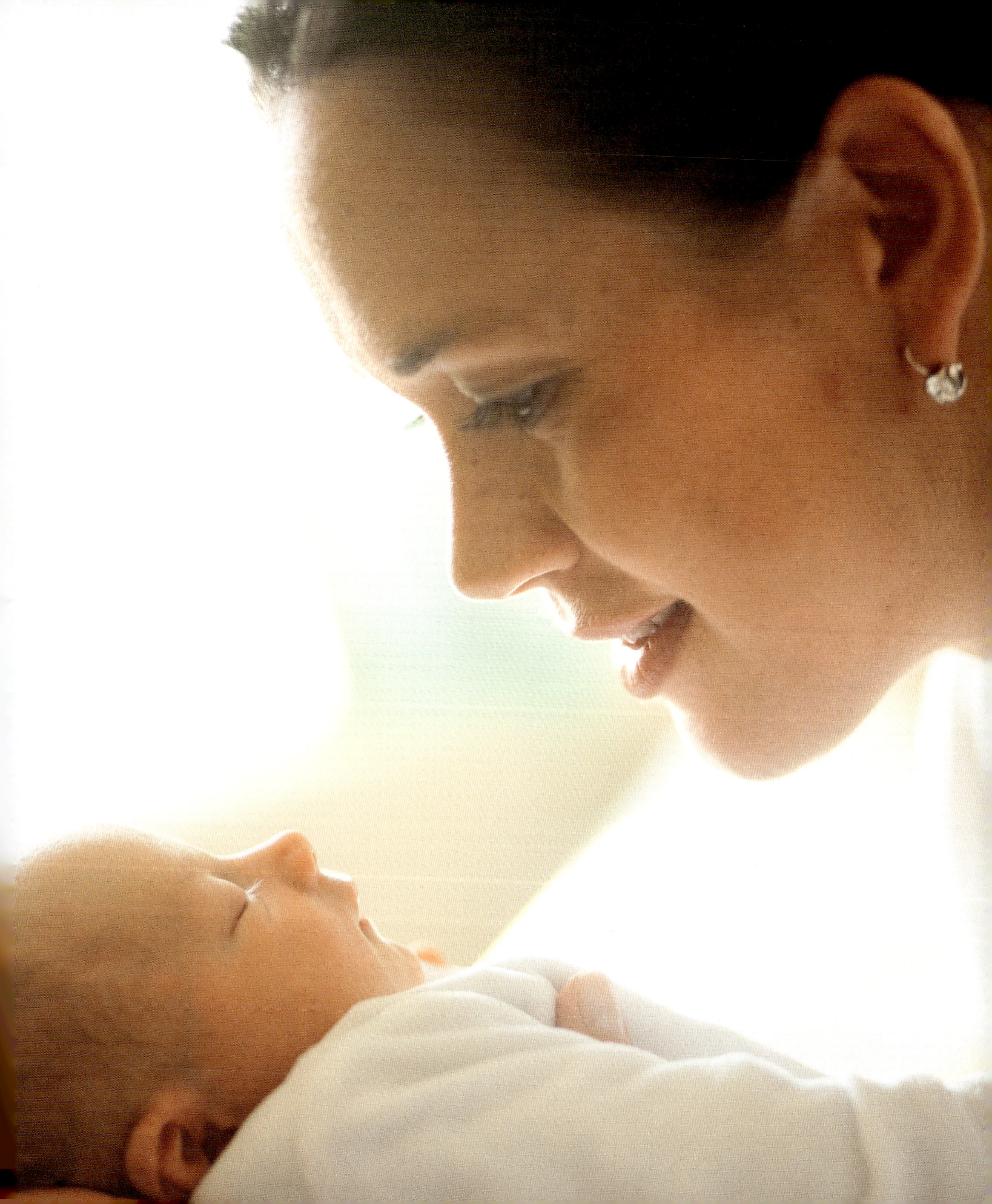

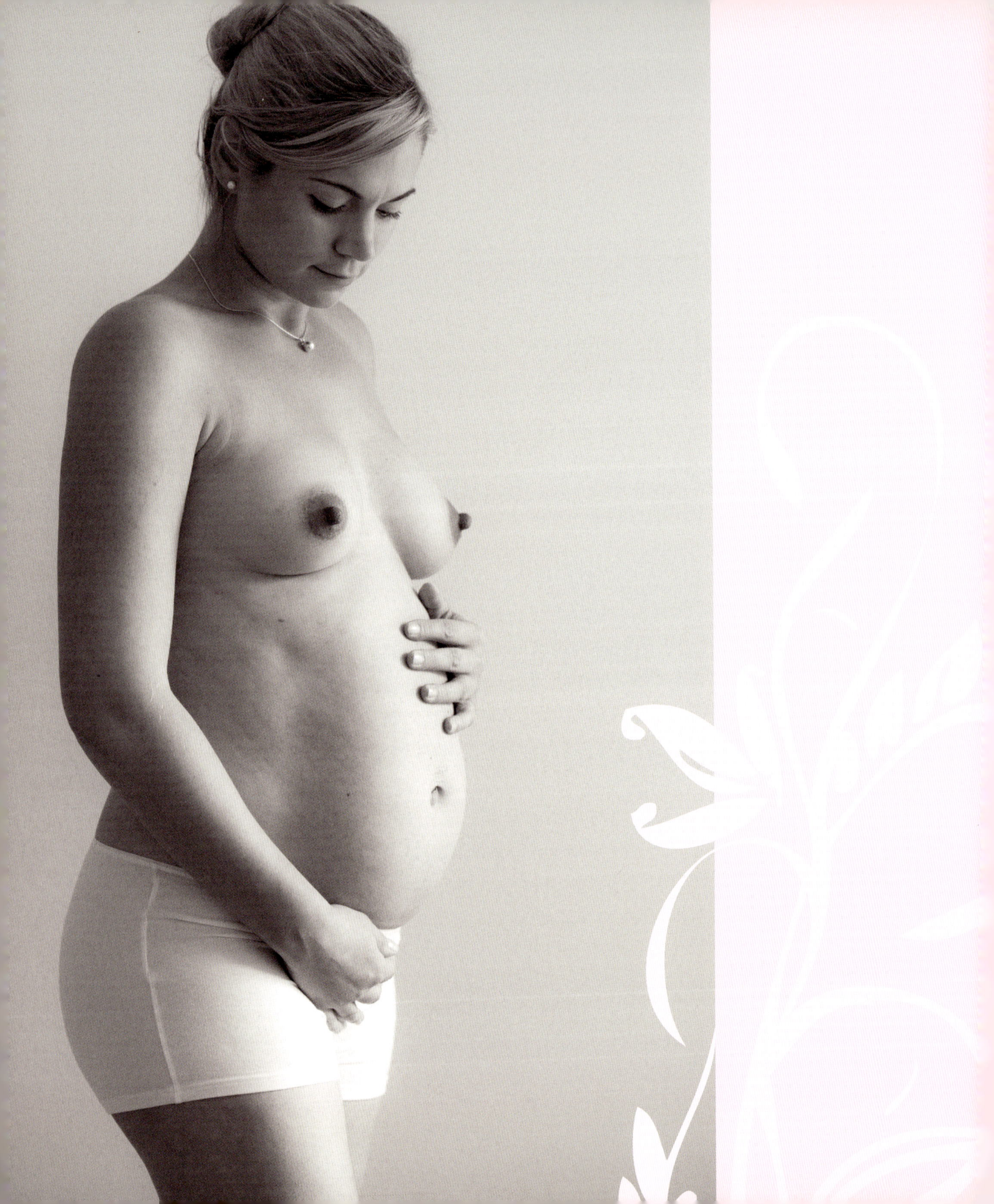

Mama-Body

Busenwunder: Mamas Körper will nur eines – weiterhin das Baby versorgen. Dafür wird jetzt die Brust maximal durchblutet und erreicht neue und manchmal unvorstellbare Höchstmaße. Der »Milcheinschuss« ist meist am 3. Tag da, darf aber auch einen Tag früher oder später kommen, nach Kaiserschnitt noch etwas später. Am besten also das Baby ganz oft stillen. Genauso wichtig sind Entspannung und Ruhe, auch für das Neugeborene.

Verdauung: Anfangs ist der Darm noch schlapp, aber mit eingeweichten Trockenfrüchten wird die Verdauung schon angeregt und der Stuhl bleibt weich. Wichtig: viel trinken. Am besten gleich morgens noch auf nüchternen Magen.

Dammpflege: Das Gewebe hat sich optimal gedehnt und ist anfangs empfindlich. Gegen das Brennen auf der Toilette hilft es, gleichzeitig aus einer Flasche viel warmes Wasser über den Genitalbereich laufen zu lassen. Kühlkompressen lindern Schwellungen.

Nachwehen: Sie werden täglich schwächer und sind bald vorbei. Falls nicht: Hebamme/Arzt mal nachsehen lassen, ob alles okay ist.

Rückbildung: Die Gebärmutter wird von Tag zu Tag kleiner und senkt sich tiefer ins Becken zurück. Übrigens: Nach einer Zwillingsgeburt und nach Kaiserschnitt ist eine leicht verzögerte Rückbildung ganz normal.

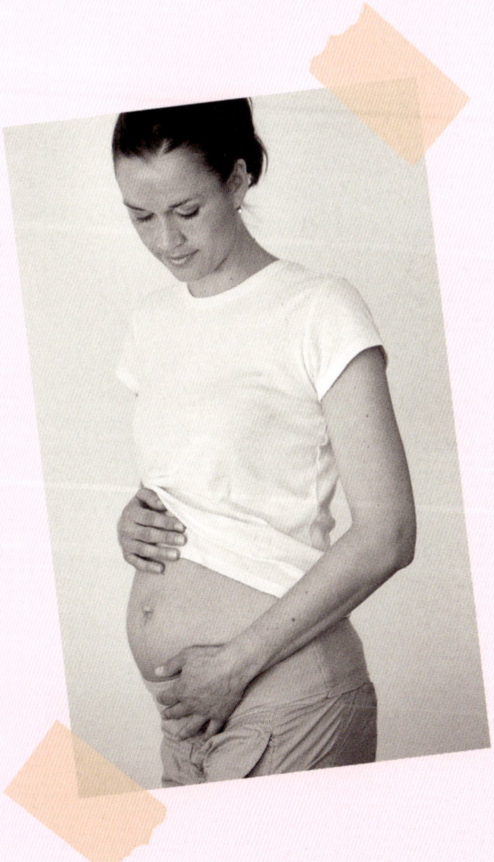

Baby-Body

Hautwechsel

Nicht erschrecken. Oft schält sich die oberste Hautschicht des Neugeborenen in den ersten Tagen, besonders auf dem Bauch und auf der Brust, an den Händen und Füßen. Das ist vollkommen normal und hat nichts mit falscher Hautpflege oder Trockenheit der Haut zu tun. Es gehört zu den natürlichen Umstellungsvorgängen vom Leben im Fruchtwasser auf das Leben an der Luft.

Neugeborenen-Ausschlag

Hellrote Flecken, wie ein leichter Ausschlag, können an den ersten Lebenstagen am ganzen Körper auftreten, manchmal schon Stunden nach der Geburt. Kein Grund zur Sorge – das verschwindet nach kurzer Zeit wieder. Länger bleibt ein sogenannter »Storchenbiss« – einzelne rote Flecken am Hinterkopf, auf der Stirn oder den Augenlidern. Die Flecken entstehen durch vermehrte und erweiterte feine Blutgefäße und werden innerhalb der ersten Lebensjahre verblassen.

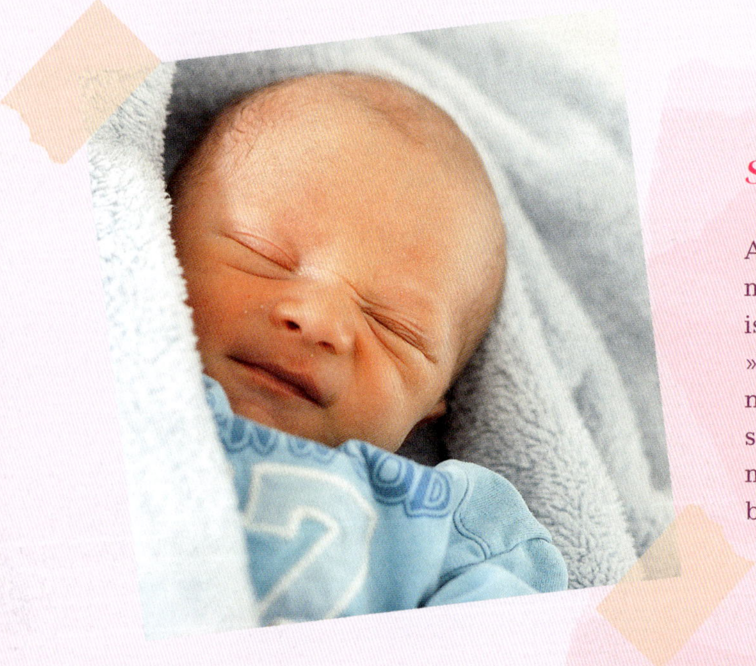

Schon produktiv

Ab dem 2. Tag macht das Baby täglich mehrmals »groß« in die Windel. Babys Stuhl ist anfangs schwarz und zäh, heißt deshalb »Kindspech« oder Mekonium. Das kommt noch nicht von der ersten Verdauung, sondern hat sich vor der Geburt angesammelt. Der Stuhl wird täglich heller und ist bald typisch »senfartig«.

Neugeborenen-Akne

Kaum auf der Welt, schon Pickelchen im Gesicht? Auf der Haut zeigen sich viele innere Anpassungsvorgänge nach der Geburt. Wie die echte Akne kommen auch diese Pickelchen tatsächlich von der Hormonumstellung: Mamas Schwangerschaftshormone schwinden. Ist harmlos und vergeht von selbst.

Neugeborenen-Gelbsucht

Baby baut jetzt die Hälfte seiner roten Blutkörperchen ab. Die braucht es auf der Welt nicht mehr. Dabei macht der Blutfarbstoff Bilirubin die Haut gelb, wenn er nicht schnell genug mit Stuhlgang ausgeschieden wird. Das ist harmlos und bald vorbei. Mehr Tipps siehe S. 293.

Hormonüberschuss

Bedingt durch Mamas Hormone ist nach der Geburt bei kleinen Jungen der Hodensack oft noch überproportional groß, bei kleinen Mädchen die äußeren Schamlippen. Manchmal haben sie in den ersten Tagen sogar ein wenig vaginalen Ausfluss oder eine minimale Blutung. Alles vollkommen harmlos. Wird vom kleinen Organismus im Verlauf der Stoffwechselanpassung bald normalisiert.

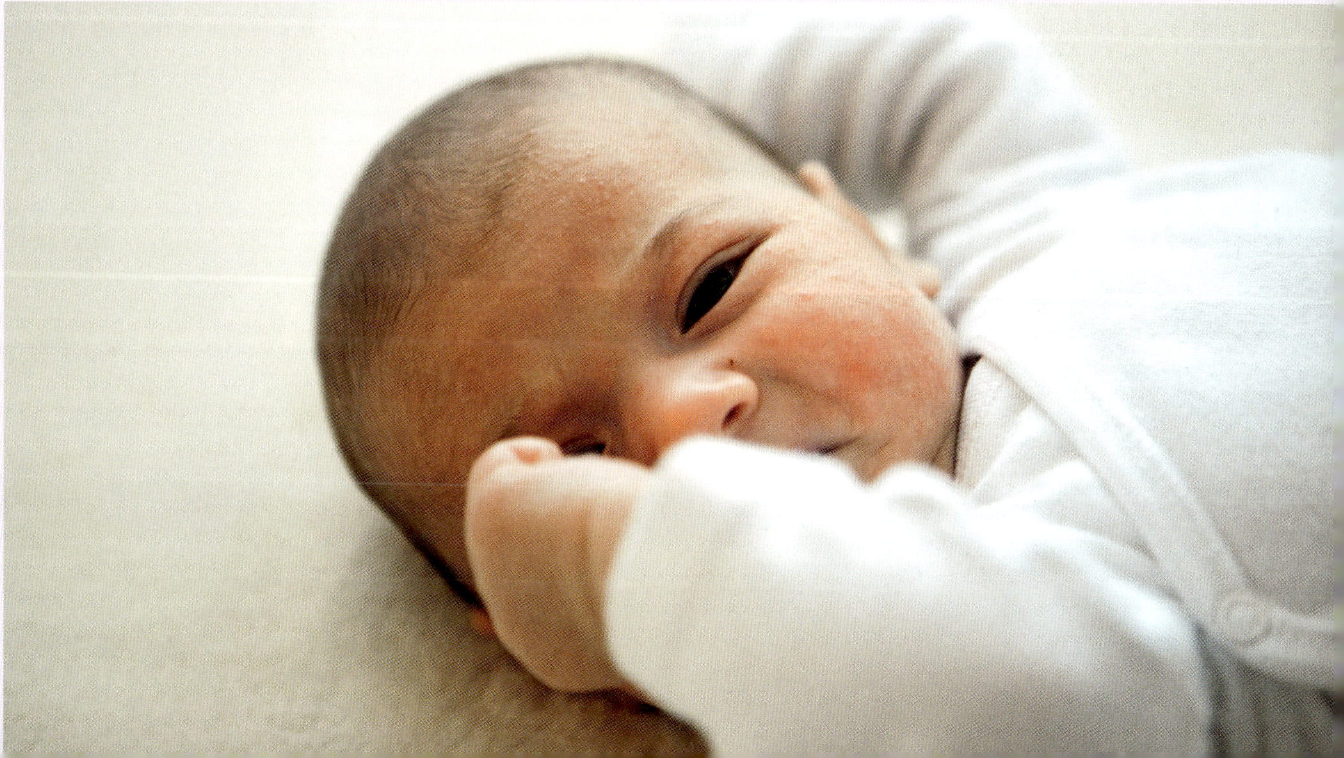

Baby trinkt, Mama ruht!

Die Stillmahlzeiten des Babys schenken Mama angenehme Pausen im vollen, neuen Alltag. Das geht so: Mama sitzt oder liegt bequem, Baby liegt hautnah an der Brust in ihrem Arm, der gut gestützt ruht und Babys Gewicht nicht zu halten braucht. Deshalb werden Mamas Schultern, Arme und Rücken nicht müde. Der Arm ist so gestützt, dass Babys Mund genau auf der richtigen Höhe, direkt an der Mamille liegt. Das Baby liegt stabil auf der Seite, Mama ganz zugewandt. So muss es den Kopf nicht drehen und kann leichter schlucken. Wenn Sie sitzen, ist ein Hocker unter Ihren Füßen angenehm. Halten Sie ein Kissen und einige Handtuchrollen griffbereit, um sich noch besser abzustützen, falls nötig. Auch in Greifnähe: ein Getränk und ein Snack für Sie!

Die besten Stillhaltungen

Wiegehaltung – der Klassiker: Baby liegt quer vor Mama in ihrem Arm. Sein Köpfchen entweder in ihrer Hand – das ist beliebt bei Neugeborenen – oder andersherum in ihrer Ellenbeuge. Mamas Arm ist so gestützt, dass er nicht absinkt. Dadurch bleibt das Baby hautnah an der Brust (Kinn und Nasenspitze berühren sie sanft). So liegt sie tief genug im Mund und wird nicht wund.

Seitenhaltung – der »Football-Griff«: Baby liegt mit den Beinchen nach hinten an Mamas Seite. Sein Köpfchen ruht in ihrer Hand. In dieser Haltung leert das Baby die großen Milchdrüsen in der äußeren Unterseite der Brust besser, weil sein Kinn sie beim Trinken massiert. Darum: Immer dann, wenn die Brust einmal besonders voll ist, das Baby so herum anlegen.

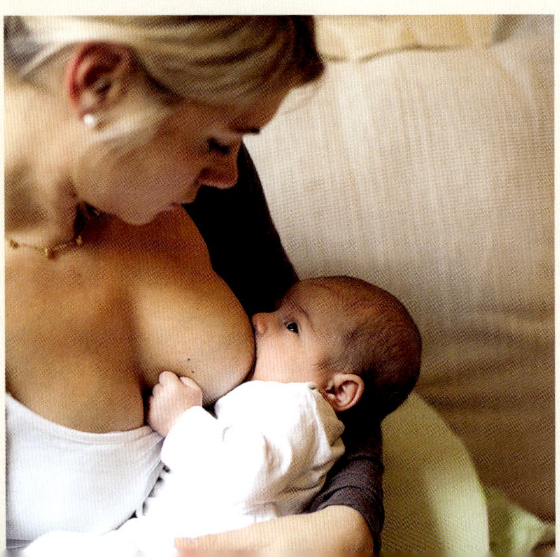

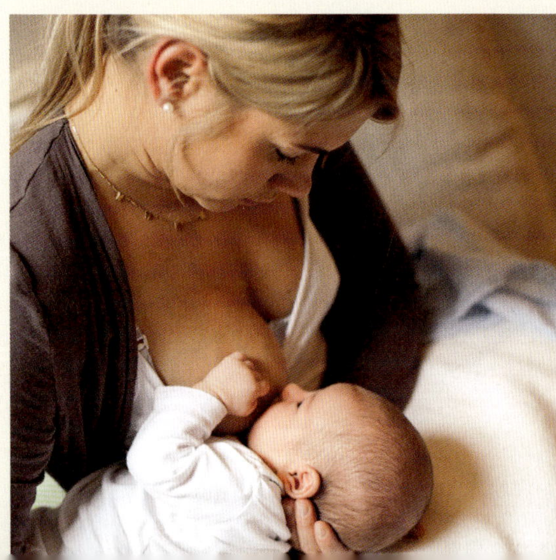

Papas Job

Besucher noch vertrösten! Schon allein die Milchbildung kostet Mama jetzt Kraft. Immerhin fließt für nur 10 ml Milch jeweils 0,5 l Blut durch die Brust! Deshalb bleibt sie am besten mit dem Baby im Bett, um ihm so oft wie möglich die Brust zu geben.

Im Liegen: Mama liegt gut abgestützt auf der Seite, mit Kissen oder Nackenrolle unter dem Kopf, Schulter auf der Matratze. Das Baby liegt auf der Seite vor Mama, vielleicht auf einem gefalteten Tuch, sodass Mund und Mamille auf gleicher Höhe sind. Stillen im Liegen so bald wie möglich lernen, es macht die Nächte leichter! Wenn die zweite Brust dran ist: Sich einfach mit dem Baby auf dem Bauch umdrehen. Oder sich etwas mehr auf den Bauch legen und die zweite Brust »von oben« geben.

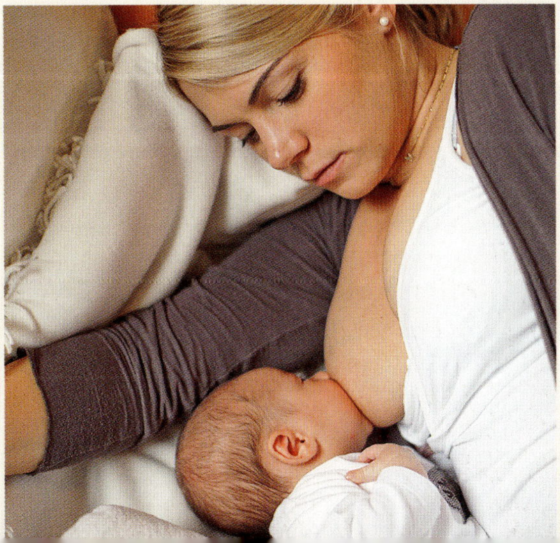

Milcheinschuss

Zwischen dem 2. und 5. Tag stellt die Brust im Verlauf weniger Stunden von Kolostrum auf normale Milchbildung um. Weil das recht schnell gehen kann und weil die Brust dabei besonders stark durchblutet wird und übervoll wirkt, spricht man vom »Milcheinschuss«. Da tut es besonders gut, das Baby sehr oft anzulegen – durchaus 12-mal oder öfter in 24 Stunden! Wird die Brust sehr prall, sodass das Baby sie kaum fassen kann: Unter der warmen Dusche in sanften Streichbewegungen zur Mamille hin massieren, damit etwas Milch abfließt. Wenn das nicht klappt oder nicht ausreicht, braucht Mama Hilfe: Warme Umschläge vor dem Stillen, damit die Milch gut fließt, kühle Quarkwickel danach, Weißkohlwickel zwischendrin mal, Milchüberschuss ausstreichen. Und: Ruhe, Ruhe, Ruhe! Nicht an diesem Tag aus dem Krankenhaus nach Hause gehen.

Unser Tipp

- Die Brust nur mit Wasser oder seifen- und parfümfreiem Gel waschen.
- Baby anlegen, bevor es Heißhunger hat.
- Zusätzliche Unterstützung, damit das Baby die Brust richtig in den Mund nimmt, bietet der »C-Griff«. Dazu die Finger der freien Hand geschlossen unter die Brust legen, den Daumen locker nach oben (wie ein C) – weit genug hinter Mamille und Areola, damit Babys Mund viel Brust erfassen kann. Wenn es seinen Mund richtig weit öffnet, drücken Sie es schnell eng an sich. So »dockt« es perfekt an.

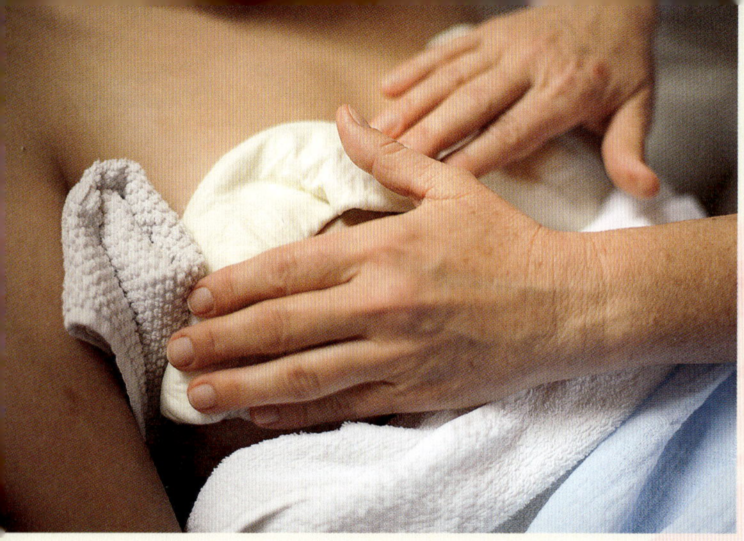

Unser Tipp

Quarkwickel: Quark auf Küchenpapier streichen und auflegen (Mamille bleibt frei). Darf nicht zu kalt sein. Mit Tuch abdecken.
Kohlwickel: Vor dem Auflegen das Kohlblatt (ohne Mittelstrunk) mit dem Nudelholz wälzen, damit die Blätter weich werden.

Autsch!

Es ist leider so, dass vielen Mamas die ersten Züge des Babys an der Brust wehtun. Ein Trost: Das vergeht bald! Die Haut der Mamillen gewöhnt sich rasch an die Beanspruchung und bald ist der stechende Schmerz vorbei, der daher kommt, dass die Milchgänge noch nicht gewohnt sind, sich zu dehnen. Bis dahin ist Entspannung beim Stillen besonders wichtig! Wenn Beschwerden anhalten: eine Stillfachfrau bitten, die gesamte Stillmahlzeit zu beobachten und individuelle Tipps zu geben.

Mamas gute Hausmarke

Mamas eigene Säuglingsmilch steckt nicht nur in der schönsten Hygiene-Frisch-und-Warmhalte-Packung der Welt, sondern enthält auch das Beste vom Feinsten. Mamas Brust bildet nämlich für ihr einzigartiges Baby »maßgeschneiderte« Säuglingsnahrung, deren Zusammensetzung während jeder Mahlzeit dynamisch variiert und sich automatisch je nach Tageszeit und Entwicklungsphase immer an die aktuellen Bedürfnisse ihres Kindes anpasst.

Das Baby regelt die Menge

Je mehr das Baby trinkt, desto mehr Milch bildet die Brust: Beim Stillen regelt das Baby seine Versorgung selbst. Das ist perfekt gelöst, denn weil es so stark wächst, kann sein Bedarf anfangs sehr stark schwanken – sowohl während eines Tages als auch von Tag zu Tag. Deshalb nützt es bei einem gesunden Baby nichts zu wissen, wie viele Milliliter es jeweils trinkt. Wichtig ist das Stillen nach Bedarf, statt nach der Uhr.

Luftige Stilleinlagen

Stilleinlagen fangen zwischen den Mahlzeiten Milchtropfen auf und schützen die Kleidung vor feuchten Flecken. Sie sollten aber keine luftdichte Plastikschicht haben und auch nie feucht an der Mamille liegen. Das ist wichtig, damit sich keine Hefepilze ansiedeln. Denn die lieben feuchte Stauwärme, und die Mamille wird wund und schmerzt. Luftdurchlässige Stilleinlagen gibt es als Einmal-Modell oder auch waschbar aus Wolle-Seide, das ist besonders hautpflegend. Mamillen lieben

Best of Mamas Milch

• super-allergenarm • glutenfrei • ungesüßt • 100 % Bio • besonders reich an: Omega 3+6 • langkettige, mehrfach ungesättigte Fettsäuren: LC-PUFA (LCP) • Galacto-Oligo-Saccharide: GOS • Prae- und Probiotika mit Lactobacillen und Bifidusbakterien (BL, LGG, LC1)

Denn früh belehrt ihn die Erfahrung, sobald er schrie, bekam er Nahrung.

Wilhelm Busch

auch »Heilwolle«, wenn sie einmal sehr empfindlich sind. Die besänftigt gereizte Haut, hält trocken ohne auszutrocknen und pflegt durch ihren natürlichen, hohen Lanolingehalt. Gibt es als Großpackung in manchen Internetapotheken. Man zupft ein Büschelchen ab und legt es in den BH. Tut auch Babys Popo gut, wenn er sich mal rötet.

Mama-Dessous

Ein guter Still-BH lässt sich leicht mit einer Hand öffnen und schließen und erlaubt es, ganz diskret zu stillen. Es gibt wunderschöne Modelle in tollen Farben, von romantisch verspielt bis sexy. Am besten erst kaufen, wenn der Milcheinschuss gut überstanden und die nötige Körbchengröße absehbar ist. Bis dahin tun es einfache Still-BHs aus dem Drogeriemarkt. Anprobieren mit Stilleinlagen. Ein Still-BH darf nirgends drücken! Hier gibt es besonders schöne: www.stilldessous.de • www.mamarella.com • www.petit-amour.com

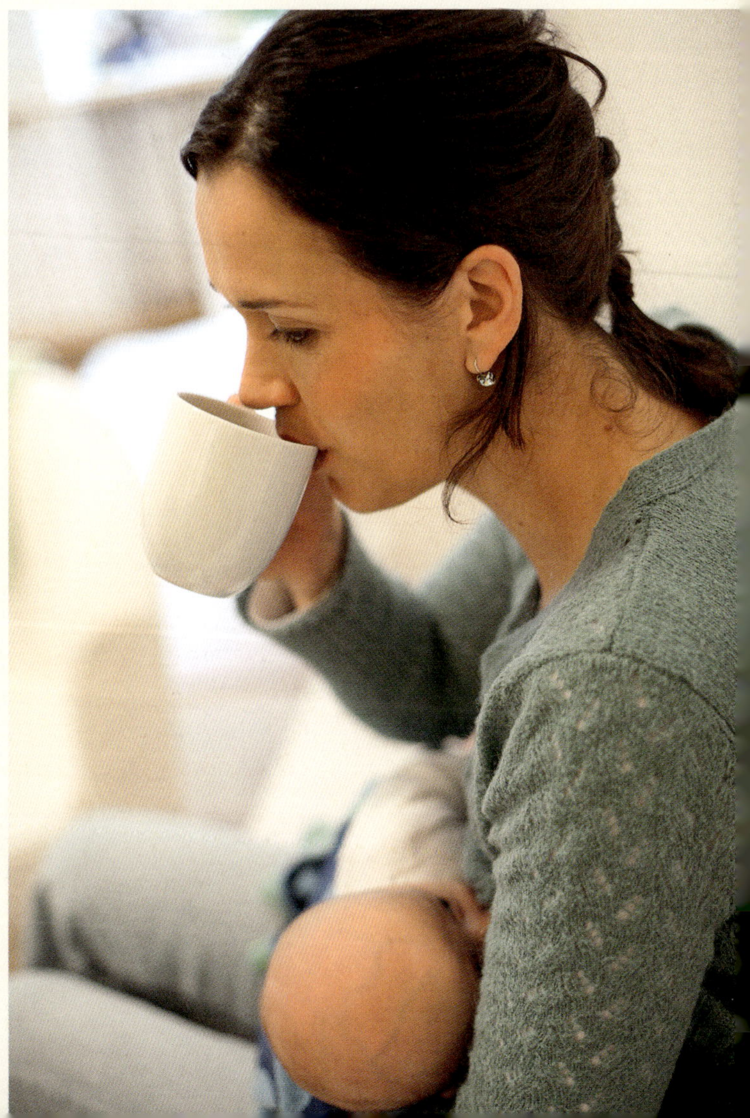

Wichtig für Mama: Trinken nicht vergessen!

Beim Kinderarzt

Sechs Standard-Vorsorgeuntersuchungen sind für das Baby im ersten Jahr vorgesehen: Die U1 erfolgte nach der Geburt, die U2 ist zwischen dem 3. und 10. Lebenstag dran. Sie wird im Krankenhaus am Entlassungstag gemacht, ansonsten in der Kinderarztpraxis. Die Eltern bekommen ein gelbes Untersuchungsheft, in das die jeweiligen Ergebnisse eingetragen werden.

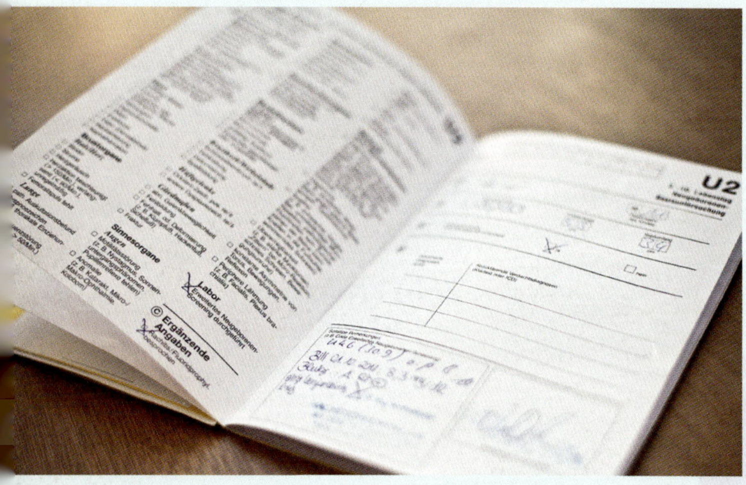

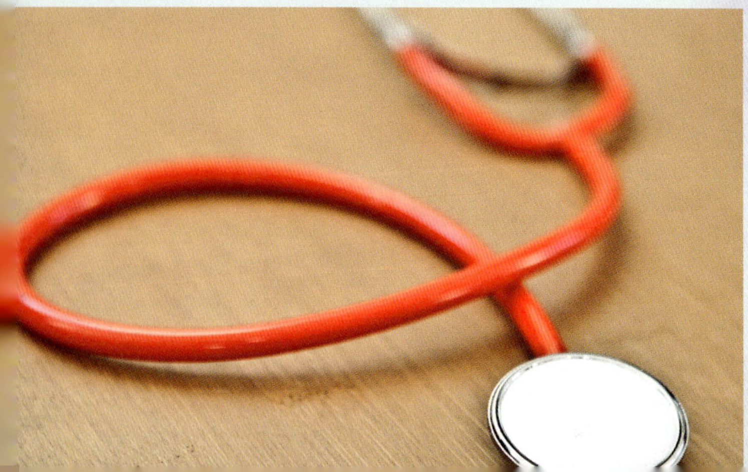

U2 & Neugeborenenscreening

Hat sich das Baby gut auf sein neues Leben umgestellt, schlägt sein Herz rhythmisch, hat es gute Reflexe? Die Reife der Hüftgelenke wird überprüft. Wie bei jeder Untersuchung wird das Baby wieder gemessen und gewogen. Zum Standard gehört jetzt auch die Vitamin-K-Gabe, die Vitamin-D-Verordnung und das Neugeborenen-Screening (Guthrie-Test). Dabei wird anhand von ein paar Tropfen Blut das Baby auf 14 seltene Stoffwechsel- und Hormonstörungen untersucht. Alle könnten nach Früherkennung im Vorfeld therapiert werden. Meist wird nach einem kleinen Pieks in die Ferse das Blut auf eine Testkarte getropft, die im Screening-Labor ausgewertet wird. Dem Baby tut der Pieks weniger weh, wenn es dabei an der Brust nuckeln darf.

Schnuller?

Wenn Babys in den ersten 6–8 Lebenswochen häufig einen Schnuller oder ein Fläschchen bekommen, verwirrt dies manchmal ihr Saugverhalten an der Brust – sie tut dann weh oder wird sogar wund. Deshalb einen Schnuller lieber erst nach dem 2. Monat anbieten. Öko-Test prüft Schnuller regelmäßig auf Schadstoffe. Am besten vorher kurz informieren. Schnuller vor dem ersten Gebrauch auskochen.

Neugeborenen-Gelbsucht

Das Baby so viel wie möglich an die Brust nehmen, denn Kolostrum regt den Stuhlgang jetzt am stärksten an und beschleunigt die Ausscheidung von Bilirubin. Ist das Baby zu schläfrig zum Trinken (das erhöhte Bilirubin macht müde), bekommt es auch hier per Hand ausgedrücktes Kolostrum vom Löffelchen (siehe S. 278). Viel Licht tut gut: Das Baby ganz nah ans Fenster legen. Reicht das nicht, bekommt es bei einem Bilirubinwert über 20 mg/dl eine Licht-Therapie (mit Augenschutz) in der Klinik (geht heute häufig auch schon so, dass es dabei bei der Mutter bleiben kann).

Eine Übersicht über alle wichtigen Babytermine und -entwicklungsschritte gibt es unter Mam@Plus 2931.

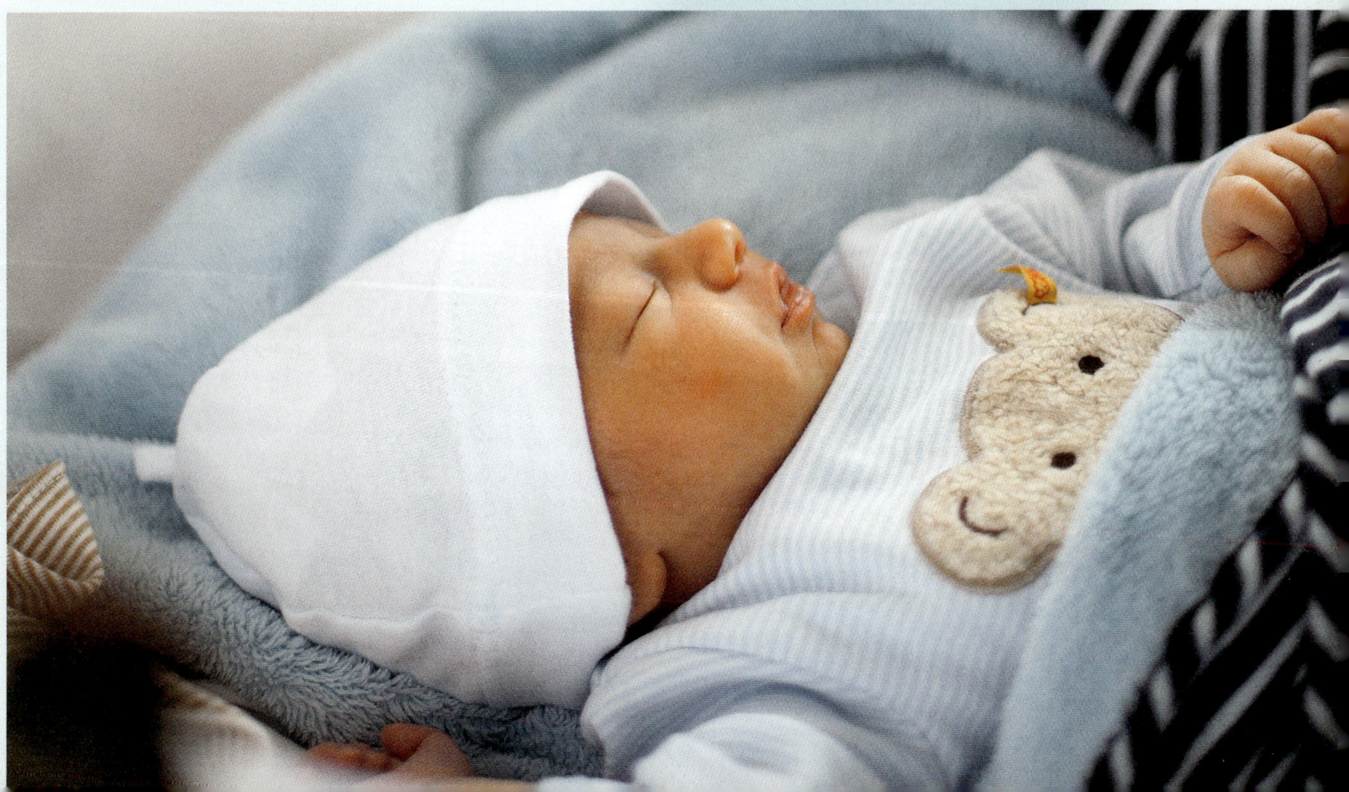

Wir gehen heim!

Würden Sie sich in der Klinik mehr Ruhe wünschen für diese besonders intime Zeit? Fühlen Sie sich gestört durch die Zimmergenossin(nen) oder deren Besucher? Dann könnte es sinnvoll sein, so früh wie möglich nach Hause zu gehen – aber nur, wenn dort Ihre Versorgung gesichert ist und die Nachsorgehebamme bereits wartet.

Das bringt Papa mit

Wenn Mama es nicht ohnehin schon mit in die Klinik genommen hatte, bringt Papa zur Entlassung Babys erste »Ausgehgarnitur« mit. Außerdem hat er dabei: den Autositz.
Unbedingt vorher üben, wie er funktioniert und befestigt wird – immer rückwärtsgerichtet! Nur wenn das Baby entgegengesetzt zur Fahrtrichtung im Auto sitzt, wird es bei einer starken Bremsung in seinen Sitz gedrückt, so wie es sein soll. Der sicherste Platz für das Baby ist rechts hinten. Soll es vorne »sitzen«, muss der Beifahrer-Airbag ausgeschaltet werden. Was beim Kauf der »Babyschale« fürs Auto zu beachten ist, steht auf S. 181.

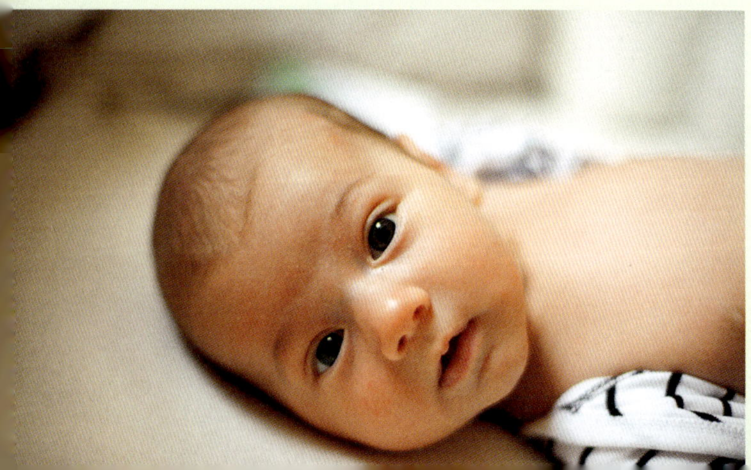

Das Baby anziehen: Die richtigen Handgriffe

Das haben Sie schnell raus. Nur Geduld und immer mit der Ruhe: Ärmel mit den Fingern weitmöglichst zusammenraffen und über Babys Ärmchen streifen, ohne am Baby zu ziehen oder zu zerren. Es sind vor allem die hastigen, unaufmerksamen Berührungen, die Babys nicht gefallen – die mag ja schließlich keiner.

Warm genug angezogen?

Was anfangs für Eltern als Herausforderung erscheint, ist leichter, als man denkt – ob das Baby im Winter warm genug, im Sommer kühl genug angezogen ist, fühlt man draußen einfach mit zwei Fingern an seinem Nacken: Dort soll es warm sein, aber nicht schwitzig.
Wärmen Sie die frischen Anziehsachen für das Baby in den ersten Wochen am besten etwas vor, besonders die Baumwollsachen. Legen Sie sie einfach auf die Heizung, oder, wenn die nicht an ist, unter eine Wärmflasche. Dies ist umso wichtiger, wenn Ihr Baby zu Koliken neigt oder oft unruhig ist.

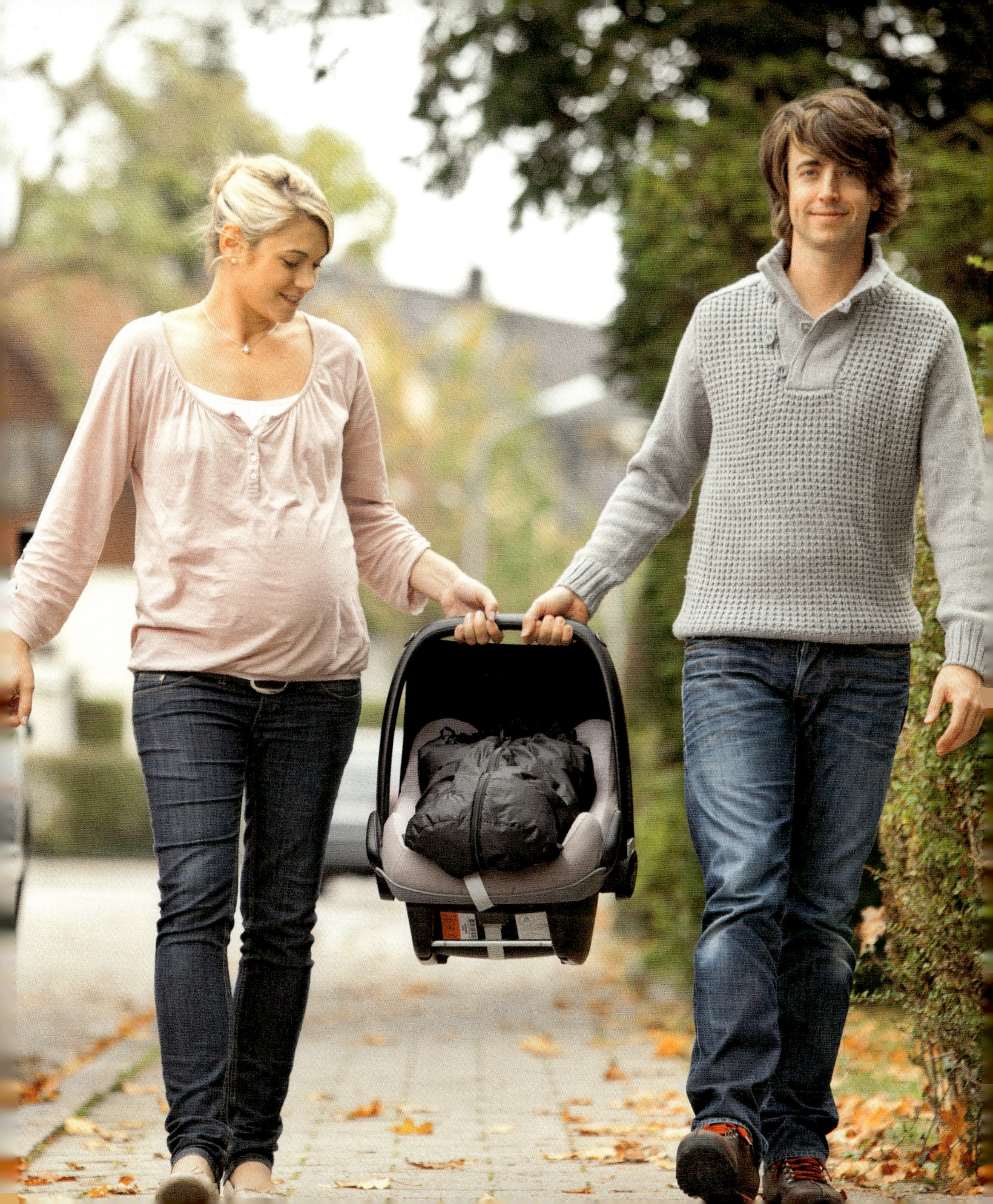

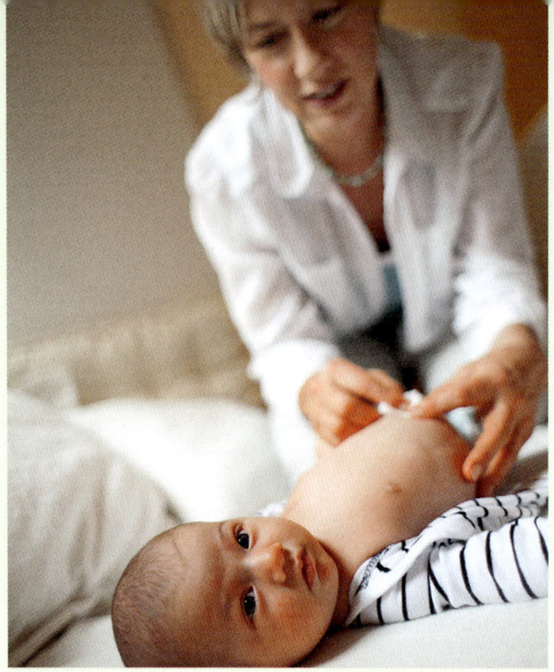

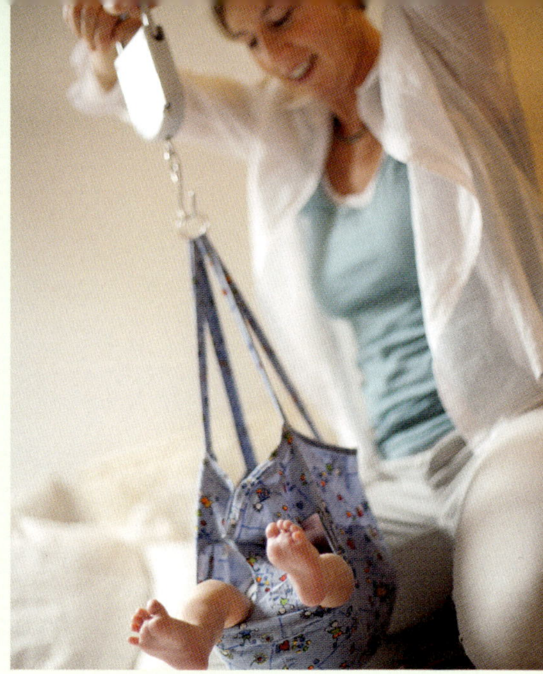

Der erste Tag zu Hause

Der schönste Tag nach der Klinikgeburt! Aber auch alles neu und ungewohnt! Das allererste Stillen im eigenen Sessel, Papas erstes Windelwechseln auf dem neuen Wickelplatz, das erste gemeinsame Nickerchen im eigenen Bett … Heute ist kein Tag für Gäste und Besucher, allenfalls für Helfer. Zeigen Sie dem Baby sein neues Zuhause ganz in Ruhe.

Jetzt kommt unsere Hebi!

Die Krankenkasse zahlt in den ersten 8 Wochen nach der Geburt mindestens 16 Besuche der Hebamme. Die kommt nicht automatisch – man muss sie vor der Geburt bestellt (www.hebammen.de) und nach der Geburt angerufen haben. Dann schaut sie jetzt regelmäßig beim Baby nach dem Nabel, achtet auf seine Gewichtsentwicklung, leitet bei seiner Pflege an – hilft zum Beispiel beim ersten Bad – und beantwortet alle 1001 Elternfragen. Auch auf die gesunde Rückbildung bei Mama hat sie ein Auge und gibt ihr zur Unterstützung vielleicht sogar eine Bauchmassage. Himmlisch! Wenn nötig kann sie mit ärztlicher Verordnung auch länger betreuen, außerdem ist sie später auch im Falle von Stillproblemen noch zuständig.

Formalkram

Die Familienerweiterung wird amtlich: Das sieht nach viel Papier aus, allerdings können Sie das meiste schon vor der Geburt ausfüllen. Dann stiehlt es jetzt keine kostbare Zeit.

Standesamt: Innerhalb der ersten Woche muss das Baby beim Standesamt, in dessen Bezirk es zur Welt gekommen ist, als neuer Bürger gemeldet werden. Bei Klinikgeburten erledigt dies häufig die Klinikverwaltung. Bei einer außerklinischen Geburt stellt die Hebamme den Eltern eine Geburtsbescheinigung aus, die sie selbst im Standesamt vorlegen. Das kann auch

Papa alleine übernehmen. Mitbringen: Geburtsbescheinigung des Babys, Geburtsurkunden beider Eltern, Familienbuch, Personalausweis, Kleingeld für Gebühren. Unverheiratete Paare, die gemeinsames Sorgerecht wünschen, brauchen eine Vaterschaftsanerkennung (wird schon vor der Geburt im Jugendamt ausgestellt). Spätestens jetzt muss die Entscheidung für einen Vornamen fallen. Um den Familiennamen des Kindes festzulegen, haben Paare ohne gemeinsamen Ehenamen aber vier Wochen Zeit. Doppelnamen sind nicht möglich.

Krankenkasse: Eine Kopie der Geburtsurkunde an die Krankenkasse schicken, bei der das Kind versichert sein soll, und eine weitere an die Krankenkasse, von der das Mutterschaftsgeld kommt.

Kindergeld: Bei der Familienkasse der Agentur für Arbeit oder des Arbeitgebers im öffentlichen Dienst den Antrag besorgen, ausfüllen und mit einer Kopie der Geburtsurkunde zurückschicken. Online finden Sie den Antrag unter: www.arbeitsagentur.de. Beim Lohnsteuerausgleich errechnet das Finanzamt automatisch, ob stattdessen ein Kinderfreibetrag steuerlich günstiger ist.

Elterngeld: Jeder Elternteil muss einen eigenen Antrag bei der zuständigen Elterngeldstelle einreichen, die Adressen stehen unter: www.elterngeld.net. Sämtliche weiteren Einzelheiten und ein Elterngeld-Rechner gibt es auf: www.familien-wegweiser.de. Mehr auch auf Mam@Plus 2971.

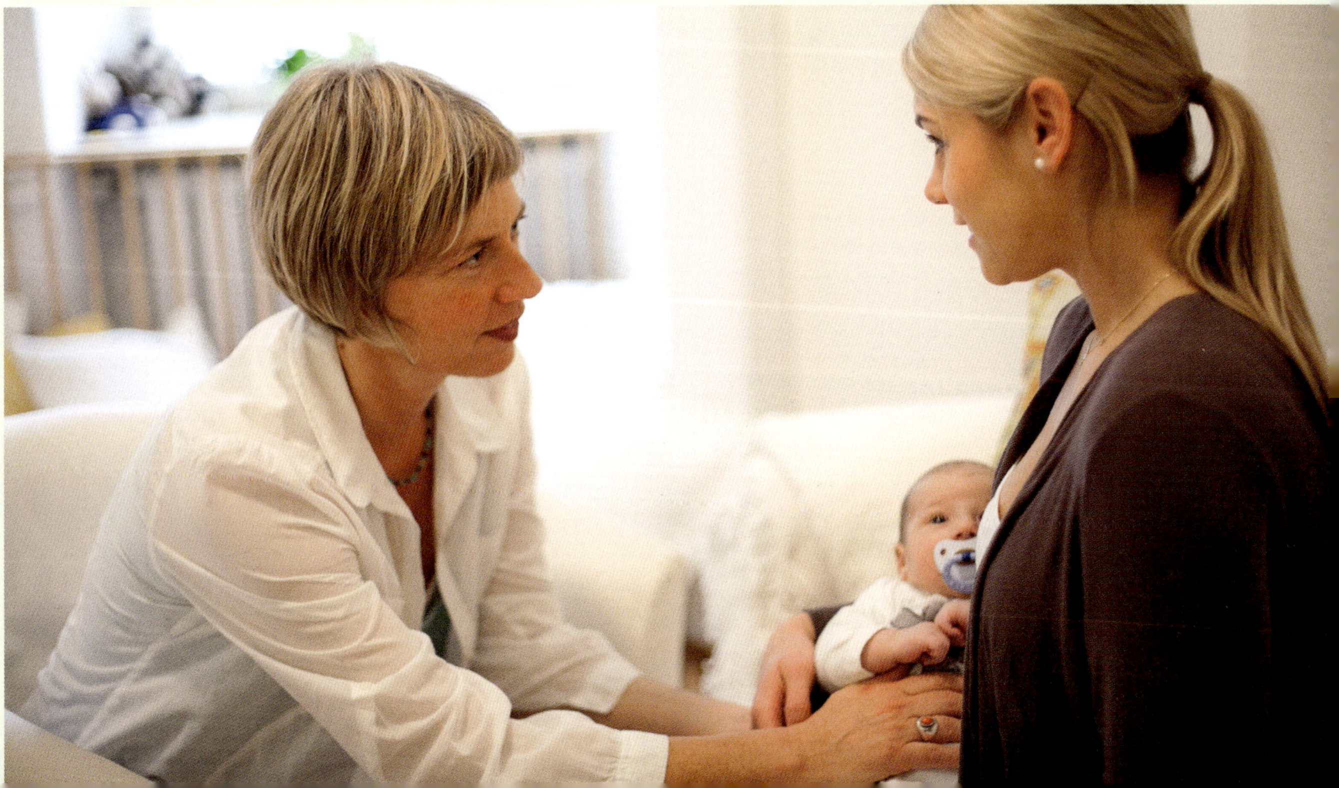

Schick angezogen

Babys erstes richtiges »Outfit« – für die Heimfahrt und die ersten 2–3 Monate danach. Es gibt soooo viele süße Sachen. Schade nur, dass die Kleinen so schnell rauswachsen. Da hilft nur eins: Für ein Geschwisterchen aufheben. ☺ Alle Baby-Shopping-Links gibt es auch gesammelt auf Mam@Plus 1801.

Body

Bodys sind besser als Unterhemdchen, denn sie rutschen nicht nach oben, so bleibt das Bäuchlein warm – gut gegen Bauchweh! Weil kleine Babys es nicht mögen, wenn man ihnen etwas über den Kopf zieht, gibt es Wickelbodys, die seitlich zugeknüpft werden. Für die ersten Monate besser Langarm-Bodys wählen. Besonders hautschmeichelnd und temperaturausgleichend ist ein Wolle-Seide-Gewebe. Das ist in der Anschaffung zwar etwas teurer, aber da diese Bodys mit leichter Handwäsche rasch wieder sauber sind, braucht man davon weniger als von Baumwoll-Bodys. Große Auswahl von einfarbigen und geringelten Wolle-Seide Babysachen z.B. bei www.wollkids.de • www.volle-wolle.de • www.bio-babywelt.de • www.baby-und-natur-shop.de

Strampler, Hosen, Jäckchen, T-Shirts

Ein Strampler wird über den Body gezogen und darf aus Baumwolle oder Nickistoff sein. Es gibt sie in tollen Farben und mit praktischen Knöpfen im Unterteil für schnelles Wickeln. Strampler sind für kleine Babys bequemer als Hosen, weil sie nirgends einengen und nicht verrutschen. Wenn Hosen, dann weiche »Pumphosen« mit breitem Strickbund. Zur Hose auf jeden Fall noch ein Oberteil über den Body ziehen, auch im Strampler ist es damit wärmer. Oder Baby trägt stattdessen ein Jäckchen, das nicht über den Kopf gezogen werden muss. An heißen Sommertagen kann bei einem langärmeligen Body im Strampler auf T-Shirt oder Jäckchen verzichtet werden.

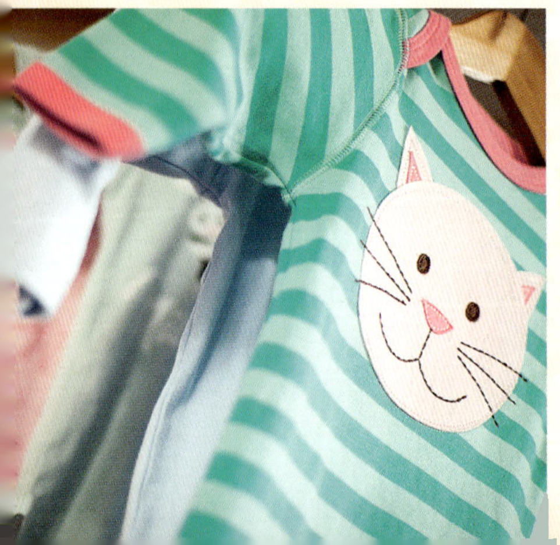

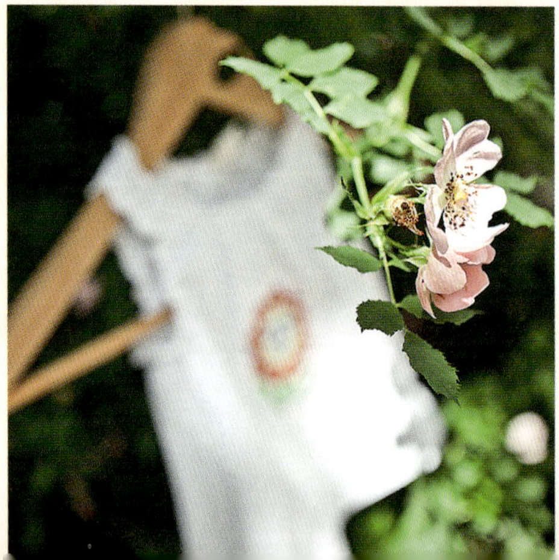

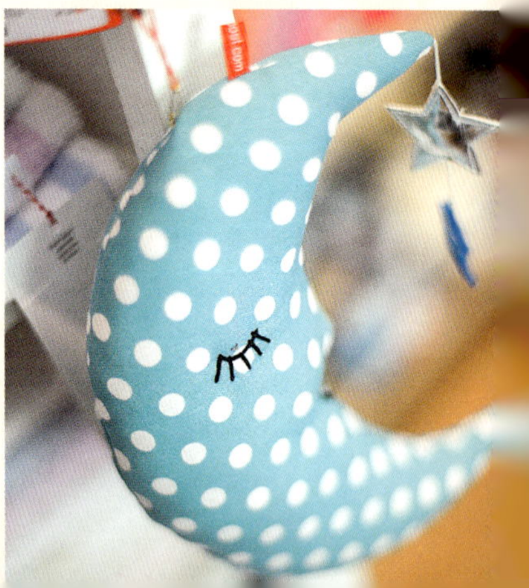

Söckchen

Söckchen halten warm – und werden nicht dauernd verloren, wenn das Baby sie im Strampler trägt, statt darüber.

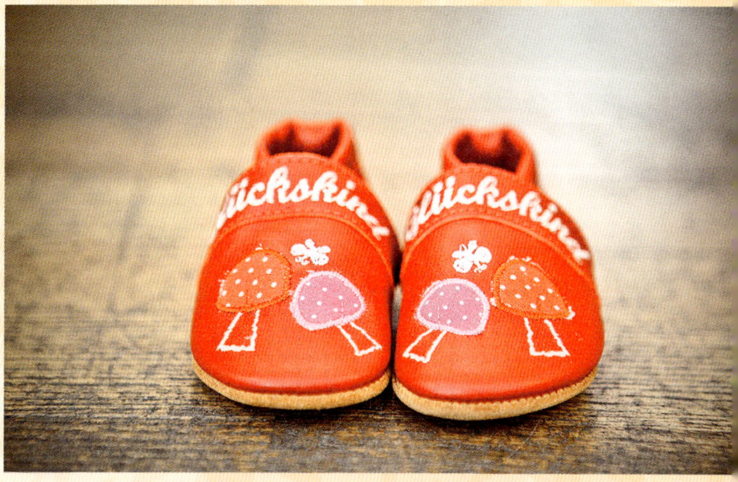

Mützchen – drinnen und draußen

Weil das Neugeborene über den Kopf viel Körperwärme verliert, braucht es immer ein leichtes Mützchen – es sei denn, es hat schon ganz dichte Haare. Drinnen genügt ein dünnes Häubchen aus Baumwolle, draußen im Sommer ein Sonnenhut mit breiter Krempe, im Winter eine warme Wollmütze.

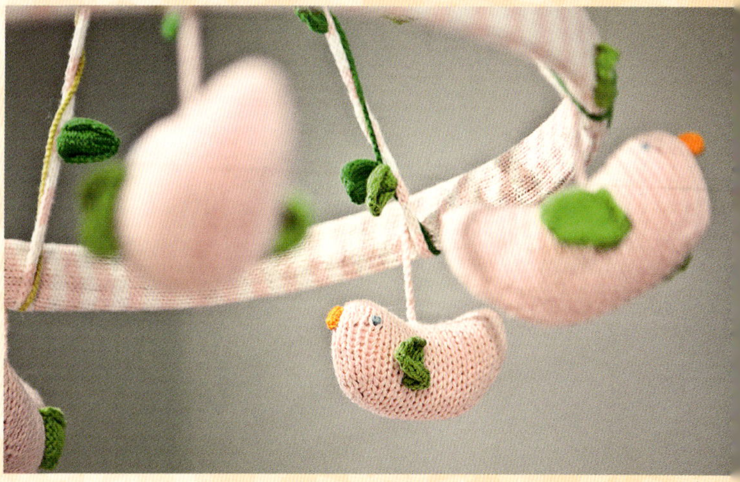

Overall und Decke – für draußen

Wenn es draußen kalt ist, das fertig angezogene Baby in einen warmen Overall packen oder mit einer kuscheligen Wolldecke sanft umhüllen.

Besonders schöne Sachen gibt es z.B. bei:

www.dawanda.de • www.tausendkind.de • www.engelundbengel.com • www.daskleinezebra.com • www.lilietmilou.com • Für Rocker-Babys: www.flamingstar.eu • Für Jungs: www.prinzenundpiraten.de • Süße Naturtextilien: http://shop.lotties.de • www.hessnatur.com • Für später: handgemachte Krabbel- und Lauflernschuhe: www.annaundpaul.de
Auch hilfreich: Baby-Basare. Hier verkaufen Mamas das, was ihren Süßen nicht mehr passt, an andere Mamas. Zu finden meist im Lokalteil der Zeitung oder auch online • Babymode zum Umtauschen: www.kindsstoff.de

Mein neues Leben »XXS«

1 Woche nach der Geburt

Baby-Wellness • Mama Mia • Den Beckenboden fit halten

Sich mit jedem Tag ein wenig besser kennenlernen – jede kleine Körperstelle, jede Hautfalte, jedes Grübchen des Babys studieren. Unglaublich, wie so etwas Winziges einen so vollkommen einnehmen kann. Dabei ist Mama froh, wenn das Baby nicht weint. Tränen fließen nämlich sowieso, denn Mama hat der (Baby-) Blues gepackt. Also Papa, bitte jetzt besonders gut für sie sorgen, sonst vergisst sie sich inmitten all der »Babymania« glatt selbst!

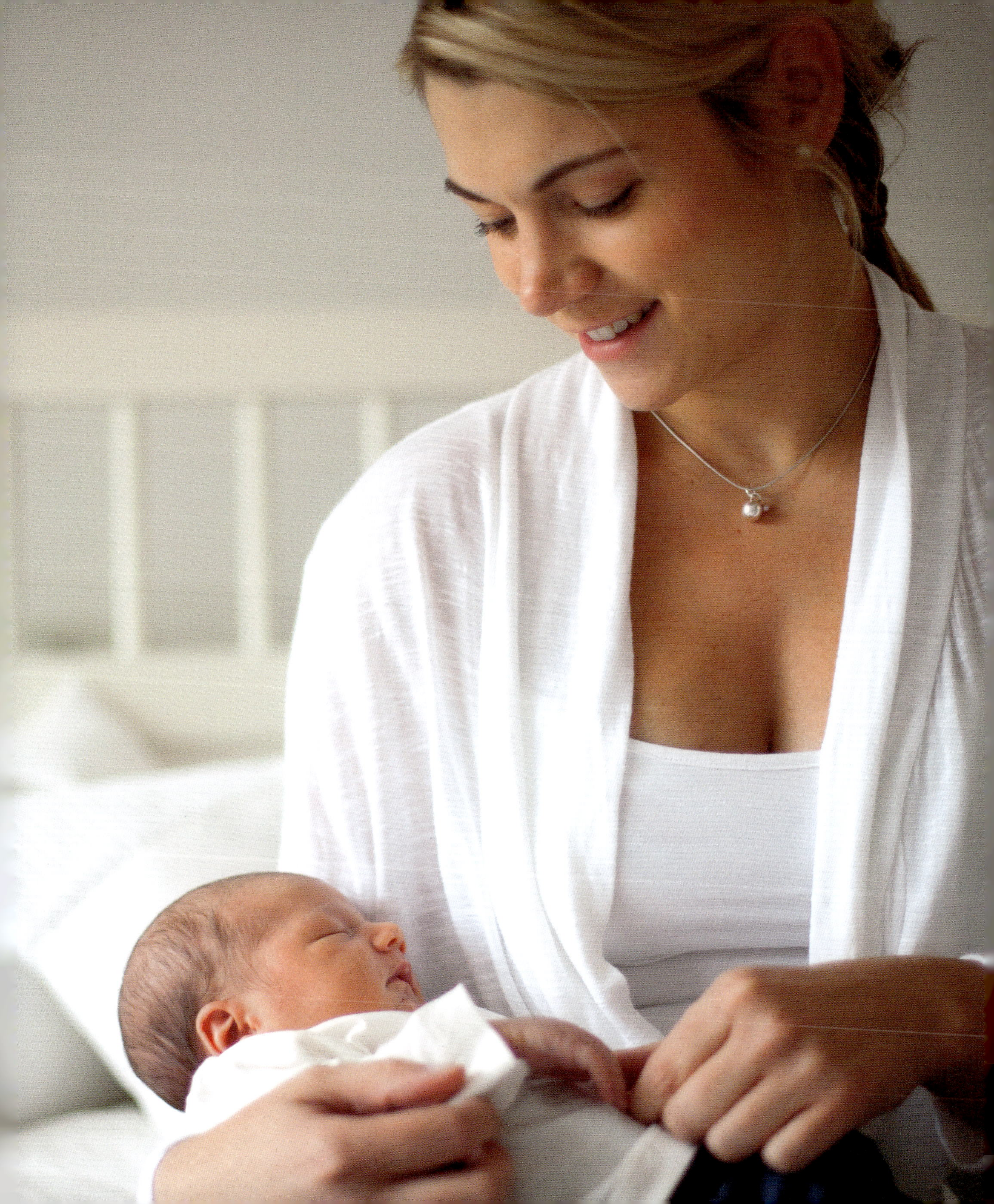

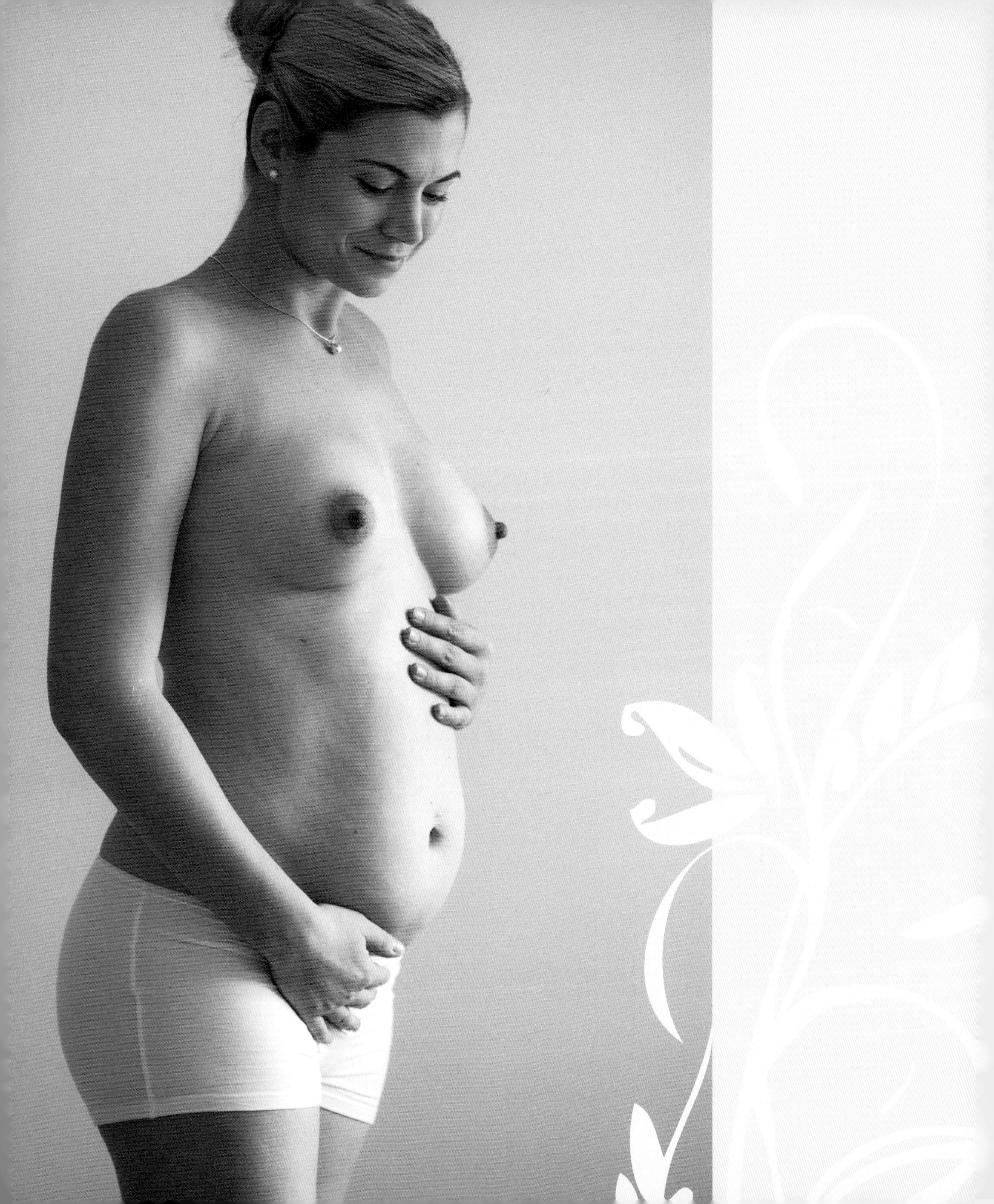

Mama-Body

Schweiß lass nach! Die Ödeme aus der Schwangerschaft vergehen jetzt, dafür sorgt die Hormonumstellung. Ein großer Teil des Wassers verabschiedet sich über die Nieren. Deshalb hat Mama jetzt ständig Pipi-Alarm. Der Rest wird ausgeschwitzt. Leicht werden da in einer Nacht mehrere Nachthemden und Bettlaken nass.

Dammpflege: Selbst größere Verletzungen werden dank der guten Durchblutung des Dammes schon bald wieder beschwerdefrei sein; die Tiefenheilung dauert ein paar Wochen. Wer mag, kann den wunden Bereich immer mal wieder mit pflegendem Calendulaöl »heilstreicheln«.

Beckenboden: Es heißt Wochenbett und nicht Wochensessel, weil Mama noch viel liegen muss! Auch im Sitzen ist der Beckenboden (der tragende Muskelkomplex zwischen Schambein und Kreuzbein) nämlich belastet, und das tut ihm jetzt gar nicht gut, selbst wenn er nicht dauernd Aua schreit. Also nicht die Heldin spielen, sondern viele, viele Liege-Pausen machen – und zwar traditionelle 40 Tage lang! Zum Beispiel auch tagsüber häufig im Liegen stillen.

Wochenfluss: Wird schon schwächer, ab der 3. Woche immer heller, von rot über bräunlich zu gelblich, und versiegt ca. 6 Wochen nach der Geburt. Hört er früher auf (häufig nach Wassergeburt oder Kaiserschnitt), ist das in Ordnung, sofern keine Beschwerden vorliegen. Sonst: Hebamme fragen!

Rückbildung: Die Gebärmutter sinkt rasch tiefer und tiefer ins Becken. Der Fundus lässt sich jetzt noch zwischen Nabel und Schambein ertasten, aber schon bald wird die Gebärmutter von außen nicht mehr zu spüren sein.

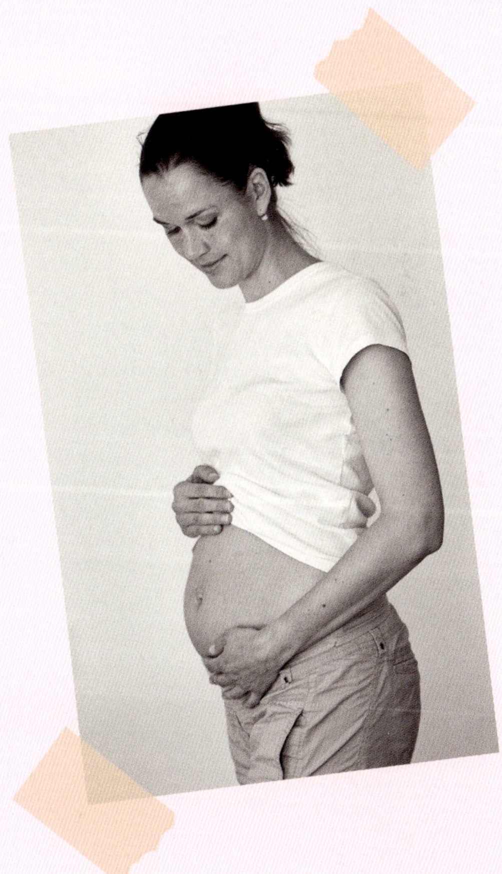

Baby-Body

In die Wiege gelegt: Babys erstaunliche Fähigkeiten

Es ist noch so neu auf der Welt und kann doch schon so viel! Ein Neugeborenes besitzt Bewegungsreflexe, die teilweise als Schutzmechanismen ein Leben lang nützen und teilweise auch nur für den Anfang gedacht sind. Wenn das Baby eines Tages reif genug ist, um die entsprechenden Bewegungen bewusst einzuüben und zu steuern, verschwinden letztere wieder.

Der Moro-Reflex

Erschrickt das Baby durch ein lautes Geräusch oder eine plötzliche Erschütterung, streckt es reflektorisch die Arme weit aus, spreizt dabei beide Hände und streckt jeden einzelnen Finger. Meistens strecken sich auch die Beinchen. Sofort danach entspannt sich alles wieder: Die Arme beugen sich, die Hände schließen sich zu Fäustchen und legen sich wieder an den Körper. Der Moro-Reflex wird auch Schreckreflex genannt. Er bildet sich bereits im 3. Schwangerschaftsmonat aus und bereitet das Nervensystem auf den Umgang mit potenziellen Gefahren vor. Ab dem 4. Lebensmonat lässt er wieder nach und erlischt mit 6–7 Monaten ganz.

Der Greifreflex

Die Fingerchen oder Zehen beugen sich, um fest zuzugreifen, wenn etwas die Handinnenfläche oder die Fußsohle berührt. Manche Babys klammern sich dabei mit den Händchen so stark fest, dass man sie sogar kurz hochziehen könnte. In grauer Vorzeit hatten Babys damit wohl die Kraft, sich notfalls an der Mutter festzuhalten, so wie es kleine Äffchen machen. Der Handgreifreflex wird im 3. Monat schwächer und erlischt etwa im 5. Monat, der Fußgreifreflex besteht bis zum 9. Monat.

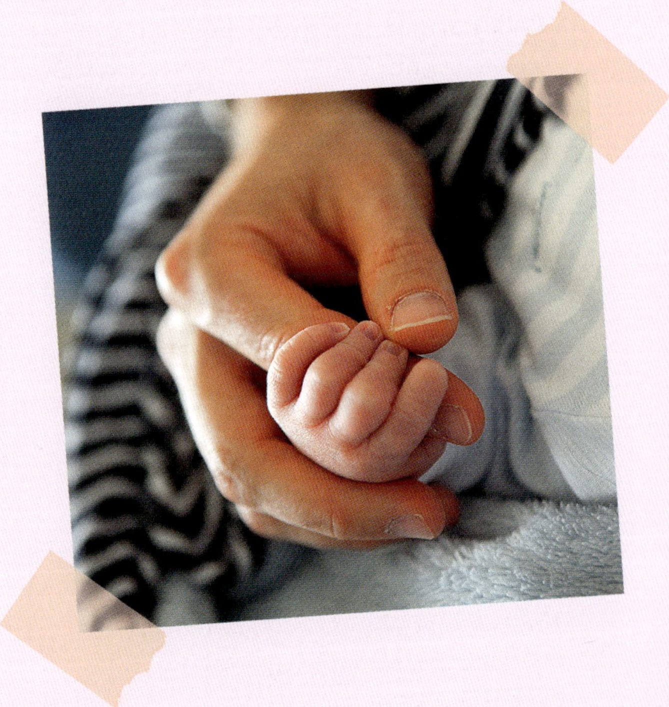

Der Stehreflex

Sobald beide Füßchen des Babys die Unterlage berühren und man es dabei aufrecht hält, versteifen sich automatisch seine Beinchen, als wollte es schon aus eigener Kraft stehen. Damit das Baby viele verschiedene Beinbewegungen herausfinden und ausprobieren kann, wenn es das Kriechen und Krabbeln übt, lässt dieser Reflex ab dem 4. Monat allmählich nach.

Der Schreitreflex

Hält man das Baby aufrecht und genau so, dass nur einer seiner Füße die Unterlage berührt, dann hebt es den anderen Fuß, führt ihn am »stehenden« Fuß vorbei und setzt ihn etwas weiter vorne wieder ab – ein richtiger kleiner Schritt! Diese erstaunliche reflektorische Gangbewegung ihres Babys wird den stolzen Eltern besonders gern demonstriert; Hebamme oder Kinderarzt können es dafür richtig halten. Doch man sieht sie nur im 1. Monat richtig, sie lässt schon im 2. Monat nach.

Der Kriechreflex

Wenn die Zehen des Babys festen Widerstand spüren, während es auf dem Bauch liegt, löst das reflektorisch richtige Krabbelbewegungen aus. Diese sind so kräftig, dass das Baby bereits unmittelbar nach der Geburt aus eigener Kraft von Mamas Bauch zu ihrer Brust kriechen könnte. Das klappt aber nur bis zum 2. oder 3. Monat.

Der Suchreflex

Hilft dem Baby von Geburt an, Mamas Brust zu finden. Er ist umso stärker auslösbar, je hungriger das Baby gerade ist. Jede zarte Berührung an seinen Mundwinkeln oder Lippen reizt es dazu, sich reflektorisch der Berührung zuzuwenden und eifrig mit den Lippen zu suchen. Es beginnt dabei, sich erwartungsvoll mit der Zunge die Lippen zu lecken. Dieser Reflex hilft dem Baby etwa 3 Monate lang, dann braucht es ihn nicht mehr, sondern kann sich bewusst zuwenden.

Der Saug-Schluck-Reflex

Stecken Mama oder Papa ihrem Baby einen Finger in den Mund, wird es ihn sofort fest mit den Lippen umschließen und mit kräftigen Mund- und Zungenbewegungen daran saugen. Und wenn es saugt, schluckt es automatisch auch. Typisch beim hungrigen Baby, ist dieser Reflex sogar auch im Traumschlaf auslösbar. Je bewusster das Baby saugen und nuckeln kann, desto schwächer wird er. Etwa im 3. Monat ist er ganz verschwunden.

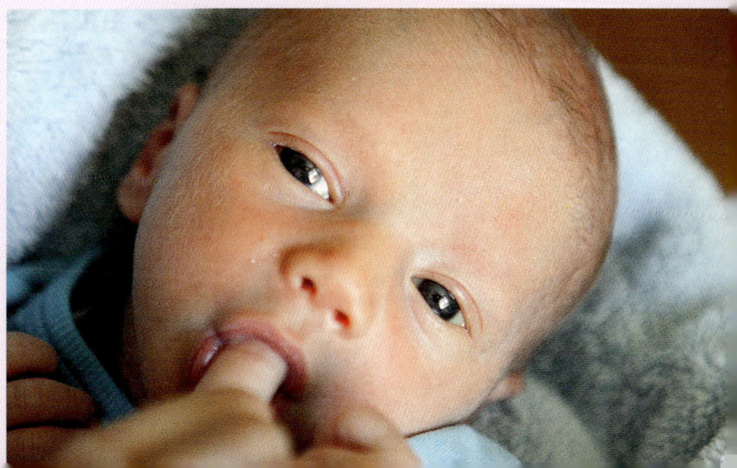

Baby-Wellness

Wickeln, waschen, warm halten – Babys sind wunderbar pflegeleicht! Was Sie für die Säuglingspflege unbedingt brauchen, ist schnell aufgezählt: warmes Wasser, ein wenig unparfümiertes Öl, zwei sehr liebevolle Hände, viel Ruhe und die ganze, ungeteilte Aufmerksamkeit von Mama oder Papa.

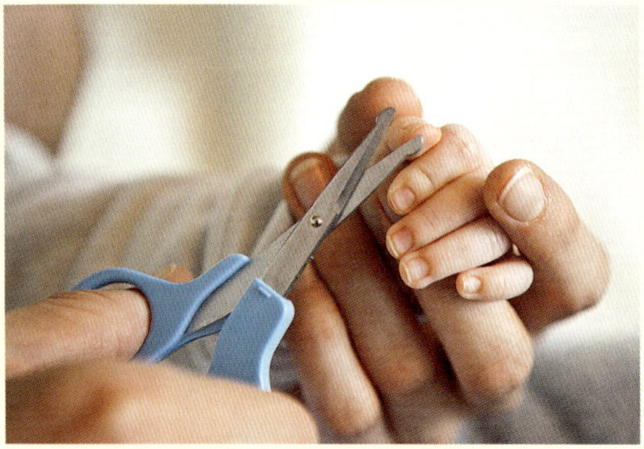

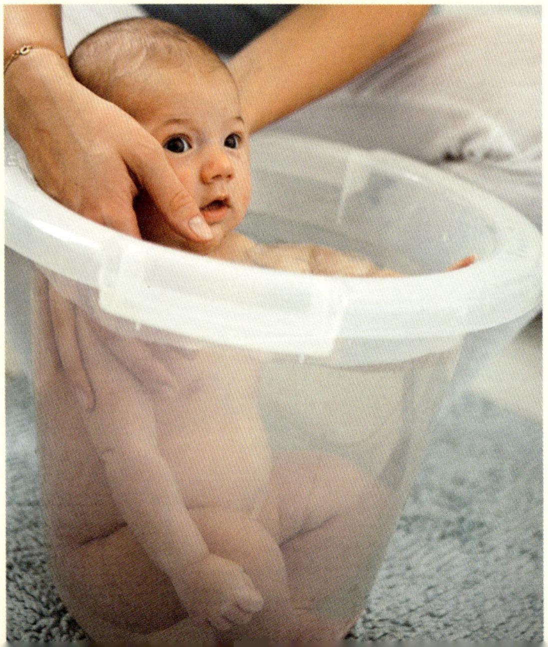

Waschen und Pflegen

Warten Sie mit dem ersten Bad, bis der Nabel abgeheilt ist, und üben Sie dann mithilfe der Hebamme die richtigen Griffe ein, mit denen Sie das Baby gut halten. Beim Baden geht es vor allem um den Spaß, also nur baden, wenn es dem Baby gefällt. Generell reicht auch eine gelegentliche Wäsche aus, um die Haut frisch zu machen: mit einem weichen Waschlappen und warmem Wasser – immer nur unter dem Wärmestrahler. Nach dem Abtrocknen eine winzige Minimenge parfümfreies Öl rasch in die Haut »einstreicheln«, weil Babyhaut sich noch nicht selbst rückfettet.

Das Gesichtchen zart waschen, dabei Nase, Augen und Ohren nur äußerlich feucht säubern. Übrigens: Wenn sich in ein paar Wochen eine Art »Grind« (Verkrustung) auf der Kopfhaut bildet, am besten in Ruhe lassen, nach einiger Zeit geht er ganz von selbst weg.

Die Nägelchen sollte man erst schneiden, wenn das Baby mindestens 6 Wochen alt ist – aber was, wenn sie jetzt schon sehr lang sind und sich das Baby damit kratzt? Am besten warten, bis der kleine Schatz tief und traumlos schläft, dann klappt es auch jetzt schon ganz gut.

Das erste Bad, wie hier im Badeeimer, kann noch warten. Momentan reicht ein Waschlappen und warmes Wasser. Kleine Babys können auch im Waschbecken gebadet werden – gut gehalten von Mama oder Papa. Den Raum vorheizen und die Wassertemperatur messen: 37 °C sollte sie betragen.

Was Babys nicht brauchen

- Seife, Shampoo, Badezusätze: trocknen die zarte Haut aus, der ist klares Wasser lieber.
- Wattestäbchen: sämtliche Körperöffnungen nur äußerlich feucht sauber wischen, nirgends »reinpulen«.
- Feuchttücher: schmieren jede Menge Chemie auf Babys Haut.

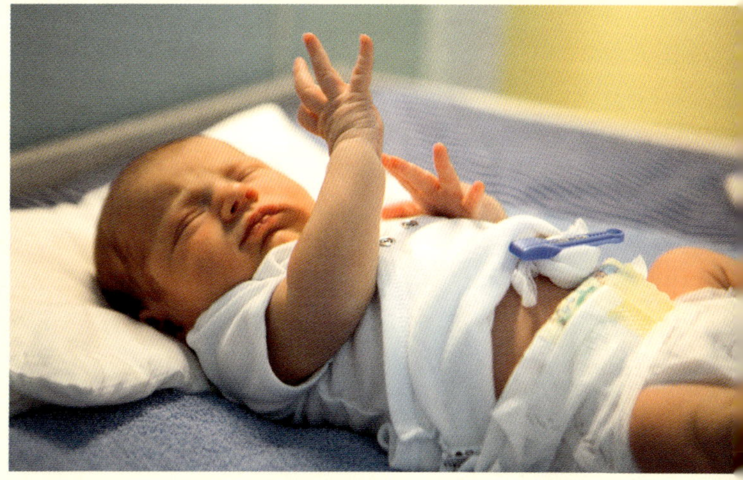

Nabelpflege

Bis der Nabelschnurrest abfällt, pflegen Sie ihn so, wie Ihre Hebamme es Ihnen zeigt – besser ohne Puder. Achten Sie vor allem beim Wickeln immer gut darauf, dass der Nabel frei bleibt.

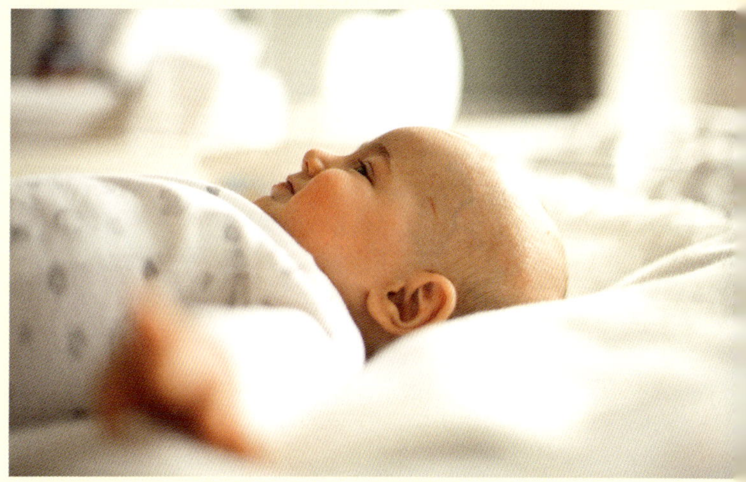

Wickeln – oder: Die W-Frage

Wegwerfwindeln, Stoffwindeln oder ganz windelfrei? Ein Baby wird im ersten Jahr etwa 2500-mal gewickelt. Dabei steht so viel fest: Wegwerfwindeln produzieren langlebige Riesenmüllberge (jährlich ca. 300 kg), Stoffwindeln muss man waschen und trocknen. Auch das kostet Energie, ist umwelttechnisch aber etwas vertretbarer. Wegwerfwindeln erfordern ständiges Einkaufen, Stoffwindeln ca. alle 2 Tage eine zusätzliche 60 °C-Wäsche. Für manche Mamas klingen Stoffwindeln ziemlich öko, dabei haben sie in den letzten Jahren einiges an ihrem »beigen« Image geändert: Die neue Stoffwindelgeneration gibt es als All-in-One oder »Hybridmodelle« (heißen wirklich so!) in bunten Farben und schicken Mustern. Sie sind bequem, saugfähig, hautfreundlich und fast genauso fix zu wickeln wie Wegwerfwindeln. Windelvlies-Einlagen halten das Gröbste vom Stoff fern und werden nach jedem Wickeln weggeworfen. Der Rest kommt

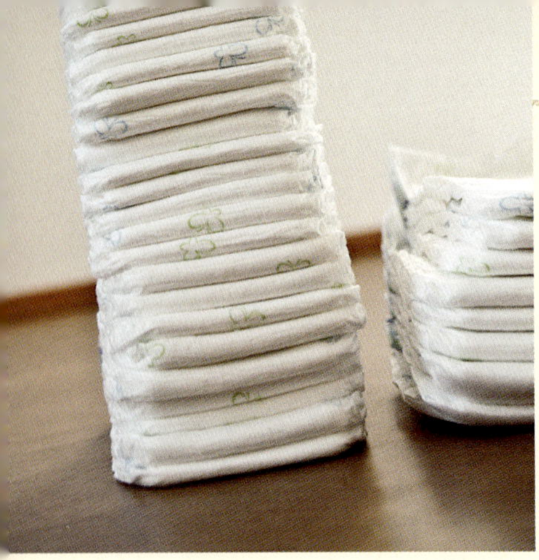

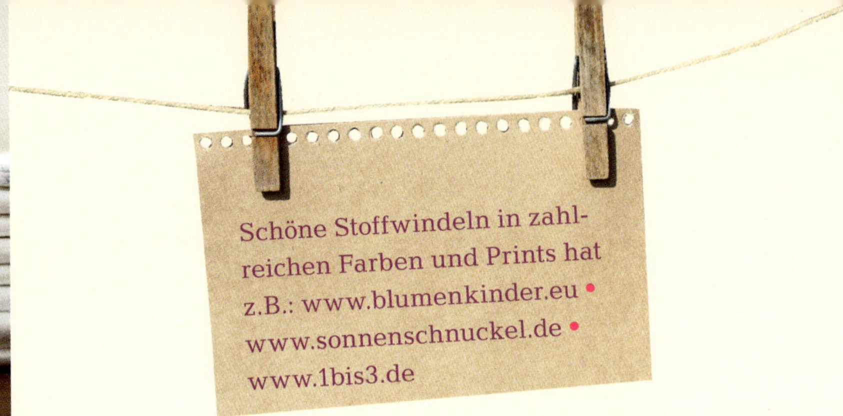
Schöne Stoffwindeln in zahlreichen Farben und Prints hat z.B.: www.blumenkinder.eu •
www.sonnenschnuckel.de •
www.1bis3.de

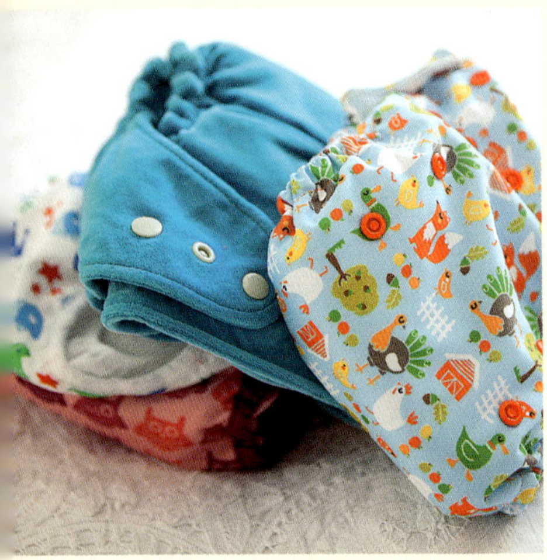

in die Wäsche. Mancherorts übernehmen auch Windeldienste das Waschen. Einfach mal googeln, ob das in Ihrer Nähe angeboten wird. Beratung zu allen Fragen über Stoffwindeln – welche sich empfehlen, wie sie funktionieren – gibt die Infoseite www.naturwindeln.de. Wenn übrigens die Babyhaut entscheiden dürfte, wäre ihr sicher die Methode »Windelfrei« die liebste. Hierbei halten Mama oder Papa das Baby ab, wenn es muss. Wie sie die Signale dafür erkennen, müssen sie natürlich lernen. Mehr dazu: www.ohne-windeln.de.
Die W-Frage ist zugegeben auch ein Stück weit Typsache. Machen Sie sich keinen zu großen Druck und entscheiden Sie, was für Sie am besten ist. Manche Eltern wechseln z.B. auch einfach Stoff- und Fertigwindeln ab, je nach Situation und Laune.

Unser Tipp

Wegwerfwindeln: Wegwerfwindeln gibt es online auch als Windel-Abos, z.B. bei amazon oder www.lieblingswindeln.de. Lassen sich manche Eltern auch zur Geburt von Oma, Opa, Onkel oder Tante schenken.
Stoffwindeln: In manchen Gemeinden (z.B. Marburg, Freiburg, Goslar, Starnberg, Graz etc.) erhalten Eltern einen »Windelzuschuss« für den Verzicht auf Wegwerfwindeln. Einfach mal beim Abfallwirtschafts- und Umweltamt nachfragen oder »Mehrwegwindeln Zuschuss« + Ort googeln.

Ich habe endlich herausgefunden, was Liebe wirklich bedeutet!

Sängerin Pink nach der Geburt ihres Babys

Immer anschalten: Wärmestrahler

Vorläufig immer unter einem Wärmestrahler wickeln, auch im Sommer. Im Windelpaket herrscht 37,5 °C Körpertemperatur, die sollen dem Baby möglichst bewahrt bleiben. Nach Abkühlung kann es seine Körpertemperatur nämlich nur sehr langsam wieder hochregeln – und Kälte erzeugt Spannungen, die wiederum Blähungen und Koliken verursachen können.

Mit Baby unterwegs: Das ist in der Wickeltasche

- 2 x Windeln (oder mehr, wenn Sie länger unterwegs sind)
- Kleine Plastiktüten – zur Windelentsorgung
- 1–2-mal Wechselwäsche, falls etwas nass wird (Body, Strampler, Jäckchen)
- 1 kleine Plastiktüte mit feuchten Waschlappen (statt Feuchttücher)
- Wickelunterlage
- Kleine Plastikflasche mit Pflegeöl
- evtl. etwas Wundcreme
- Papiertaschentücher (für alles Mögliche)
- Desinfektionstücher als Ersatz fürs Händewaschen, wo das nicht geht

Wickel-Basics

Windel öffnen, dann mit dem Handrücken unter Babys Oberschenkeln seinen Po leicht anheben (Babys Hüftgelenken zuliebe dafür nicht an den Füßen oder Beinen ziehen). Windel entfernen, Po sanft mit einem feuchten Waschlappen säubern und trocknen. Frische Windel unterlegen und schließen.

Bei Mädchen immer von vorn nach hinten sauber wischen. Nicht in die Schamlippenfalten wischen, dort reinigt sich die Haut von selbst. Bei Jungen die Vorhaut nicht zurückschieben, auch dort ist ein Baby »selbstreinigend«. Ist die Haut einmal gerötet, hilft eine Calendula-Wundcreme, vielleicht auch etwas Heilwolle. Kommt es öfter vor: Windelsorte oder Waschmittel wechseln.

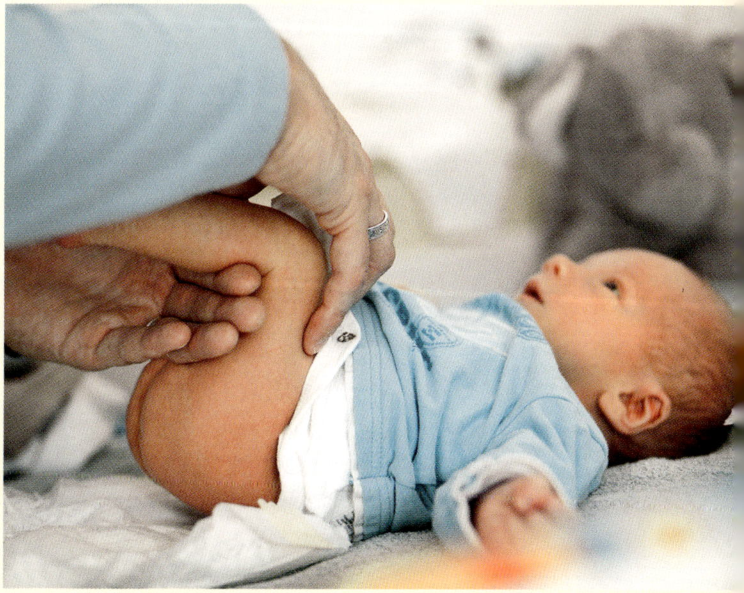

Wie oft?

Wie oft wird das Baby gewickelt? Immer so schnell wie möglich, sobald die Windel nass oder voll ist: Anfangs ist das innerhalb von 24 Stunden 7–9-mal der Fall, nach drei Monaten noch 5–7-mal. Sobald Babys nachts keinen Stuhlgang mehr haben, genügt eine Nachtwindel, die von abends bis morgens dicht hält. Sie werden bald feststellen, wie hautempfindlich Ihr Baby ist, und können sich entsprechend danach richten.

Brad Pitt hat dem Magazin *Joy* sein Geheimnis für **entspannten Schlaf** verraten: Eltern »sollten sich eine anständige Matratze aus Schaumstoff besorgen. Die schüttelt einen nicht durch, wenn alle Kids darauf herumspringen. Angie und ich haben uns so ein orthopädisches Modell besorgt. Sogar wenn alle sechs mitten in der Nacht darauf herumklettern, können wir noch ruhig schlafen. Das ist für Eltern ein wahres Geschenk.«

Schön gewickelt – Wickeltaschen

Schicke Wickeltaschen
www.baby-wild.de • www.wunderschoene-dinge.de

Bunte, ausgefallene, lässige Taschen
www.maedla.de • www.windeln.de • www.milksugar.de • www.tausendkind.de

Große Auswahl
www.wickeltaschen.com

Da freut sich das Popöchen – Wickelbeutel, -unterlagen & Co.
www.nestbauglueck.de

Wickeltaschen für Papa
www.mamarella.com

Vom Wickeltisch gefallen …

Nie das Baby alleine auf dem Wickeltisch liegen lassen, egal wie kurz: Weil die meisten Eltern so daran gewöhnt sind, dass das Baby liegen bleibt, wo immer man es ablegt, stürzen angeblich 80 % aller Babys einmal vom Wickeltisch. Die meisten kommen mit dem Schrecken davon. Trotzdem: Das Baby nie alleine auf erhöhter Fläche liegen lassen! Lieber kurz auf den Boden legen, wenn man für einen Augenblick weg muss.

Gute Nacht!

Das Baby kann noch nicht ohne nächtliche Mahlzeiten auskommen. Also besser nicht abwarten, ob es »von selbst« wieder einschläft, wenn es sich nachts meldet. Dabei wird es nur noch wacher, weint noch lauter und braucht dann noch länger, bis es wieder einschläft.

Tipps für einen guten Murmeltierschlaf

Temperatur: Die beste Schlafzimmertemperatur für kleine Babys ist weniger kühl, als viele Erwachsene es gewohnt sind: 18–20 °C. Frieren macht nicht nur einen unruhigen Schlaf, sondern auch den Organismus krankheitsanfällig.

In kalten Winternächten: Das Zimmer vor dem Schlafengehen 10 Minuten gut durchlüften und nachts das Fenster geschlossen halten. Das Baby sollte nicht in einem Luftzug liegen oder an einem Fenster, das Kälte abstrahlt.

Bei sehr trockener Luft: Feuchte Tücher aufhängen. Geben Sie auf jedes Tuch ein paar Tropfen ätherisches Lavendelöl, das schmeichelt den Atemwegen.

Babys Nachtwäsche: Für die Nacht trägt das Baby einen Schlafoverall über dem Body, je nach Jahreszeit aus kühlerem oder wärmerem Material, in heißen Sommernächten genügt ein Langarm-Body. Darüber kommt ein passender Schlafsack, im Winter gefüttert.

Warm eingepackt: So prüfen Sie nachts, ob es Ihrem Baby warm genug ist: Legen Sie zwei Finger auf die Haut zwischen seinen Schulterblättern – es sollte sich dort angenehm warm, aber trocken anfühlen.

Mehr zum Thema Schlafen siehe S. 396.

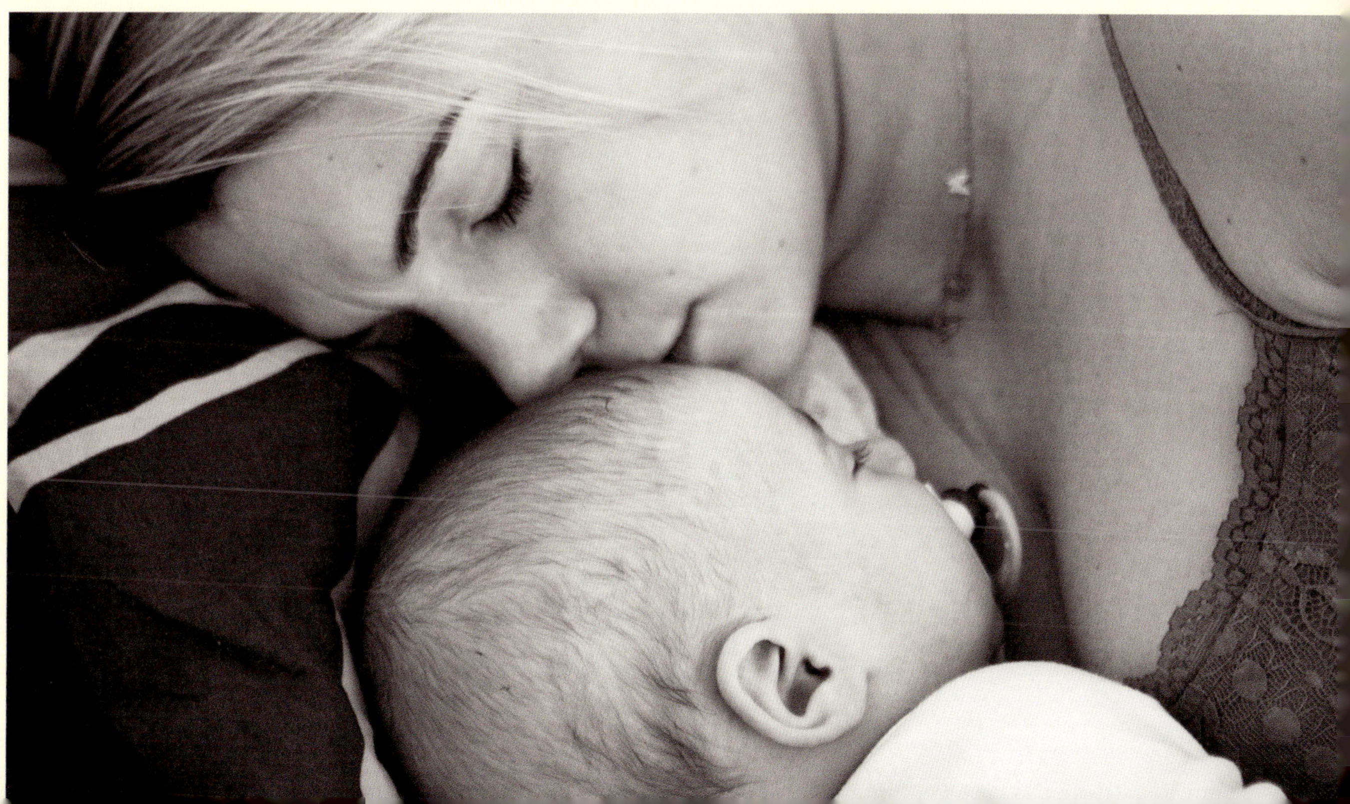

Mama Mia

So lange von dieser Zeit geträumt, so lange darauf hingelebt, so lange alles geplant und sich ausgemalt – und nun ist doch so vieles unvorhergesehen und ganz anders als jemals gedacht. Über der ungewohnten Verantwortung für das Baby darf Mama auf keinen Fall sich selbst vergessen! Und Papa hat jetzt ganz viele Gründe, Mama mit allem zu verwöhnen, was schon vor der Geburt schön war – z.B. mit einer täglichen Fußmassage. Vor allem kann er darauf achten, dass genug zu essen und zu trinken für sie bereitsteht, sodass sie nur zuzugreifen braucht …

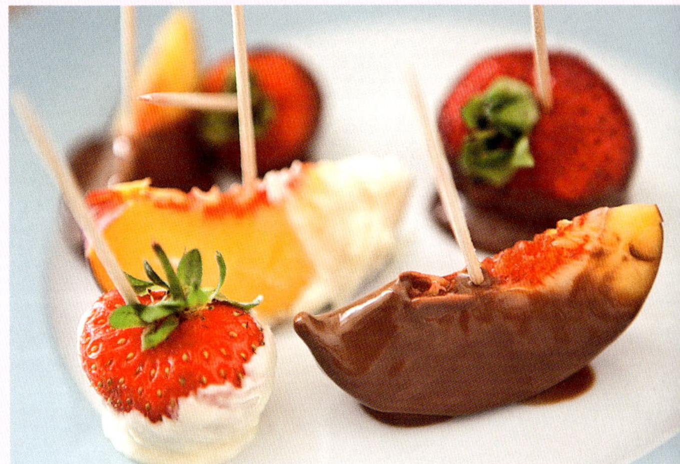

Mama füttert das Baby, Papa füttert die Mama

Ein schönes Geschenk für Papas zur Geburt: das Buch *Blitzküche* von Stefan Marquard. Zeigt Papas, wie sie am Wochenende einen Vorrat herrichten und kochen können, mit dem die Blitzküche dann wunderbar unter der Woche funktioniert.

Schokofrüchte

Die Zubereitung ist einfach und schnell – das ist ein idealer Geschenkvorschlag für alle, die Mama verwöhnen wollen: Gekaufte Kuvertüre in ein schmales Gefäß geben, im Wasserbad oder in der Mikrowelle auflösen. Ganze frische Erdbeeren, dicke Bananenscheiben, Kirschen am Stiel, entsteinte Datteln, getrocknete Aprikosen oder weiche Trockenpflaumen mithilfe eines Holzzahnstochers in die aufgelöste Schokolade tunken und umgedreht, mit dem Stiel nach unten, in einem niedrigen Gefäß trocknen lassen. Geht auch mit Nüssen.

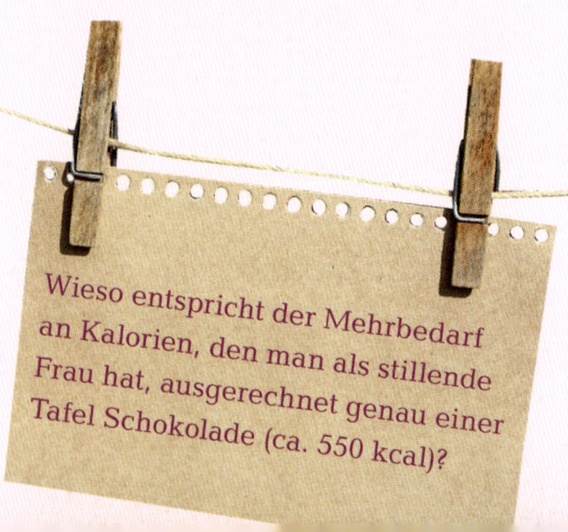
Wieso entspricht der Mehrbedarf an Kalorien, den man als stillende Frau hat, ausgerechnet genau einer Tafel Schokolade (ca. 550 kcal)?

Hilfe für müde Mama-Augen

Durchwachte Nächte, kranke Babys, neuer Alltag: Mamasein ist schon ein heftiger Job. Und hinterlässt leider manchmal Spuren in Form von Augenringen & Co.: Dabei will Mama sich doch einfach mal wieder richtig schön fühlen. Mamas Zauberwort: Concealer (conceal = englisch für »kaschieren«). Tipps von unserer Visagistin:

Grundierung oder getönte Tagescreme auftragen. Das deckt schon ein paar Unebenheiten ab.

Concealer »komplementär« wählen, also:
Bei Rötung: leicht grünlicher Concealer
Bei blau-lila Augenringen: ein aprikotfarbener Concealer
Bei braunen Pigmentstörungen oder Augenringen: rosiger Concealer. Der Concealer sollte im Vergleich zur Hautfarbe nicht zu hell sein. Notfalls mit etwas Grundierung mischen. Ansonsten hat Mama nämlich Eulen-Augen. Und die will sie ja gerade verhindern. Weniger ist mehr!
Geschwollene Augen: Auf Concealer verzichten, sonst wirken sie noch dicker. Stattdessen: Tagescreme im Kühlschrank aufbewahren und eincremen. Die Kälte unterstützt das Abschwellen.

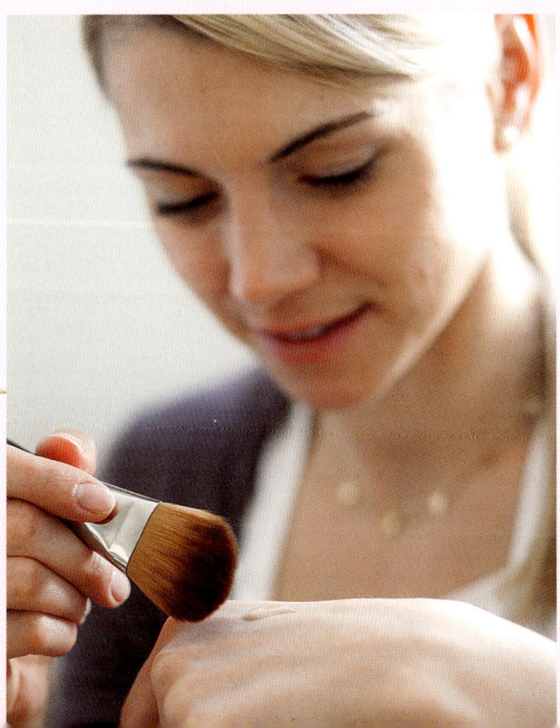

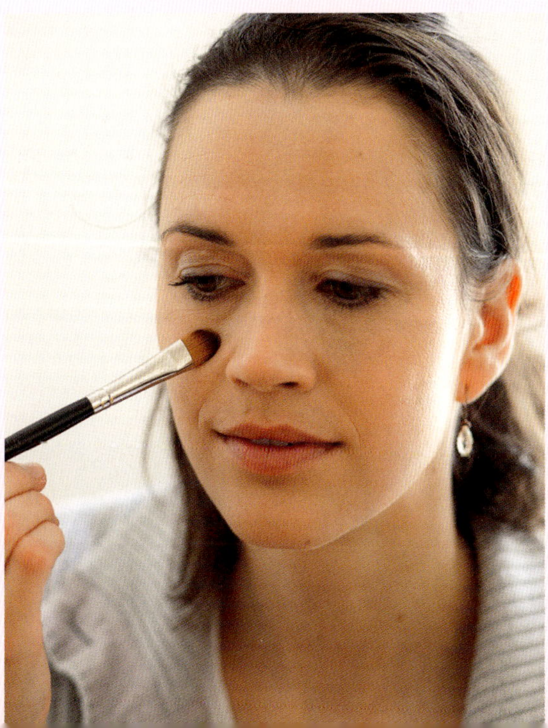

Die Kunst, Eltern zu sein, besteht darin, dann zu schlafen, wenn das Baby nicht hinguckt.

Unbekannt

Alles Baby-Glück?

Das Glück ist riesig. Aber das ist nicht alles. Freude und Stolz wechseln sich ab mit Erschöpfung und Angst, Liebe mit Sorge und und und … Niemand hätte einen wirklich auf dieses überwältigende Gefühlschaos nach der Geburt vorbereiten können. Schuld daran sind mal wieder die Hormone: Die gemütsaufhellenden Plazentahormone sind aufgebraucht und werden nicht mehr nachgeliefert, der Körper muss sich jetzt stark umstellen.

Blues, Baby …

Baby-Blues – fast jede Mutter hat ihn: ein paar Stunden oder Tage voller Tränen, irgendwann in der 1. oder 2. Woche. Sogar Papas spüren manchmal einen Anflug davon, aber Mamas Stimmungstief kann richtig umwerfend sein. Es hilft, den Tränen ihren Lauf zu lassen, und dabei unterstützen verständnisvolle Gespräche mehr als sinnlose Versuche der Aufheiterung. Schließlich will auch die Geburt nun so angenommen werden, wie sie war, und das Gefühl, dass der Bauch plötzlich so »leer« ist – kaum einer Frau fällt das ganz leicht. Doch das ist ein längerer Verarbeitungsprozess, der braucht noch Zeit!

Wenn die schlechte Stimmung über 2 Wochen anhält, könnte sie auch das erste Anzeichen einer Postpartalen Depression sein. Zwar können schon allein der Schlafmangel und die Erschöpfung zu Antriebslosigkeit, Empfindsamkeit und Stimmungsschwankungen führen. In diesem Fall lässt sich häufig mit naturheilkundlichen Mitteln helfen – mit einem hoch dosierten Johanniskraut-Präparat beispielsweise, mit Schüssler-Salzen oder auch mit Homöopathie. Aber wenn damit nicht nach kurzer Zeit eine deutliche Besserung eintritt, wenn eine tiefe Traurigkeit immer wiederkommt oder wenn die seltsame Stimmung verbunden ist mit erschreckenden Ängsten, mit fehlendem Appetit, Schlafstörungen, extremer Reizbarkeit – dann unbedingt die Hebamme, Frauenärztin oder den Frauenarzt ansprechen! Früherkennung ist gerade hier sehr hilfreich. Sehr gut geeignet ist dazu der einfache »EPDS-Test zur Selbsteinschätzung« (Edinburgh Postnatale Depressions Skala), den man ausfüllen kann, um sich ein realistisches Bild der eigenen Stimmungslage zu machen. Er kann auf Mam@Plus **3141** durchgeführt werden.

Hilfe suchen

Die bundesweite Vereinigung Schatten-und-Licht stellt im Internet umfassende Informationen zur Verfügung sowie die Adressen von Selbsthilfegruppen und Fachleuten: www.schatten-und-licht.de

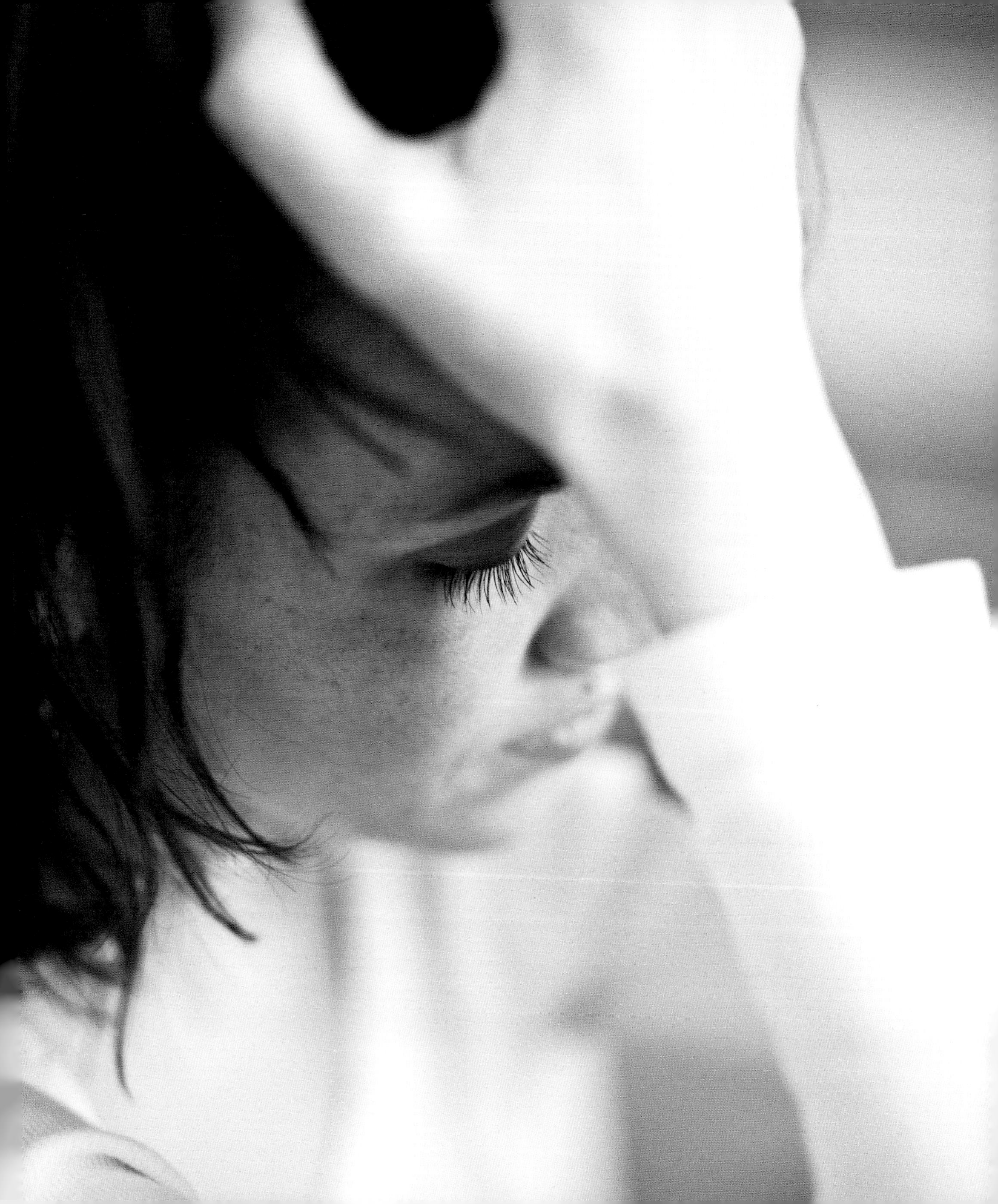

Den Beckenboden fit halten

Der Beckenboden ist ein dichtes Muskelgeflecht, das sich zwischen Schambein und Steißbein wie ein straffes Segel spannt. Diese sehr elastische Muskulatur gibt der Gebärmutter und der Harnblase Halt von unten, umringt die Vagina und umfasst die Schließmuskeln von Blase und Darm. Wenn der Beckenboden schlaff ist, kann es beim Husten oder Lachen unwillkürlich unten etwas »tröpfeln«. Die folgenden Übungen erhöhen die Spannkraft dieser Muskulatur, sie verstärken die Durchblutung und damit die Vitalität im Beckenbereich. Am besten regelmäßig daran denken und besser öfter mal kurz üben, statt seltener und länger. Sie können ab Ende dieser Woche damit starten.

Beckenuhr

In Rückenlage, mit aufgestellten Füßen: Sich vorstellen, das Becken läge auf einem Zifferblatt. Es langsam und sanft auf unterschiedliche Ziffern rollen und dabei mal den Beckenboden leicht anspannen. Das wirkt entspannend auf das Becken und die umgebende Muskulatur und kann beliebig oft wiederholt werden.

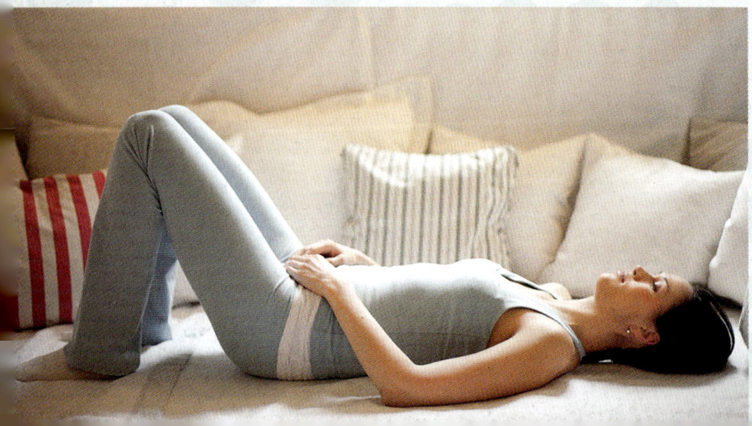

Beckenlift

In Rückenlage, mit aufgestellten Füßen: Die Beckenbodenmuskeln (= Vagina- und Aftermuskeln) ausatmend weit nach innen ziehen – so als ob die Schamlippen den Muttermund berühren möchten. Dabei normal weiteratmen und die Spannung anfangs einen, später mehrere Atemzüge lang halten und einatmend wieder lösen. Entspannen. Nicht zu oft nacheinander, dafür regelmäßig machen.

»Zwinkern«

Dazu müssen Sie nicht liegen, es geht immer und überall, am besten mehrmals täglich: Mit den Beckenbodenmuskeln »zwinkern« – unterschiedlich kurz und fest anspannen und entspannen. Auch gut: Den Beckenboden in Etappen anspannen: 1. die Spannung halten; 2. ein klein wenig mehr anspannen; 3. Spannung halten; 4. noch ein wenig mehr anspannen; 5. Spannung halten und 6. ganz fest anspannen. Ebenfalls etappenweise wieder entspannen. Normal dabei atmen.

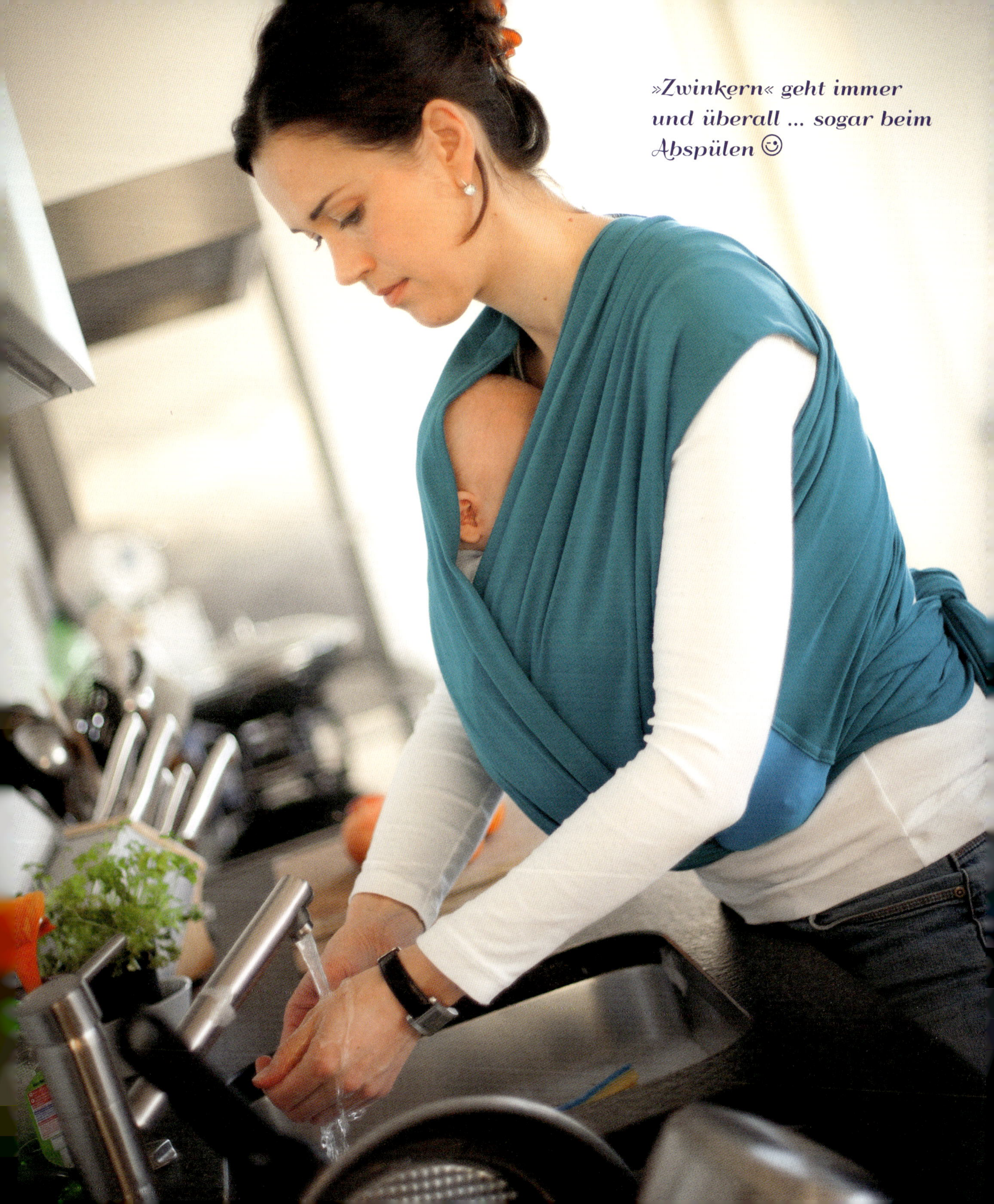

»Zwinkern« geht immer und überall ... sogar beim Abspülen ☺

Baby-Flitterwochen

1 Monat nach der Geburt

Auf Tuchfühlung • Stillen oder Flasche? • Warum weinst du nur, Baby?

Kaum zu glauben, wie gut sich doch alles in diesen wenigen Wochen eingespielt hat. Mama und Papa fühlen sich schon beinahe routiniert. Selbst in Sachen »Baby-Sprache« sind sie bereits Experten: Da bedeutet vielleicht das kleine Wääääähhh »Habe Bärenhunger!«, das energische Wäh-häääh-häää dagegen »Jetzt ist mir gerade alles zu viel!« … – sie verstehen immer besser, was ihr kleiner Schatz ihnen sagen will. Die ersten Wochen in diesem »Baby-Sudoku« sind also schon mal bestanden. Die nächsten Entwicklungsstufen können kommen!

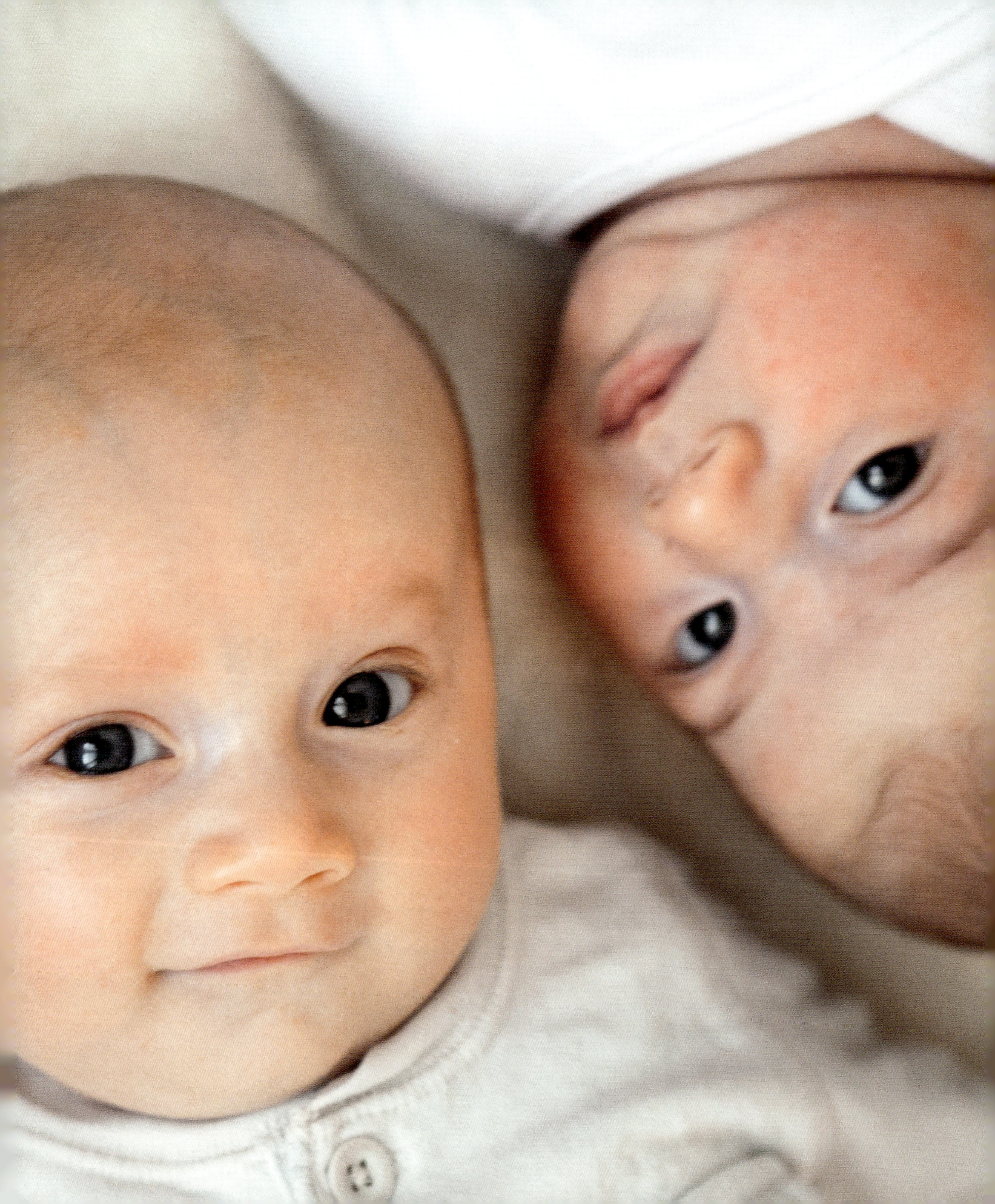

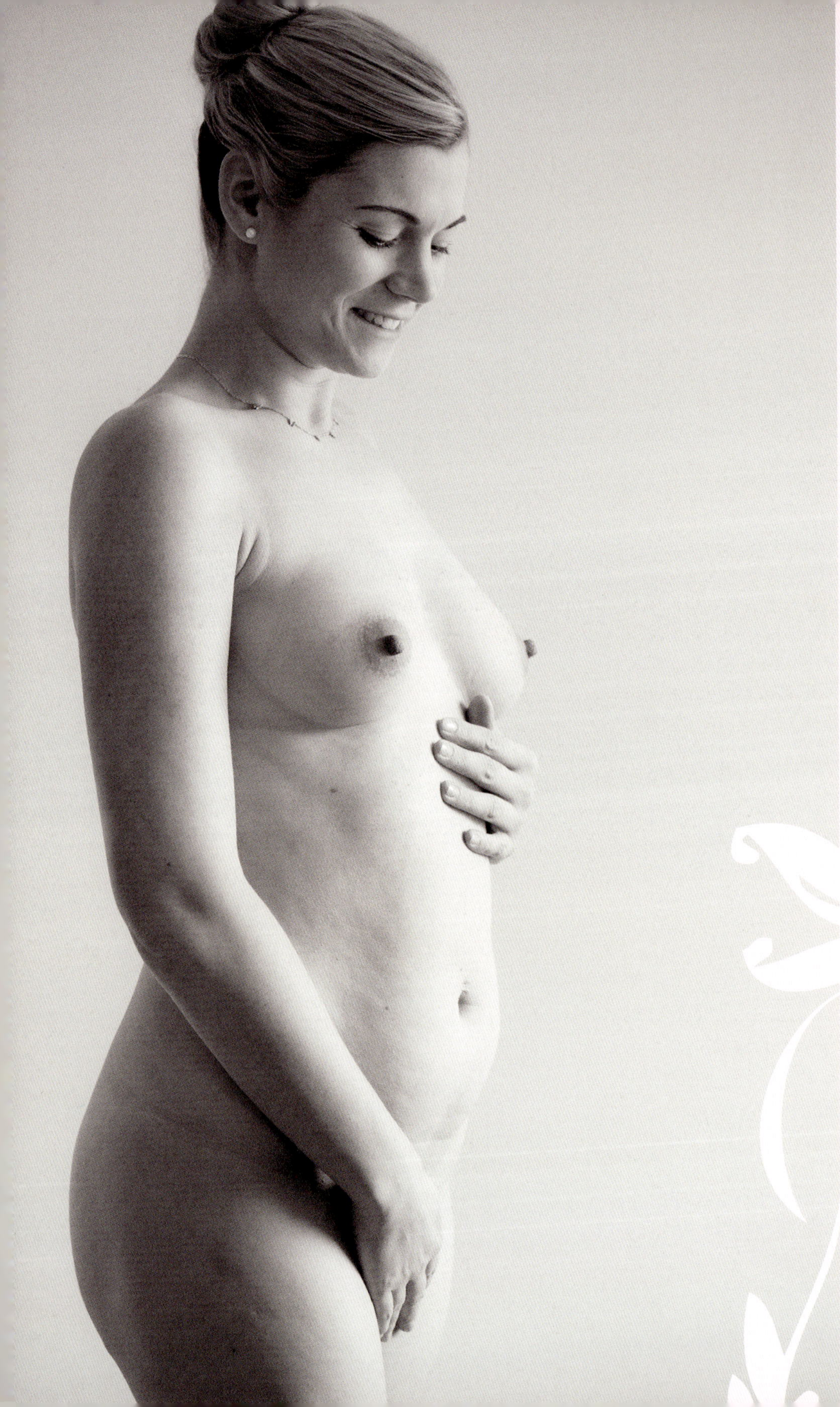

Mama-Body

Chronischer Schlafmangel: Jedes Schläfchen des kleinen Schreihalses ausnutzen, um selbst sofort ins Bett zu gehen – diese neue Regel hat Top-Priorität für Mama. Das ist Nervennahrung pur – Powernapping! Damit fällt die schwierige Umstellung auf unterbrochene Nächte viel, viel leichter.

Haut: Wenn sich in der Schwangerschaft Pigmentflecken oder eine »Linea nigra« gebildet haben, sorgt die Hormonumstellung jetzt für eine Rückkehr zum normalen Hautbild. Das Schönste: Auch die Schwangerschaftsstreifen beginnen ganz allmählich, ein wenig blasser zu werden.

Kaiserschnittnarbe: Natürlich heilt der Körper ganz von selbst, aber eine kleine tägliche Massage hilft sehr dabei. Gerade Mamas, die sich noch damit abfinden müssen, welchen Geburtsweg ihr Baby genommen hat, möchten die Narbe am liebsten ignorieren und fassen sich oft ganz lange »da unten« nicht an. Dann ist eine zarte Narbenmassage gleichzeitig eine sanfte Seelenmassage. Also lieb zu sich sein und den Bauch schön pflegen! Einfach mit den Fingerspitzen kreisen, kaum Druck ausüben. Unterstützend wirkt Narben-Gel.

Sex: Lust, endlich mal wieder »richtig« mit dem Partner zu schmusen – aber geht Sex schon? Medizinisch: Ja, in der Wochenfluss-Zeit mit Kondom als Infektionsschutz. Doch Körperregionen, die an der Geburt mitgewirkt haben, sind oft noch übersensibel. Dann ist Sex ein zartes Herantasten. Mit Fantasie (und Körperöl) finden sich oft unbekannte »erogene Zonen« oder Wege zur Lusterfüllung. Es ist ein Neustart.

Bauchmuskulatur: Sobald der Beckenbodentonus wieder zugenommen hat, kann mit einem ersten, leichten Bauchmuskel-Training begonnen werden. Drei gute Übungen dazu gibt es auf **Mam@Plus 3211.**

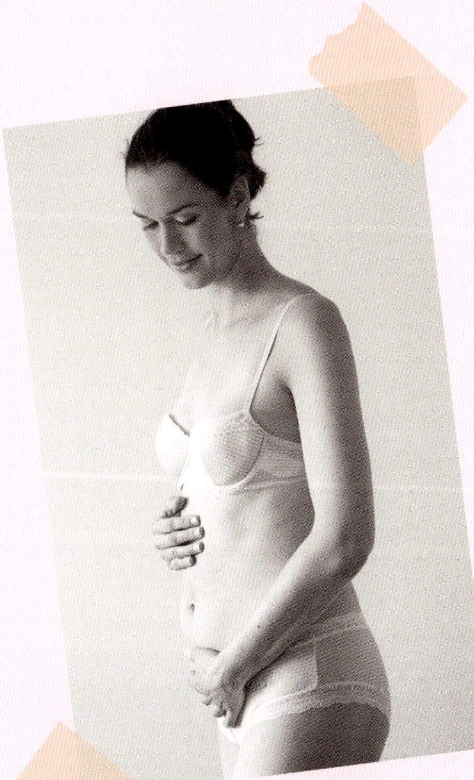

Baby-Body

Halt spüren

Zuletzt war es im Mutterleib eng geworden, seit der Geburt kann das Baby seine Arme und Beine weit ausstrecken – manchmal gefällt ihm diese Grenzenlosigkeit aber gar nicht. Im Bettchen robbt es so lange nach oben, bis es vertrauten Halt am Scheitel spürt. Ganz neu ist ihm zunächst auch die Schwerkraft, die das Baby mit zehnfacher Kraft zu Boden zieht. Bis es der etwas entgegensetzen kann, ist das Kleine froh, wenn es gut gehalten und gestützt wird – vor allem am Köpfchen. Mit 4–6 Wochen hat es damit schon Riesenfortschritte gemacht.

Entwicklung

In der Embryohaltung fühlt sich das Neugeborene noch lange wohl, nur allmählich beginnt es, sich zu strecken: Rücken, Hüften, Knie und Ellbogen, auch die Händchen öffnen sich immer mehr. Langsam werden die Neugeborenen-Reflexe in den Gliedmaßen schwächer – eine weitere Voraussetzung für gezieltere Bewegungen. Schwer vorstellbar, wenn man den kleinen Winzling betrachtet, dass er in einem Jahr schon auf diesen kleinen Füßchen stehen wird – aber genau das hat er vor!

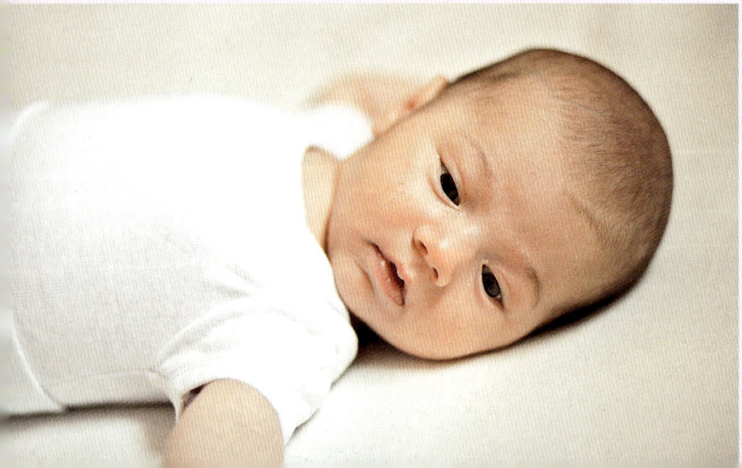

Zur Mitte finden

Eine erste große Leistung des Babys ist es, beim Strampeln seinen Körperschwerpunkt immer wieder neu auszubalancieren, sich im Gleichgewicht zu halten und sich gegen den Sog der Schwerkraft – die es in asymmetrische Haltungen zieht (Fechterstellung) – seine eigene stabile Mitte zu erarbeiten. Mit dieser sicheren Basis schafft es sich die wichtigste Voraussetzung für erste, gezielte »Handlungen«.

Kopf hoch!

Um das schwere Köpfchen aufrecht halten zu können, braucht das Baby starke Muskeln. Deshalb wird empfohlen, es immer mal wieder abwechselnd auf den Bauch zu legen. Aber auch im Tragetuch werden sie ideal ausgebildet. Gut und aufrecht ins Tuch gebundene Babys trainieren ihre Rücken- und Nackenmuskulatur: Sie lernen, ihr Köpfchen zu halten und stabilisieren ihren Gleichgewichtssinn, sie schulen ihre Raumwahrnehmung.

Blaue Augen?

Genau wie die Farbe unserer Haut und unserer Haare, wird auch die Augenfarbe durch das Pigment Melanin bestimmt. Dabei ist die vorhandene Menge entscheidend. Während dunkelhäutige Babys schon von Natur aus mehr Melanin besitzen und deshalb mit dunklen Augen zur Welt kommen, ist bei hellhäutigen Kindern die Melanin-Konzentration noch zu gering: Sie haben deshalb anfangs blaue Augen. Bis zum 12. Lebensmonat entwickelt sich die eigentliche Augenfarbe, da sich bis dahin immer mehr Melanin anreichern kann. Das Pigment ist hauptsächlich für den Schutz des Körpers vor UV-Strahlen verantwortlich.
Der Vererbungsprozess der Augenfarbe ist übrigens sehr umfangreich. Wie man seit Neuestem weiß, sind mehrere Gene daran beteiligt. Dadurch ist es auch möglich, dass ein Baby weder die Augenfarbe der Eltern noch der Großeltern bekommt.

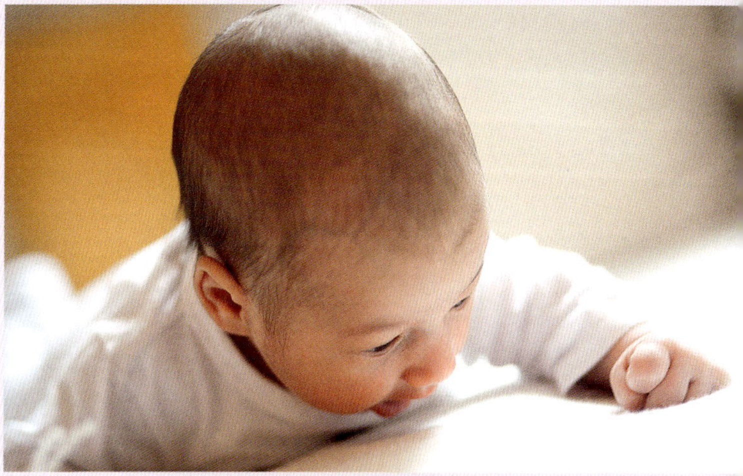

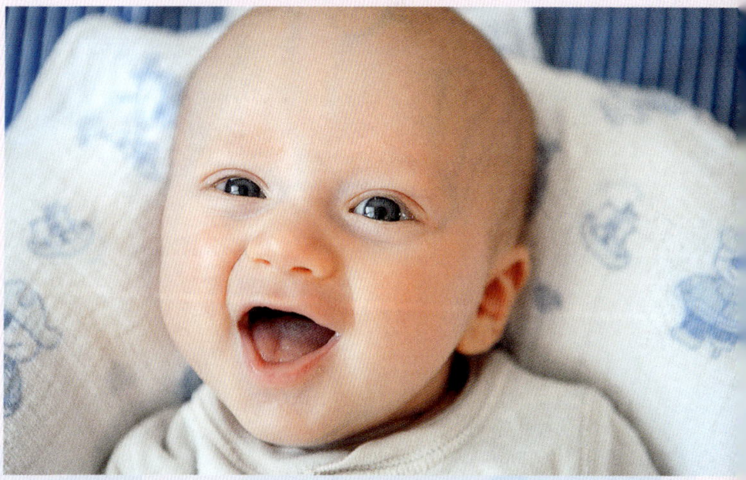

Das entzückendste Lächeln der Welt

Im Schlaf oder wenn es sehr entspannt ist, huscht manchmal kurz ein Lächeln über Babys Gesichtchen, das Mama und Papa vollkommen verzaubert. Lässt sich leider noch nicht jederzeit hervorlocken. Erst mit etwa 6 Wochen beherrschen Babys auch das bewusste »soziale« Lächeln.

Kurios

Erst vor 6–10 000 Jahren erblickte durch eine Genmutation der erste Mensch mit blauen Augen das Licht der Welt. Von diesem einen Vorfahren stammen alle Blauäugigen ab. Seine Herkunft: wahrscheinlich der Nahe Osten oder die Region nordwestlich des Schwarzen Meeres.

Auf Tuchfühlung

Weit oben auf der To-do-Liste von Neugeborenen steht: »Ganz nah bei Mama oder Papa bleiben – sonst weinen!« Unsere sammelnd und jagend umherziehenden Vorfahren haben ihre Winzlinge sicherheitshalber mit sich getragen, darum sind Babys immer noch darauf eingestellt, auf Mamas oder Papas Arm zu sein. Aus diesem Grund nehmen Babys Beinchen auch automatisch die Spreiz-Anhock-Stellung ein, wenn sie hochgehoben werden. Sie erwarten sozusagen, getragen zu werden.

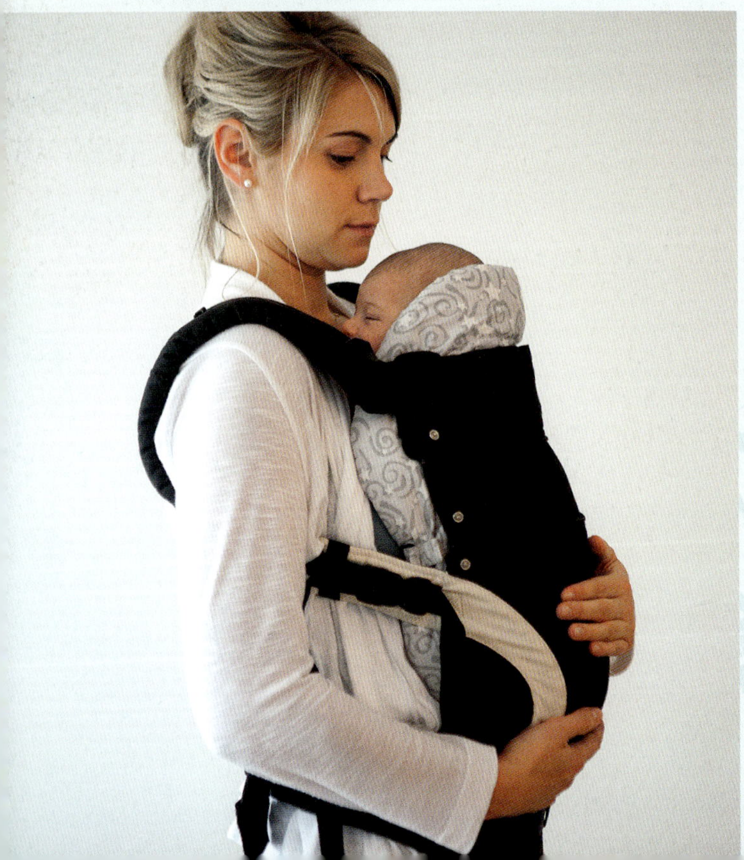

Einen Mei Tai für Mama, bitte! – Kleines Tragehilfen-ABC

Ein gutes Tragetuch oder eine entsprechende Tragehilfe ist nicht nur für unterwegs als Alternative zum Kinderwagen gedacht, sondern hilft auch zu Hause beim gesunden Tragen des Babys. Diese hier eignen sich von Geburt an:

Tragetuch: Lässt sehr viele Trage- und Bindeweisen zu, wächst endlos mit dem Baby mit, passt sich an alle Träger an. Braucht anfangs etwas Übung, bleibt dann aber ganz oben in der Beliebtheitsskala. Sehr lohnend: persönliche Anleitung von einer ausgebildeten Trageberaterin.

Ring-Sling: Eignet sich für den kurzen Einsatz zwischendurch, weil das Binden entfällt – zwei große festgenähte Ringe halten das Tragetuch.

Mei Tai: ein handlicher, weicher Tragebeutel mit breiten Trägern und Hüftgurt zum Zubinden. Sollte sich auf mehrere Größen einstellen lassen.

Fertigtrage/Komforttrage: Lässt sich mit wenigen Handgriffen sicher anlegen. Idealerweise besteht das Rückenteil aus Tragetuchstoff. Aber nicht alle sind von Anfang an geeignet. Das Neugeborene braucht besonders guten Halt und muss die Beinchen in der gesunden Spreiz-Anhock-Stellung haben. Sie dürfen nicht nach unten hängen.

Tragehilfe – so stimmt alles

- Das Baby ist dem Erwachsenen zugewandt und eng angeschmiegt. Egal ob es vorne oder hinten getragen wird, im Tuch, der Fertigtrage oder dem Mei Tai: Sein Rücken zeigt immer nach außen, andersherum wäre ungesund.
- Das Köpfchen ist stets so gestützt, dass es nicht nach hinten oder zu den Seiten wegkippt.
- Der Rücken ist in seiner natürlichen Rundung rundherum stabil gehalten.
- Die Beinchen nehmen die Spreiz-Anhock-Stellung ein. Das ist ideal für die Ausreifung der Hüftgelenke.

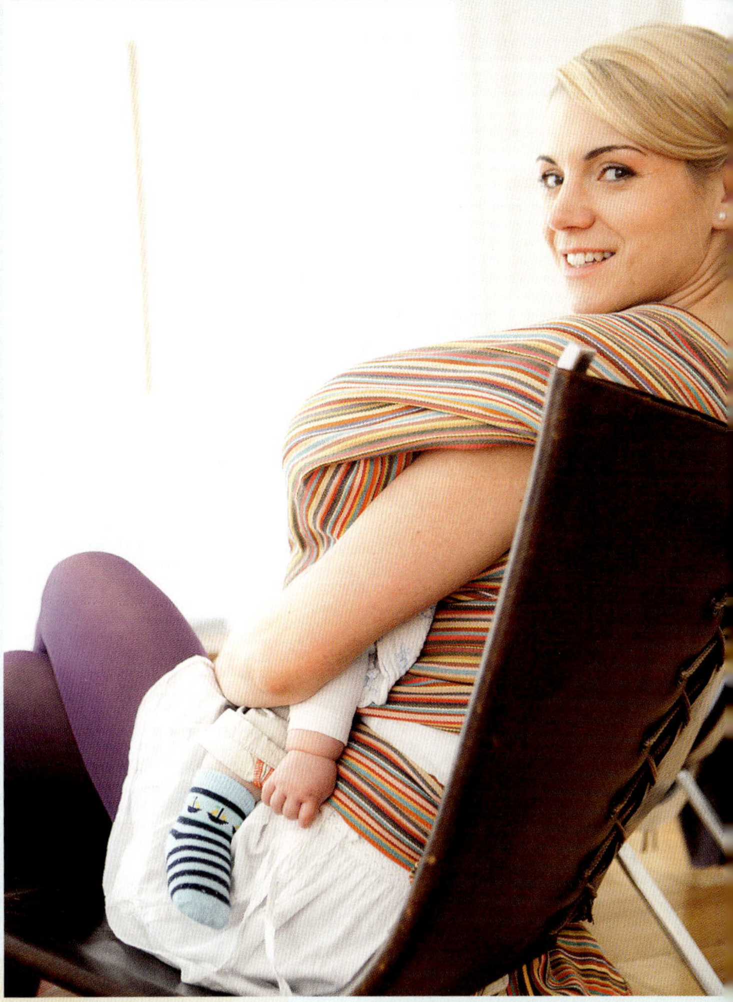

Unser Tipp

- Toll für Neugeborene: die Tücher Moby Wrap, MaM Eco, ByKay und die Babytrage Marsupi. Gibt es z.B. bei: www.tragemaus.de • www.tragzeit.de
- Super Auswahl haben auch die Tragetuchfirmen Didymos und Babylonia
- Eine Trageberaterin finden (Deutschland, Österreich, Schweiz): www.clauwi.de • www.trageschule-dresden.de • www.trageschule.at • www.trageberaterinnen.ch
- Austausch im Forum: www.stillen-und-tragen.de
- Mehr Hintergrundinfos gibt es im Buch von Evelin Kirkilionis, *Ein Baby will getragen sein*

Mini-Bindeanleitung

1. Das ausgebreitete Tuch wie eine Schürze vor den Bauch halten, die Tuchmitte vor dem Bauchnabel.
2. Beide Tuchstränge nach hinten führen, dort überkreuzen und über die Schultern wieder nach vorne legen. Sie hängen nun lose von den Schultern.
3. Die querlaufende Bahn vor der Brust einmal auseinanderziehen. Sie wird einen Beutel bilden und darf nicht in sich verdreht sein. Dann das Baby weit oben auf die Brust legen.
4. Das Baby mit einer Hand festhalten. Mit der anderen die querlaufende Bahn von unten her über das Baby hochziehen: Die untere Kante dieser Bahn verläuft in Babys Kniekehlen, von dort wird sie aufgefächert bis zu seinem Rücken hinauf.
5. Während eine Hand weiter das Baby gut hält, mit der anderen die seitlichen Tuchstränge sorgfältig straffen: Zuerst die inneren Kanten vom eigenen Nacken her kräftig nachziehen, dann die äußeren.
6. Beide straff gespannten Tuchbahnen kräftig nach unten ziehen, an den Seiten des Babys entlang unter seinem Popo zusammenführen
7. und gekreuzt unter seinen gespreizten Beinchen wieder nach hinten zum Rücken führen.
8. Im Rücken gut mit einem Doppelknoten zusammenbinden. Beide vorderen Längsbahnen nun über dem Baby auffächern, zuerst die innere, dann die äußere, damit es noch besser gestützt wird.
9. Die Spreiz-Anhock-Stellung der Beinchen prüfen: Babys Knie liegen höher als sein Popo.
10. Die Tuchbahnen nun an den Schultern etwas in die Breite ziehen, damit sich das Gewicht gut verteilt. Hallo Baby, wie schön dein Köpfchen gestützt ist!

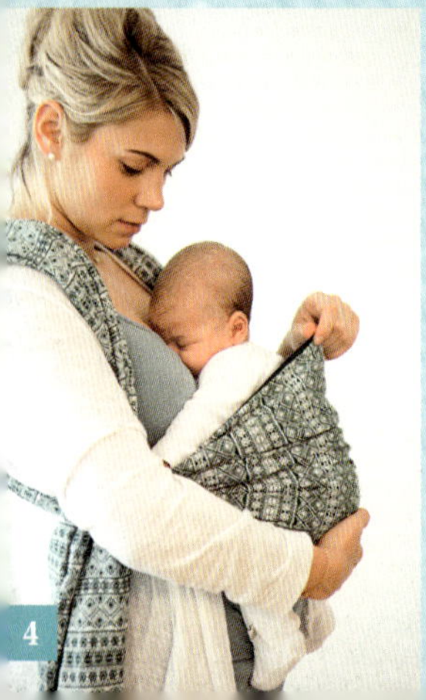

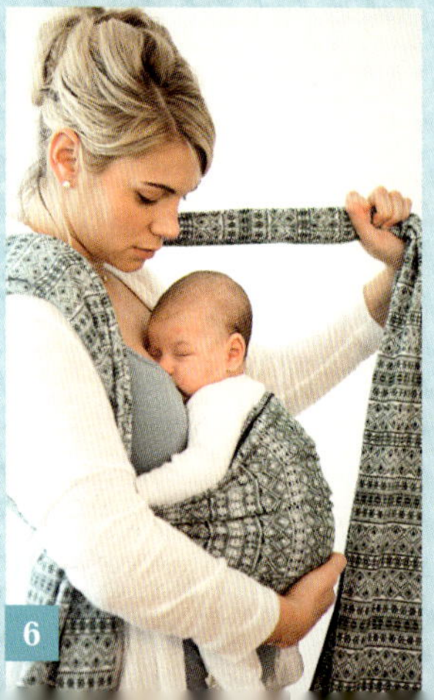

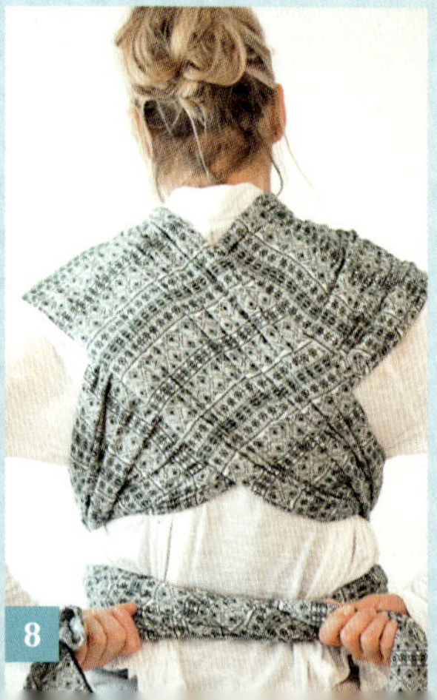

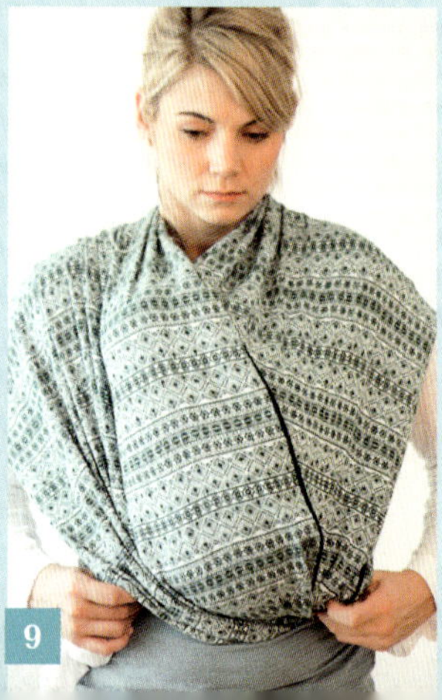

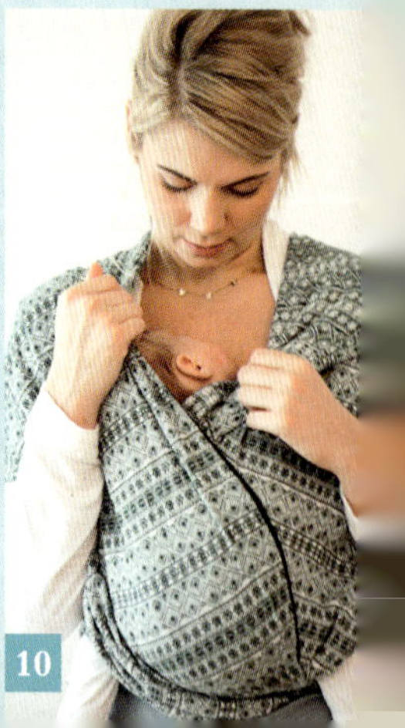

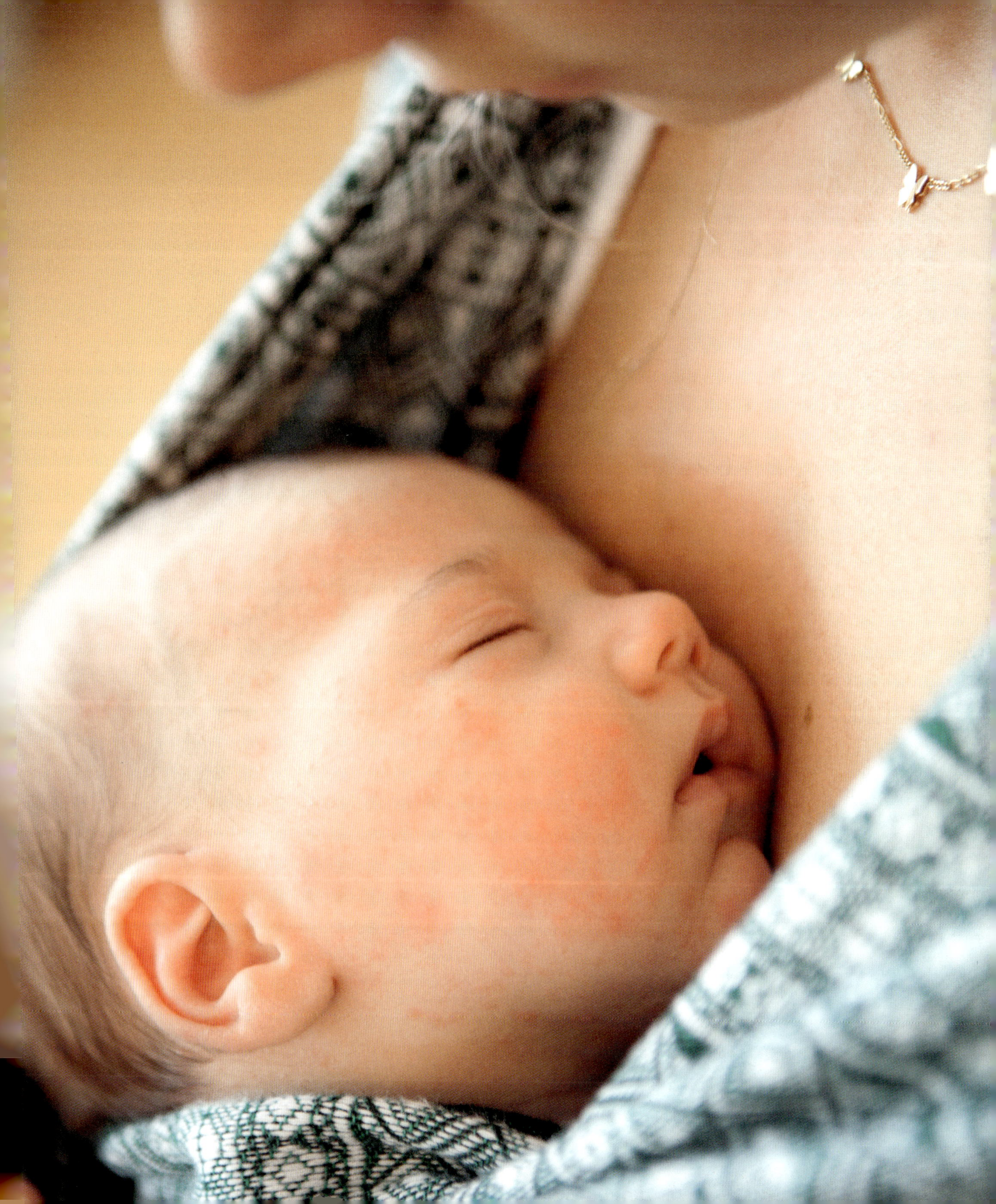

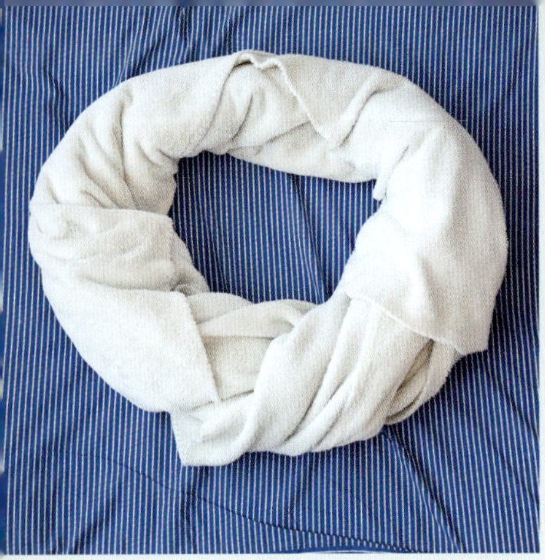

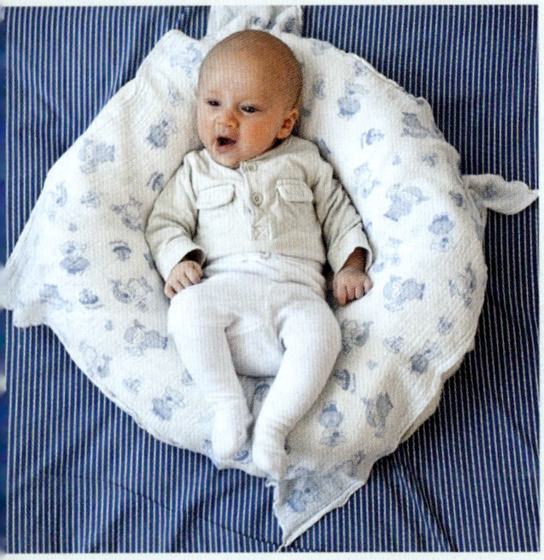

Babys Wohlfühl-Nest

Wenn Sie es tagsüber ablegen – egal ob auf dem Sofa, auf dem Bett oder in einem Spielgitter –, wird sich Ihr Baby in den ersten drei Monaten in einem kleinen »Nestchen« sehr viel wohler fühlen als auf einer flachen, unbegrenzten Unterlage.

Dazu eine große Wolldecke zum Dreieck falten und zu einer langen »Wurst« aufrollen. Diese zum Kreis legen und dabei die Größe dem Baby anpassen. Noch eine Babydecke oder ein Moltontuch darüberlegen und fertig ist das perfekte Nest für Ihr Kleines: Es liegt darin mit Kopf und Füßchen auf dem erhöhten Rand (also auf der Decke). So bleibt der Rücken angenehm gerundet und bildet den tiefsten Punkt. Dadurch bleibt der Bauch weich und entspannt, Arme und Hände bekommen angenehmen Halt von der Seite. Fühlt sich gut an und fördert außerdem die Hand-Auge-Mund-Koordination (siehe auch S. 344).

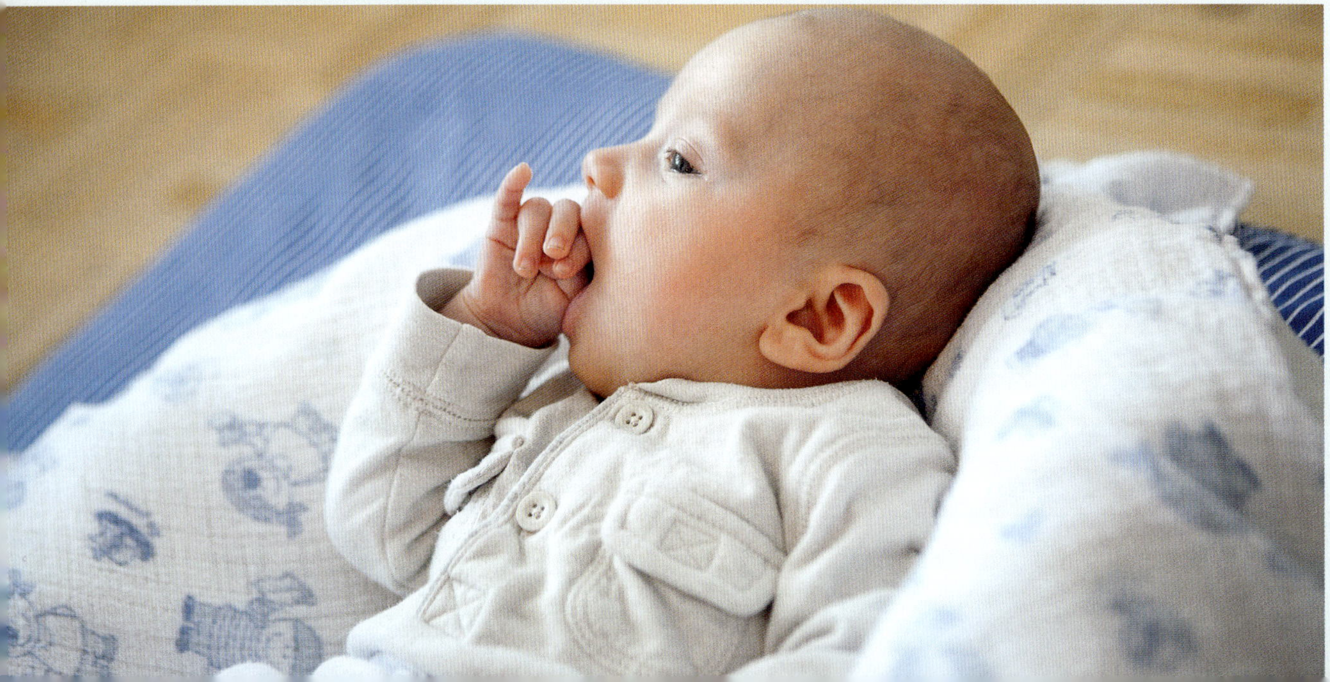

Hallo Oma!

Nicht nur Mama und Papa haben jetzt eine neue Rolle. Auch die eigenen Eltern sind plötzlich Großeltern. Das ist wunderschön, kann aufbauend und hilfreich sein – und hält manchmal auch Diskussionsbedarf bereit. Klar, jeder muss erst in seinen neuen »Job« hineinwachsen! Und manche Dinge haben sich seit dem eigenen Frisch-Eltern-Sein von Oma und Opa einfach geändert, z.B. die Einstellung zum Thema Stillen und Babypflege. In vielen Orten gibt es deshalb extra Großeltern-Kurse, in denen es um alles Wissenswerte rund ums Baby und die neue Rolle geht. Vielleicht haben die eigenen Eltern ja Lust, sich auf meist zwei bis drei Stunden »Baby-Auffrischung« einzulassen? Kurse werden z.B. von Hebammenpraxen oder Kliniken angeboten.

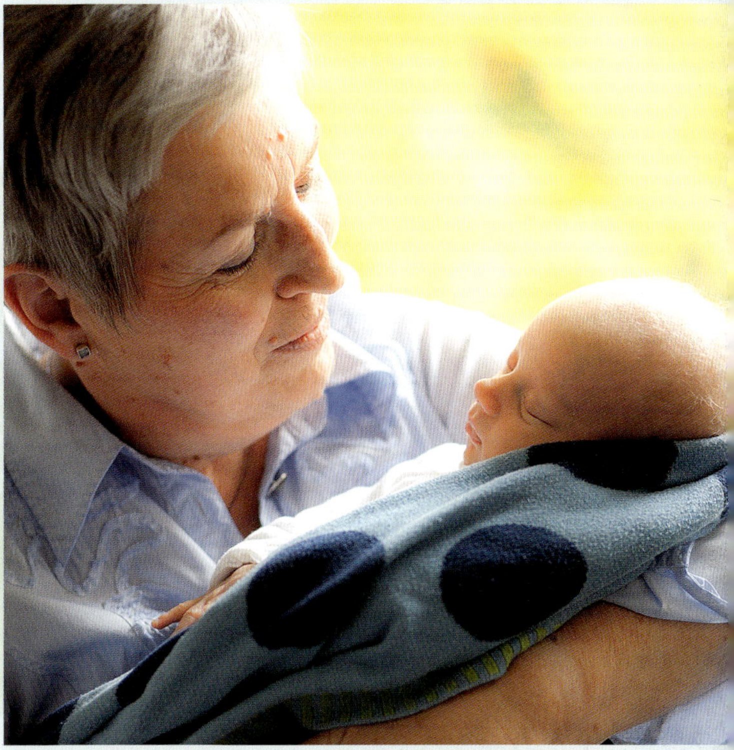

Betreff: Meldung aus dem Wochenbett

Liebe Amelie,
nun sind Timo und Jona schon bzw. fast einen Monat auf der Welt – und was haben wir schon alles geleistet! So langsam realisiere ich erst mal die ganze Zeit rund um die Geburt. Fands übrigens sehr schön, dass du mich gleich am nächsten Tag besucht hast, obwohl das ja kurz vor deinem eigenen Termin war. Habe ich dir das eigentlich schon mal gesagt? Und wer weiß, vielleicht hat es Jona ja ermuntert, sich fast pünktlich ans Licht der Welt zu wagen – schließlich war sein kleiner Kumpel schon da ☺ Freue mich, dass meine Hebamme jetzt auch zu euch kommt! Sie ist wirklich toll! So, werde nun versuchen, dir wieder regelmäßig zu schreiben! Alles Liebe Caro
PS: Dachte bisher immer, mit Baby hätte man viiiel Zeit – von wegen! Geht's dir auch so?

Stillen oder Flasche?

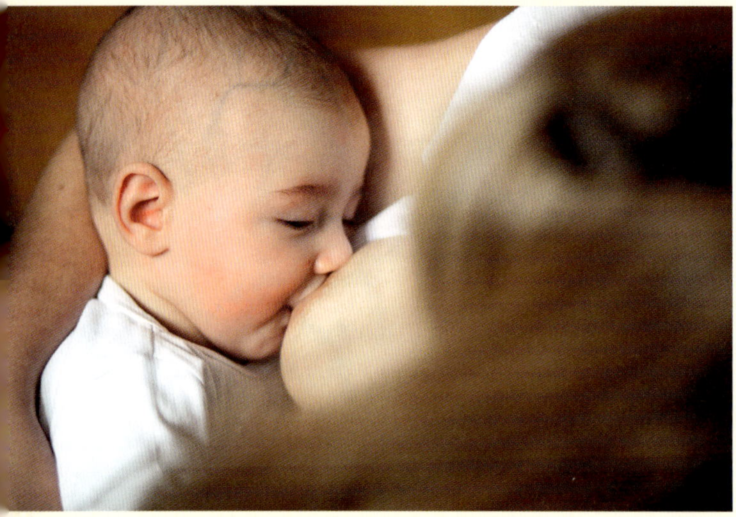

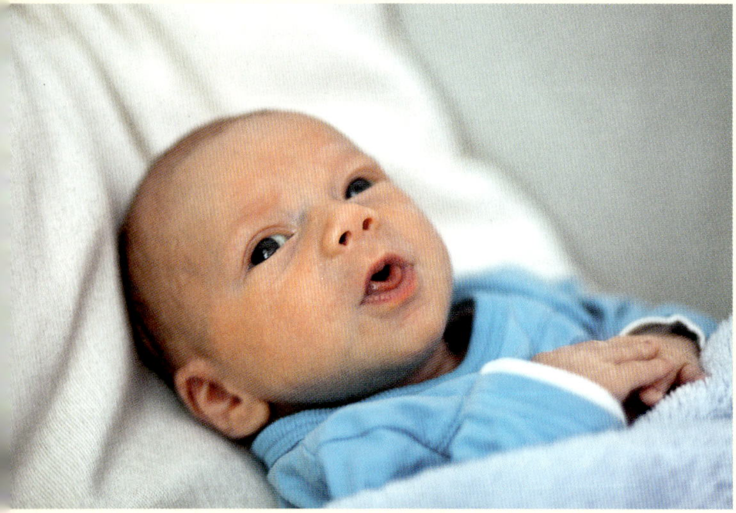

Wie oft wird das Baby gefüttert?

Egal welche Milch das Baby bekommt, im ersten halben Jahr ist es das Beste, das Baby stets »auf Verlangen« zu füttern – also immer wenn es sich hungrig zeigt – statt zu streng festgelegten Uhrzeiten. Damit gedeihen Babys besser und sind zufriedener – und das schont die Nerven der Eltern.
Aber nicht nur das. Es macht Kinder sogar intelligenter! Und zwar unabhängig davon, ob gestillt oder mit der Flasche gefüttert wird. Das hat eine englische Studie mit 10419 Kindern erwiesen. Im Alter von 8 Jahren war der Intelligenzquotient von Kindern, die als kleine Babys nach der Uhr gefüttert wurden, um 4–5 Punkte niedriger und sie schnitten im Alter von 5, 7, 11 und 14 Jahren bei Prüfungen um durchschnittlich 17 % schlechter ab.

Das Baby hat Hunger

Am besten wird ein Baby immer gleich bei den ersten Anzeichen von Hunger gefüttert: Baby schleckt und schmatzt mit den Lippen, dreht sein Köpfchen hin und her und versucht eifrig, an allem zu schlecken, was seinen Lippen nahe kommt.

Betreff: AW: Meldung aus dem Wochenbett

Liebe Caro,
ganz so einfach ist das irgendwie als Mami-Frischling nicht, geht mir ganz genauso. Fände es deswegen sehr gut, wenn wir einen Mamatag einführen – einmal die Woche treffen, ungezwungen, unaufgeräumt und ohne Drei-Gänge-Menü im Ofen. Apropos Mami-Frischlinge: Heute Morgen habe ich »unsere« Hebamme angerufen, weil Jona einen großen Popel in der Nase hatte, und – meiner Meinung nach – komisch atmete. Hach ja, sie hat mich beruhigt und mir erklärt, wie ich das Corpus Delicti entfernen kann. Kam mir danach ein bisschen blöd vor: Ein kleiner Popel im Weg – und schon drehe ich am Rad … Der kleine Rabauke ruft wieder … Schreibe später weiter …

Das Baby ist satt

Ein sattes Baby hört auf zu trinken und lässt sich nicht kurz darauf zum Weitertrinken »überreden«. Dass es im Lauf des Tages genug getrunken hat, zeigen auch seine Ausscheidungen: Es hat fünf nasse Windeln und mehrmals pro Tag Stuhlgang (etwa nach der 6. Lebenswoche seltener).

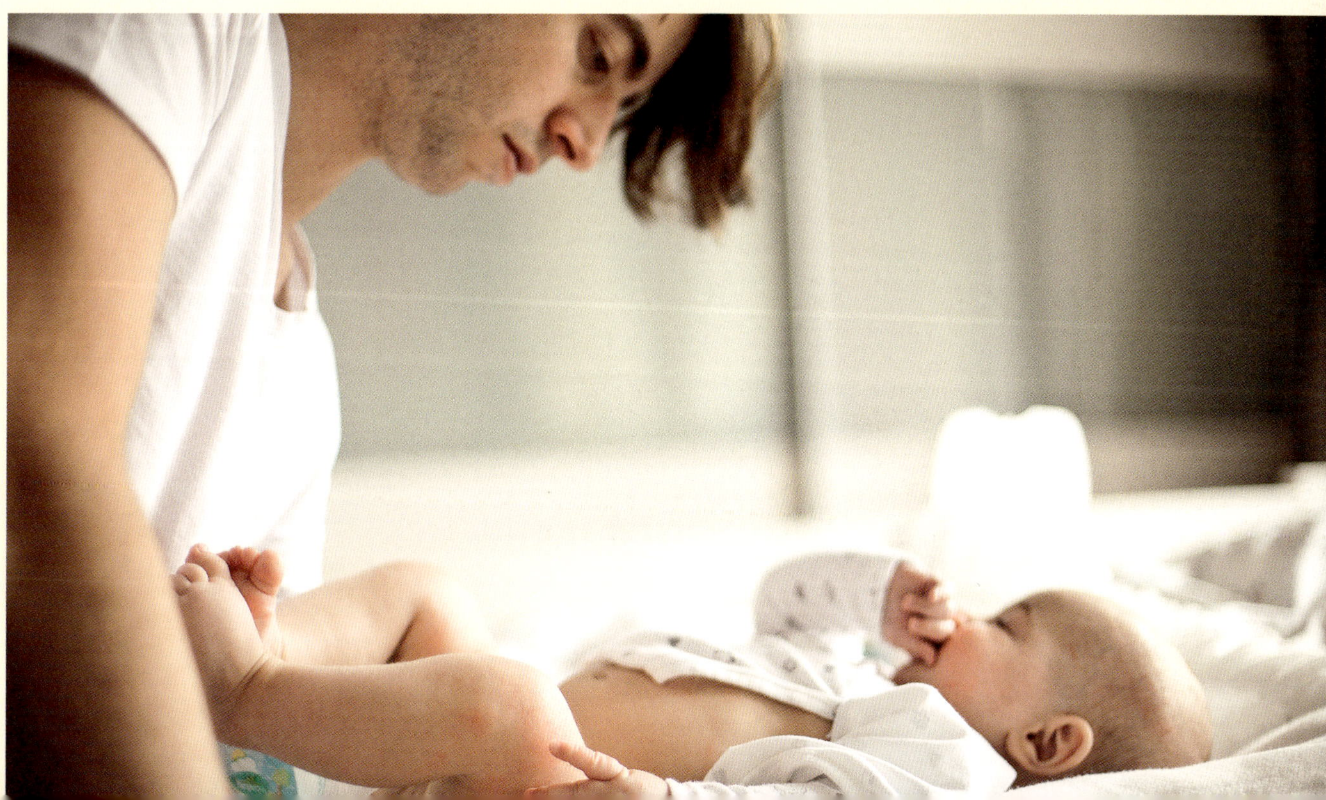

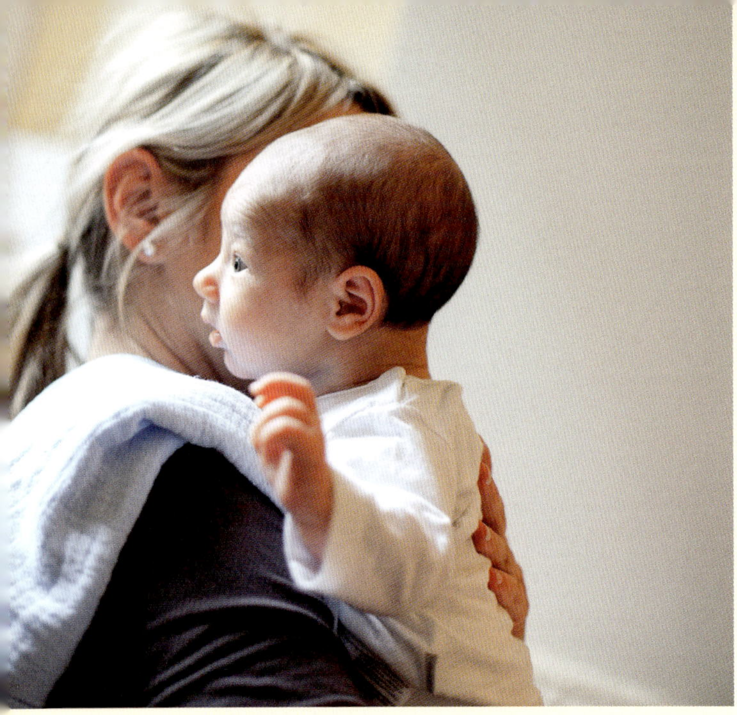

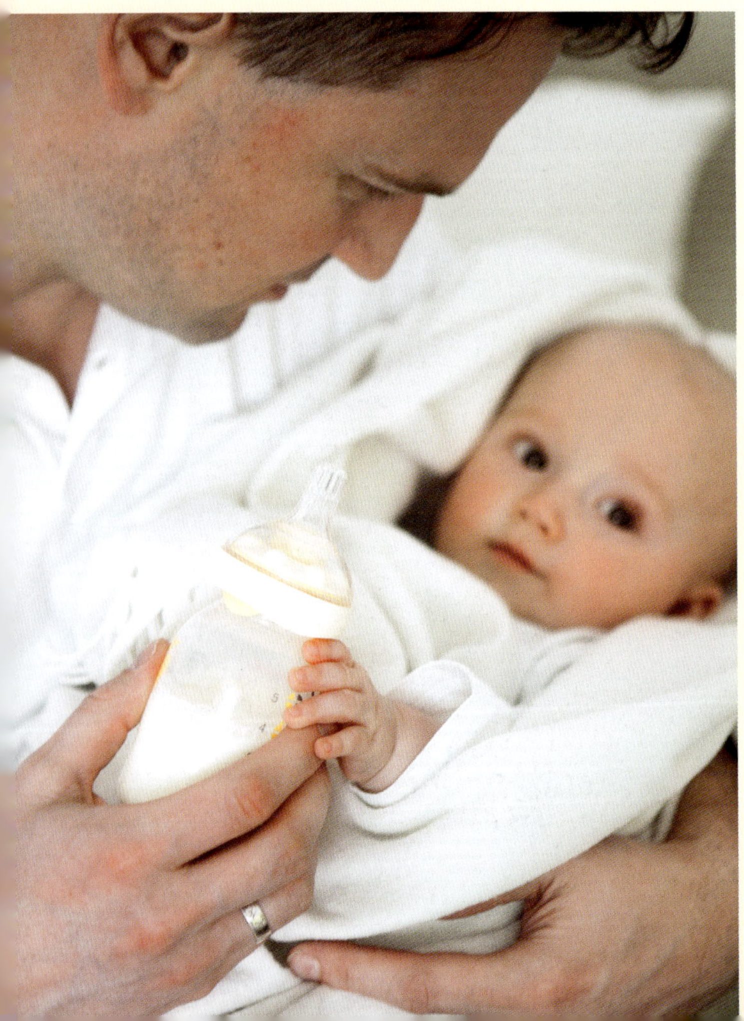

Immer mit Bäuerchen?

Je schneller die Milch fließt, desto schneller trinkt das Baby – und wenn es schnell trinkt, schluckt es automatisch auch ein wenig Luft. Die muss es dann aufstoßen. Manchmal sogar schon während der Mahlzeit, aber häufiger hinterher. Kleine Babys spucken dabei meistens auch ein wenig Milch aus, die wird von der Luftblase im Magen einfach mit nach oben gedrückt. Das bedeutet keineswegs, dass das Baby mehr als genug getrunken hätte. Nachts hingegen trinken Babys oft so entspannt, dass sie praktisch keine Luft mitschlucken und ohne Bäuerchen weiterschlafen können.

Nicht stillen? Geht mit Pre-Milch

Mamas, die nicht stillen, haben ihre guten Gründe – und brauchen sich vor niemandem zu rechtfertigen. Zudem steht ihnen recht hochwertiges Milchpulver fürs Fläschchen zur Verfügung. Darunter zwei Anfangsnahrungen: Pre-Nahrung und 1er-Milch. Der Muttermilch am ähnlichsten ist Pre-Nahrung. Sie kann ebenso ganz nach Bedarf gefüttert werden. 1er-Milch dagegen enthält zusätzliche Stärke, das ist weniger gesundheitsfördernd und orientiert sich nicht an Babys Bedarf. Sie könnten damit das Baby überfüttern.

Auch Fläschchenzeit ist Kuschelzeit

Das Baby auch beim Fläschchengeben wie an der Brust halten: eng angekuschelt und abwechselnd im linken und im rechten Arm. Ihm außerdem beim Trinken ganz zugewandt sein und in die Augen schauen. Die Flasche aufmerksam halten, sie soll nicht auf Babys Mund drücken.

Beim Kinderarzt: U3

Sie steht zwischen der 4.–6. Lebenswoche an. Diesmal u. a. im Fokus: Babys Entwicklung. Bewegt es sich alterstypisch? Wie reagiert es, wenn es angesprochen wird? Die Hüfte wird noch einmal untersucht, sinnvoll ist vielleicht ein Hörscreening. Das Thema Impfung kann angesprochen werden.

Wichtig beim Fläschchen

- Hygiene- und Zubereitungsvorschriften penibel genau so einhalten, wie sie auf der Packung angegeben sind.
- Angebrochene Packungen immer gut verschlossen und kühl aufbewahren – Milchpulver ist ein Favorit von Krankheitskeimen.
- Flaschen und Sauger nach jedem Gebrauch spülen und sterilisieren.
- In Deutschland hergestellte Flaschen und Sauger unterliegen hohen Standards und sind weitestgehend frei von schädlichem Material: Auf Reisen mitnehmen.
- Nur Sauger mit der kleinsten Lochung (»Teesauger«) verwenden und sie alle 4–5 Wochen erneuern.
- Empfehlenswert unter logopädischen Gesichtspunkten ist der »Calma«-Sauger von Medela.

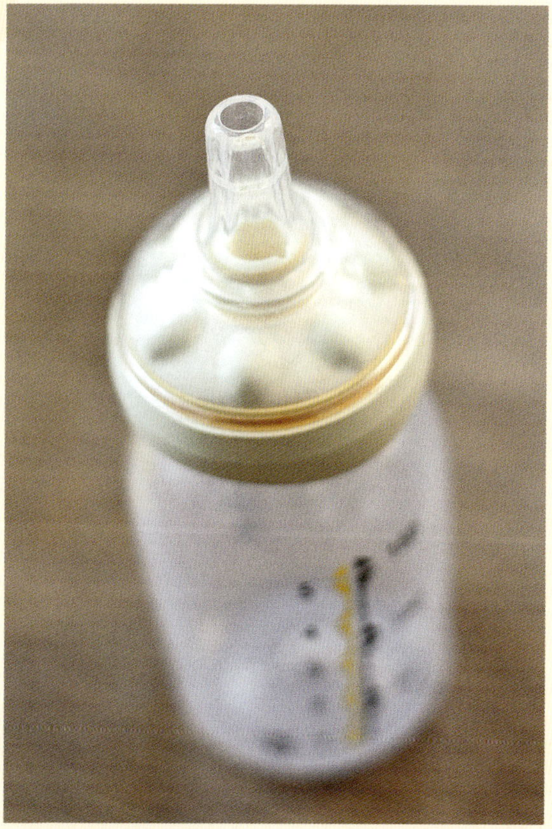

Warum weinst du nur, Baby?

Wenn ein Baby weint, heißt das nie etwas anderes, als dass es sich im Augenblick nicht wohlfühlt. Anders kann es das einfach noch nicht ausdrücken – ihm bleibt nur, unruhig zu werden, zu quengeln und schließlich zu schreien.

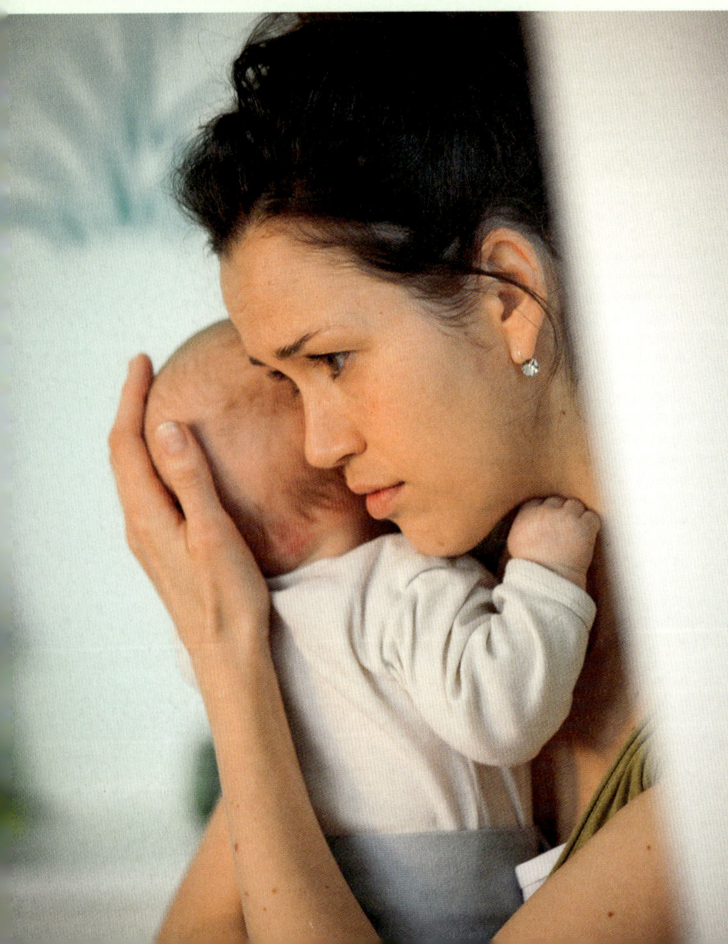

Immer sofort trösten

Dass ein Baby sofort still ist, wenn Papa es hochnimmt oder Mama ihm die Brust gibt, hat eine evolutionsbiologische Erklärung: Weinen ist ein Notsignal und heißt: »Hilfe, wenn keiner kommt, muss ich sterben!« Deshalb kommt aus der Wissenschafts-Ecke ausschließlich Ermunterung für Eltern, das Weinen eines Babys niemals zu ignorieren. Ganz einfach eigentlich.

Dass ein Baby mit seinem Weinen nicht beabsichtigt, seine Eltern zu manipulieren oder »um den Finger zu wickeln«, hat die moderne Gehirnforschung klargestellt. Das kann ein Baby nämlich noch gar nicht. Die dafür nötigen, recht komplexen Gehirnvorgänge eröffnen sich dem Nachwuchs erst irgendwann im Kleinkindalter.

So schreit nur mein Baby!

Mütter können schon kurz nach der Geburt das Schreien ihres Babys von dem anderer Babys unterscheiden, und das sogar im Schlaf: Sofort wach werden sie nur, wenn ihr eigenes Baby schreit.

Wie Sie Ihr Baby intuitiv richtig beruhigen

- Streicheln und rhythmische »Schschsch«-Laute oder leise tröstende, monotone Worte ins Ohr flüstern
- Die warme Hand auf seinen Bauch legen und ganz leicht schuckeln
- Auf den Arm nehmen und sanft wiegen oder auf dem Pezziball sitzend leicht auf- und abschwingen
- Das Baby auf den Arm nehmen und hin und her gehen
- Ins Tragetuch nehmen und einen Spaziergang machen, staubsaugen oder tun, wozu man Lust hat

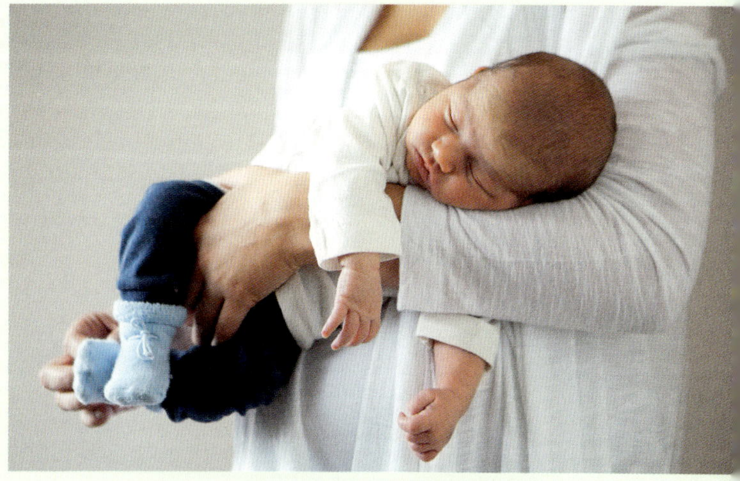

Kann bei Tränchen wegen gemeinen Bauchschmerzen helfen: der sogenannte Fliegergriff.

Keine Sperrstunde an Mamas Brust

Es gibt ein Ammenmärchen, das sich hartnäckig hält: Egal wie laut ein Baby schreit, es müsse ein Mindestabstand eingehalten werden, bevor man dem Baby die Brust wieder gibt, sonst bekäme es Koliken. Vollkommener Unsinn und wissenschaftlich widerlegt. Richtig ist stattdessen: Wann immer das Kleine an der Brust aufhört zu weinen, darf es an die Brust! Wenn es dort Erleichterung erfährt, spricht nichts dagegen, ihm die Brust auch zu geben. Vorausgesetzt natürlich, dass diese nicht schmerzt und dass Mama froh ist, sich und dem Baby auf so einfache Weise Ruhe zu verschaffen.

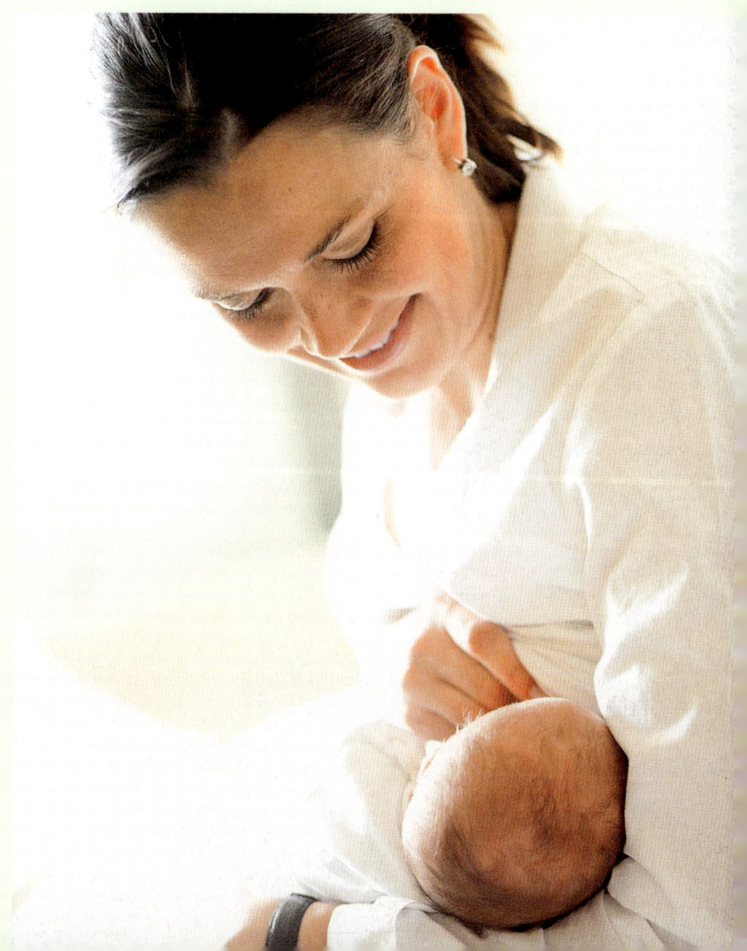

Friede, Freude, Eierkuchen

Der schnellste Weg dahin ist im Umgang mit dem kleinen Baby immer auch der pädagogisch beste: So rasch wie möglich in den Arm nehmen und trösten!

Abendliche Schreistunde

Im 2. Lebensmonat schreien Babys am meisten, nämlich 1,5 bis 3 Stunden pro Tag, hauptsächlich zwischen 19 und 23 Uhr. Das zeigt auch die Statistik: Die durchschnittliche Schreidauer erreicht in der 6. Lebenswoche einen Höhepunkt und nimmt dann allmählich ab. 6 Wochen später, etwa mit Beginn des 4. Monats, haben Eltern diesbezüglich kaum noch zu klagen.

Zaubermittel Clusterfeeding (»Gehäuftes Trinken«): Bezeichnet kleine Mahlzeiten in sehr kurzen Abständen. Bei Babys, die nach Bedarf gestillt werden, ist das besonders im 2. Lebensmonat ein typisches Trinkverhalten am Abend. Ganz untypisch ist dann allerdings eine abendliche Schreistunde – Clusterfeeding ist offenbar das beste Mittel dagegen.

Wo möglich, das Baby tagsüber in einer Feder- oder Hängewiege schlafen lassen. Auch das kann Babys, die viel weinen, helfen (siehe S. 178).

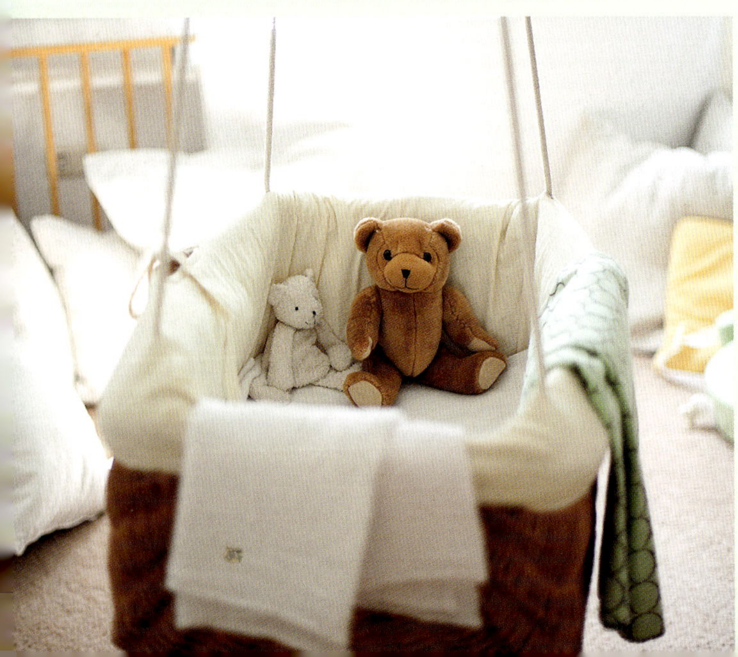

Wenn ein Baby sich nicht trösten lässt

Von einem »Schreibaby« spricht man, wenn ein Baby häufig und mehrmals täglich in einem Zustand ist, wo es durch nichts getröstet werden kann – es ist dauernd unruhig und quengelig oder schreit, egal was die Eltern tun. Die medizinische Definition des Begriffs lautet: Das Schreien dauert mehr als 3 Stunden am Tag, mehr als 3 Tage die Woche, mehr als 3 Wochen lang. In dieser Lage sollten sich Eltern so früh wie möglich Hilfe holen – und die gibt es!

Rasche Hilfe: Osteopathie und Schrei-Ambulanz

In einer guten Schrei-Ambulanz hilft man Eltern, einen Weg zu mehr Ruhe zu finden, der zu ihnen und ihrem Baby passt. Es gibt ein gut gepflegtes interaktives Netzwerk mit bundesweiten Kontaktadressen, auch für Österreich und die Schweiz: www.trostreich.de. Immer mehr Eltern machen gute Erfahrungen mit einer osteopathischen Behandlung des Babys, nämlich wenn es unter einer geburtsbedingten Verspannung oder Zerrung leidet, die nicht sichtbar auffällt, dem Baby aber latente Schmerzen verursacht. Geschulte Osteopathen finden sich hier: www.osteopathen.org

Für die Nacht: Das Baby pucken

Gepuckte Babys schlafen oft besser. Wenn die kleinen Arme und Beine noch häufig reflektorisch zucken, verhindert die feste Umhüllung durch ihren angenehmen Halt, dass das Baby davon aus dem Schlaf gerissen wird. Das Pucken ist ein uralter Brauch, der schon in der Antike bekannt und bei uns früher als »Steckkissen« üblich war. Das Baby wird mit einem großen Tuch straff eingehüllt wie ein kleines Bündel. So spürt es bei jeder Bewegung eine warme und begrenzende Hülle und fühlt sich dadurch in die Geborgenheit des Mutterleibs zurückversetzt.

Im Pucktuch braucht Ihr Baby nur eine Windel und einen Body, seine Beinchen bleiben nackt und spüren einander.

Betreff: Neuer Anlauf

... so, nun schlummert Jona selig in seiner Hängewiege ☺ Du hattest in deiner Mail natürlich vollkommen recht: Wir haben im letzten Monat ganz schön viel gewuppt! Und tun wir auch immer noch: von kleinen Popel-Dramen bewältigen über Windeln im Halbschlaf wechseln bis hin zu Weinarten zielsicher erkennen (vorbei die Zeiten, in denen es dabei um trocken oder lieblich ging ☺). Unser Leben hat sich ganz schön umgekrempelt und wir meistern das ziemlich gut – das müssen wir uns einfach immer mal wieder vorhalten, besonders dann, wenn gerade nicht alles perfekt klappt. Lange Rede, kurzer Sinn: Ich finde, wir sind tolle Mamas! ☺ LG Amelie

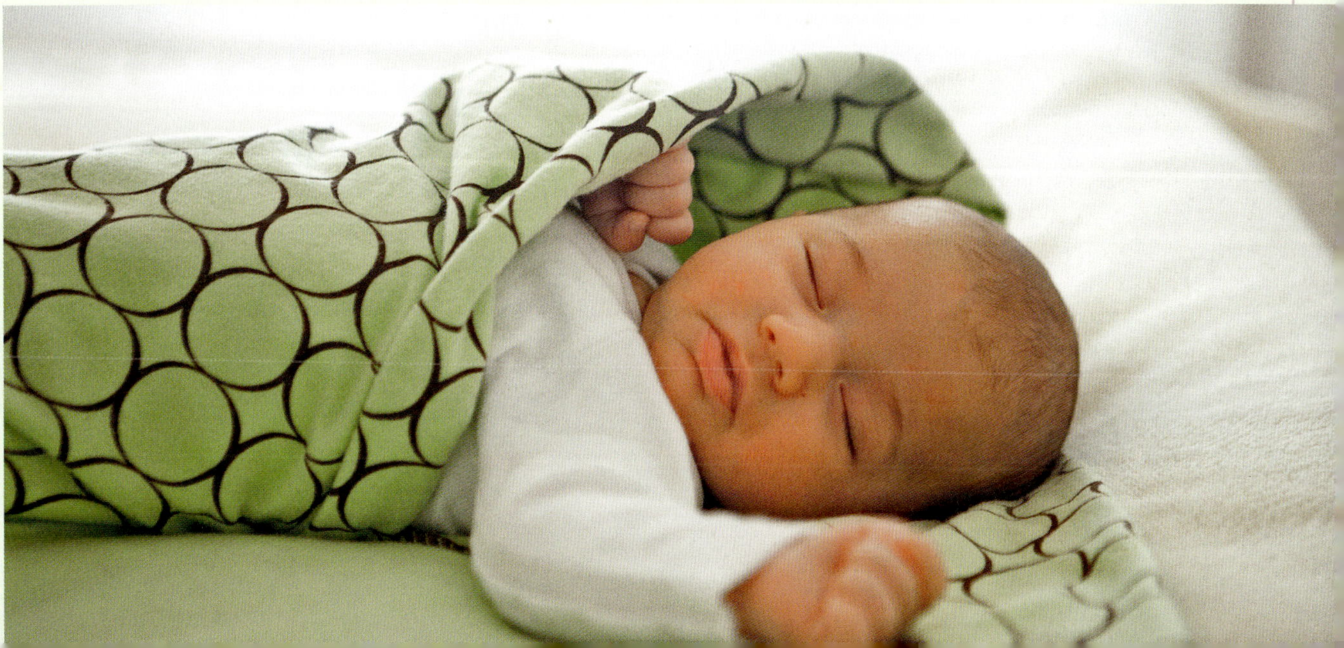

So pucken Sie Ihr Baby gut

1. Schlagen Sie eine Ecke eines großen, leichten Tuchs (nicht zu klein – ca. 100 x 100 cm) etwa eine Handbreit um und legen Sie das Baby so auf das Tuch, dass der obere Rand der umgeschlagenen Ecke in seinem Nacken liegt.
2. Ziehen Sie eine Seite des Tuchs eng anliegend um das Baby herum. Streifen Sie das Ende glatt und faltenfrei unter seinem Rücken aus.
3. Die Ärmchen des Babys in ihrer natürlichen, angewinkelten Haltung lassen, damit es an seinen Händchen saugen und lutschen kann.
4. Schlagen Sie den unteren Teil des Tuchs locker nach oben um, nicht zu kurz, sodass das Baby seine Beinchen auch strecken könnte.
5. Ziehen Sie nun die zweite Seite des Tuchs eng anliegend um das Baby herum und streifen Sie es glatt und faltenfrei unter seinen Rücken.
6. Evtl. um die Arme des Babys herum ein breites Band wickeln, wie eine Bauchbinde, falls es die Arme leicht freistrampelt. Fertig ist der kleine Baby-Wrap!

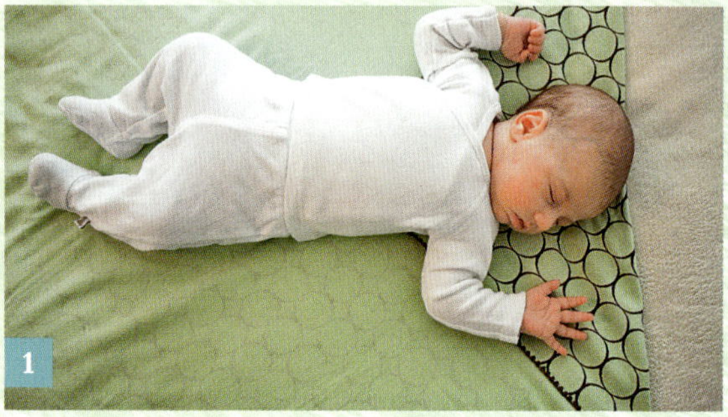
1

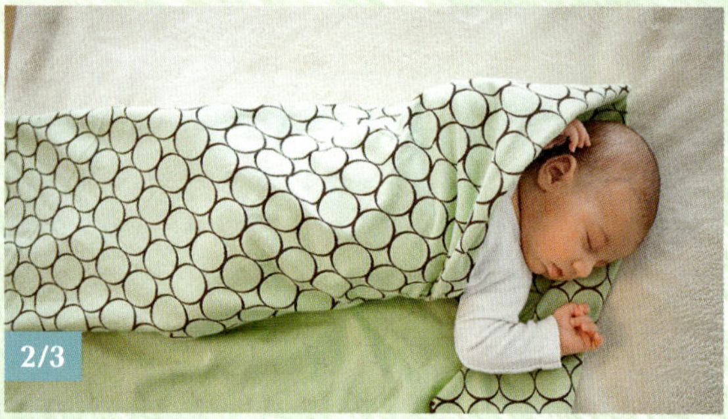
2/3

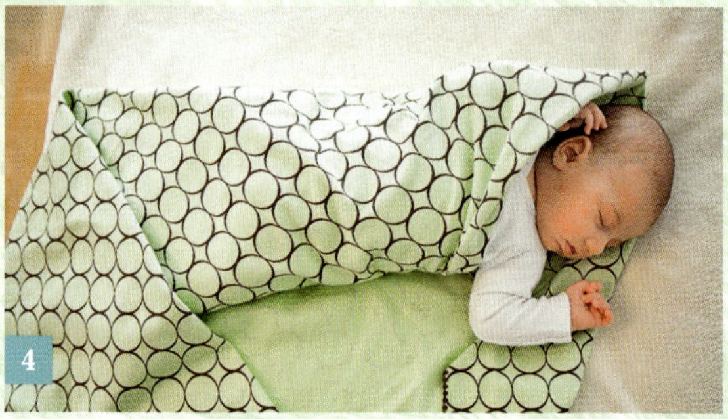
4

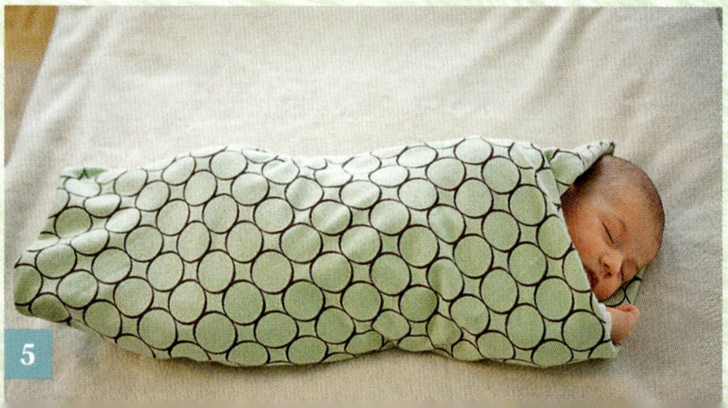
5

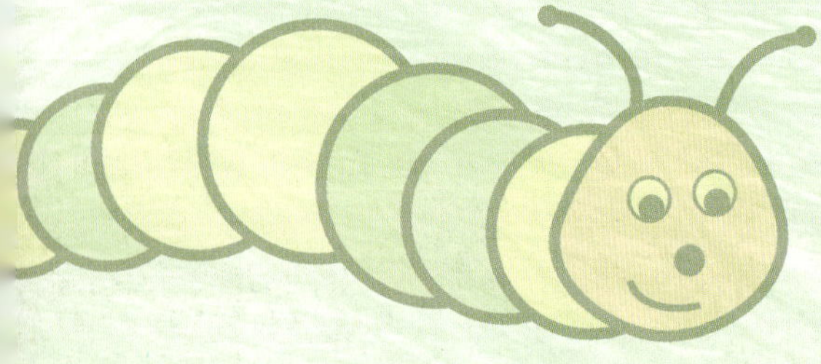

Betreff: AW: Neuer Anlauf

Liebe Amelie,
ja, wir sind Super-Mamas! Und unsere Männer natürlich auch Super-Papas. Bin ich froh, dass Tom mir viel abnimmt – und lecker für mich kocht – mmmhh! Gut, dass er lange Urlaub nehmen konnte!!! Und als ich die erste Zeit so dermaßen erschöpft war, hat er mir jeden Morgen das Frühstück ans Bett gebracht und abends eine richtig gute Massage gegeben. Er macht sogar am Samstag bei dem Tragetuch-Kurs mit. Hach, bin verliebt in meine zwei Jungs ☺ Am anstrengendsten finde ich nach wie vor, dass Timo nachts meistens nur 2–3 Stunden am Stück schläft, dann will er gestillt werden. Versuche mich tagsüber ganz viel hinzulegen, aber meistens bin ich gerade eingeschlummert, da meldet er sich auch schon wieder. Das schlaucht ganz schön! Hallo Kleiner, auch Mamas brauchen Schlaf!
LG Caro
PS: Der Mamatag ist eine super Idee ☺!

Ganz schön gepuckt

- Die schönsten Pucktücher in tollen Farben und Mustern gibt es von SwaddleDesigns z.B. bei www.linus-schmusetuch.de. Aus Bio-Flanell, mit eingenähter, patentierter Puckanleitung.
- Schnell gut gepuckt ist das Baby z.B. mit dem speziellen Pucktuch von Hess-Natur oder von SwaddleMe, zu finden unter: www.hessnatur.de und www.puckbaby.de
- Selbst eine Nähfee? Pucktuch oder Pucksack sind auch leicht selbst genäht. Schnittmuster und Anleitung z.B. hier: www.werhatdieschere.wordpress.com

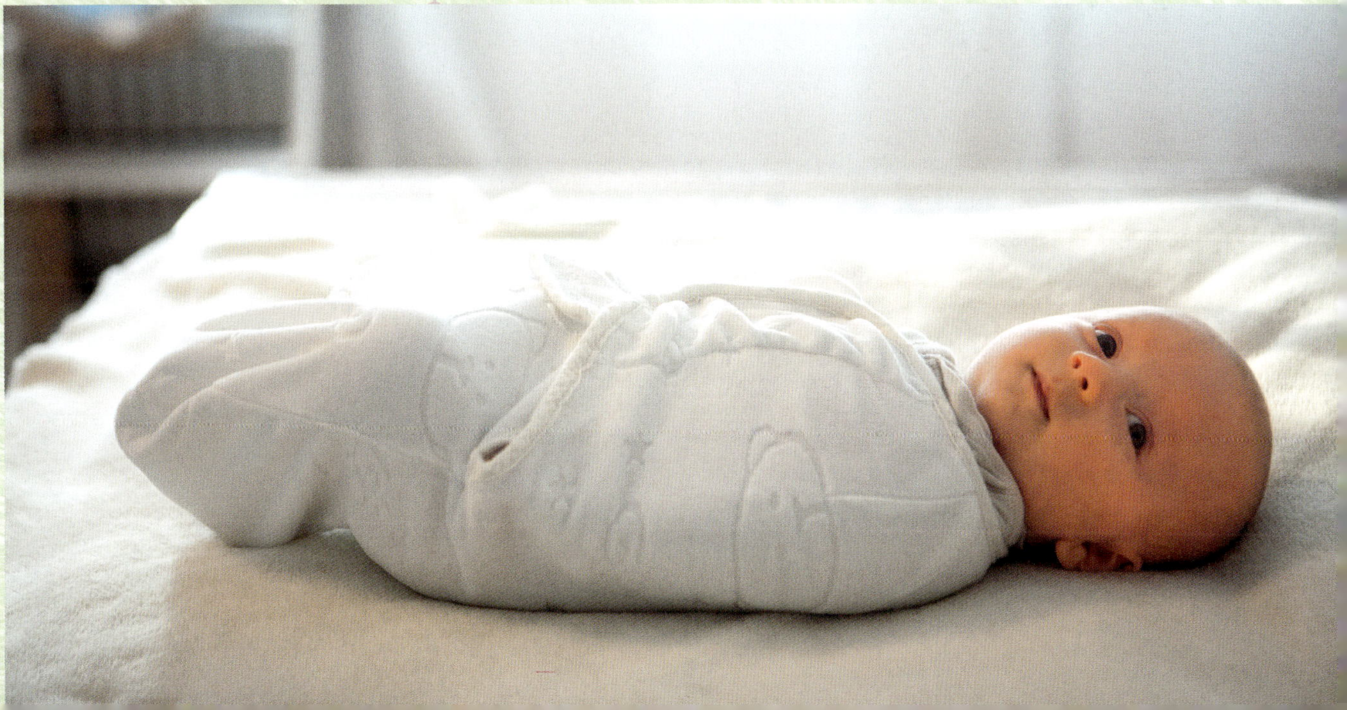

Wir haben ein tolles Baby!

3 Monate nach der Geburt

Wichtig für Mama: Gut essen & trinken • Baby-Massage • Starke Mitte, straffer Bauch • Sport nach der Geburt

So viel Spaß hatte das Baby noch nie – es plaudert mit jedem, lächelt und schaut sich richtig neugierig um auf der Welt. Scheint was dran zu sein, dass Forscher sagen, Babys kommen mit 3 Monaten erst richtig an. Denn jetzt machen sie einen großen Entwicklungsschub. Baby sieht mehr, hört mehr, spürt mehr, nimmt einfach mehr wahr von der Umgebung – schon klar, dass jetzt auch alles andere interessanter ist als das Trinken und Einschlafen. Man könnte ja so leicht etwas verpassen!

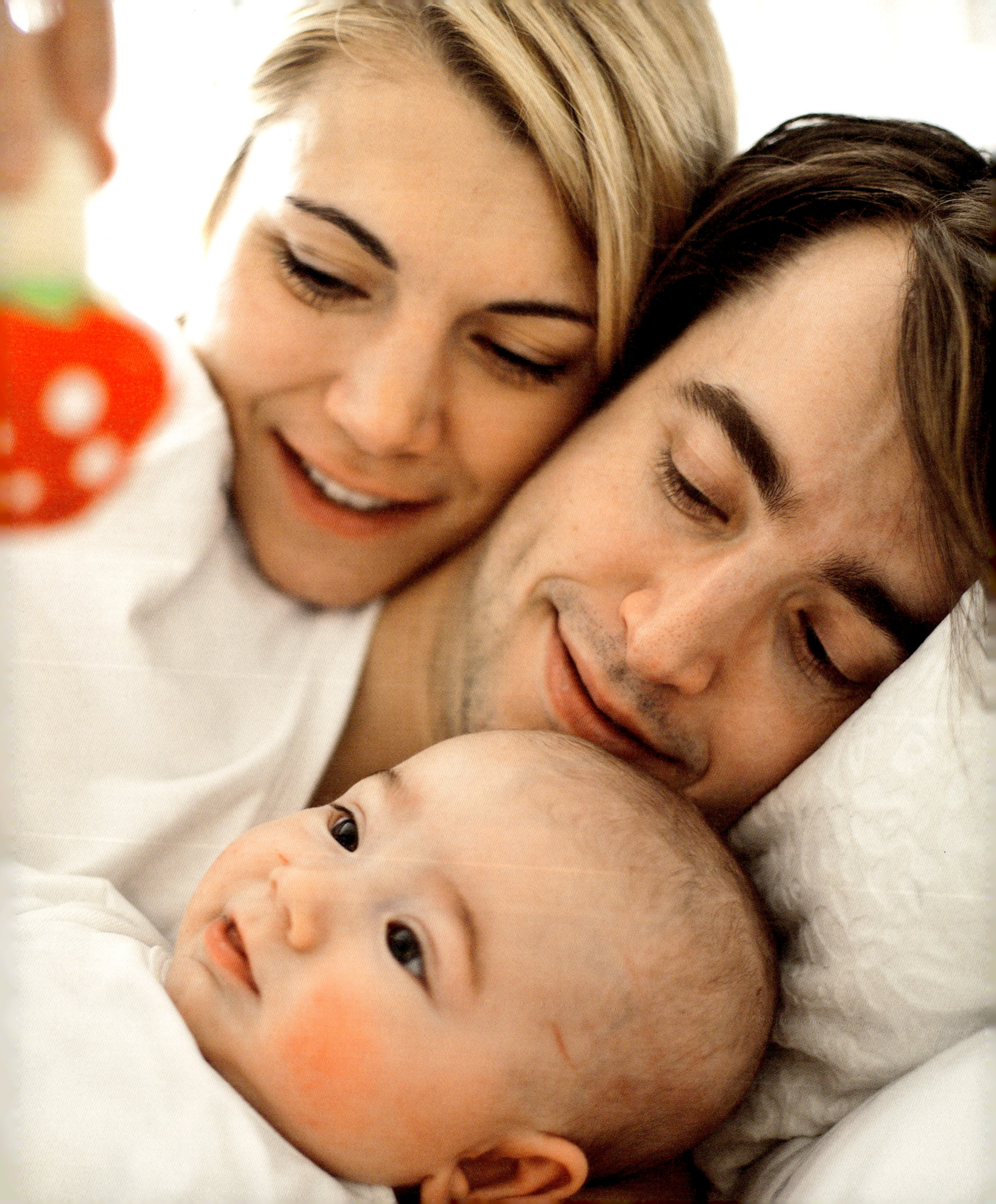

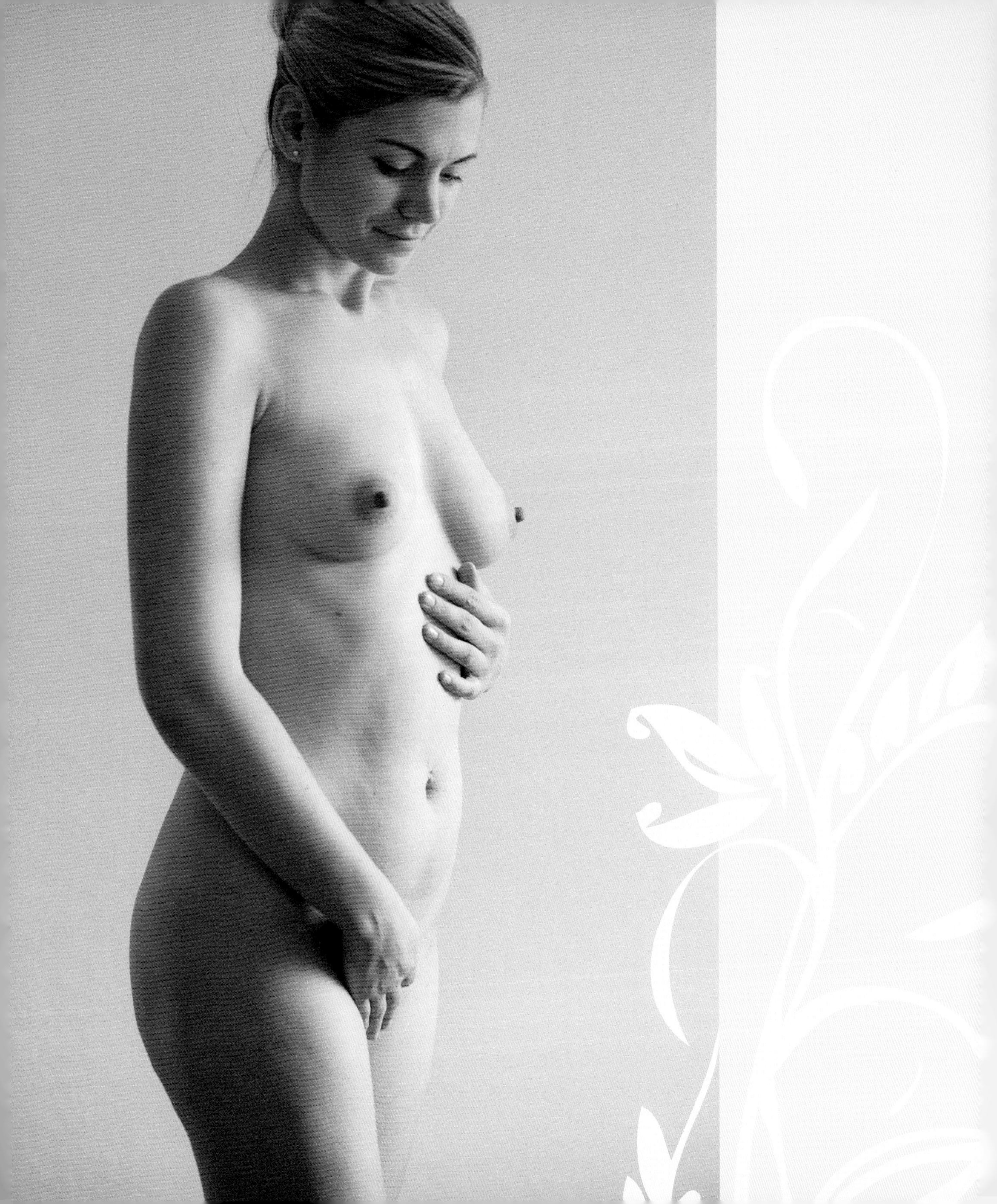

Mama-Body

Rückbildung: Die Gebärmutter hat wieder ihre ursprüngliche Größe und somit enorm abgenommen. Bei der Geburt wog sie 1 kg, jetzt hat sie wieder ihr Normalgewicht von ca. 65 g! Inzwischen bildet sich auch wieder ein Schleimpropf, der den kleinen Kanal zwischen dem inneren und dem äußeren Muttermund verschließt. Dieser sieht jetzt wie ein kleiner Mund aus – ein längliches Grübchen, nicht mehr rund, wie bei einer Frau, die noch nicht geboren hat. Das können aber nur Frauenarzt oder -ärztin bei der Abschlussuntersuchung erkennen, denn der Muttermund sitzt tief in der Vagina.

Vergesslichkeit: Nein, es gibt keine »Still-Demenz«, auch Fläschchen gebende Mamas kennen diese seltsame neue Leere im Kopf – gerade war der Gedanke noch da, jetzt ist er weg! Alles, was in Bezug auf das Baby unwichtig ist, entschwindet dem Gedächtnis. Eine tolle Anpassungsleistung des Gehirns, sagen Forscher: Umprogrammierung zugunsten der Wachsamkeit und des Kindsbezugs. Andere schieben es auf die Schlafumstellung: Die Gedächtnisleistung geht bei allen Menschen zurück, die nachts mehrmals geweckt werden. Macht nichts. Das Baby lebt sowieso in der Gegenwart und nimmt es Mama nicht übel. Aber irgendetwas hatte ich dazu doch eben noch sagen wollen …

Sex & Verhütung: Bei vielen Paaren dauert es länger als gedacht, bis ihr Sexleben wieder wie früher ist. Der Grund: Die Libido macht sich dünn bei chronischem Schlafmangel. Es hilft zu wissen: Das ist normal! Und wenn's dann mal klappt: Auf gute Verhütung achten. Lassen Sie sich ärztlich beraten. Ab der 8. Woche kann eine Spirale eingesetzt werden, Minipille geht auch in der Stillzeit.

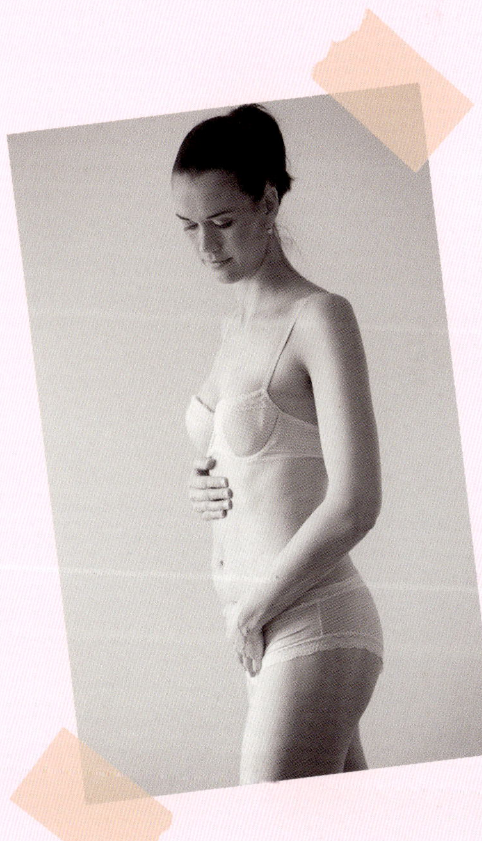

Baby-Body

Baby übt Basics: Stabilität und Bewegung

Je mehr es das Baby schafft, beim Strampeln auf dem Rücken stabil in der Mitte zu bleiben, desto freier werden seine Arm- und Beinbewegungen. Auf dem Weg dahin muss es wie ein kleiner Bodybuilder kräftig zappeln, um seine Muskulatur zu stärken. Viele anfangs noch unkoordinierte Bewegungen werden dabei schon seit dem 2. Monat deutlich harmonischer. Eine besondere Errungenschaft auf diesem Weg ist die Kopfkontrolle: Bald hält das Baby seinen Kopf stabil in der Mitte, wenn es auf dem Rücken liegt. So kann es beispielsweise die eigenen Händchen fasziniert betrachten, die anfangs noch wie zufällig in seinem Blickfeld erschienen, sie bewegen, öffnen und schließen.

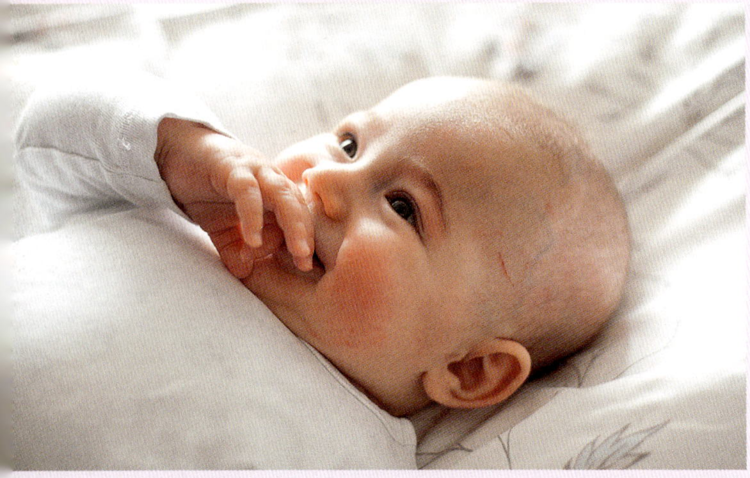

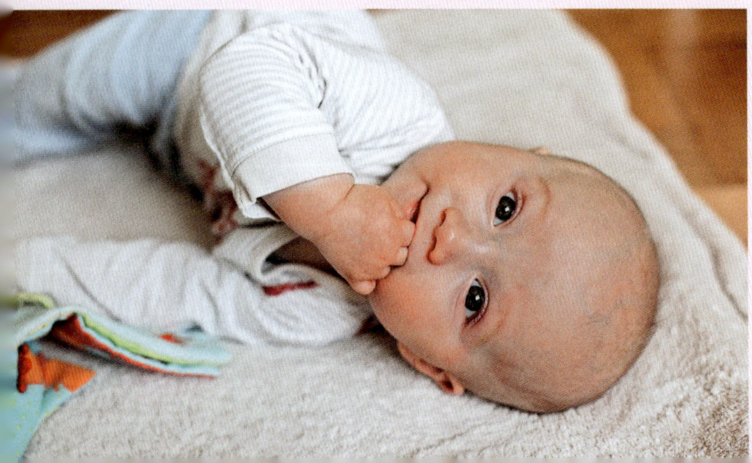

Baby übt Basics: Erste Ziele

Die Händchen werden zu Babys erstem Lieblingsspielzeug. Aufmerksam übt es, beide mittig vor dem Körper zusammenzubringen und mit einer Hand nach der anderen zu greifen, um die Fingerchen gegenseitig zu betasten (Hand-Hand-Koordination). Dreht es den Kopf zur Seite, kann es ein Händchen gezielt zum Mund führen (Hand-Mund-Koordination). Später geht das auch schon, ohne den Kopf zur Seite zu drehen, dann kann es beide Händchen sehen und mit den Lippen befühlen (Hand-Auge-Mund-Koordination). Bei all diesen grundlegenden Koordinations-Übungen hat das Baby in seinem »Nestchen« anfangs mehr Erfolg (siehe S. 328).

Baby übt Basics: Weg vom Fleck

Zunehmende Kraft in der Bauchmuskulatur erlaubt dem Baby bald, beide Fersen mal kurz von der Unterlage abzuheben, die Beine über den Bauch zu halten und seine Füße zu sehen. Das geht natürlich besser, wenn es weiche Strampler trägt statt straffer Jeans. Manche Babys freuen sich, die Fersen fester auf den Boden zu stützen und zu spüren, wie sie mit energischerem Körpereinsatz ihren Rumpf in Bewegung bringen. Bald üben sie Bewegungen, mit denen sie schlängelnd oder kreiselnd vom Fleck kommen oder auf die Seite kippen. Jedes zehnte Baby macht das schon, die meisten lassen sich lieber noch Zeit damit.

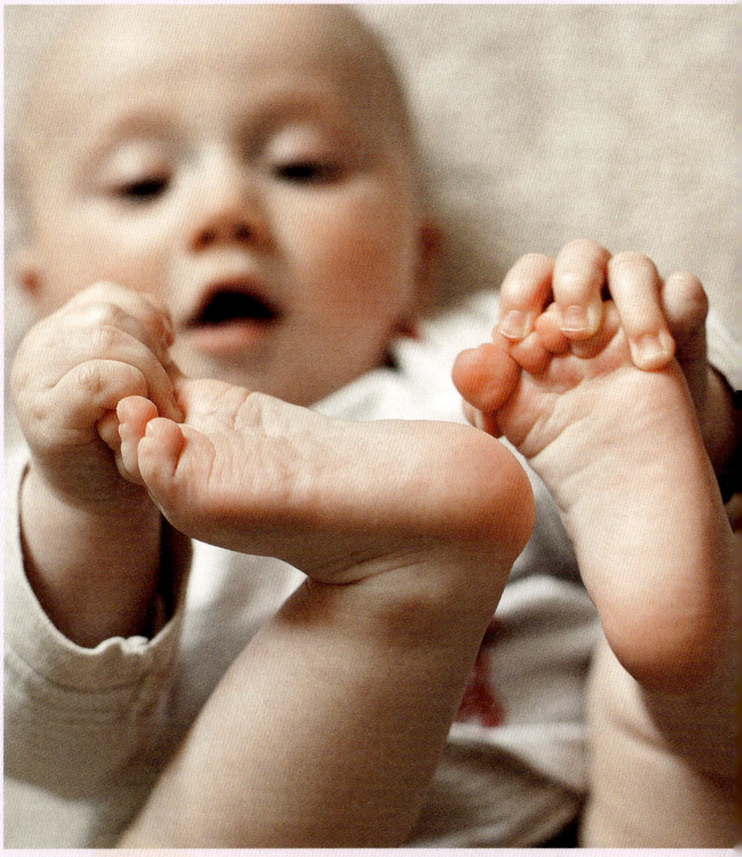

Baby übt Basics: Zuhören und Brabbeln

Auch kleine Vögel zwitschern zuerst unstrukturiert vor sich hin und lernen dabei nach und nach den arttypischen Gesang. Genauso entwickeln Babys jetzt aus ihrem angeborenen Musikempfinden heraus mit sichtbarer Freude ein köstliches Repertoire der vielfältigsten Laute – sie glucksen, gurren und schnalzen, wiederholen begeistert Oohs, Aahs und Eiiiis – ob allein oder im Zwiegespräch. Denn die ganze Welt ist Musik in ihren Ohren, und Sprache ist untrennbar mit Zuhören verbunden. Eltern bereiten ihrem kleinen Schatz das größte Vergnügen, wenn sie seine Laute nachmachen und ihm Zeit geben, zu antworten – und sei es »nur« mit einem süßen Lächeln.

Eine wunderbare Unterstützung für Ihren kleinen Sprachanfänger

Alles, was Sie mit ihm tun – wickeln, füttern, baden –, mit Worten beschreiben, bestimmte Lieder dabei singen oder Verse aufsagen. In Reimen oder Liedern werden Worte und Silben stärker betont und rhythmischer ausgesprochen als beim normalen Reden. Babys lieben das – sie sind einfach noch kleine Lern-Fanatiker!

Wichtig für Mama: Gut essen & trinken

Kein Problem fürs Baby

Es gibt nichts, was Mamas grundsätzlich in der Stillzeit nicht essen sollten, weil Baby sonst Blähungen oder einen wunden Po bekommt. Stillende Frauen machen meistens die Erfahrung, dass sie alles, was ihnen schmeckt, zumindest in Maßen essen können – sogar Thai-Curry –, ohne dass es sich schlecht auf ihre Babys auswirkt. Auf Zitrusfrüchte, blähende Speisen wie Kohl, Zwiebeln und Hülsenfrüchte zu verzichten, rät auch die Wissenschaft nicht. Angeblich können auch extreme Mama-Blähungen nicht in die Muttermilch übergehen und säurehaltige Nahrungsmittel den pH-Wert von Mamas Milch nicht verändern. Mehr dazu, was nun alles wieder auf Mamas Gabel darf: Mam@Plus 3461.

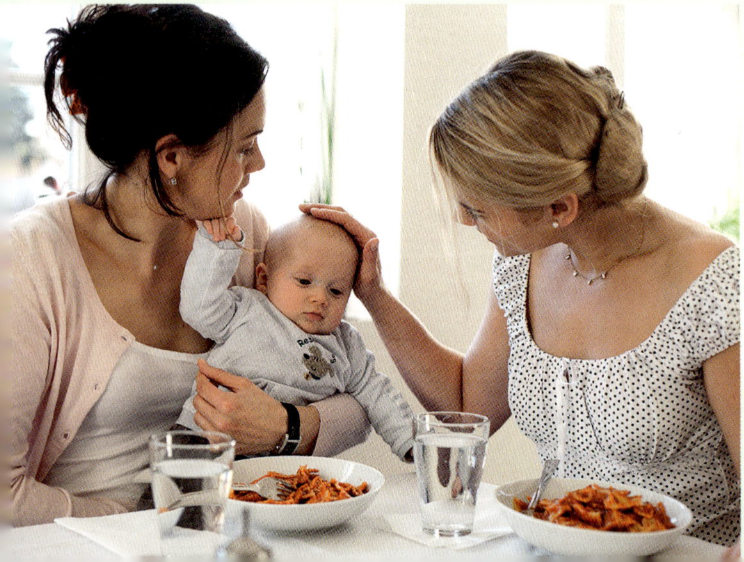

Allergien vermeiden

Am ehesten ist zu erwarten, dass einem Baby die Lebensmittel nicht guttun, die auch von Mama oder Papa noch nie gut vertragen wurden. Hier gilt: Einfach mal ausprobieren, ob das Baby wirklich auf etwas reagiert oder nicht. Und zwar mit der sogenannten Eliminationsdiät: Mama streicht das Lebensmittel, das sie am meisten verdächtigt – beispielsweise Kuhmilchprodukte – für 10 Tage komplett aus ihrem Speiseplan. (Oder sie steigt zuerst einmal auf lactosefreie Produkte um.) Hat das Baby dann weniger Beschwerden, gilt dies als Hinweis, dass das Lebensmittel möglicherweise der Übeltäter war – aber nur, wenn die Beschwerden wiederkommen, sobald es Mama wieder isst. Dann macht es Sinn, dem Baby zuliebe für eine Weile darauf zu verzichten. Alle 4 Wochen kann ausprobiert werden, ob der Verzicht noch nötig ist.

Immer noch nicht: Alkohol

Er geht vom Blut eins zu eins in die Milch über und würde Babys kleine Leber überfordern. Wie schön, dass es immer mehr richtig gute alkoholfreie Sekt- und Biersorten gibt. Mehr dazu: Siehe S. 372.

Prost, Mama! Alkoholfrei …

Unmengen zu trinken ist nicht nötig. Aber auf keinen Fall den Durst übergehen. In schöner Regelmäßigkeit den ganzen Tag über immer wieder an das Trinken denken! Das funktioniert viel besser, wenn Wasser und Tee schon bereitstehen und an den Durst erinnern. Dann kommen leicht 2 l im Laufe des Tages zusammen, und das ist gut. Neben Milchbildungstee sind Rotbuschtees, milde Kräutertees und erfrischende Früchtetees, beispielsweise mit Vitamin-C-reichen Hagebutten, ebenso geeignet wie Mineralwasser, Ingwer- oder Zitronenwasser. Auch Fruchtsäfte und koffeinfreier Getreidekaffee stillen einen Teil des Flüssigkeitsbedarfs, genauso wie eine gute Hühner- oder Gemüsebrühe.

Beim Kinderarzt: U4

Sie steht zwischen dem 3.–4. Monat an. Dieses Mal geht es um die Koordination in verschiedenen Körperhaltungen, um Reaktionsfähigkeit und Sozialverhalten – formt das Baby schon Laute und lächelt es, wenn man es freundlich anspricht? Wie viel ist es seit der U3 gewachsen, hat es gut zugenommen? Mit Einverständnis der Eltern ist bei der U4 meist die erste Impfung dran.

Mit Einschränkung erlaubt: Koffein

Wird rasch in die Milch aufgenommen und macht manche Babys unruhig. Allerdings ist die Wirkung schnell wieder vorbei. Wer total kaffeesüchtig ist, folgt dem Laster am besten direkt nach dem Stillen. Wers schafft, steigt lieber auf Malzkaffee um. Der tut den Nerven gut. Auch Cola und Energydrinks enthalten Koffein, schwarzer und grüner Tee, Mate und Eistee ebenso. Selbst Schokolade und Kakao sind nicht ganz koffeinfrei – merkt man aber nur, wenn man sie kiloweise essen würde. Sollte Ihr Baby dauernd unruhig sein, versuchen Sie mal, eine Woche ganz auf Koffein zu verzichten – ist es dann ruhiger, wissen Sie Bescheid.

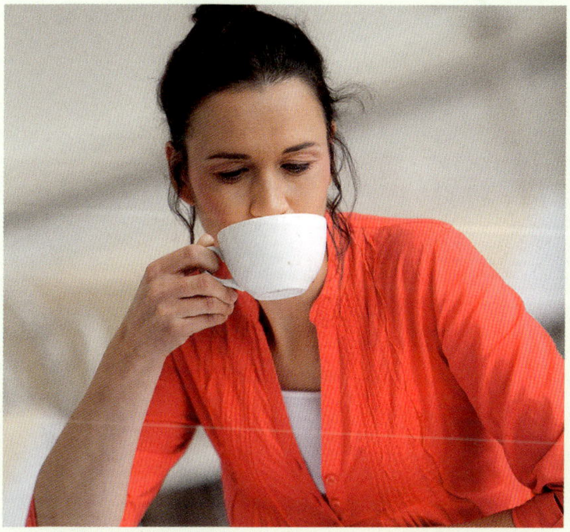

Lieblings-Rezepte – Leckeres ohne Aufwand

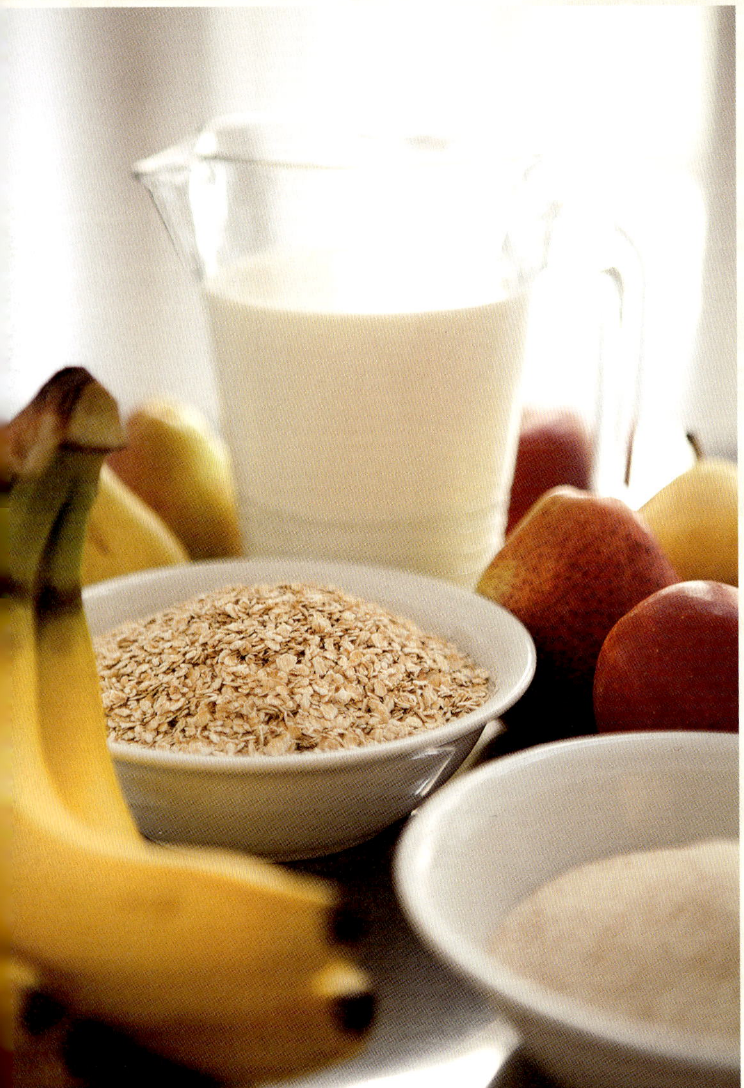

Ganztags-Frühstück

In einer Schüssel, die so groß ist, dass sie gerade noch in den Kühlschrank passt, das Lieblings-Müsli einweichen und über Nacht quellen lassen. Tiefkühl-Himbeeren, -Erdbeeren oder -Früchtemischung auftauen und portionsweise mit dem Müsli zusammen essen – wenn Mama mag, von morgens bis abends.

Hirseauflauf

In die Mitte einer gefetteten Auflaufform 4 mittelgroße Tomaten setzen, die Haut oben kreuzweise eingeritzt, oder 1 Block Tiefkühl-Rahmspinat, auch beides möglich. 250 g Hirse gleichmäßig darum herumstreuen. 500 ml Milch mit 1 gehäuftem EL gekörnter Brühe verquirlen und sachte dazugießen. Auf mittlere Schiene in den kalten Backofen stellen, auf 175 °C schalten (nicht vorheizen!) und ca. 1 Stunde ausquellen lassen. 10 Minuten bevor der Auflauf ganz fertig aussieht, eine schöne Schicht geriebenen Emmentaler oder Gouda darüberstreuen. Schmeckt auch gut mit Tomatensauce.

Hirse ist das eisenreichste und älteste bekannte Getreide. Sie zählt eigentlich zu den Süßgräsern.

Power-Körner

Amaranth, Quinoa und Hirse zu gleichen Teilen mischen. Diese kleinen goldenen Körnerchen enthalten wesentlich mehr Eiweiß, Mineralien und Vitamine als andere Getreidesorten. 3 Tassen der Mischung mit 6 Tassen kaltem Wasser in einen Topf geben und eine Handvoll getrocknete, ungeschwefelte Aprikosen dazu. Bei mittlerer Hitze einmal aufkochen, dann bei kleiner Hitze in ca. 20 Minuten ausquellen lassen. Mit geriebenen Mandeln und Sahne oder Joghurt genießen. Morgens gekocht, kann man den ganzen Tag über davon essen. Kann natürlich auch ohne Aprikosen, mit einer Prise Salz gekocht werden.

Zitronenwasser mit Basilikum

2 EL getrocknetes Zitronengras (aus dem Teeregal im Naturkostladen) in 1 l Wasser zugedeckt aufkochen, vom Herd nehmen und 10 Minuten ziehen lassen. Nach dem Abkühlen in einen Krug seihen und ein paar Stängel Basilikum darin mindestens eine halbe Stunde ziehen lassen. Zitronengras ist erfrischend und belebend, schmeckt angenehm nach Zitrone, fördert Konzentration und Denkvermögen. In Südostasien nennt man es »Fieberkraut«, es soll sowohl antibakteriell als auch gegen Pilzinfektionen wirken. Basilikum unterstützt ganz leicht die Milchbildung – also weglassen, wenn das nicht erwünscht ist. Oder ersetzen durch ein paar Stängel Zitronenmelisse, die tut den Nerven gut.

Ingwerwasser mit Limette

1 Stück Ingwer von 1–2 cm in dünnen Scheibchen in 1 l Wasser für ein paar Minuten köcheln. Vom Herd nehmen, 10 Minuten ziehen lassen, abseihen. Limettensaft (z.B. von Alnatura) nach Geschmack dazu. Über den Tag verteilt trinken, schmeckt warm und kalt. Ingwer wirkt leicht entzündungshemmend und regt den Stoffwechsel an, das tut der Rückbildung gut und hilft sanft beim Abnehmen.

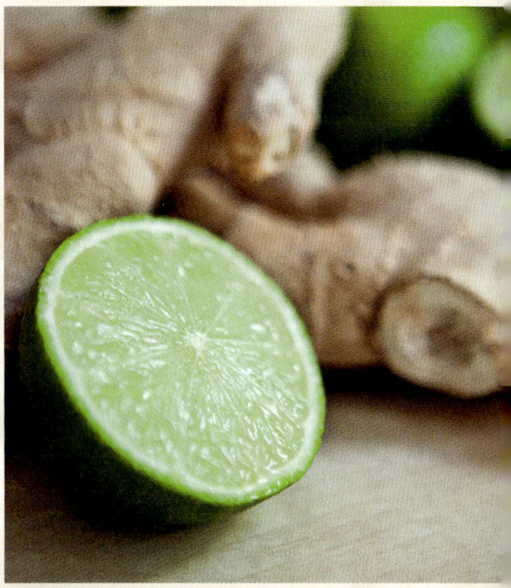

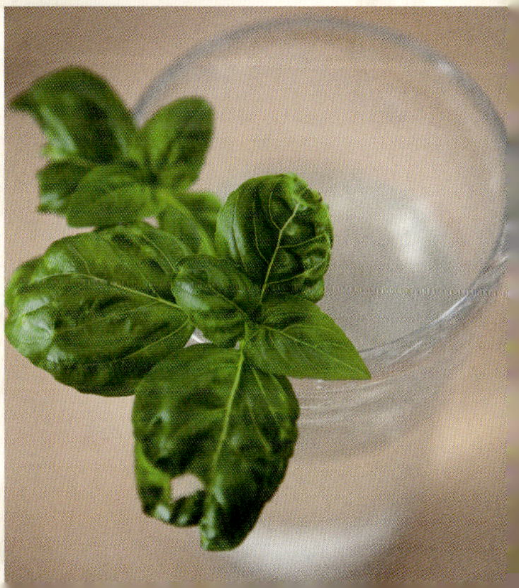

Baby-Massage

Massage ist ein Streicheln mit System. Babys genießen das. Sie mögen alles, was sich verlässlich wiederholt. Es hilft ihnen bei der Anpassung an all das Neue im Leben. Wiederkehrende Berührungen in einem ruhigen Rhythmus – das ist eine sehr entspannte und entspannende Art der Zuwendung. Es gibt viele Anleitungen, aber die besten Massage-»Techniken« sind die selbst entwickelten – im wortlosen Dialog, beim Sich-Spüren und -Einfühlen.

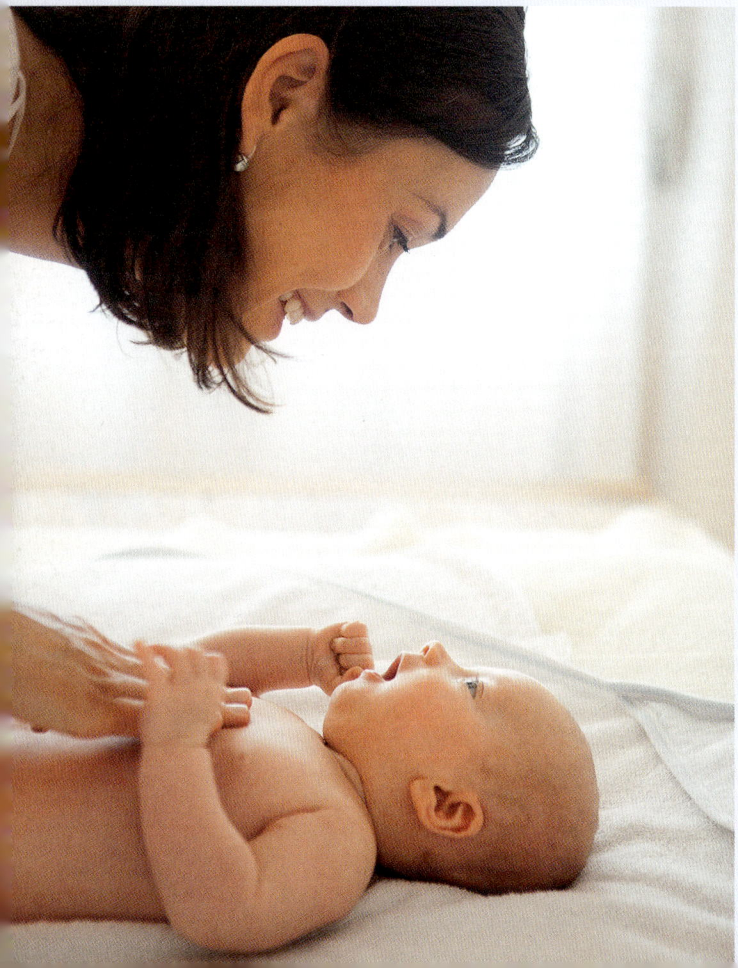

Betreff: Gäääähhn!

Liebe Amelie,
sorry, ich krieg momentan nichts mehr so auf die Reihe. Hätte nie geglaubt, dass es so schwer sein kann. Beispiel: Dir regelmäßig zu schreiben. Klappt einfach nicht. Tut mir auch SEHR leid, dass ich unser Treffen gestern abblasen musste. Wie sieht's bei dir morgen aus? Wollen wir's um dieselbe Zeit versuchen? Timos Schlaf ist immer noch so schlecht. Das dauert jetzt schon über eine Woche, dass er dauernd aufwacht. Heute Nacht hab ich mal mitgezählt: 4-mal hat er mich geweckt! Jetzt versteh ich, wie es dir geht!!! Aber Timo hat doch schon durchgeschlafen – ich dachte er »kann« das – menno! Bis morgen (?)
Caro

Gut vorbereitet

Ein großes Badetuch als Unterlage vorwärmen – einfach kurz um eine heiße Wärmflasche wickeln – und ein Massageöl ins warme Wasserbad stellen. Damit das Baby bei der Massage nicht abkühlt (führt zu Koliken!), wird es in den ersten 3–4 Monaten nur unter der Wärmelampe massiert. Nie direkt nach einer Mahlzeit natürlich, aber auch nicht kurz davor, denn wenn der Hunger kommt, ist es aus mit der Gemütlichkeit. Sind die eigenen Hände schön warm? Sonst kräftig aneinanderreiben vor der ersten Berührung.

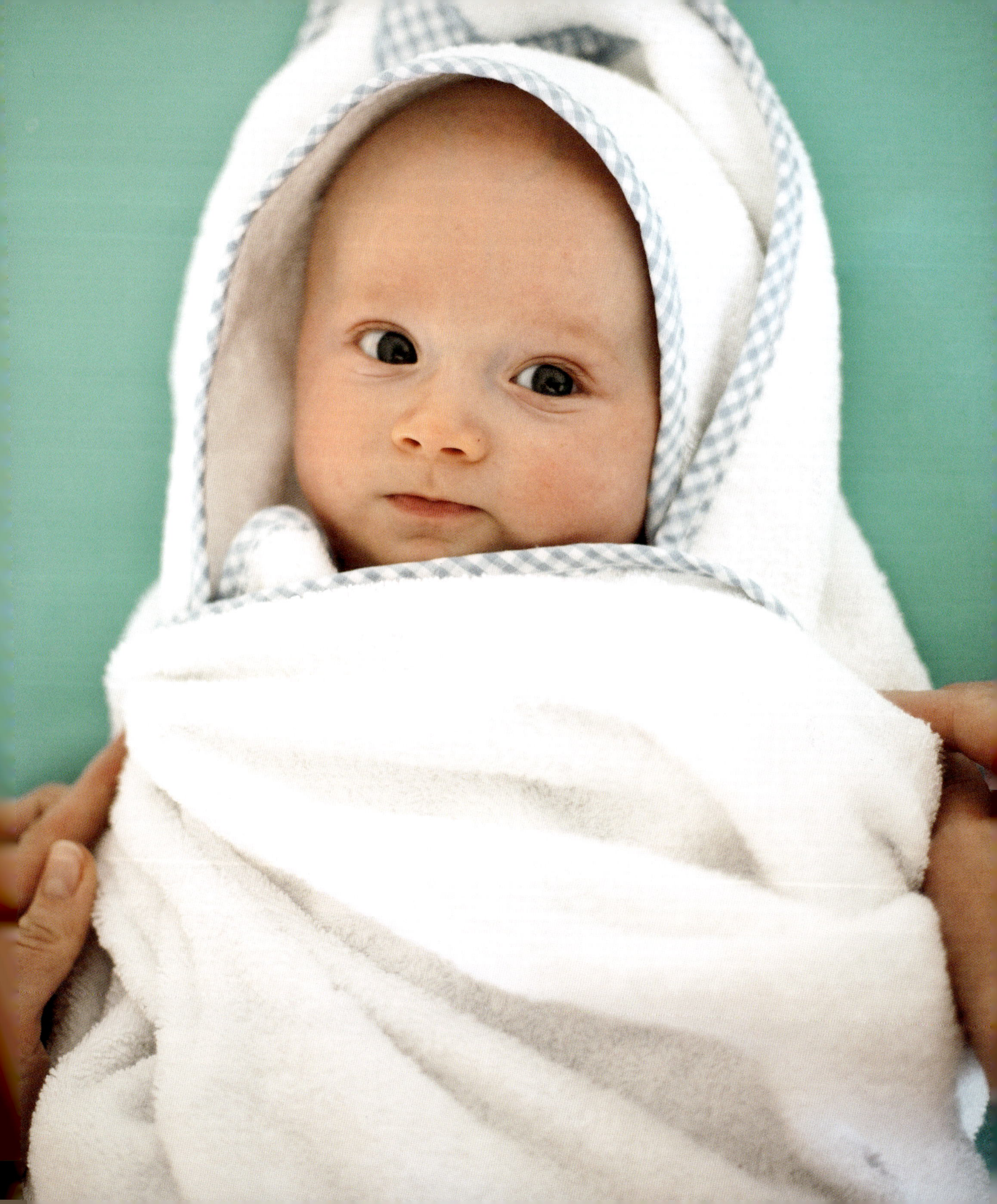

Mini-Massage

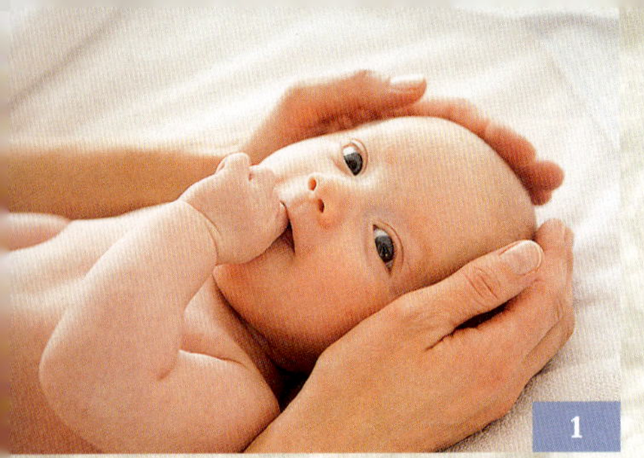
1

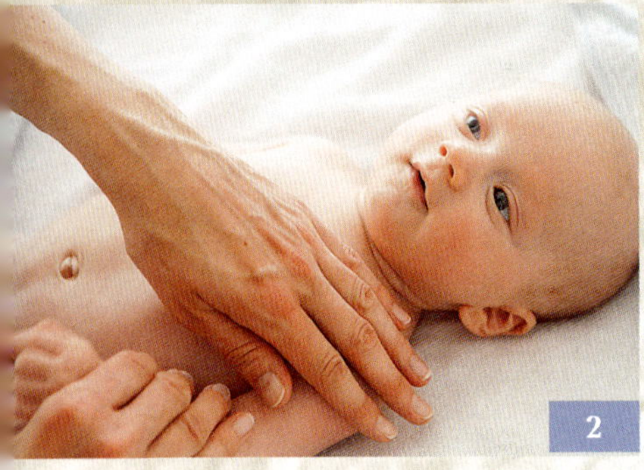
2

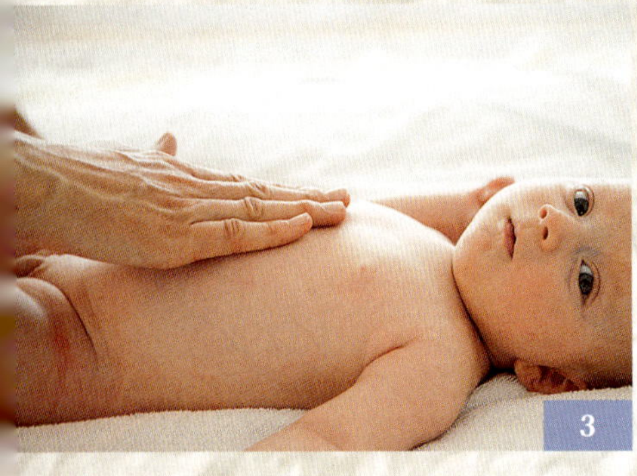
3

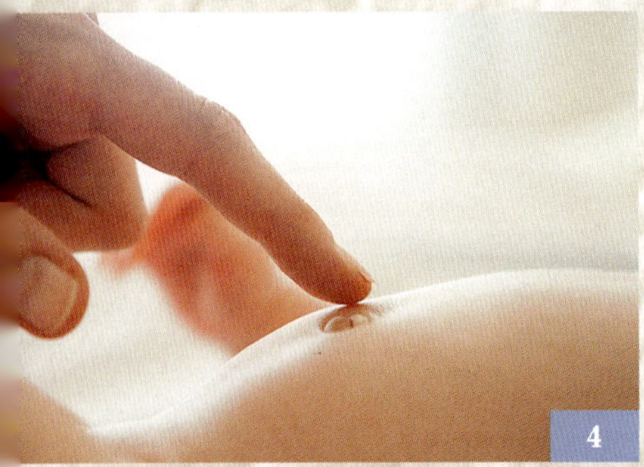
4

1. Zum Beginn 3-mal ganz behutsam und leicht vom Kopf bis zu den Zehen streichen. Ruhig mit dem Baby plaudern.
2. Schultern, Arme und Hände ausstreichen, dabei sanft die Fingerchen dehnen, als wären sie zarte Blütenblätter.
3. Brust und Bauch von oben nach unten immer von der Mitte aus leicht nach außen streicheln, Rippe für Rippe.
4. Rund um den Nabel im Uhrzeigersinn von innen nach außen kreisend eine weiter werdende Spirale streicheln. Wie ist es mit einer leichten Fingerspitzen-Vibration dabei?
5. Leisten, Oberschenkel, Knie, Unterschenkel und Füßchen – von der Taille bis zu den Zehen mit der flachen ganzen Hand in einem sanften Zug streichen.
6. Dann ein Beinchen nach dem anderen: Oberschenkel sanft in Schwingung bringen und lockern, Unterschenkel ebenfalls.
7. Füßchen in die Hand nehmen und mit dem Daumen über die Fußsohle streichen. Jede einzelne Zehe einmal sanft umstreicheln wie eine kleine Perle.
8. Baby auf den Bauch drehen. Die Schulterblätter von innen nach außen und von oben nach unten streicheln. Die Muskulatur darum herum mit zwei Fingerspitzen zart in Schwingung bringen.

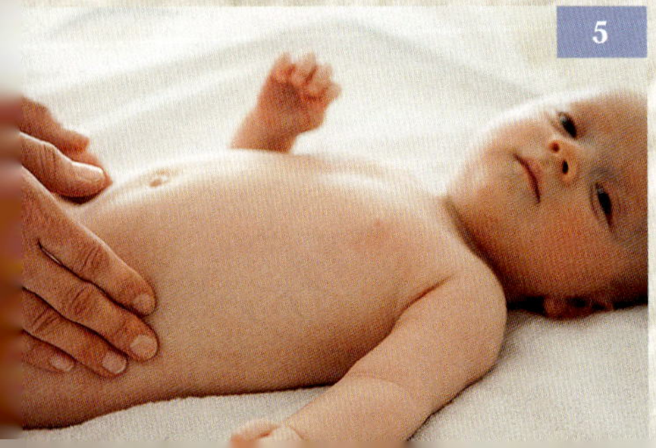
5

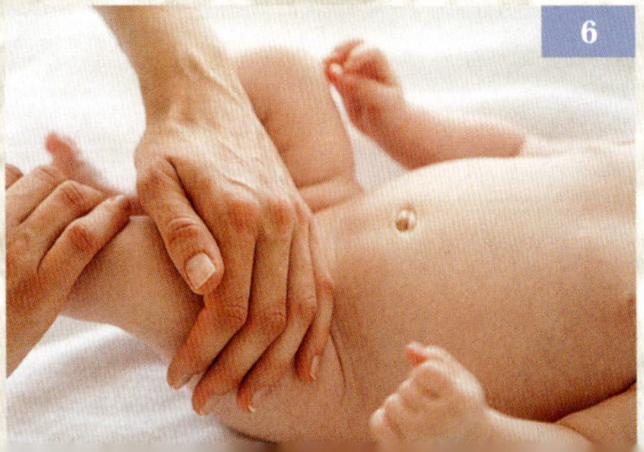
6

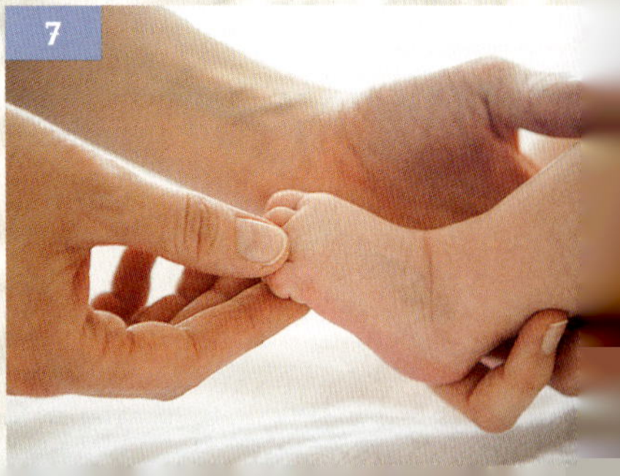
7

8

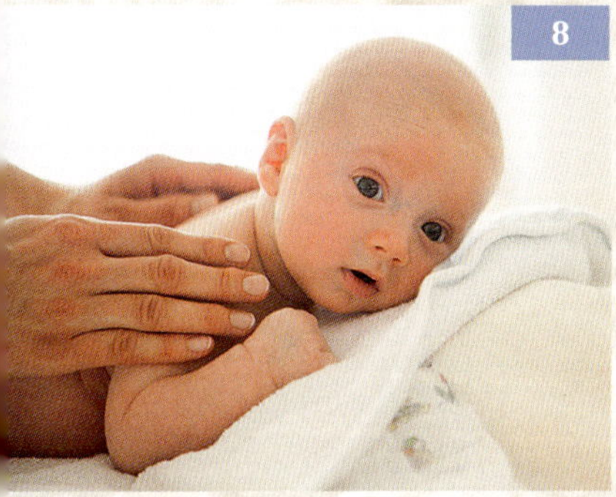

9

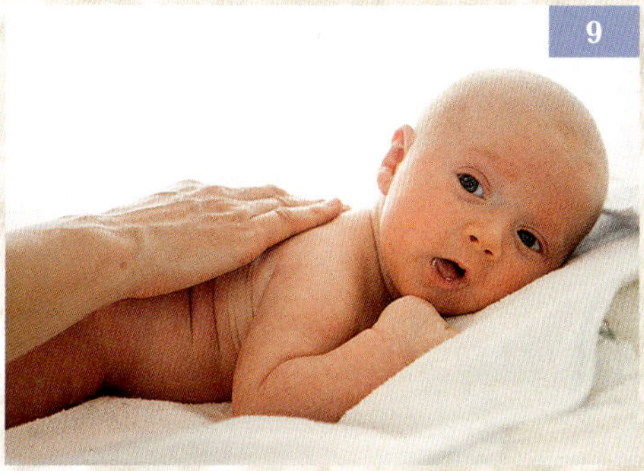

10

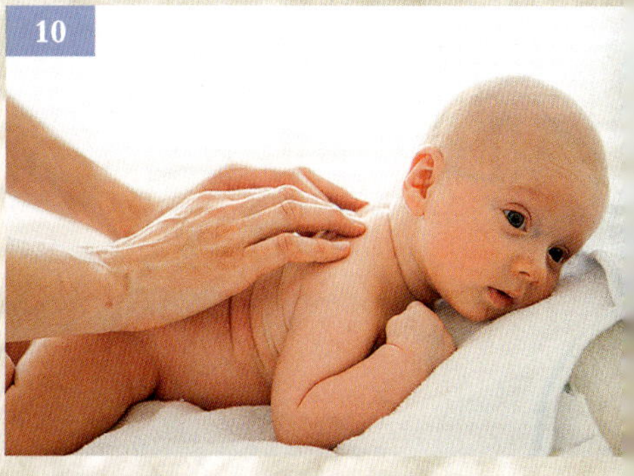

9. Die hinteren Rippen genauso streicheln wie schon die vorderen – von innen nach außen, von oben nach unten.
10. Die Muskelstränge zu beiden Seiten der Wirbelsäule von oben nach unten mit den Fingerspitzen ganz zart in Schwingung bringen.
11. Beide Pobacken lockern – gleichzeitig mit der ganzen Hand ein wenig in Schwingung bringen und vibrieren.
12. Die Beinrückseiten von oben nach unten bis zu den Zehen ausstreichen.
13. Zum Ausklang das Baby wieder auf den Rücken drehen und 3-mal ganz behutsam und leicht vom Kopf bis zu den Zehen streichen.

11/12

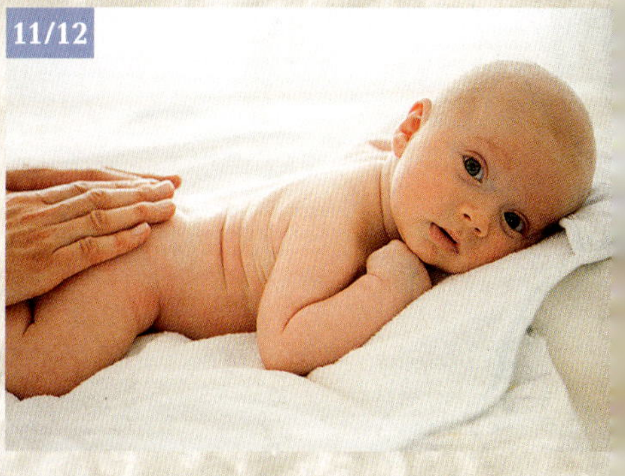

13

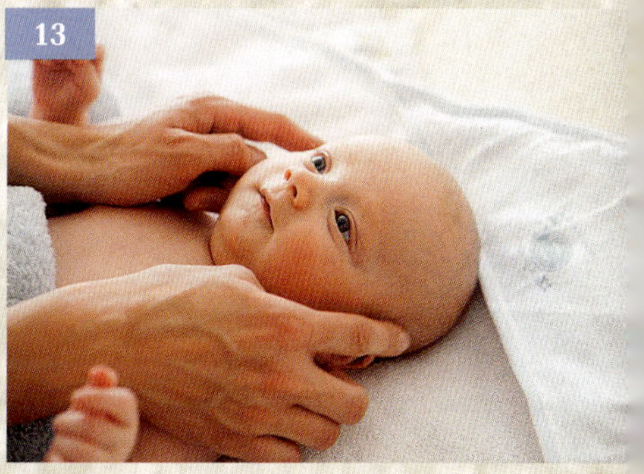

Unser Tipp

Wann immer das Baby zeigt, dass es genug hat, ist Schluss. Aber immer endet die Massage auf dieselbe Weise: 3-mal ganz behutsam und leicht vom Kopf bis zu den Zehen streichen.
Wickelzeit ist Massagezeit! Schön: *Das Schmuse-Wickel-Buch* von Antje Drössel

Starke Mitte, straffer Bauch

Liebe Bauchdecke, die Megadehnung zur Babykugel hast du prima hingekriegt – aber jetzt bitte wieder flach werden!

Wann beginnen?

Mit Rückbildungsgymnastik für die Bauchmuskeln frühestens 4–6 Wochen nach der Geburt loslegen, bei Kaiserschnitt erst nach 8 Wochen. Voraussetzungen: Die Beckenbodenmuskulatur (Übungen siehe S. 316) ist wieder stark, eine eventuelle Dammverletzung gut geheilt, keine Bewegung schmerzt.

Basics und mehr

- **Die sanfteren Grundübungen** eignen sich perfekt dafür, Ihren Körper anfangs langsam an regelmäßiges Muskeltraining zu gewöhnen.
- **Die kräftigeren Varianten** sind eine angenehme Steigerung einige Wochen später, in der fortgeschrittenen Phase.

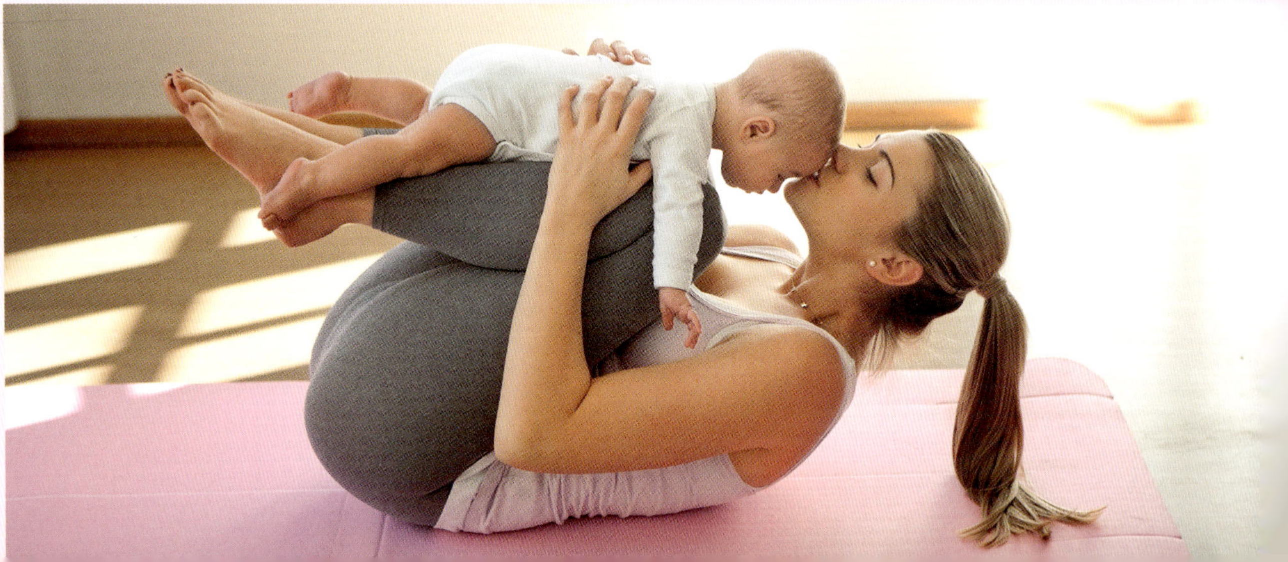

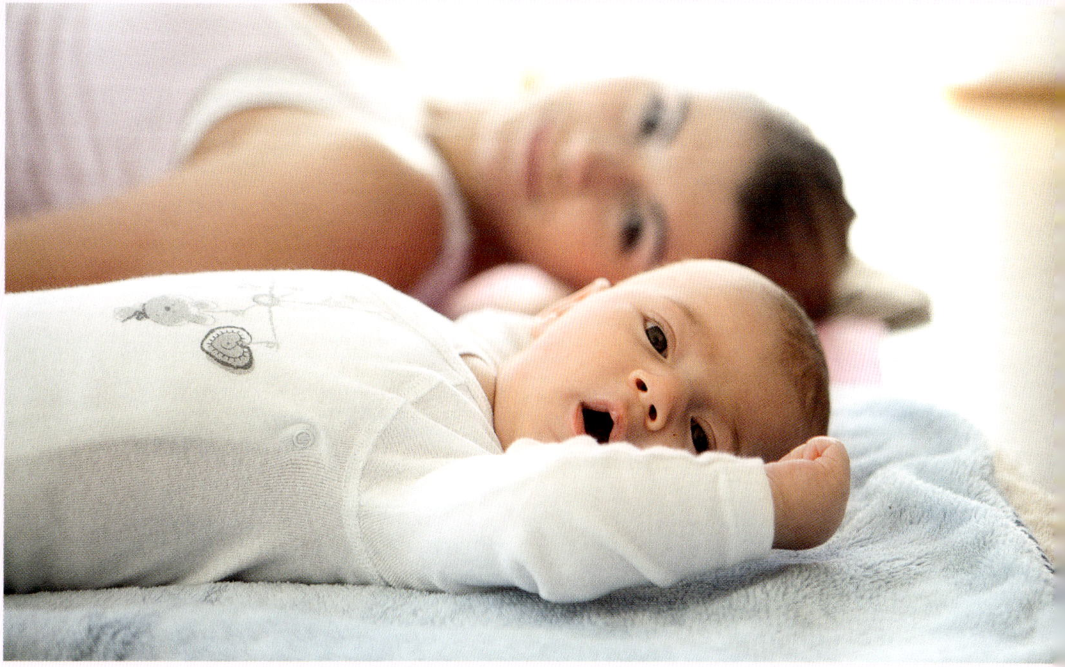

Betreff: AW: Gäääähhn!

Liebe Caro,
diese Dauer-Müdigkeit gehört wohl dazu – da kann ich ein Lied von singen ☺ Erinnerst du dich noch, wie dauermüde ich vor einem Jahr war, als ich gerade schwanger war? Momentan fühl ich mich dagegen wie neugeboren: Seit zwei Nächten schläft Jona nämlich fast durch!!!! Hat mich jetzt nur noch 2-mal in der Nacht geweckt. Er pennt den ganzen Abend, wird erst um 1 oder 2 Uhr das erste Mal wach. Nicht zu fassen! Wie anders das noch vor Kurzem war. Kann sich auch bei Timo wieder ändern – daumendrück ☺ Amelie

Am besten bei allen Übungen …

… eine feste Unterlage wählen – ein Teppich, eine gefaltete Decke oder eine Yogamatte auf dem Boden. Das Bett wäre nur mit extrem harter Matratze geeignet.

… tief und gleichmäßig durch die Nase atmen und die Bewegungen vom Atemrhythmus bestimmen lassen.

… auf die eigenen Grenzen achten, nicht zu viel von sich verlangen.

Lieber öfter kurz als selten und dann lang trainieren: Die Übungen maximal 8–10-mal wiederholen.

Schaukel

Auf dem Rücken liegen, Knie anwinkeln und Füße flach auf den Boden stellen. Ein aufgerolltes Handtuch zwischen die Oberschenkel klemmen. Arme neben dem Körper. Baby kann neben Mama oder auf ihrem Oberkörper liegen.

1. Tief in den Bauch hinein einatmen, Bauchdecke schön weich lassen.
2. Ausatmend die Handtuchrolle zusammenpressen und die Bauchmuskeln einziehen – Nabel Richtung Wirbelsäule –, dabei die Füße so fest auf den Boden pressen, dass es den unteren Rücken flach auf den Boden drückt und das Schambein nach oben in Richtung Nabel kippt.
3. Einatmend alle Spannungen in Beinen, Bauch und Rücken lösen.

Kräftigere Variante für Fortgeschrittene: Beim Ausatmen zusätzlich Kopf und Schultern leicht anheben, dabei die Hände auf die Oberschenkel drücken. Beim Einatmen den Oberkörper wieder ablegen.

Brücke

Rückenlage, Füße hüftbreit und nah am Po aufgestellt, Zehenspitzen zeigen geradeaus. Auch hier halten die Oberschenkel eine Handtuchrolle fest, für einen guten Beckenbodentonus. Das Baby liegt neben Mama.

1. Beim Einatmen die Fußsohlen fest in den Boden drücken wie bei der Schaukel, aber jetzt so weit gehen, dass das Becken von den Knien her hochgezogen wird und dann auch der Rücken, bis zu den Schultern.
2. 10 Atemzüge lang halten, ruhig und gleichmäßig weiteratmen.
3. Ausatmend die Wirbelsäule von den Schultern aus ganz sacht Wirbel für Wirbel abrollend auf den Boden zurücksinken lassen.

Kräftigere Variante: In der Brücke die Hände unter dem Po verschränken, ausatmend die Knie kräftig vom Körper wegstrecken und das Becken damit noch mehr heben. Weiteratmend die Spannung halten und mit dem Becken kreisen – 5-mal im Uhrzeigersinn. Ausatmend sachte abrollen. In der nächsten Brücke das Becken 5-mal gegen den Uhrzeigersinn kreisen.

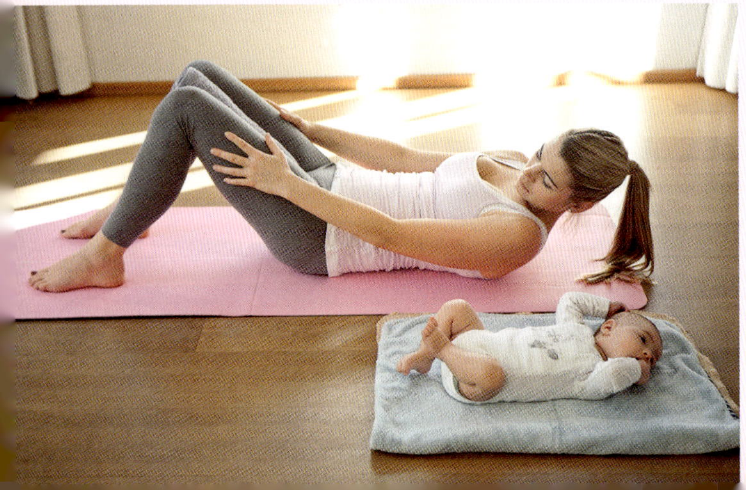

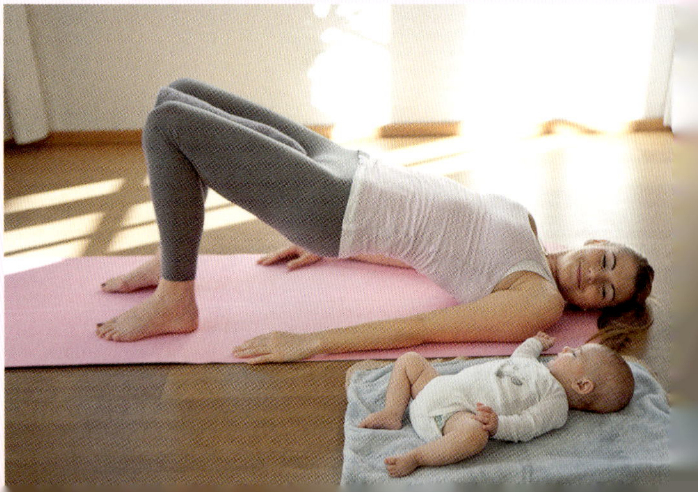

Kniewippe

Rückenlage, Füße nah am Becken aufgestellt, Zehen geradeaus nach vorne zeigend. Die Arme waagrecht im rechten Winkel zum Körper ausstrecken.

1. Ausatmend gleichzeitig beide Knie nach rechts und den Kopf nach links fallen lassen. Beide Schultern bleiben auf dem Boden liegen, während die Knie so weit wie möglich Richtung Boden sinken und dabei zusammenbleiben. Der obere Fuß darf den Bodenkontakt aufgeben. Einige tiefe Atemzüge lang die Dehnung genießen.
2. Mit der folgenden Ausatmung die Knie wieder zur Mitte bringen. Dann mit der folgenden Ausatmung von vorne beginnen – das Ganze zur anderen Seite, die Knie nach links und dabei den Kopf nach rechts sinken lassen …

Kräftigere Variante: Aus derselben Ausgangsstellung das rechte Bein ausstrecken. Durch Druck mit dem linken Fuß das Becken nach rechts und gleichzeitig den Kopf nach links drehen. Das linke Knie nach rechts über das gestreckte rechte Bein hinweg in Richtung Boden ziehen, der linke Fuß kann sich auf das rechte Knie legen. Beide Schultern bleiben in Bodenkontakt. Einige tiefe Atemzüge lang die gute Dehnung genießen. Ausatmend zurück zur Mitte und dasselbe zur anderen Seite üben.

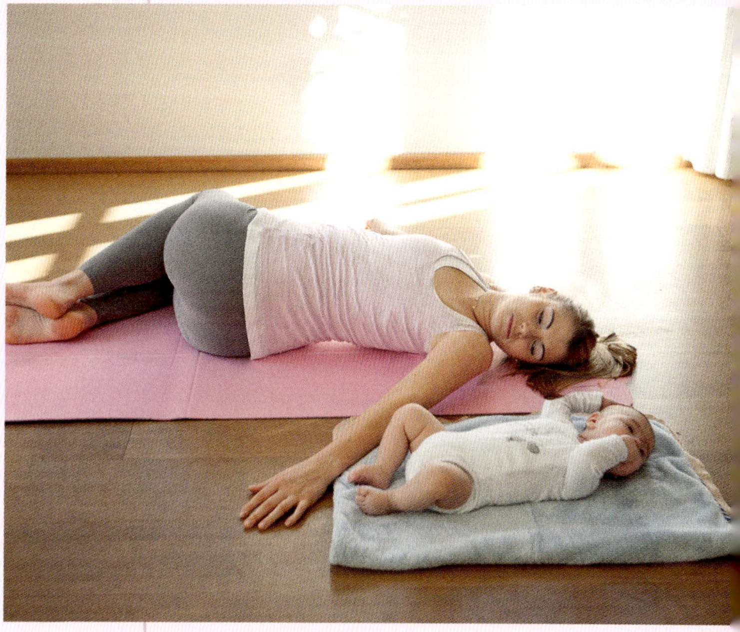

Betreff: AW: Gäääähhn!

Liebe Amelie,
ich erinnere mich SEHR gut an deine Müdigkeit und weiß auch noch, wie speiübel mir dauernd war. Erst ein Jahr soll das her sein? Wahnsinn! Und heute in einem Jahr? Werden Timo und Jona da schon um die Wette laufen? Timos Schlaf ist laut Hebamme übrigens normal. Babys, die in den ersten Monaten durchschlafen, sagt sie, wachen danach öfter auf. Gut, dass ich das nicht vorher wusste ☺ Aber kann damit zusammenhängen, dass er tagsüber jetzt so schlecht trinkt und sich von ALLEM ablenken lässt! LG Caro

Beckenwippe

Beginn wieder in Rückenlage, Füße aufgestellt.

1. Die Knie nacheinander (nicht gleichzeitig!) zur Brust heranziehen, mit den Händen umfassen, Finger verschränken.
2. Mit beiden Knien kreisen, sodass auch das Becken auf dem Boden kreist und schön massiert wird. Sanfter oder kräftiger, wie es gut geht. Dabei gleichmäßig weiteratmen. Die Richtung wechseln.
3. Das Kreisen beenden und vor und zurück wippen – sanft bis kräftiger.
4. Ausatmend einen Fuß nach dem anderen wieder zurück auf den Boden stellen, die Knie auseinanderfallen und dabei die Füße nach vorne wegrutschen lassen. Noch ein paar tiefe Atemzüge lang ausgestreckt liegen bleiben. Abschließend räkeln und entspannen.

Kräftigere Variante: Das Baby auf die Unterschenkel legen und mit rundem Rücken den Kopf an die Knie heranbeugen. Versuchen, das Baby zu küssen (siehe Bild S. 354).

Entspannung!

Ausgestreckt auf dem Rücken liegen mit dem Baby auf dem Bauch. Die Beine leicht geöffnet, Knie und Zehenspitzen fallen locker nach außen. Die Augen schließen, Zunge vom Gaumen lösen, den Atem frei fließen lassen. Wenn Gedanken kommen, dürfen sie einfach vorbeiziehen, wie die Wolken am Himmel. Bewusst spüren, wie der Boden trägt, und sich tragen lassen, so gut es gerade geht – ohne Sollen oder Wollen einfach mit jedem Ausatmen das Gewicht mehr und mehr an den Boden abgeben. Die Ruhe genießen, solange das Baby mitmacht. Abschließend gut durchräkeln und langsam über die Seite aufstehen.

Kräftigere Variante: Aufstehen, eine Lieblings-CD auflegen und mit dem Baby im Arm durch die Wohnung tanzen …

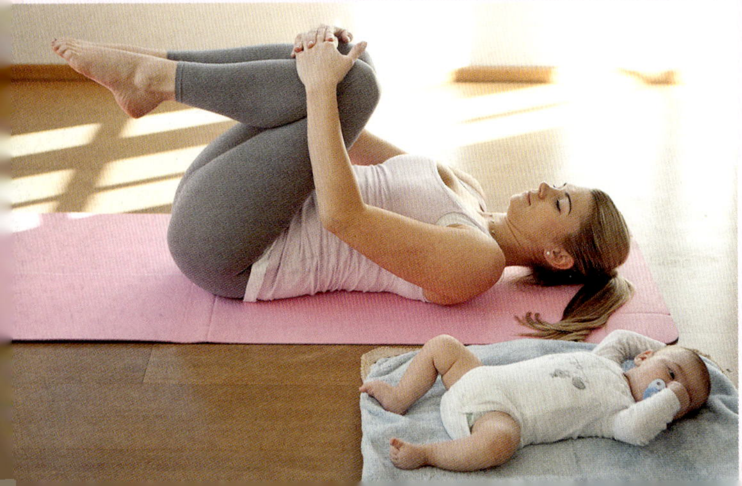

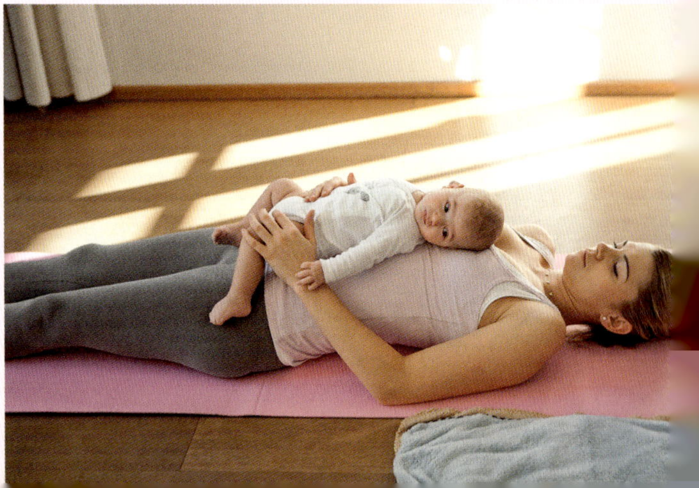

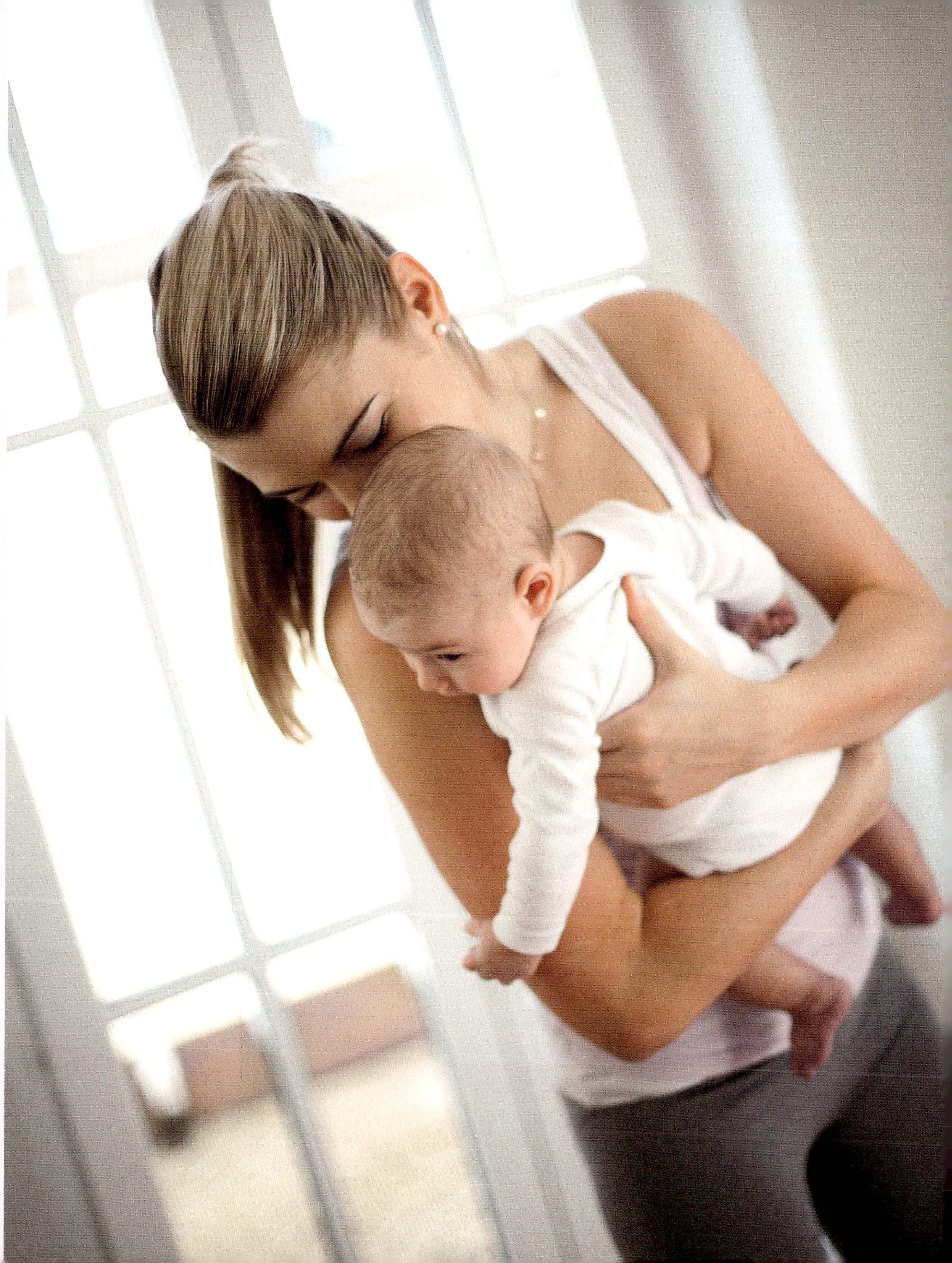

Sport nach der Geburt

Eine kurze Pause nach der Geburt wird auch sportlich sehr aktiven Mamas empfohlen. So können Sie wieder loslegen:

4–6 Wochen nach der Geburt: Schwimmen tut gut, lockert den Rücken. Ist möglich, sobald der Wochenfluss versiegt ist. Mehr zum Thema Wasserqualität siehe S. 164.

8 Wochen nach der Geburt: Walken, Ellipsentrainer und andere sanfte Ausdauer-Sportarten, die den Beckenboden nicht strapazieren, sind okay, wenn nichts wehtut.

12 Wochen nach der Geburt: Jetzt ist der Beckenbodentonus wieder kräftig genug für Sportarten mit stärkerem Aufprall wie Aerobic, Jogging, Tennis, Volleyball etc. Bei Problemen oder Beschwerden am besten mit Ärztin oder Hebamme Rücksprache halten.

Gute Stütze

Die Brust vor allem in der Stillzeit mit einem Sport-BH gut stützen – und das Baby vorher stillen, sonst kann es sein, dass die Brust schmerzt. Ganz wichtig: Trinken nicht vergessen!

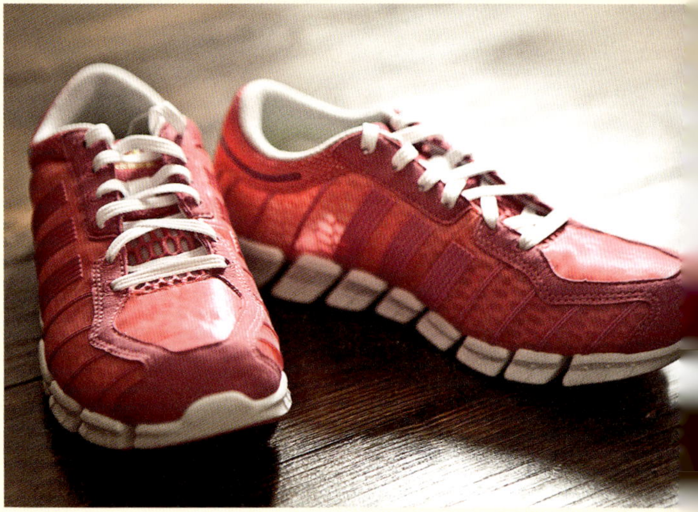

Keine Zeit?

Waschen, Wickeln, Füttern sind schon anstrengend genug? Stimmt, aber gerade deshalb braucht Mama einen guten Ausgleich und Zeit, sich auch mal wieder um ihren eigenen Körper zu kümmern. So ein Baby zu tragen ist schließlich auch nicht gerade leicht – mal abgesehen davon, dass der noch übrig gebliebene »Baby-Speck« leider nicht von ganz alleine schmelzen will. Aus diesem Grund gibt es immer mehr Kurse, bei denen Mütter ihre Kleinen einfach mitbringen und mit in ihr Sportprogramm »integrieren«.

Sport & Stillen

Gehen Sie es anfangs locker an, nicht übertreiben. Von Sport wird die Milch nicht weniger, auch Leistungssportlerinnen können voll stillen. Nur auf kräftige Armbewegungen besser verzichten – erfahrungsgemäß führt das manchmal zu Milchstau. Und: Bei Schwimmsport im Winter schön warm halten.

Sport für Mamas

- **Outdoor-Fitness mit Baby:** www.laufmamalauf.de. Momentan u.a. für Berlin, Köln, Hannover und Stuttgart.
- **Powerwalking mit Kinderwagen und mehr:** www.buggyfit.de. Zurzeit in: Köln, Hamburg, Frankfurt/Main, München, Freiburg und weiteren Städten.
- **Ausdauer- und Kräftigungstraining:** www.fit-mit-kinderwagen.de. Kurse in zahlreichen Städten im Rhein-Main-Gebiet.
- **Der Kinderwagen wird zum Fitnessgerät:** www.kiwafit.de. Derzeit u.a. in München, Nürtingen, Dessau, Heilbronn.

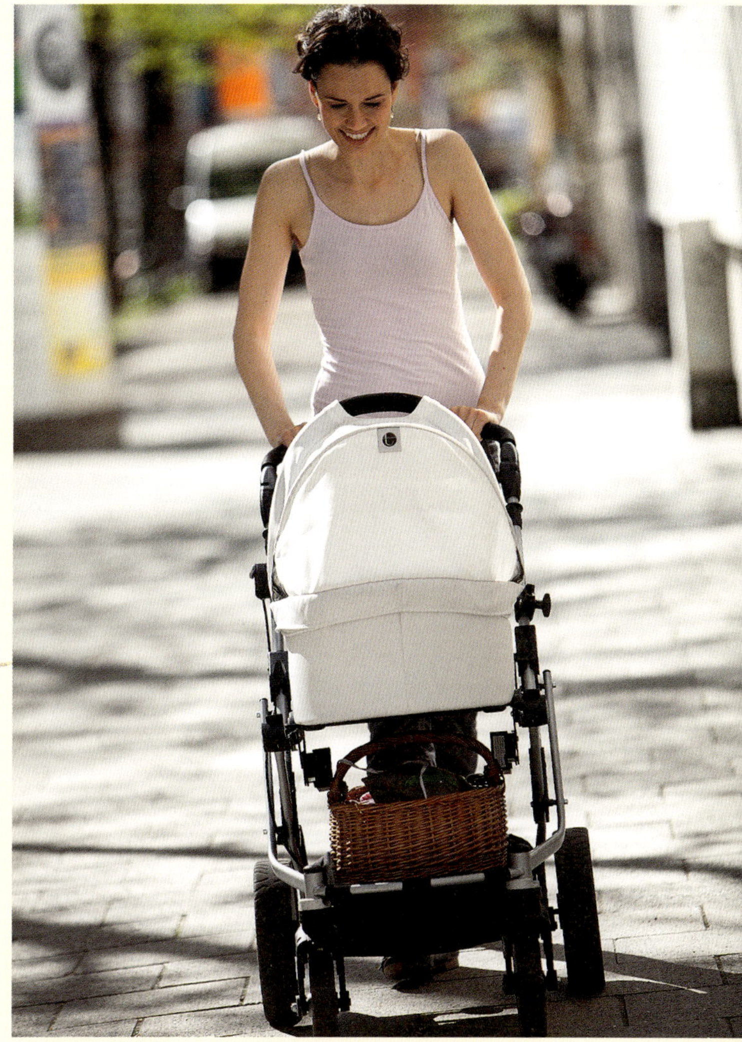

Fit mit Kinderwagen

Warum nicht mal das Kinderwagen-Schieben mit Gymnastik verbinden? »Buggy-Fitness« wird immer häufiger angeboten. Geht alleine oder in Gruppen mit Gleichgesinnten. Da bleibt die Motivation leichter erhalten und ganz nebenbei entstehen neue Bekanntschaften.

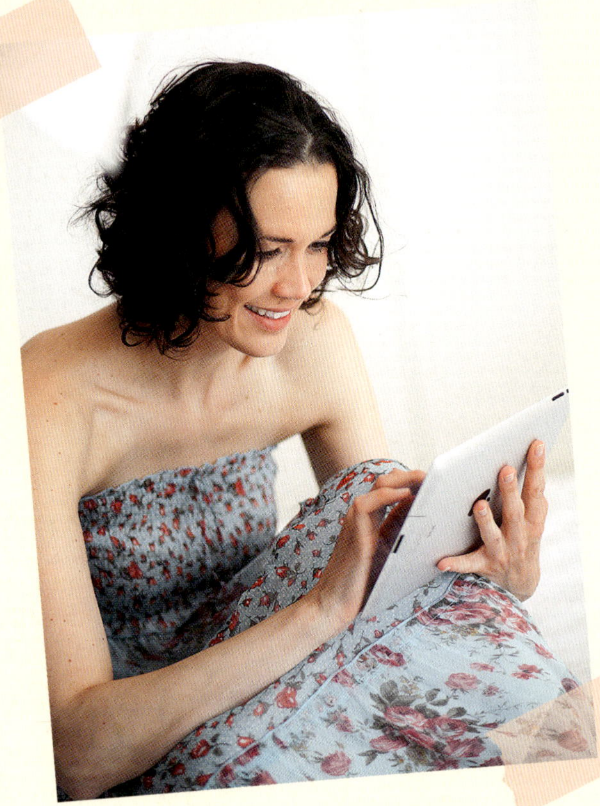

Wenn Papa und Baby ihre Schmusestunden einlegen, in der Badewanne Kapitän spielen oder Raubzüge in Omas Küche unternehmen, gilt: Mal wieder an sich denken! Jetzt lieber den Abwasch Abwasch sein lassen und stattdessen ein Nickerchen machen, Musik hören, in Ruhe im Internet surfen, ausgiebig baden oder eben endlich wieder Zeit für Sport haben. Und wieso nicht auch mal die Angebote von Omas, Opas & Co. annehmen und sich (vielleicht auch gemeinsam mit dem Liebsten) ein paar Stunden »babyfrei« nehmen? Schließlich gilt: Mama und Papa glücklich = Baby glücklich!

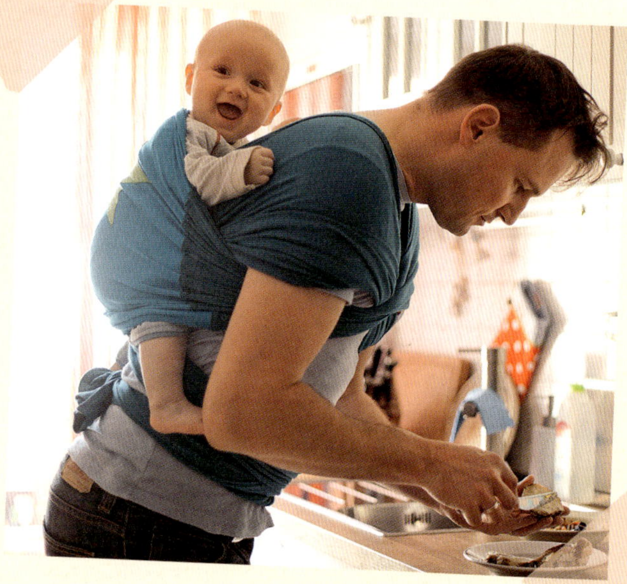

Betreff: Lass uns die Kilos schmelzen!

Liebe Caro,
ich muss übrigens auch ganz schön hinterher sein, damit Jona tagsüber genug trinkt, eigentlich sind die Mahlzeiten wieder länger geworden, weil er so viele Pausen macht. Aber ok, wenn er dadurch nachts seltener aufwacht ... Danke für das tolle Foto in der Küche deiner Schwiegermutter – Timo supersüß!!. Freut mich, dass sich Tom jetzt auch an das Tragetuch gewöhnt hat, Hut ab vor unseren »echten« Männern (die sich »bei Muttern« sogar ihr Brot selbst schmieren ☺) Ich genieße es so sehr, wenn Philipp abends ganz für Jona da ist! Morgen startet der Rückbildungskurs! Bin wirklich froh, dass wir zusammen hingehen. Bei mir sitzen ein paar Kilos noch hartnäckig, ich möchte endlich wieder in meine Lieblingsjeans passen!!!
Hole dich um 10:00 ab, ok? LG Amelie

Bis zum Mond ...
und wieder zurück
haben **wir** uns lieb!

Sam McBratney

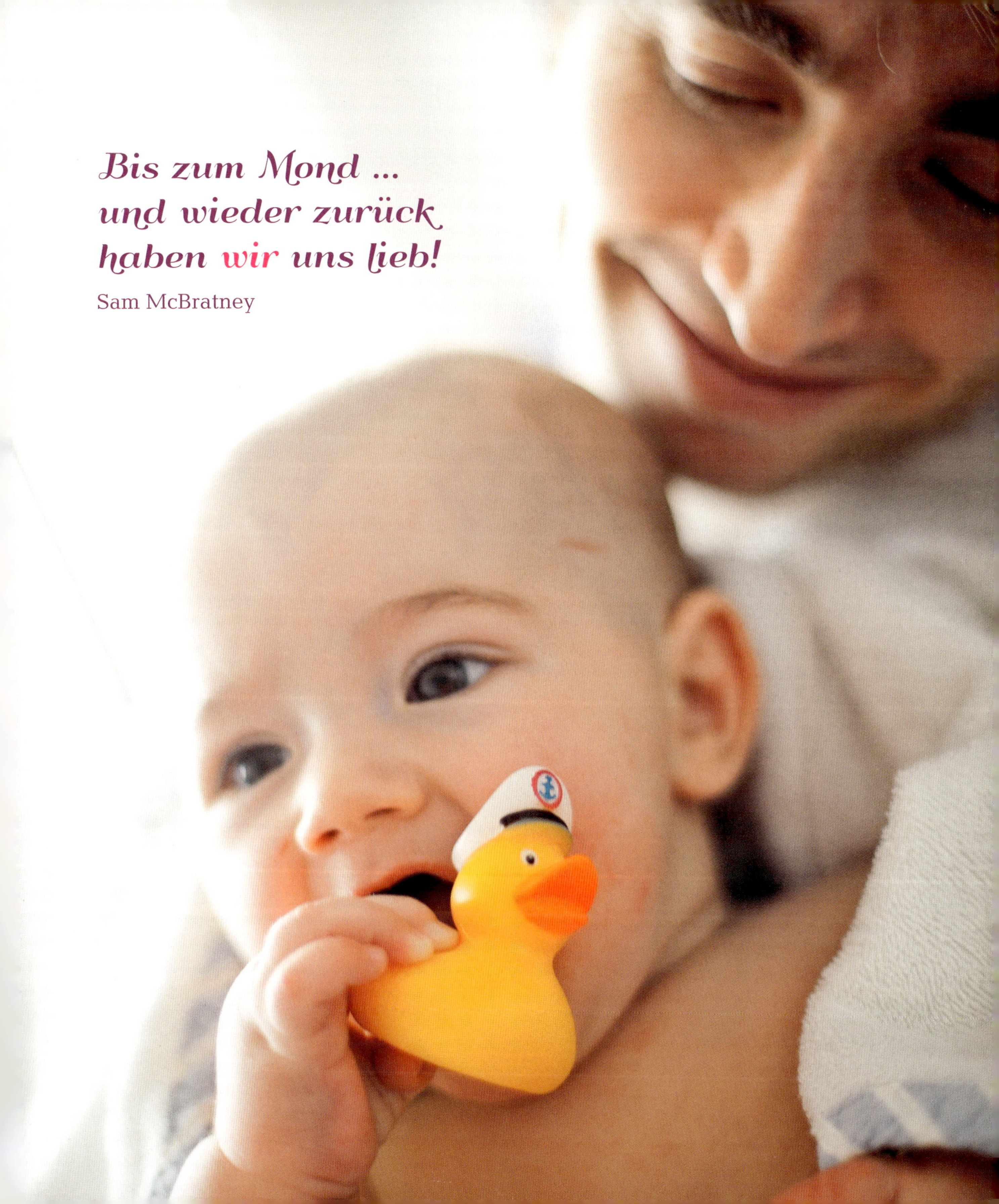

Kleiner Glückskäfer

6 Monate nach der Geburt

Hallo Welt! • Ran an den Teller! • Muttermilch anders füttern • Heile, heile Segen

Jetzt geht es richtig los: Baby beginnt, die Welt zu erobern. Frei nach dem Motto »Hänschen klein, rollt allein, in die weite Welt hinein …« Mit der Art ihrer Fortbewegung sind die meisten Babys erst mal nicht zimperlich. Hauptsache, es geht irgendwie von hier nach da. Ständig wird Neues ausprobiert, auch beim Essen. Auch für Mama und Papa tauchen überraschend neue Perspektiven auf: Ihr Radius wird wieder etwas größer – ob mit oder ohne Baby, denn allmählich bleibt es auch schon mal kurz bei einem lieben Babysitter. Eindeutig: Es brechen neue Zeiten an.

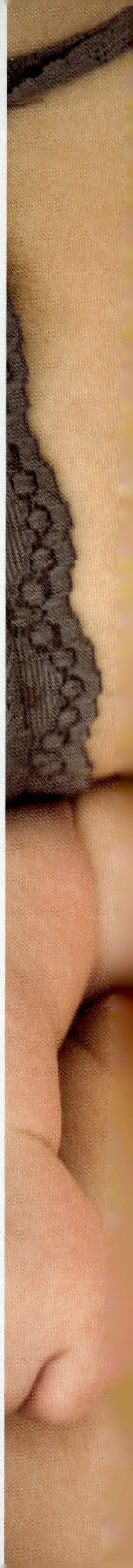

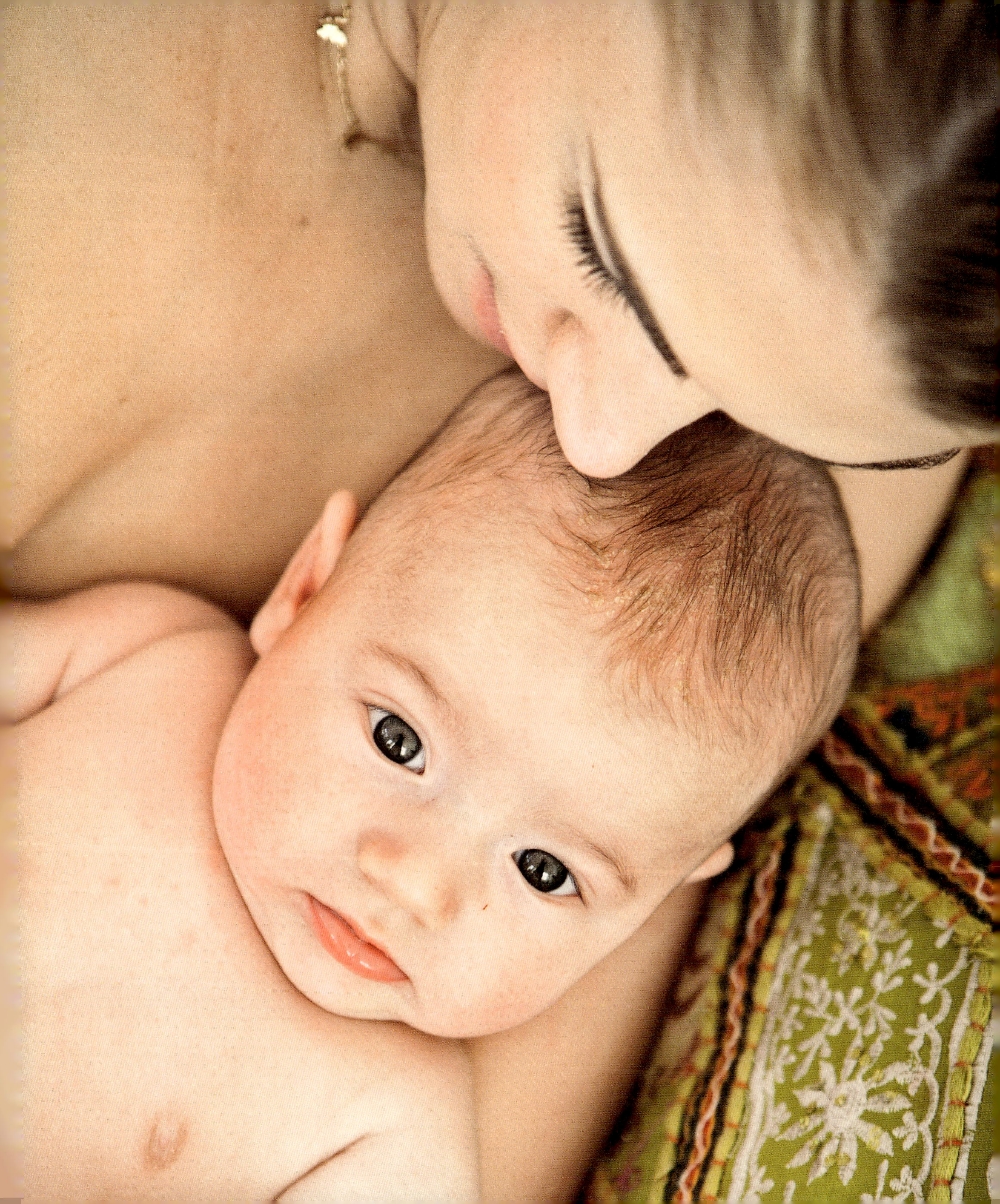

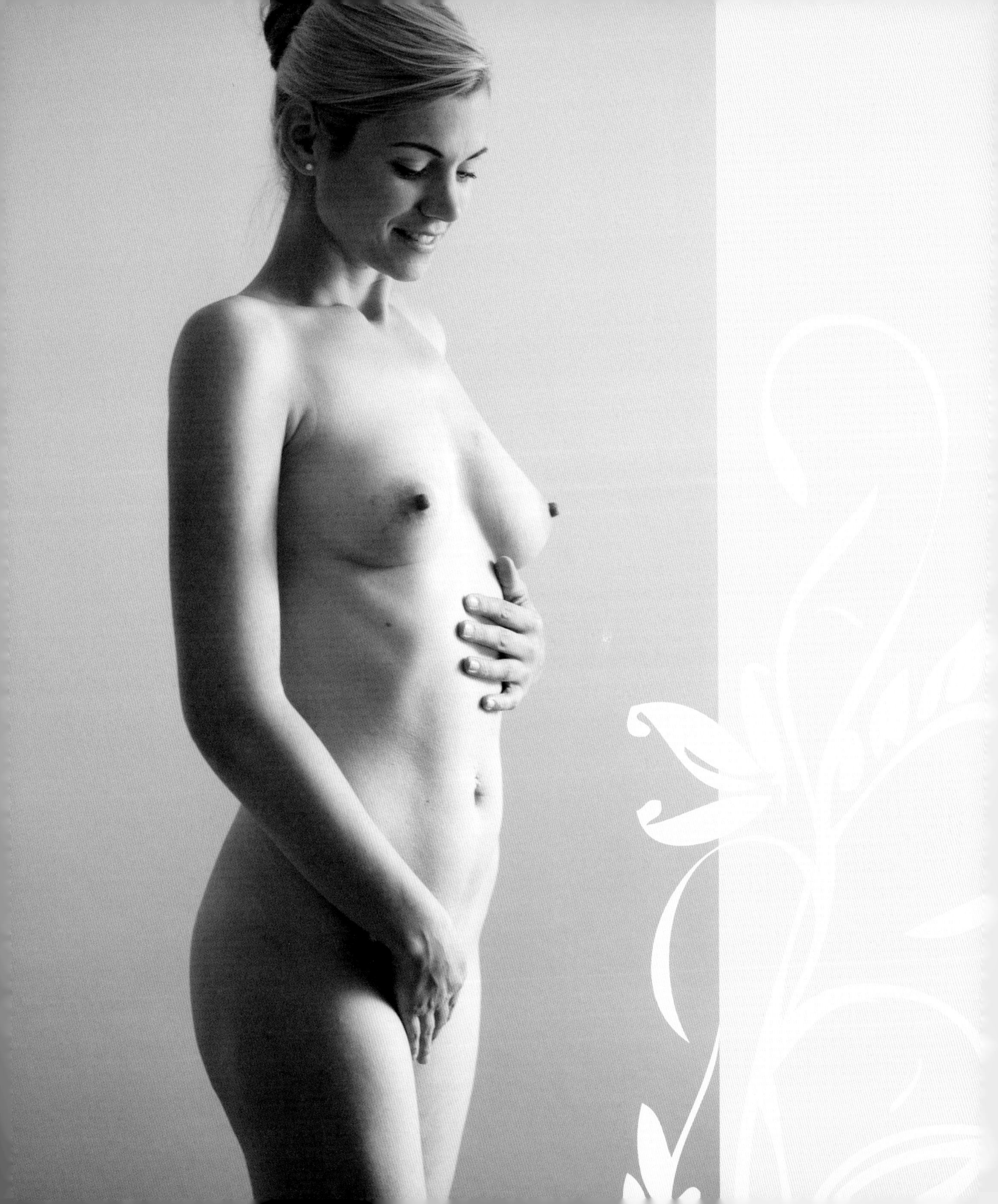

Mama-Body

Figur: Passen die Hosen von früher noch nicht? Dann keine falsche Zurückhaltung, weg mit dem Schwangerschaftsspeck! Das geht jetzt leichter als später und ist ein großes Plus für die Gesundheit, wie aktuelle Studien zeigen. Frauen, die 10 Monate nach der Geburt ihr Ursprungsgewicht nicht wieder hatten, erreichten es auch später nicht und hatten in Zukunft einen größeren Hang zu Übergewicht.

Diät: Go! Sofern die Pfunde nicht von selbst purzeln, braucht das Nachhelfen nicht auf die lange Bank geschoben zu werden. Das Stillen spricht nicht gegen eine kalorienreduzierte, aber vollwertige Ernährung, weder die Milchbildung noch das Baby leiden darunter.

Also falsch: Mama darf während der Stillzeit keine Schlankheitsdiät in Angriff nehmen, sonst gelangen Giftstoffe in ihre Milch, die dem Baby schaden.

Dagegen richtig: Die Schwangerschafts-Fettdepots speichern keine Umweltgifte aus Jahrzehnten. Es spricht nichts dagegen, sie jetzt mit moderater Diät und ein wenig Sport gezielt abzubauen!

Haarausfall: Keine Panik! In der Schwangerschaft hat das zusätzliche Östrogen den normalen Haarausfall gestoppt und damit für besonders fülliges Haar gesorgt. Jetzt normalisiert sich der Hormonhaushalt, und das verursacht bei jeder Mama vorübergehend einen intensivierten Haarausfall. Ist meist nur eine kurze Phase – und keineswegs ein Hinweis auf Calcium-Mangel, wie früher angenommen.

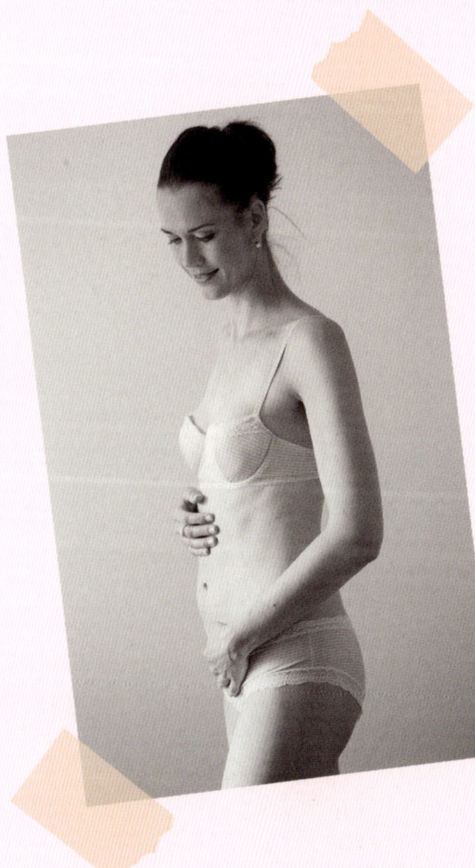

Baby-Body

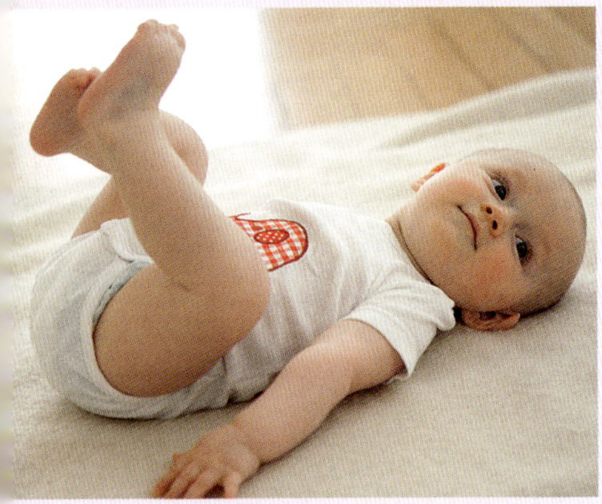

Auf in die zweite Dimension

Das Baby sieht weiter entfernte Gegenstände immer deutlicher – und die müssen natürlich erforscht werden! Doch ein richtiges Vorwärtskommen klappt nicht auf Anhieb. Das Baby lernt, dass es sich lohnt, sich mit dem ganzen Körper für sein Ziel einzusetzen, von den Zehen- bis zu den Fingerspitzen. Und keine Sorge, wenn ein Kind sich länger als andere damit Zeit lässt: Irgendwann setzt sich der kleine Welteroberer in jedem Baby durch und dann holt es ganz schnell alles nach.

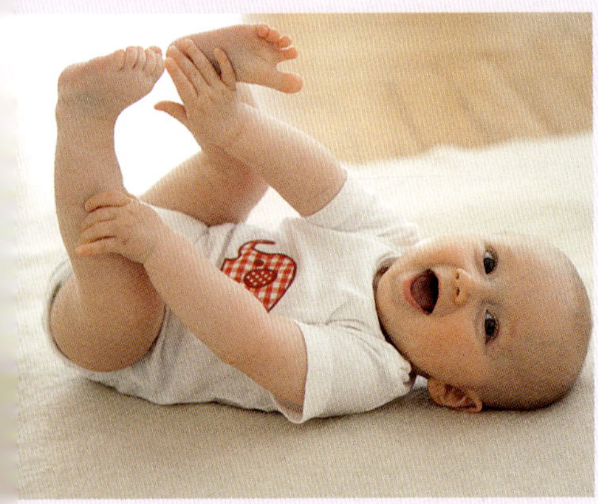

Rollen

Seitwärtsbewegungen entwickeln sich früher als Vorwärtsbewegungen. Auf dem Rücken beide Beine hoch und auf die Seite gerollt, dann von der Seite auf den Bauch – das beherrscht das Baby wunderbar. Vom Bauch nicht zurück, sondern weiter auf die andere Seite, von dort weiter auf den Rücken, und wieder so weiter … manche Babys erreichen rollend JEDES Ziel!

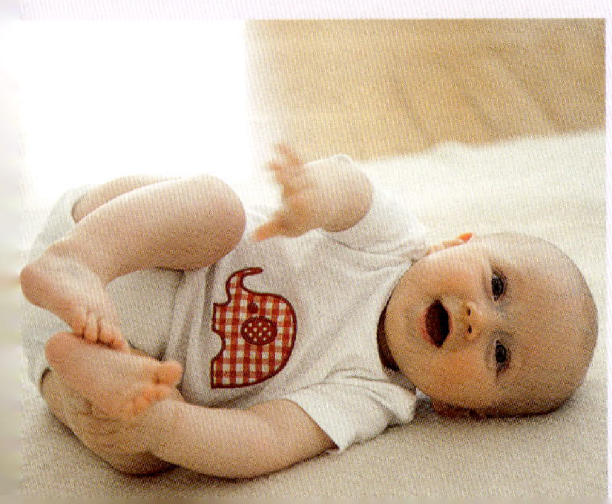

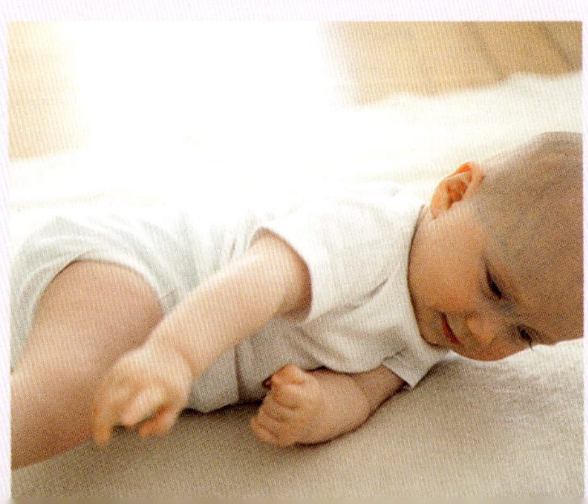

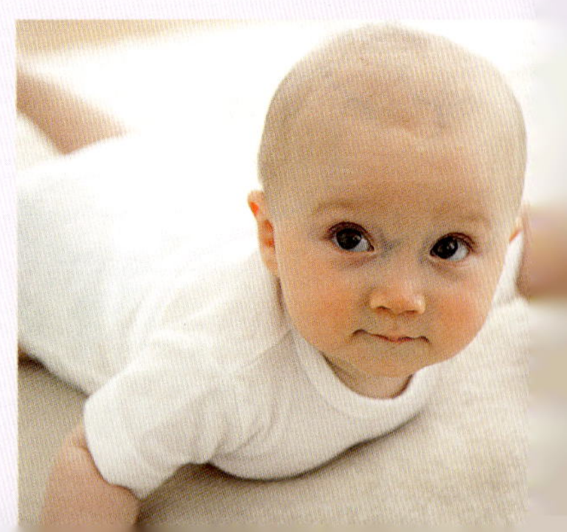

Kreiseln

Fersen in den Boden stemmen und das Becken heben, das ist ein alter Hut. Aber mit einem kleinen Schwung den Po woanders wieder aufsetzen – dann die Füße versetzen und dasselbe nochmal, und schon geht es im Kreis herum. Kreiseln klappt auch auf dem Bauch ganz gut. Das Gewicht auf einen Unterarm stemmen, dann den freien Arm ein wenig versetzen und den anderen Arm nachholen – schon ist Baby unterwegs.

Rutschen, Schieben, Schlängeln

Fersen fest auf den Boden drücken und dabei die Beine strecken – so kann sich das Baby auf dem Rücken rutschend auch über weitere Strecken schlängeln. Schlimm aber, wenn Baby das Rutschen in der Bauchlage übt: durch kräftiges Strecken der Arme schiebt es sich anfangs nach hinten statt nach vorne – weiter weg vom Ziel, statt näher ran, wie ärgerlich! Helfen Sie Ihrem Schatz, und lassen Sie es ohne Söckchen üben, so können die Füßchen besser »mitarbeiten« und den nötigen Druck für die Bewegung nach vorne einbringen.

Robben und Kriechen

Wenn es sich in der Bauchlage auf einen Unterarm stützt und den anderen nach vorne streckt, dann das Gewicht auf diesen verlagert

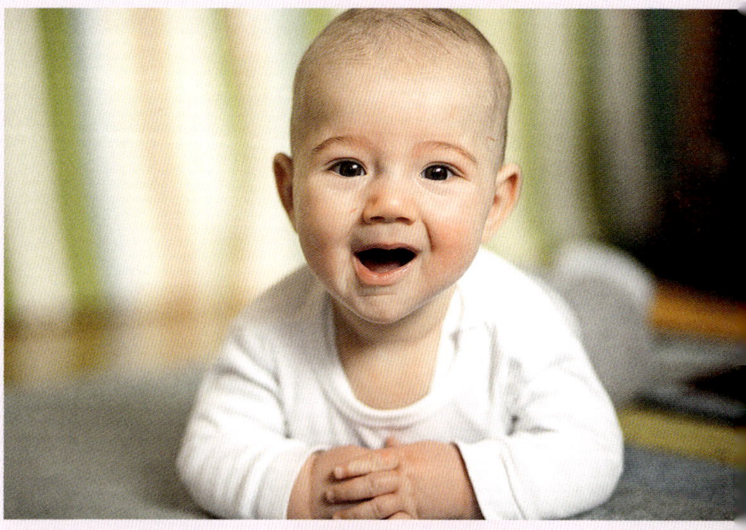

und vielleicht noch mit den Füßchen schiebt … so oder ähnlich, ganz egal wie wir das nennen, jedes Baby findet seine individuelle Variante.

Greifen und Begreifen

Längst ist der Greifreflex so weit abgeschwächt, dass das Baby gezielt nach allem greifen kann, was ihm in die Hände kommt. Alles wird am liebsten sofort in den Mund genommen – die Tast-Sensibilität der Lippen ist viel stärker als die der Finger. So erfährt das Baby noch mehr über einen Gegenstand – kalt oder warm, hart oder weich, starr oder nachgebend … Ab dem 6. Monat lernt das Baby, Gegenstände von einer Hand in die andere zu geben. Es freut sich besonders, wenn Dinge Geräusche von sich geben und es dabei sehen kann, wie sie entstehen – zum Beispiel beim Aneinanderschlagen. Wichtig, wenn Baby »flügge« wird: ein kindersicheres Zuhause. Tipps: **Mam@Plus 3691.**

Hallo Welt!

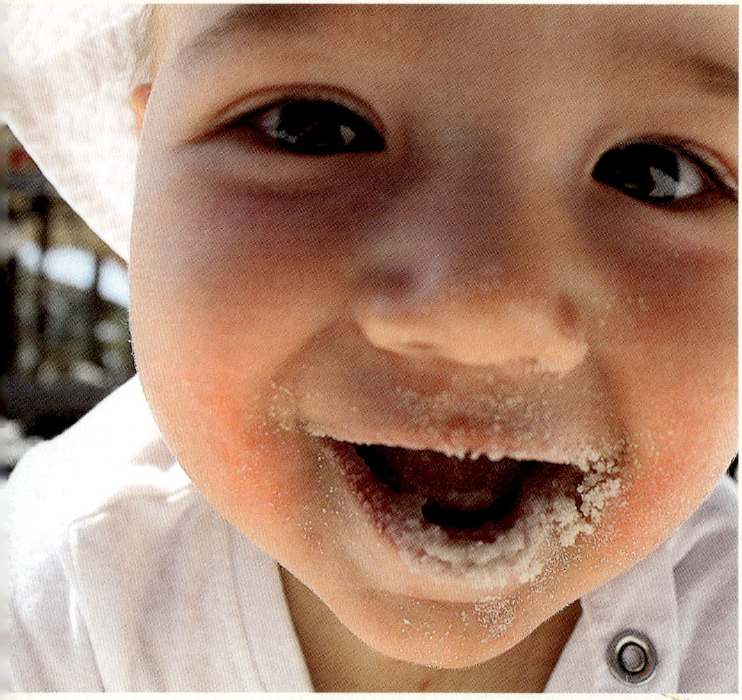

Wenn Engel reisen: Mit Baby unterwegs

Für den großen Urlaub eignet sich die Zeit, bevor der kleine Schatz allzu mobil wird, am besten. Aber nicht immer lässt es sich so ideal timen – und letztlich finden es Babys einfach klasse, dass Mama und Papa gleichzeitig bei ihm sind.

Während der Stillzeit ist das Baby vor Infektionen noch recht gut geschützt – ein wenig Sand kann sein Immunsystem da locker verkraften. Es spricht also nichts gegen einen schönen Urlaub am Strand – oder natürlich auch anderswo!

Mit Beikost können Sie auch noch bis nach dem Urlaub warten, wenn Sie selbst kochen möchten und vor Ort keine Möglichkeit haben – oder es gibt einfach mal Brei aus dem Gläschen.

Ab in den Schatten!

Sonne geht gar nicht. Hautärzte empfehlen, direkte Sonne bis zum 2. Geburtstag zu meiden. Denn Babyhaut ist dünn und produziert

Am Wasser

Schwimmwindeln: Gibt es in der Einwegversion mit wasseraufnehmendem Kern, der nicht anschwillt, oder man nimmt Badehosen mit Einsatz für waschbare Mehrfachschwimmwindeln. Die sind für Wasserratten preiswerter und ökologischer.

noch fast kein Melanin zu ihrem Eigenschutz. Chemische UV-Filter sind bis zum 1. Geburtstag tabu, weil nicht ausreichend untersucht ist, wie sie auf die Babyhaut wirken. Alternativ kann mineralische Sonnenmilch aufgetragen werden, um auf den Wegen von einem Schattenplatz zum nächsten zu schützen, zusätzlich zum Sonnenhut mit breiter Krempe. Bei kleinen Babys wichtig: Kleidung, die auch Arme und Beine bedeckt. Die heißeste Mittagssonne im Süden ganz meiden und lieber in Hotel, Ferienwohnung oder Campingwagen entspannt eine kleine gemeinsame Siesta halten.

Unser Tipp

Mama und Papa können (fast) alles ausprobieren, was sie auch ohne Kind im Urlaub gemacht hätten (Ausflüge, Wanderungen, Strand und Meer!). Wichtig: Dabei einen Gang runterschalten! Sonst wird aus Urlaub mit Baby nämlich schnell Hektik und Knatsch. Also für alles viel mehr Zeit einplanen, flexibel bleiben und reichlich Pausen machen.
Auch nicht schlecht: Morgens mit dem Ausschlafen abwechseln!

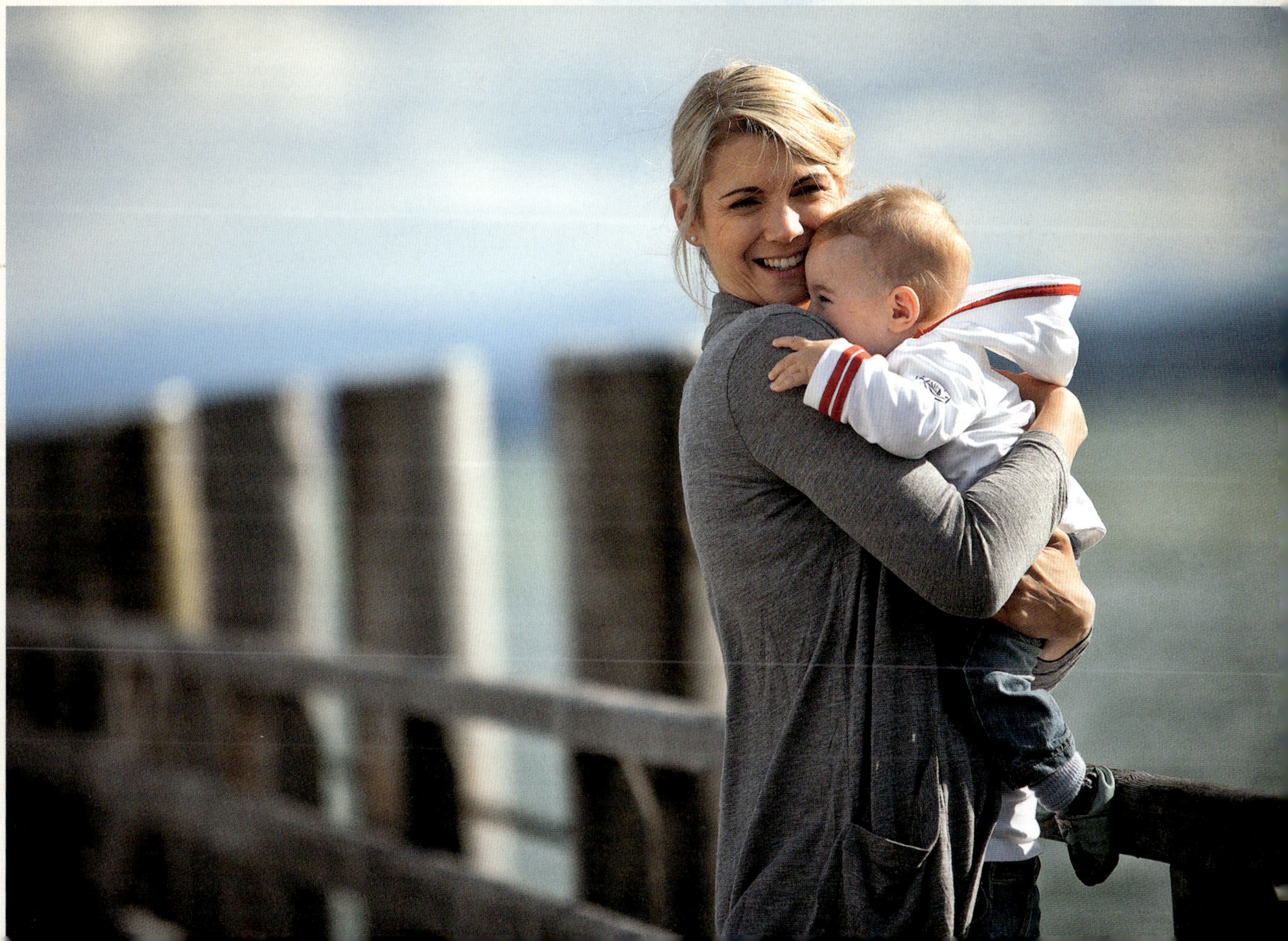

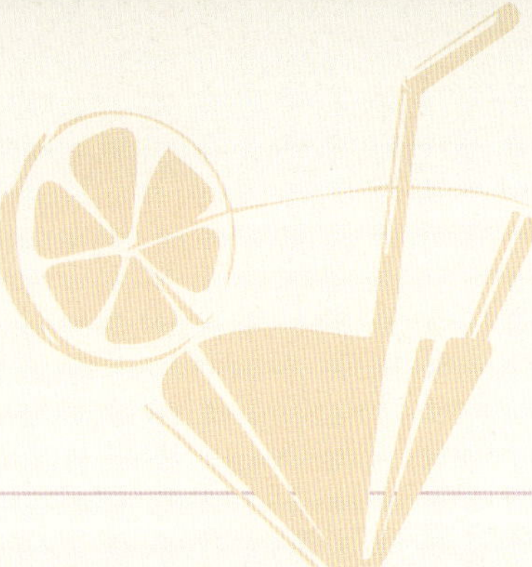

Mal wieder feiern … wieso nicht mit Baby?

Das Baby kommt einfach mit, es ist ja noch so unkompliziert! Und wenn es nicht auf Papas oder Mamas Arm zufrieden ist, schläft es eben in der Tragetasche (vom Kinderwagen) oder in einer kleinen, bodennahen Kuschelecke. Absolute Stille braucht ein Baby zum Schlafen sowieso nicht, rauchfrei muss es natürlich sein.

Und wie ist es mit einem Drink für Mama?

Richtig leckere alkoholfreie Cocktails gibt es in jeder guten Bar. Wer mal wieder alkoholisch feiern möchte, legt eine Stillpause ein, in der das Baby die vorher abgepumpte Milch (siehe S. 382) aus dem Fläschchen bekommt. Denn Alkohol geht eins zu eins vom Blut in die Muttermilch über. Wann die Brust wieder »clean« ist: Der Abbau beginnt 2 Stunden nach dem letzten Schluck und geht mit etwa 0,1 Promille pro Stunde voran. Mithilfe eines Promillerechners im Internet ist die exakte Dauer der Stillpause leicht herauszufinden, der berücksichtigt neben dem Promillegehalt des Getränks auch Geschlecht, Größe und Gewicht. Digitale Alkoholmessgeräte gibt es für wenig Geld im Handel, zum Beispiel auch bei Amazon oder bei eBay.

Betreff: An der Nordseeküste …

Liebe Caro,
sonnige Grüße aus unserem ersten Urlaub zu dritt! Genießen die Zeit fernab des Alltags und im neuen Baby-Tempo: alles schön laaaangsaaaaam ☺ Haben eine schnuckelige Ferienwohnung nur 5 Minuten vom Strand. Jona ist total fasziniert von seinem neuen riesigen »Sandkasten«. Und die viele frische Luft scheint ihm zu bekommen: Er schläft nachts wie ein Murmeltier! Habe gegenüber ein tolles Ferienhaus entdeckt: Wie wär's mit einem gemeinsamen Urlaub? Bringe nächste Woche einfach mal ein paar Fotos mit zur »Krabbelgruppe«. Grüße an deine Männer!
Alles Liebe wünschen Amelie, Philipp und Jona

Alice Sunrise

4 cl Ananassaft und 4 cl Orangensaft gut mit Eis shaken, in ein Longdrinkglas gießen und zum Schluss vorsichtig 1 cl Grenadine einfließen lassen – im Farbverlauf wie bei Tequila Sunrise. Mit 1 Cocktailkirsche oder frischen Früchten garnieren.

Sina Colada

8 cl Ananassaft und 2 cl Kokosmilch sowie 1 cl Sahne mit etwas Eis im Shaker mixen und in ein Longdrinkglas auf ein paar Eiswürfel geben. Mit 1 Ananasscheibe und 1 Cocktailkirsche garnieren.

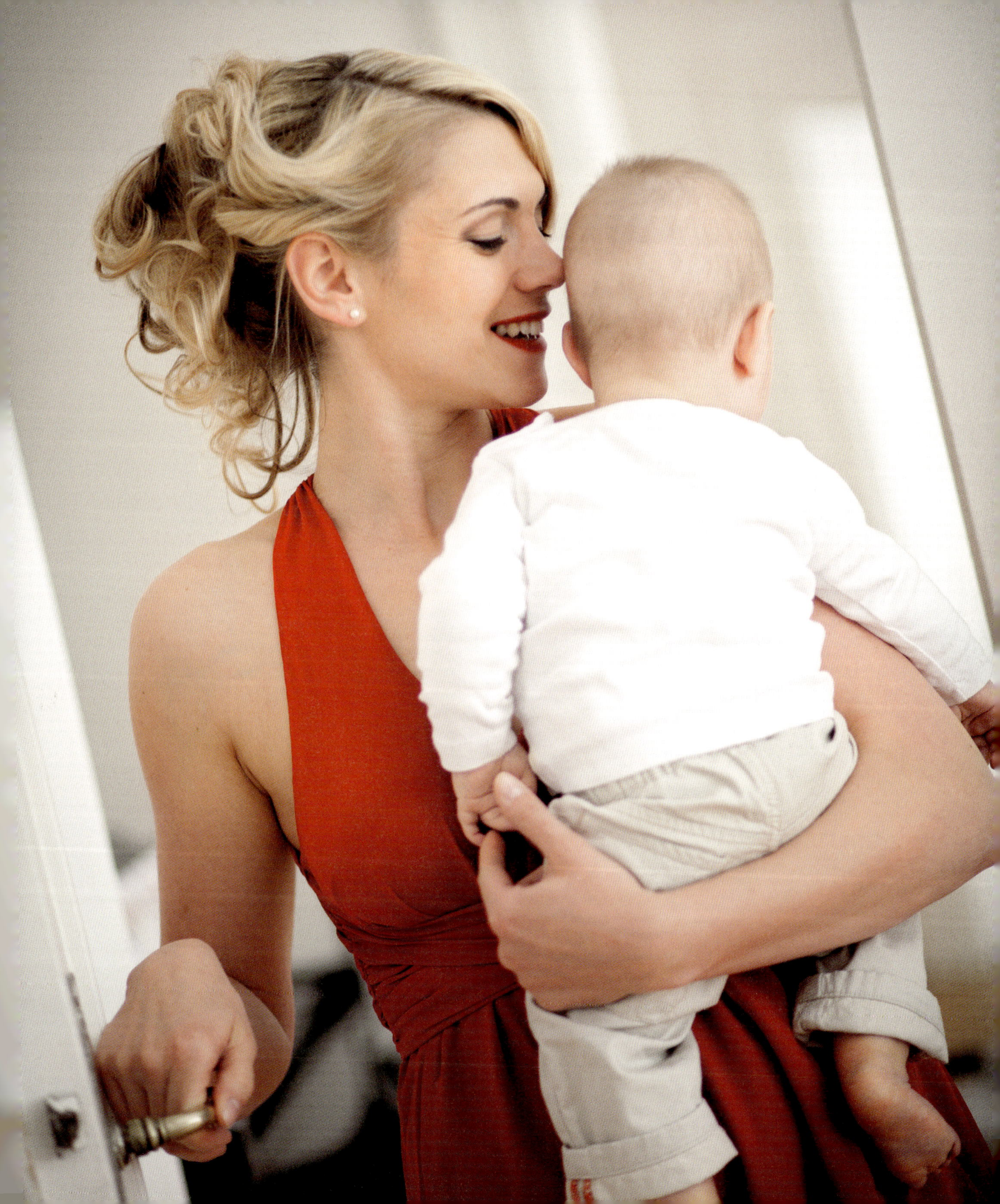

Babyschwimmen, Spiel- und Krabbelgruppen

Baby-Kurse heißen PEKiP, FenKid, Pikler, Fabel … So unterschiedlich wie die Namen sind auch die Konzepte dahinter. Doch immer geht es um vielfältige Anregungen für Spaß mit dem Baby und um Austausch unter Mamas. Ein besonders schönes Konzept ist FenKid. Gibt es in vielen Städten: www.fenkid.de. Am weitesten verbreitet ist das Prager-Eltern-Kind-Programm: www.pekip.de. Auch gut: www.pikler-spielraum.de und www.fabel-kurs.de.
Krabbelgruppen werden oft in Pfarreien angeboten. Beim Babyschwimmen gibt es tolle Gymnastik im warmen Wasser (leider oft stark gechlort – vorher im Schwimmbad erkundigen), die kleinen und großen Wasserratten riesig Freude macht. Finden: z.B. auf www.kidsgo.de – oder einfach googeln.

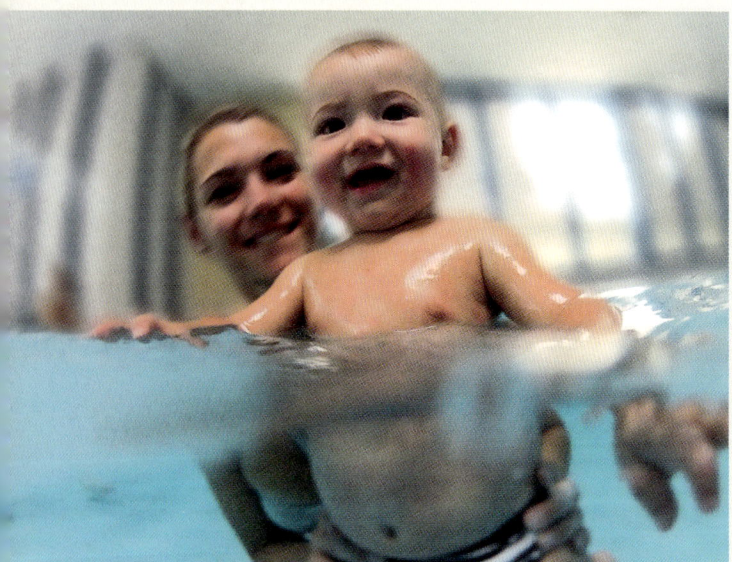

Worauf achten?

Eine gute Gruppe ist nicht zu groß (sonst wird es zu unübersichtlich) und nicht zu klein (sonst ist es langweilig). Ideal sind sechs bis acht Mamas und Babys. Das Alter der Kinder spielt eine große Rolle, am besten sind sie in derselben Entwicklungsphase. Wichtige Frage: Finden Sie die gebotenen Themen interessant, das Konzept spannend? Hilfreich sind Info- oder Elternabende, bei denen man die Leiterin und andere (mögliche) Teilnehmer schon mal »beäugen« kann, bevor man sich auf einen viele Wochen dauernden Kurs festlegt.

Betreff: »Raubtierfütterung«?

Liebe Caro,
es war wieder richtig klasse mit unseren beiden »Großen« gestern, ich freu mich schon auf den nächsten Termin! Toll, wie sie jetzt schon miteinander spielen, oder? Wie gute alte Freunde. Weißt du, seit dem Besuch im Büro bei meinen Kollegen heute früh wird mir ja ganz schön anders, wenn ich daran denke, dass ich schon in ein paar Monaten wieder arbeiten gehe. Das kann ich mir momentan echt noch überhaupt nicht vorstellen. Und dass Jona dann in die Krippe geht … Wenigstens ist er durch Timo schon an andere Kinder gewöhnt. Aber wie wird es ihm mit dem Essen gehen? Bisher besteht er auf Muttermilch total und hat noch keinerlei Interesse am Löffel gezeigt. Sollten wir jetzt mit Beikost anfangen – was meinst du? Ran ans Experiment »Raubtierfütterung«? Du hast ja erzählt, dass Timo schon fleißig probiert, vielleicht macht er Jona ja neugierig? LG Amelie

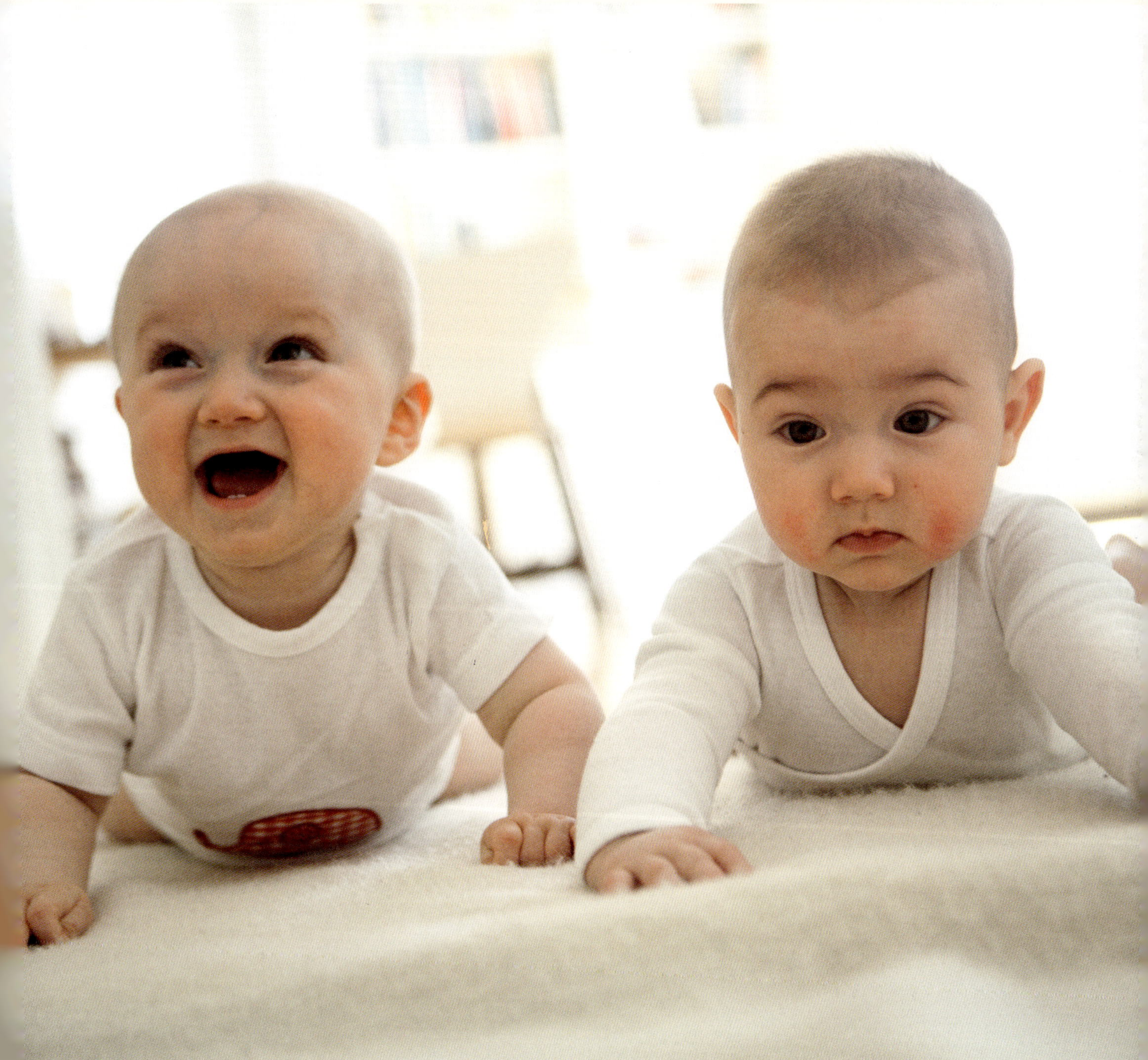

Ran an den Teller!

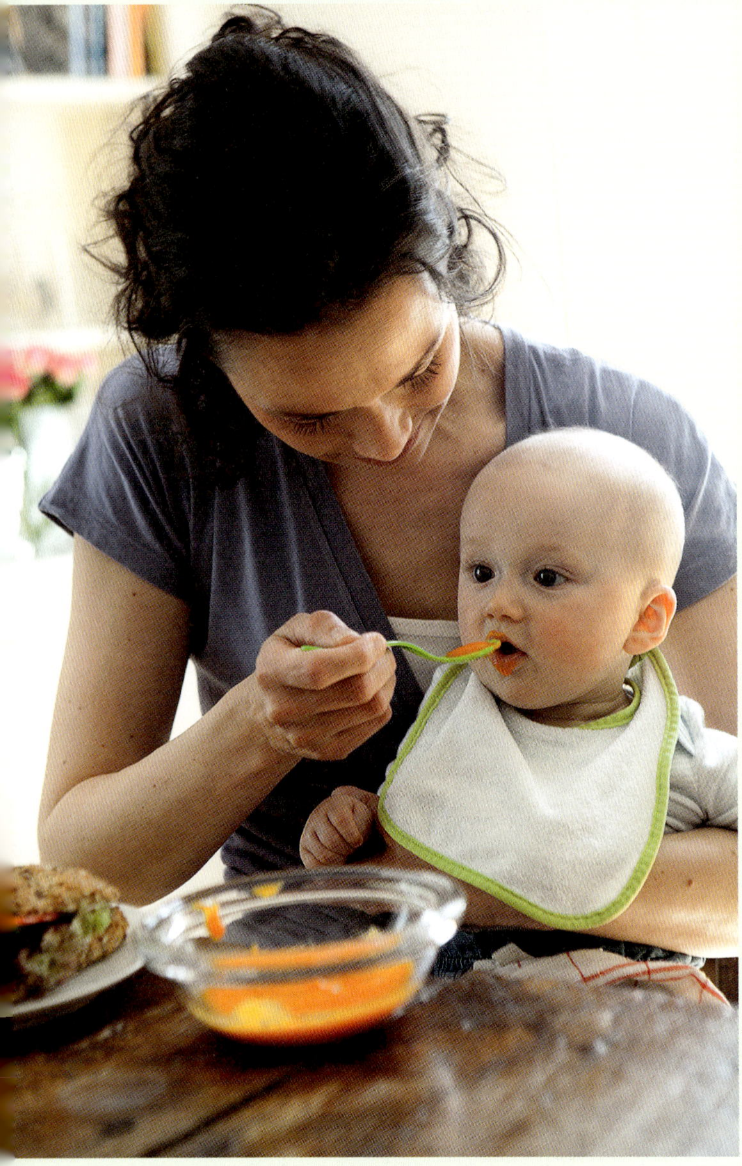

Babys Ernährungsfahrplan

0–4 Monate: Nichts als Milch in den ersten 16 Lebenswochen, andere Lebensmittel sind noch ungesund. Milch bleibt vorerst das Hauptnahrungsmittel – darum heißt das erste Essen ja auch Bei-kost.

Ab dem 5. Monat: Grünes Licht für Beikost gilt ab der 17. Lebenswoche. Was aber keineswegs bedeutet, dass jedes Baby von nun ab Beikost essen *sollte*. Am ehesten sinnvoll ist ein frühes Beikost-Angebot bei Pulvermilch-Ernährung.

Ab dem 7. Monat: Start eines Beikost-Angebots auch für Babys, die ihren Hunger bisher nur an Mamas Busen stillten. Angebot heißt: Ob, wann und wie viel entscheidet das Baby selbst. Gemeinsame Mahlzeiten sind ab jetzt die Regel.

Ab dem 9. Monat: Breiverächter dürfen jetzt selbst essen – sie lieben Finger-Food (siehe S. 394)!

Ab dem 1. Geburtstag: Essen wie die Großen, die Baby-Küche reduziert ihr Angebot und schließt allmählich.

Zwei einfache Regeln für den Anfang

Erstens: Sobald das Baby seinen ersten eigenen Brei bekommt – statt dem Bisschen, das es von Mamas Teller nascht –, wird pro 120-g-Portion ein Esslöffel gutes Pflanzenöl hinzugefügt. Oder: Butter, Sahne, Mandelmus. Dieses Fett braucht es, um die wichtigen, fettlöslichen Vitamine aufzunehmen.

Zweitens: Baby bekommt innerhalb einer Woche nur ein einziges Lebensmittel neu dazu. Damit klar ist, was sofort wieder gestrichen wird, falls Hautausschlag, Bauchweh oder Durchfall folgt. 4 Wochen später wieder probieren, ob das Baby es jetzt besser verträgt.

Ruck, zuck fertig

Frische Baby-Küche geht schnell und ist ganz unkompliziert. Am besten mehrere Portionen kochen und für die ersten Mini-Mahlzeiten im Eiswürfelbehälter einfrieren. Vielleicht auch mit einer befreundeten Mama gemeinsam auf Vorrat kochen?
Für den Anfang eignen sich milde Gemüse und Früchte: Hokaido-Kürbis, Knollenfenchel, Möhre, Pastinake, Zucchini, Apfel, Aprikose, Banane, Birne, Melone. Schmecken auch Mama und Papa!

Betreff: AW: »Raubtierfütterung«?

Liebe Amelie,
Timo ist auch nicht gerade ein begeisterter Esser. Oder habe ich bisher noch nicht das Richtige auf dem Teller gehabt? Obst scheint ihm besser zu schmecken als Gemüse – da dreht er nach 5–6 Löffelchen den Kopf weg und sperrt den Mund zu (oder spuckt den ganzen Inhalt postwendend in Richtung Mama …). Mal ehrlich: Ist doch schade um die angefangenen Gläschen. Du, wie wär's, wenn wir uns in deiner tollen Küche treffen und unseren Jungs selbst was Gutes kochen und es dann in kleinen Portionen einfrieren? Am Freitag ist bei dir um die Ecke Bauernmarkt, da könnten wir dann vorher schön frisches Gemüse besorgen. OK? Bis dann Caro

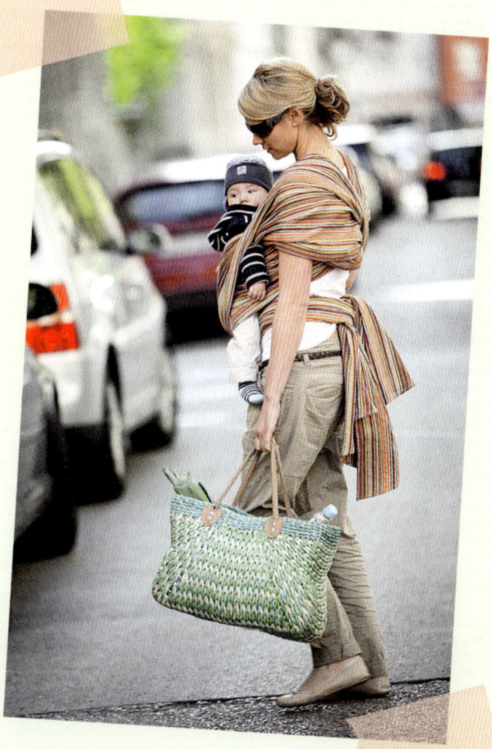

Schnelle Rezepte für Frühstarter

1. Beikost-Woche

Babys erster Brei besteht nur aus einer einzigen Gemüse- oder Obst- oder Getreide-Sorte. Es probiert als Erstes also zum Beispiel pürierte Pastinake. Oder feines Birnenmus. Oder puren Kartoffelbrei. Es ist nichts weiter dran außer etwas Fett (siehe S. 377).

Rezept: 120 g Gemüse klein schneiden, in 50 ml Wasser kochen, abkühlen lassen, 1 EL Rapsöl dazu und pürieren. Sie lieben es unkompliziert? Dann pürieren Sie dem Baby doch einfach eine Banane und rühren einen Löffel Sahne oder Mandelmus dazu.

2. Beikost-Woche

Babys zweiter Brei ist wie der erste – mit einer einzigen weiteren Zutat. Ist es bisher ein einzelnes püriertes Gemüse, kommt jetzt beispielsweise Kartoffelpüree dazu. Ist es bisher eine einzelne pürierte Obstsorte, werden jetzt beispielsweise in Wasser gekochte Hirseflocken hinzugefügt. *Oder* das neue Lebensmittel wird nicht zum bisherigen gemischt, sondern als separate Mahlzeit gereicht – dann gibt es beispielsweise mittags Kürbispüree und nachmittags Birnenmus. Oder mittags eine Portion von Ihrem Kartoffelbrei (Ihre eigene Portion können Sie dann nachsalzen) und nachmittags die vertraute, pürierte Banane.

Rezept: 60 g Gemüse und 60 g Kartoffeln klein schneiden, in 50 ml Wasser weich kochen, abkühlen lassen. 1 EL Butter untermischen und alles fein pürieren.

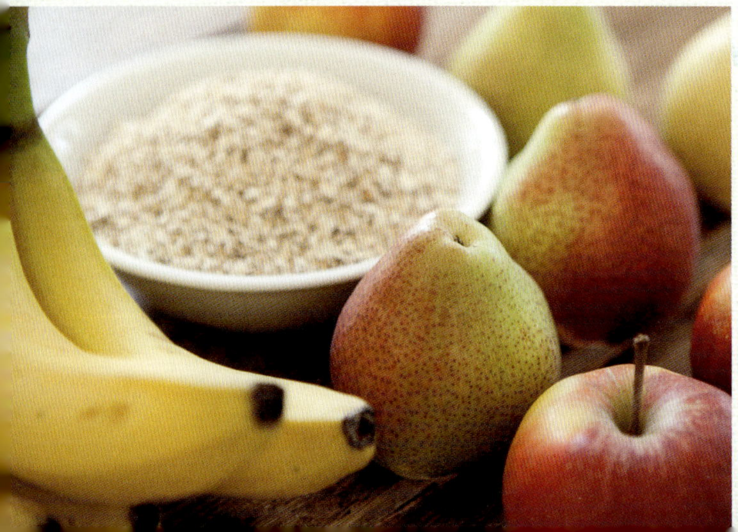

3. Beikost-Woche

Ebenso wie beim zweiten Brei kann nun entweder eine weitere Zutat hinzugefügt werden oder das neue Lebensmittel kommt in Form einer weiteren Mahlzeit. Soll Baby Fleisch bekommen?

Rezept: Kochen Sie 20 g Fleisch mit dem Gemüse-Kartoffelbrei-Rezept von letzter Woche. Oder Sie möchten mit Fleisch noch warten und lassen das Baby diese Woche lieber die leckeren frischen Erdbeeren kennenlernen – die gehen als Nachtisch oder als Nachmittags-Snack.

Ab der 4. Beikost-Woche ...

... (oder wenn das Baby sowieso schon älter als 8 Monate ist) darf es in rascherer Folge neue Lebensmittel kennenlernen (siehe S. 394).

Die richtige Wahl vor dem Gläschen-Regal

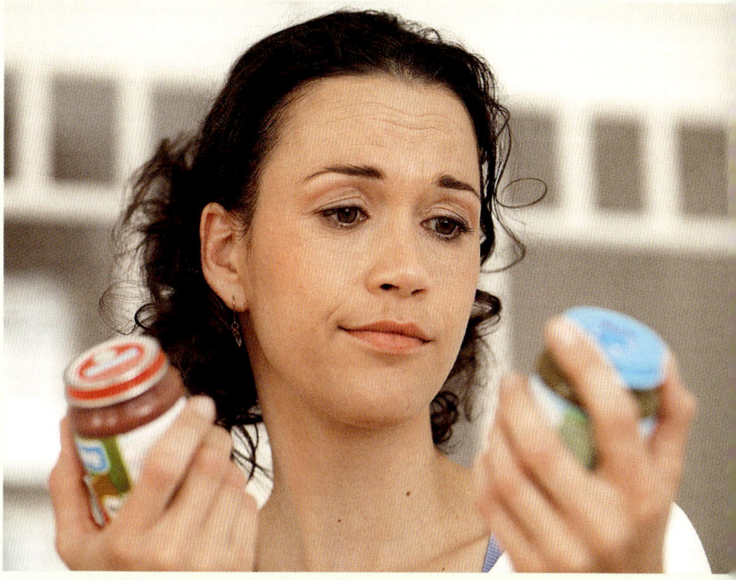

Natürlich gilt auch bei der Gläschenwahl: Bio ist besser. Lesen Sie bei allen Gläschen die Zutatenliste durch und nehmen Sie keine in den Einkaufskorb, die versteckte Zucker enthalten (Glukose, Saccharose, Fructose, Maltose, Laktose). Auch Salz und Gewürze haben in Babykost nichts verloren und Aromen, Schokolade sowie Nüsse sind ebenfalls tabu – zumindest im 1. Lebensjahr. Für die ersten Beikost-Wochen wählen Sie Gläschen mit nur zwei bis vier Zutaten, inklusive Öl. Sollte kein Öl enthalten sein, geben Sie vor dem Füttern pro Portion einen Teelöffel Rapsöl dazu.

Schmeckt dem Baby das Essen nicht?

Anfangs schiebt jedes Baby das Essen aus dem Mund hinaus statt hinein – solange es die Zunge so bewegt wie beim Saugen. Mama und Papa denken dann, dass es ihm nicht schmeckt. Aber Baby muss erst üben, wie es das Essen richtig in den Mund hineinbekommt.

Der natürliche Würgereflex schützt das Baby davor, sich zu verschlucken. Im Beikostalter lässt er nach, damit das Kind allmählich mehr als Flüssignahrung schlucken kann. Aber jedes etwas größere Stückchen löst ihn vorerst noch aus – auch wenn es eigentlich schmeckt. Wenn etwas dagegen dem Baby wirklich nicht schmeckt, verzieht es das Gesicht – ganz eindeutig!

Die Familie lebt vegetarisch?

Kein Problem: Für das Baby gelten dieselben Ernährungsregeln wie für die Großen – die Versorgung klappt durch die geschickte Kombination von eisenreichem Getreide (Amaranth, Quinoa, Hirse, Hafer), Hülsenfrüchten (Linsen, Kichererbsen), Samen (Sesam) und Gemüse (Paprika, Möhren, Brokkoli, Mangold, Spinat), mit Obst (Beeren) als Nachtisch oder Orangensaft als Getränk dazu.

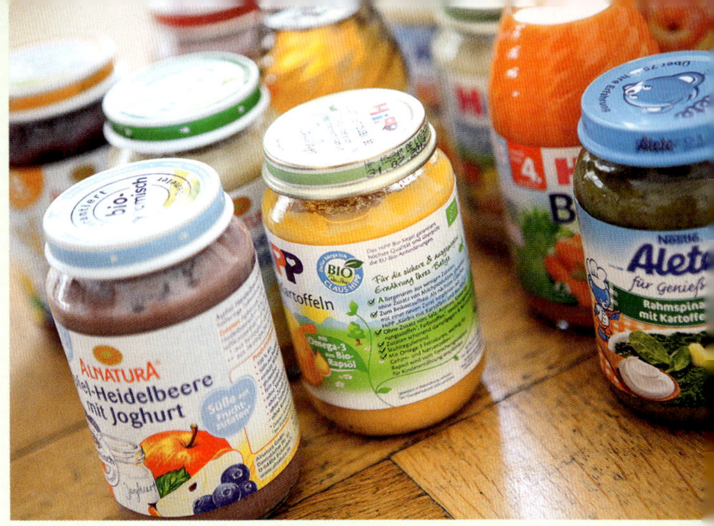

Möglichst rasch Milchmahlzeiten ersetzen?

Milchmahlzeiten zu ersetzen empfiehlt sich nur bei Pulvermilch-Ernährung von Anfang an. Doch solange das Baby keine ganze(n) Beikost-Mahlzeit(en) isst, darf es jeweils noch Milch dazu trinken. Hauptsache, es wird bei jeder Mahlzeit satt. Sonst wird es nachts vom Hunger eingeholt.

Mahlzeiten kombinieren: Beim Stillen ist es anfangs optimal, wenn Baby zu jedem Essen noch Milch von der Brust trinkt! Im Gegensatz zur Beikost bringt Muttermilch nämlich die wichtigsten Verdauungsenzyme mit, so macht die ganze Mahlzeit besser satt. Einfach nach dem Essen noch die Brust anbieten. Eines Tages will das Baby sie nicht mehr – dann hat es die Milchmahlzeit ersetzt.

Wird das Baby satt?

Hier ein Kalorien-Vergleich:
100 g Muttermilch: ca. 70 kcal
100 g gekochte Möhren: ca. 27 kcal
100 g Gemüsebrei mit Fleisch: ca. 50 kcal
100 g Apfel: ca. 52 kcal
Zum Sattwerden kommt wie gesagt Öl, Butter oder Mandelmus in die leichten Pürees. 1 TL Mandelmus hat 50 kcal, Vitamine E und B2, Calcium, Magnesium und Eisen.

Gluten

Gluten ist ein gesunder Getreidebestandteil, den jedoch Menschen mit der Erbkrankheit Zöliakie nicht vertragen. Eine mögliche Zöliakie verläuft oft milder, wenn glutenhaltige Beikost schon während der Stillzeit gegessen wird und nicht erst später, wie es früher empfohlen wurde. Offenbar hilft die Muttermilch hier dem Stoffwechsel besonders gut. Dennoch: Auf Babys Verdauungsreaktion achten und bei Beschwerden mit dem Kinderarzt abklären. Glutenfrei sind Amaranth, Buchweizen, Hirse, Polenta (Mais), Quinoa, Reis. Alle anderen Getreide enthalten Gluten. Hafer ist glutenarm.

Allergieverdächtig?

Früher Allergenkontakt ist die heutige Strategie zur Allergievermeidung. Im November 2009 wurde die gesamte Liste von »hyperallergenen« Lebensmitteln ersatzlos gestrichen. Seitdem wird empfohlen, das Baby schon mit unterschiedlichen Lebensmitteln bekannt zu machen, solange es noch die immunstarke Muttermilch dazubekommt. Vielleicht wird das Abwehrsystem dann allergieresistenter? Die Zukunft wird es zeigen.

Das gehört noch nicht in Babys Essen

- Salz, Kristallzucker, Gewürze: im 1. Lebensjahr ungesund.
- Vollmilch: nicht pur als Getränk, im Milch-Getreidebrei okay.
- Rohe Lebensmittel, die Mama in der Schwangerschaft nicht aß, wie Räucherlachs, weiches Ei, Tartar: riskant, da vielleicht keimbelastet. Dasselbe gilt für unerhitzten Honig (könnte Botulinumsporen enthalten).
- Farb- und Aromastoffe, chemische Zusätze: Sind immer ungesund, für alle Familienmitglieder.

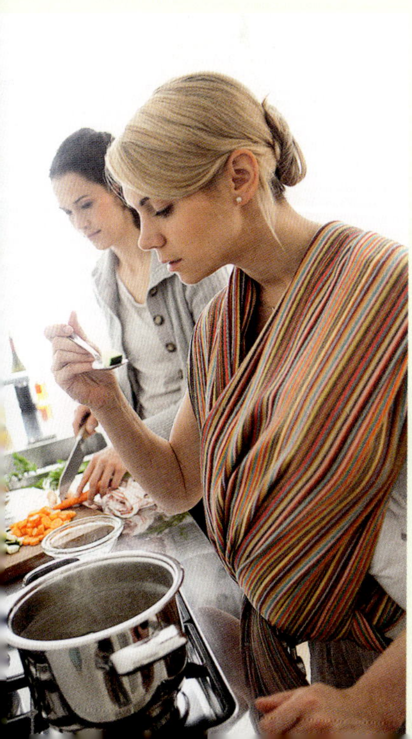

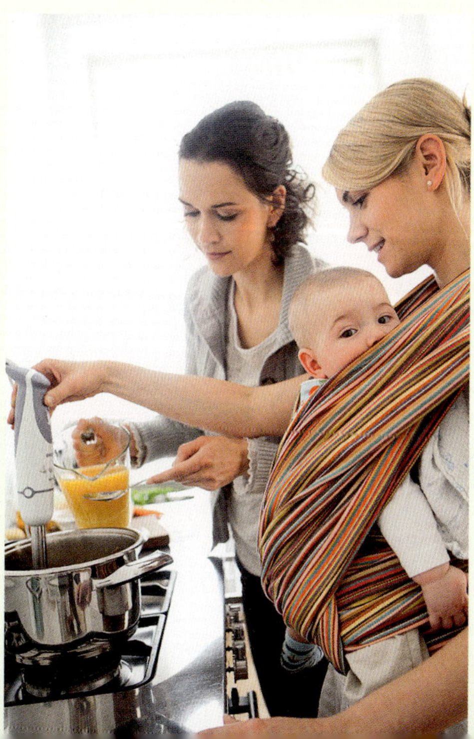

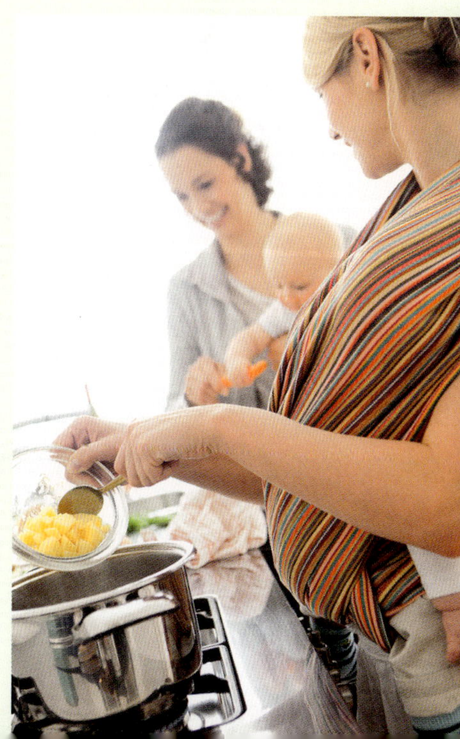

Muttermilch anders füttern

Wird das Baby einmal vorübergehend nicht gestillt, kann die Muttermilch abgepumpt und dem Baby aus der Flasche gegeben werden.

Muttermilch abpumpen

Eine Handpumpe eignet sich gut zum gelegentlichen Gewinnen von ein paar Mahlzeiten. Die Pumpe sollte einhändig, leicht und einfach zu bedienen sein.

Eine elektrische Pumpe eignet sich zum regelmäßigen Abpumpen. Sie sollte Intervallschaltung, regulierbare Saugstärke und ein Ventil zwischen Absaughaube und Flasche haben. Zeitsparend ist ein Doppelpumpset, womit die Milch gleichzeitig aus beiden Brüsten fließt. Das steigert die Milchbildung. Apotheken bieten sie im Leihservice, mit ärztlichem Rezept ist die Leihgebühr gering. Wichtig bei jeder Pumpe: Die Größe der Absaughaube muss zur Brust passen.

So kommt die Milch in Fluss

Bequem und entspannt sitzen, ein Getränk in Reichweite! Darauf achten, dass man nicht friert. Die Brust schön wärmen und liebevoll massieren. Oft fließt die Milch besser, wenn Mama ein Foto des Babys betrachtet (falls wegen Trennung abgepumpt wird) und Papa ihr den Rücken massiert. Die Absaughaube so aufsetzen, dass die Mamille mittig liegt. Immer mit der geringsten Saugstärke beginnen. Der Milchspendereflex wird angeregt durch einen schnellen, schwachen Pumprhythmus für die ersten 2 Minuten. Danach langsamer und kräftiger pumpen. Mit dem Doppelpumpset ca. 15 Minuten gleichzeitig an beiden Seiten pumpen. Mit dem Einzelpumpset am besten mehrfach die Seite wechseln und ebenfalls insgesamt ca. 15 Minuten pro Brust pumpen: Beim ersten Mal an jeder Brust ca. 7 Minuten, danach ca. 5 Minuten und nochmal ca. 3 Minuten. Es darf niemals wehtun!

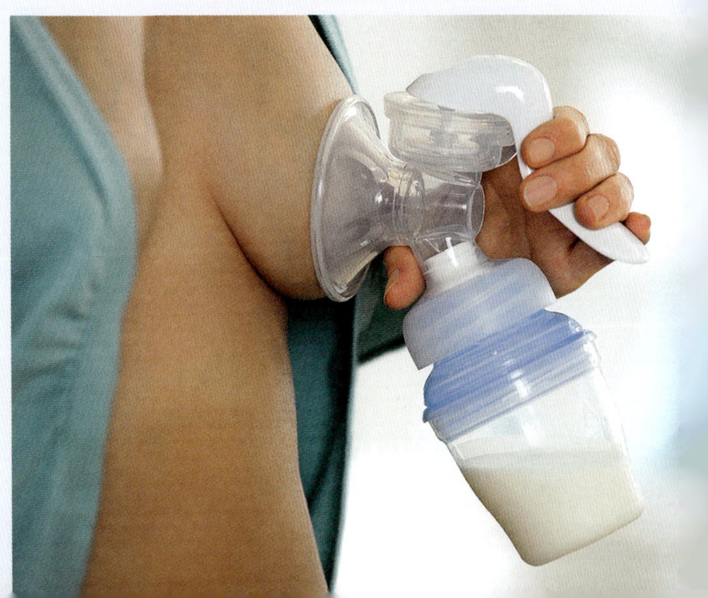

Wie oft?

Als Komplettersatz für das Baby: 6–8-mal in 24 Stunden, also alle 3–4 Stunden, nachts eine etwas längere Pause. Gut für die Milchbildung: Lieber öfter kurz pumpen als seltener und dafür länger.

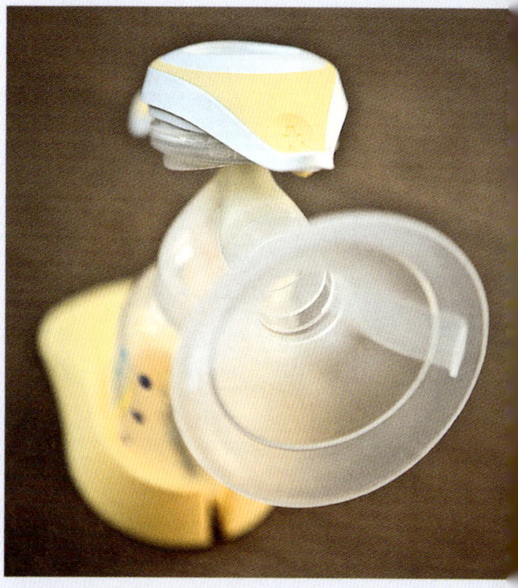

Hygiene

Alle Teile, die mit Milch in Berührung kommen, direkt nach dem Pumpen kalt spülen, mit Geschirrspülmittel in heißem Wasser reinigen, mit heißem, klarem Wasser nachspülen. Anschließend sterilisieren – bis zum 4. Lebensmonat jedes Mal, dann seltener. Je kleiner das Baby, desto wichtiger die Hygiene!

Muttermilch frisch halten und füttern

In sauberen Glas- oder Plastikfläschchen bzw. speziellen Plastikbeuteln ist Muttermilch gut aufgehoben. Für später: Datum/Uhrzeit auf dem Gefäß notieren und rasch kühlen.
Nur im Wasserbad, nie in der Mikrowelle erwärmen – die zerstört wertvolle Milchbestandteile und erhitzt ungleichmäßig. Verbrühungsgefahr!

Mamas Milch aufbewahren

So lange ist sie haltbar:

- Bei 4 bis 6°C im hinteren Teil des Kühlschranks: 3–5 Tage.
- Bei -18°C im Tiefkühlgerät: 2–4 Monate.
- Nach dem Auftauen in 24 Stunden, nach dem Öffnen des Gefäßes in 12 Stunden verbrauchen.

Heile, heile Segen

Wenn es dem Baby einmal nicht gut geht, stecken anfangs fast immer harmlose Gründe dahinter: Es zahnt oder hat sich einen »banalen« Infekt eingefangen. Denn in der zweiten Hälfte des ersten Lebensjahrs lässt der Nestschutz (siehe S. 209) allmählich nach. Trotzdem: Lieber einmal zu oft in die Kinderarztpraxis gehen als einmal zu wenig! Solange das Baby noch so klein ist, fehlt einem einfach die Erfahrung, um selbst mit Sicherheit beurteilen zu können, ob es ernst oder harmlos ist.

Gebrüll beim Kinderarzt?

Sie selbst können wenig dafür tun, dass Ihr Baby beim Kinderarzt nicht schreit – das hängt eher vom Arzt ab, ob er die Zeit hat, ein wenig auf das Baby einzugehen, es nicht mit kalten Händen anfasst oder auf eine kalte Unterlage setzt. Lassen Sie sich vor allem in den ersten Monaten einen Platz außerhalb des Wartezimmers geben, falls dort Kinder mit ansteckenden Krankheiten sitzen. Ziehen Sie dem Baby besonders leicht zu öffnende Sachen an und nehmen Sie eine Ersatzwindel mit.

U5

Termin: 6.–7. Monat. Ist die Bewegungsentwicklung altersgemäß, dreht sich das Baby schon alleine, kann es seinen Kopf in jeder Position sicher halten, greift es gezielt nach Gegenständen, kann es sie von einer in die andere Hand nehmen? Wie reagiert das Baby auf seine Umwelt? Auch Ernährungs- und Beikostfragen können angesprochen werden.

Buchtipps und Links

- Vivian Weigert und Petra Kunze: *Wickel, Tees & Mutterliebe. Die besten Hausmittel für kranke Kinder*
- Dr. med. Herbert Renz-Polster, Dr. med. Nicole Menche und Dr. med. Arne Schäffler: *Gesundheit für Kinder. Kinderkrankheiten verhüten, erkennen, behandeln*
- Gute Links: www.kindergesundheit-info.de und www.kinderaerzte-im-netz.de

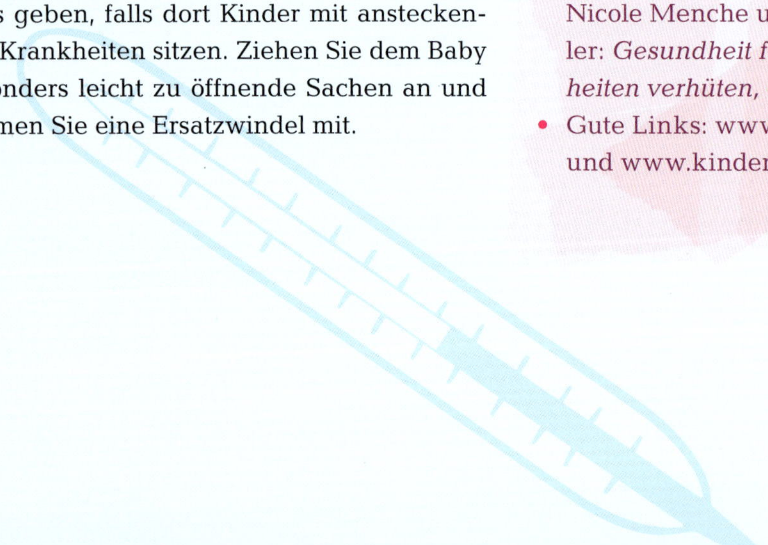

Baby krank?

Dann braucht es vor allem eins: Ruhe und viel Kuscheln mit Mama und Papa!

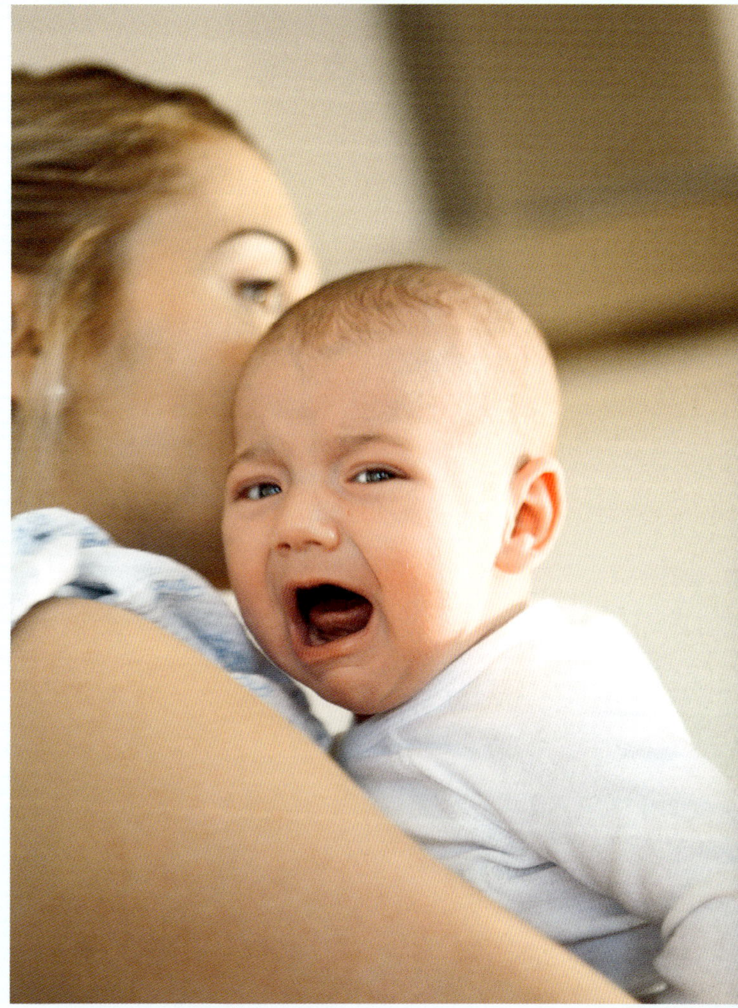

Die ersten Zähnchen

Es soll ja Babys gegeben haben, die bei der Geburt schon Zähne im Mund hatten – Napoleon Bonaparte zum Beispiel … Bei den meisten Babys kommt der erste Zahn zwischen dem 5.–9. Lebensmonat. Bis zum 1. Geburtstag sind meistens ein paar Schneidezähne da, die Backenzähne kommen später.
Nur selten taucht ein Zähnchen überraschend in Babys Mund auf. Eher wird ihm schon seit Wochen die Schuld an sämtlichen Baby-Auas und schlaflosen Nächten gegeben. Zu Recht? Das lässt sich leider erst rückblickend – wenn sie den »Durchbruch« geschafft haben – mit Sicherheit sagen. Manche Zähne »schieben« scheinbar in mehreren Phasen, bevor sie endlich durchbrechen.

Betreff: Der Zahn ist durch!

Liebe Caro,
juchuuuu – Jona hat es geschafft, sein erstes Zähnchen ist da! Seit heute früh kann ich ihn nicht nur fühlen, sondern auch sehen, den kleinen Übeltäter – noch klitzeklein zwar, aber ganz schön scharf. Die letzte Woche war echt ätzend, vor allem die ersten Nächte! Die Zäpfchen, die du mir gegeben hast, haben dann aber gut geholfen, und so war wenigstens Ruhe bis zum Morgen. Heute ist er sehr vergnügt. Hoffentlich kommt nicht gleich der nächste Zahn, wir brauchen jetzt etwas Erholung. Mach's gut Amelie

Zeichen, dass ein Zähnchen im Spiel ist

Das Baby ist seit Tagen schlecht gelaunt, quengelig und besonders anhänglich. Nachts schläft es unruhiger, wacht häufig auf und weint. Sein Zahnfleisch wirkt gerötet, auch die Bäckchen scheinen röter als sonst – heißt das, dass ein Zahn kommt? Gut möglich, wenn folgende Zeichen hinzukommen:

- Baby hat deutlich erhöhten Speichelfluss, das kleine Kinn ist dauernd nass.
- Es hat ständig ein paar Fingerchen im Mund und kaut auf allem, was sich dazu bietet.
- Manchmal beißt es so heftig zu, dass es sich wehtut und weint.
- Es hat plötzlich unerklärlichen Durchfall, Verstopfung oder einen wunden Po.

Das tut dem Baby beim Zahnen gut

Zahnfleischmassage: Sie kann lindern. Dabei Kamillentee eintupfen, der wirkt entzündungshemmend.

Beißring: Leicht gekühlt lindert er Spannungsschmerzen bei gerötetem Zahnfleisch. Nur im Kühlschrank, nie im Eisfach kühlen!

Veilchenwurzel *(Rhizoma Iridis):* Sie sondert beim Kauen beruhigende und schmerzlindernde Substanzen ab und fühlt sich gut an. Zur Reinigung einfach ab und zu kurz in kochendes Wasser tunken.

Homöopathie: Globuli helfen eindeutig – oder gar nicht. Dann bitte absetzen, denn »Viel hilft viel« stimmt in der Homöopathie nicht! Also nichts einfach wochenlang geben, das nicht eindeutig bessert. Im Zweifelsfall: absetzen. Wird Babys Zustand danach jedoch schlechter, haben die Globuli wohl doch geholfen und dürfen auch weiterhin gegeben werden. Oft empfohlene Mittel: Calcium phosphoricum D 6, Chamomilla D 12, »Osanit« (Dr. Schmidgall).

Im Notfall hilft ein naturheilkundliches Zäpfchen: »Passiflora Kinderzäpfchen« (Wala) bei nervöser Unruhe; »Fieber- und Zahnungszäpfchen« (Weleda) oder »Viburcol« (Heel) bei erhöhter Temperatur. Zu groß erscheinende Zäpfchen lassen sich mit einem heißen Messer (dieses zuvor im Wasserbad erhitzen) längs halbieren. Vor dem Einführen Po und Finger einfetten.

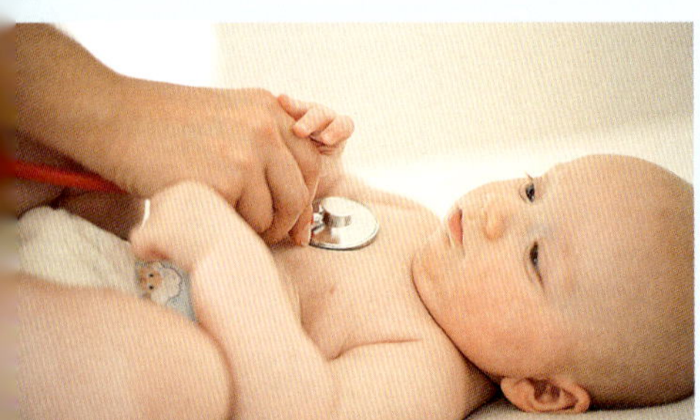

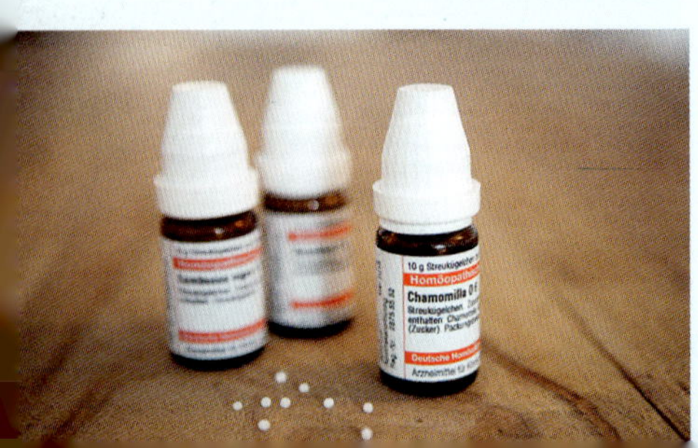

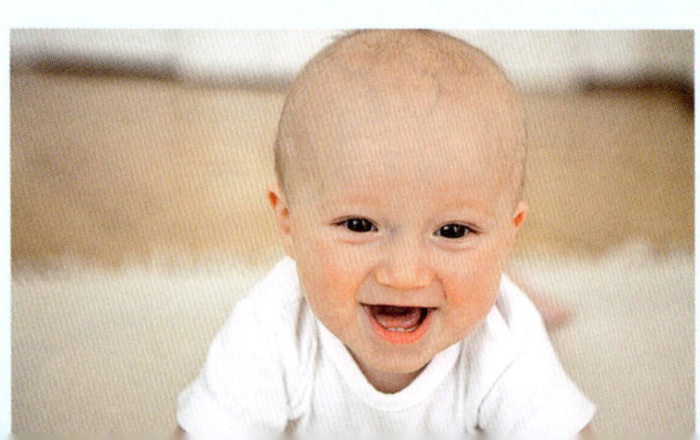

Auch prima zum Draufrumkauen geeignet: eine Babyzahnbürste (Öko-Test-Ergebnisse bei der Wahl berücksichtigen). ▸

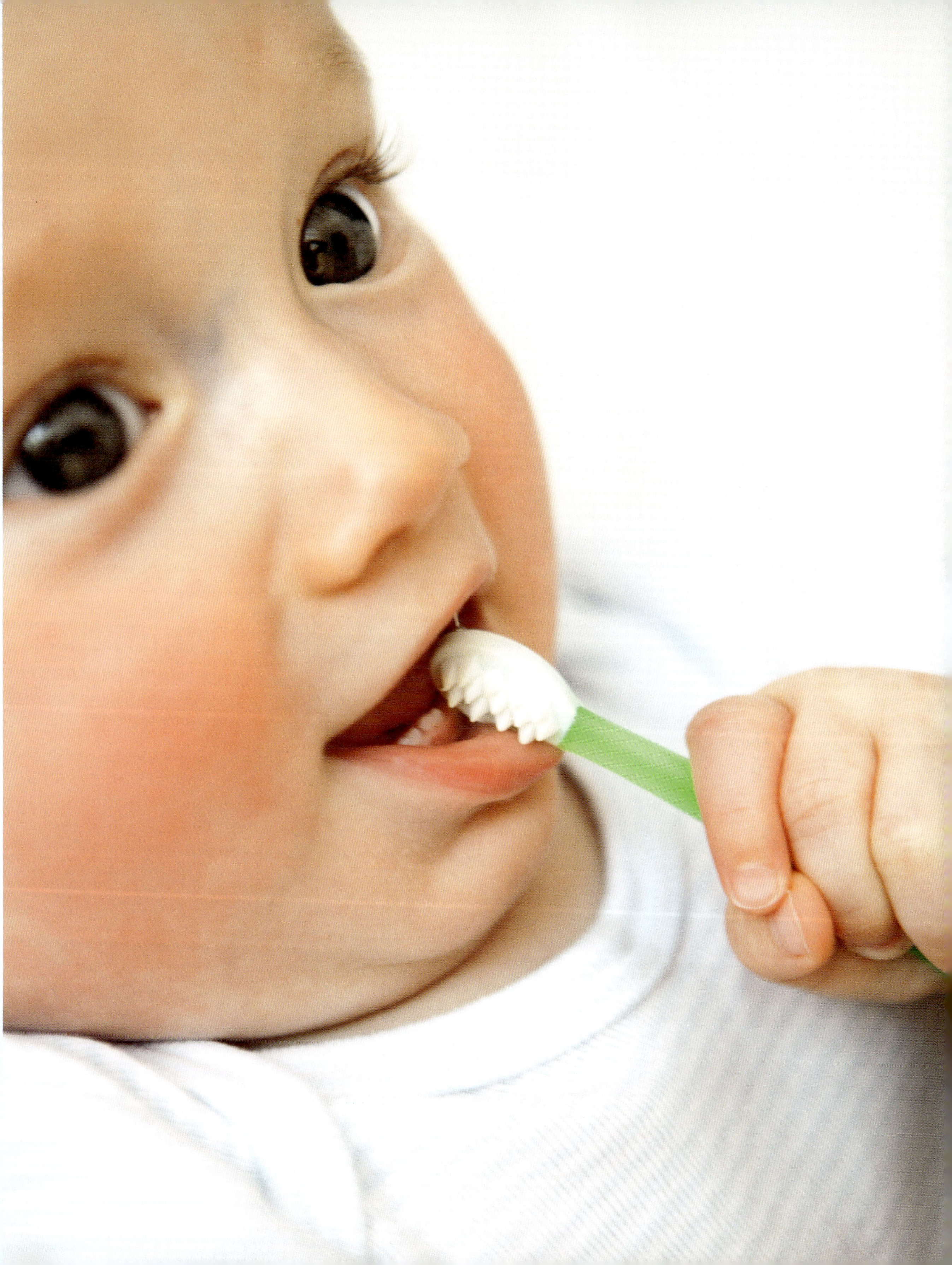

Krabbel-alarm!

10 Monate nach der Geburt

Das perfekte Baby-Dinner • Schlaf Kindchen, schlaf … doch endlich! • Die Liebe nach der Geburt

Nicht zu fassen, wie groß der kleine Schatz schon ist! Am meisten fällt das neben einer Mama mit gerade »frisch-geschlüpftem« Baby auf – so winzig soll mein Liebling mal gewesen sein? Unvorstellbar! Wie doch die Zeit vergeht … Und wie schnell sich das Baby entwickelt hat! Der kleine Forschergeist ist unermüdlich. Und unendlich neugierig! Der Lerntrieb ist der stärkste Trieb des Menschen, sagen Wissenschaftler, der Motor für Kreativität und Leistung … Da ist was dran. In jedem Baby steckt ein Genie!

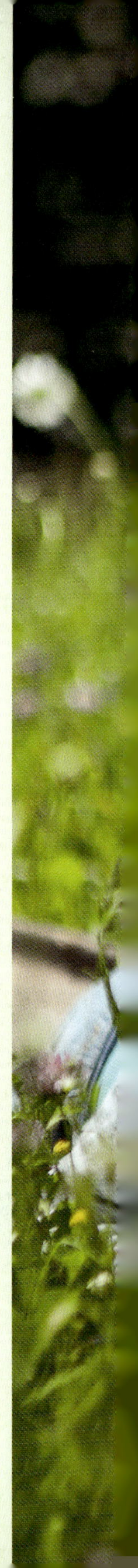

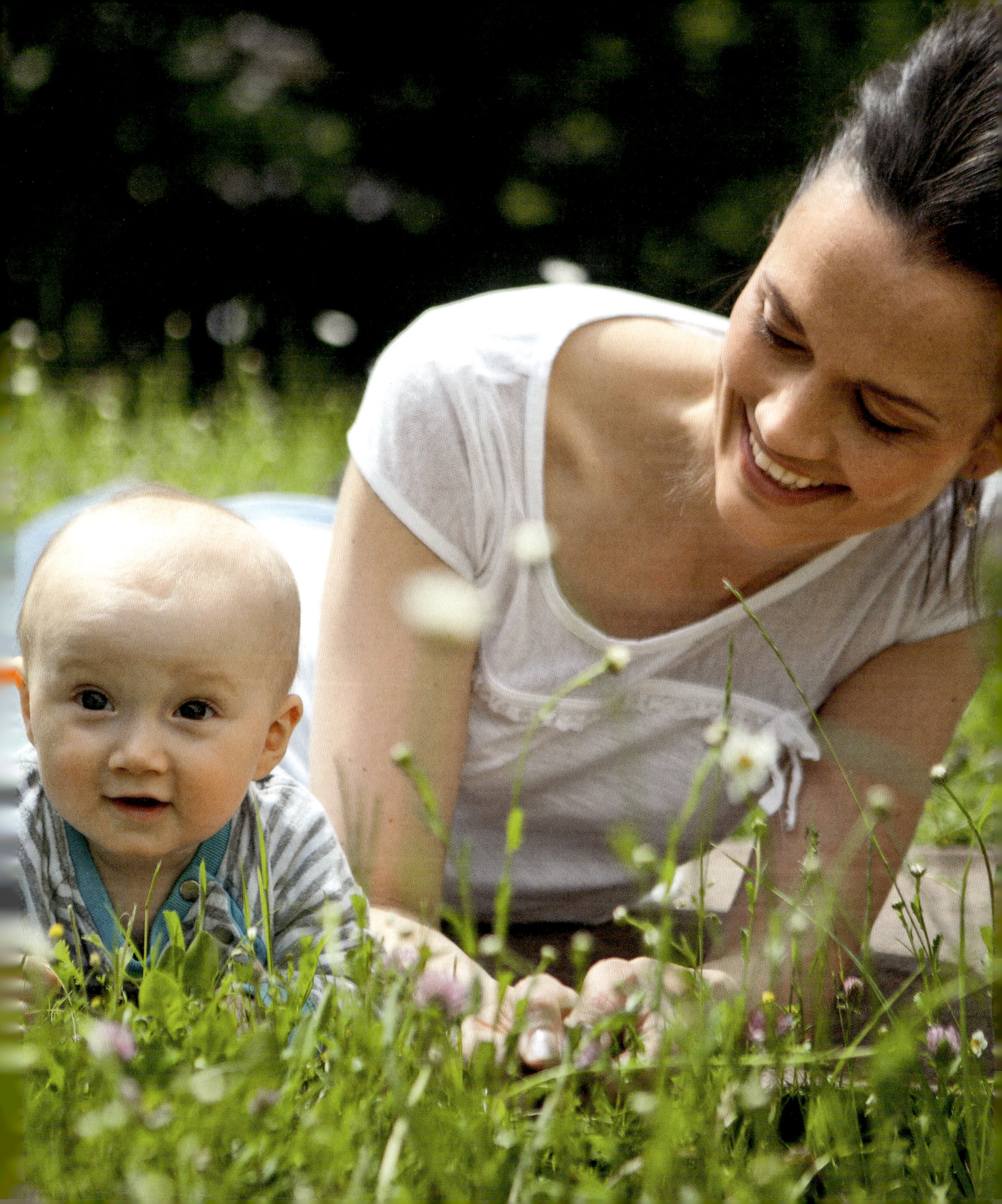

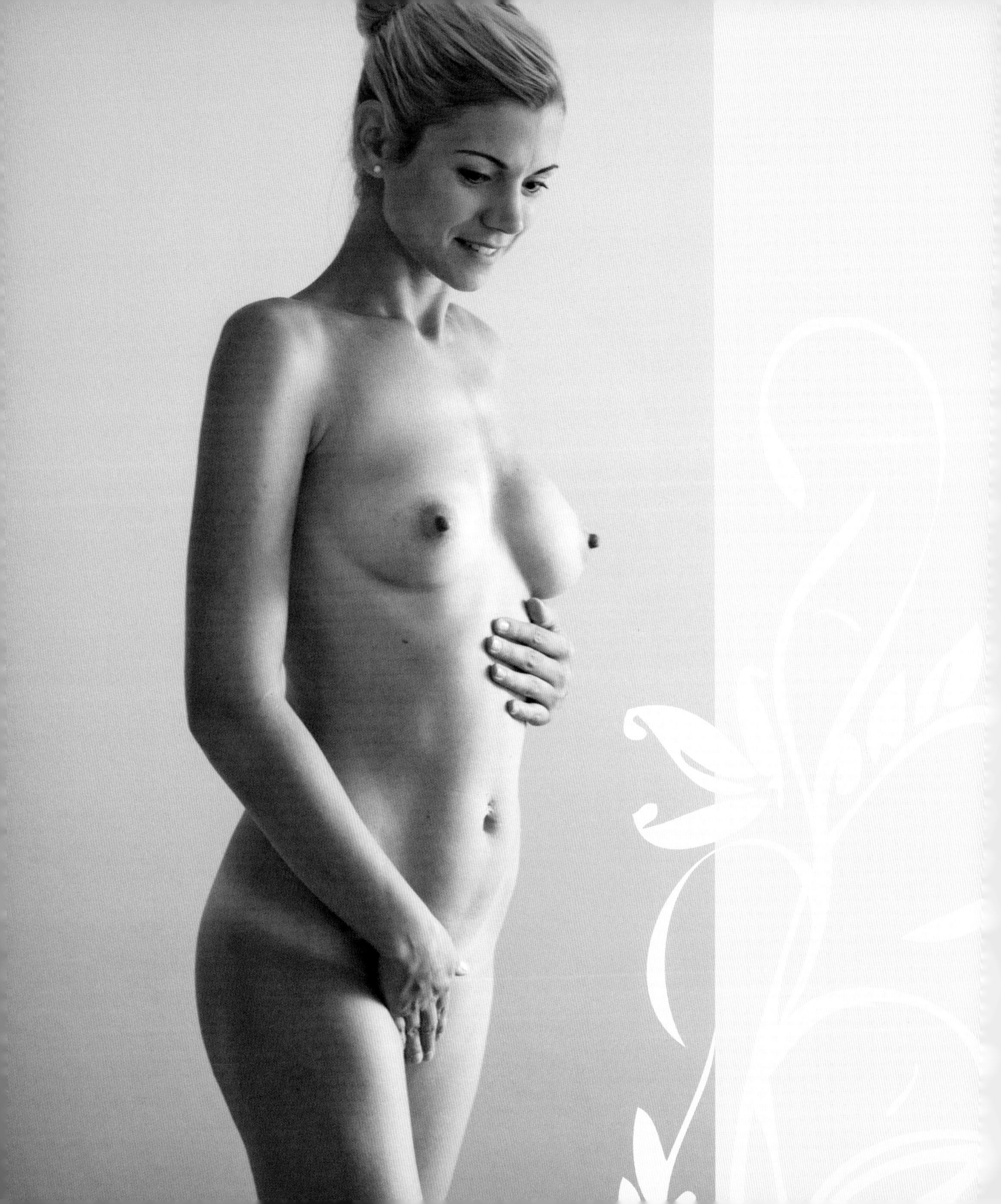

Mama-Body

Figur: Sieht doch wieder ganz wie früher aus! Als ob nichts gewesen wäre – na ja, ein bisschen weicher ist alles noch, nicht ganz so straff und fest wie vorher. Zugegeben: viel weicher. Aber keine Sorge, auch das ändert sich noch.

Periode: Der Monatszyklus ist noch nicht wieder da? Das kommt vom Stillen, genauer gesagt vom Milchbildungshormon Prolaktin, und ist völlig okay. Wie schnell nach dem Baby die Periode wiederkommt, ist bei stillenden Frauen ganz unterschiedlich. Bei Unsicherheit einfach mal die Frauenärztin fragen.

Wie lange stillen: Laut Statistik bekommen etwa 4 von 10 Babys in diesem Alter noch »Busi«, die anderen 6 wurden früher oder später abgestillt. Wobei die meisten Mamas die empfohlenen 6 Monate anstreben. Übrigens: Diese Minimum-Empfehlung der WHO wird oft so gedeutet, dass es nach 6 Monaten mit dem Stillen vorbei sein soll. Falsch! Empfohlen wird vielmehr, möglichst in der Beikost-Phase noch zu stillen, ruhig »bis zum 2. Geburtstag und darüber hinaus«.

Abstillen: Geht entweder von Mama aus durch geduldige Gewöhnung an Pulvermilch aus der Flasche, oder aber vom Baby, weil es dem Säuglingsalter entwächst. Das tut es ganz sicher eines Tages, so wie es auch dem Bauch entwachsen ist. Dauert aber den meisten Mamas hier zu lange. Bitte mal raten, wie lange Babys im weltweiten Durchschnitt gestillt werden: unglaubliche 30 Monate!

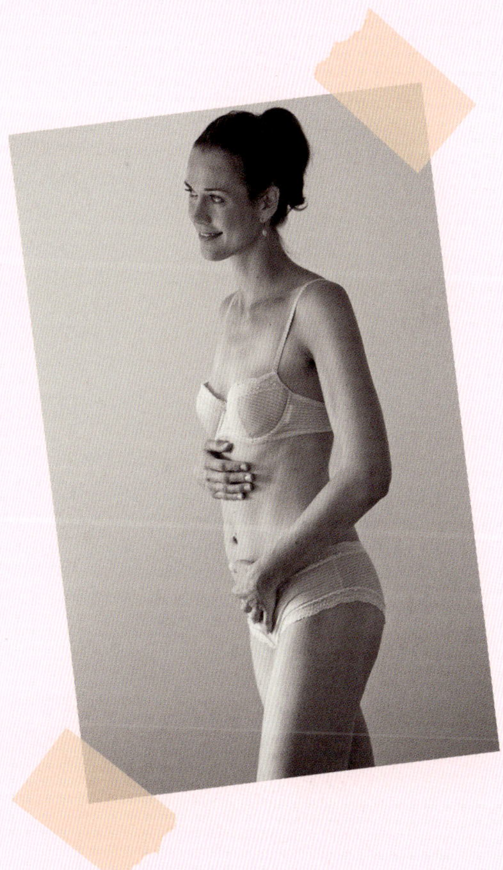

Baby-Body

Krabbeln

Beim Krabbeln erreicht das Baby eine völlig neue Dimension. Es balanciert erstmals sein ganzes Gewicht auf den winzigen Flächen von Händen und Knien und bewegt sich auf eine komplett neuartige Weise: Um voranzukommen schwingt es gleichzeitig linke Hand und rechtes Knie oder rechte Hand und linkes Knie gemeinsam nach vorne. Solche Kreuzbewegungen sind nur möglich, wenn rechte und linke Gehirnhälfte gemeinsam aktiv werden – und das ist das wahrhaft Neue. Deshalb ist die Krabbelphase so bedeutend, sie schult im Gehirn ein wichtiges Koordinationsvermögen fürs ganze Leben.

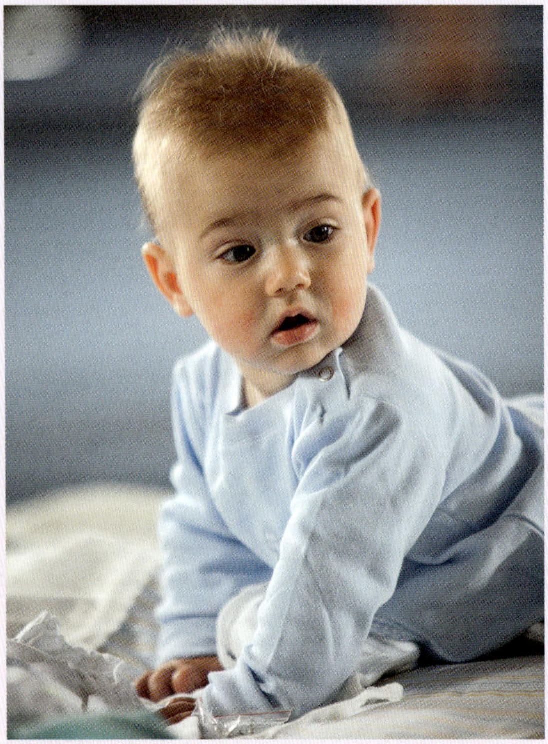

Frei Sitzen und Knien

Die Revolution beim freien Sitzen und Knien: Das Baby hat gelernt, die Balance so weit zu beherrschen, dass es Rücken und Kopf ganz in die Vertikale heben kann, dass es keine stützende Hand mehr auf dem Boden braucht, und – trara – es hat auf einmal beide Hände gleichzeitig frei! Was für ein Fortschritt! Was für neue Möglichkeiten beim Forschen und Spielen!

Stehen und Gehen

Ist der Kopf einmal so weit oben, erlebt das Baby eine ganz neue Perspektive, die lockt natürlich noch weiter hinauf. Was läge näher, als sich mit beiden Händen an einem Gegenstand hochzuziehen, die Kraft in den Beinchen zu kontrollieren, um das Gewicht immer mehr auf die zwei kleinen Fußsohlen zu geben? Wackelig zuerst und darauf angewiesen, sich mit beiden Händen sicher festzuhalten – aber hurra, Mama, Papa seht mal – ich stehe! Das nächste große Ziel erfordert neue Balancearbeit in den Beinen: mit einer Hand loszulassen, um ein

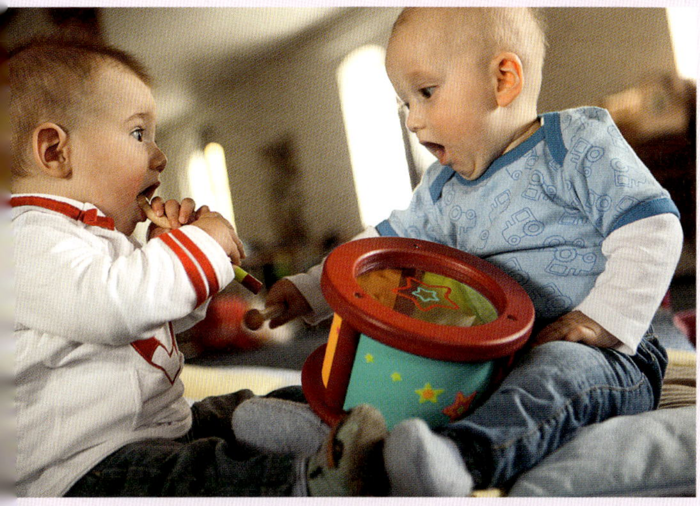

kleines Schrittchen zur Seite zu schaffen und dort nachzugreifen. Bis zum freien Gehen liegen jetzt noch etliche Monate des Übens vor Ihrem Kind. Aber doch ist es schon fast so weit: Bald ist es kein Krabbelkäfer mehr, sondern ein kleiner Fußgänger!

Fingerspitzengefühl

Glücklich perfektionieren Babys den »Pinzettengriff« und picken gerne kleinste Dinge mit Daumen und Zeigefinger auf. Endlich beherrscht das Baby seine Finger so, dass es auch Dinge bewusst fallen lassen kann, und es macht großen Spaß, wenn jemand sie immer wieder aufhebt. Will es einen ärgern? Aber nein, es studiert nur wieder neue Aspekte der Schwerkraft, dieses eiserne Gesetz auf der Welt, das ihm schon so vertraut ist – schließlich fällt es ja auch selbst noch so oft auf den Po, wenn es sich einmal nicht gut genug festhält.

Brabbeln und Sprechen

Lange vor dem ersten Wort aus Mamas oder Papas Sprachschatz benutzt das Baby einen bestimmten frei erfundenen Laut für ein spezielles Ding. Es ordnet ihn eindeutig zu und dies umso mehr, wenn es merkt, dass es sich damit verständlich machen kann. Das ist die größte Inspiration in der Sprachentwicklung. Mit etwa 9 Monaten zeigen Babys, dass sie bestimmte Begriffe verstehen, und zwischen dem 9. und 14. Monat sprechen die meisten ihr erstes »richtiges« Wort – aus dem gebrabbelten Babababa wird Mama oder Papa. Und macht die so bezeichneten zu den glücklichsten Menschen auf der ganzen Welt!

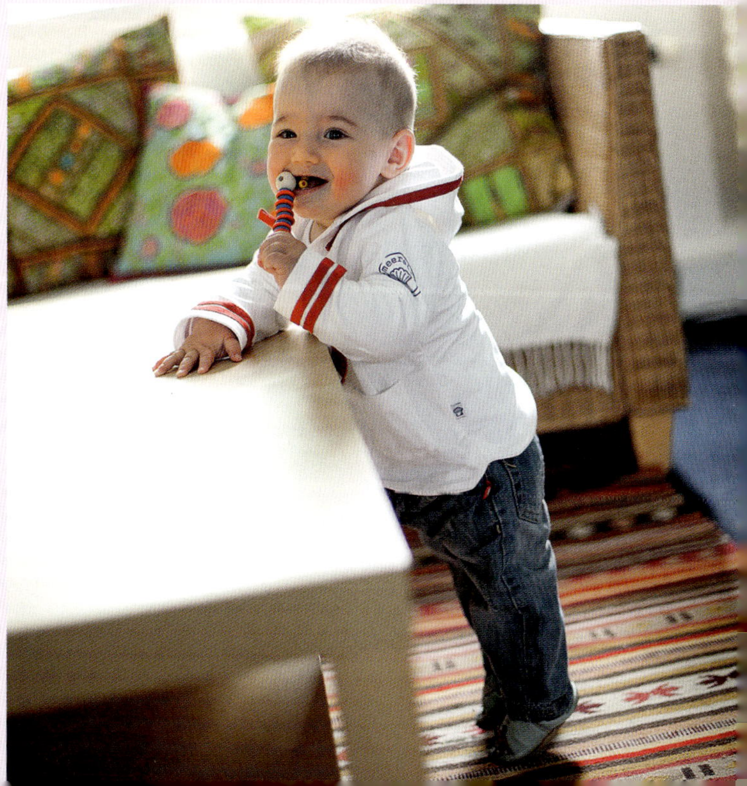

Das perfekte Baby-Dinner

Auch kleine Breiverweigerer fangen jetzt langsam an, sich für das Essen der Großen zu interessieren. Doch diese Babys finden es oft einfach unter ihrer Würde, sich passiv füttern zu lassen. Sie bestehen darauf, ihr Essen sprichwörtlich selbst in die Hand zu nehmen. Fingerfood ist für sie genau das Richtige.

Was kommt auf den Teller?

Für das Baby ideal sind Stifte oder Schnitze, die es gut in der kleinen Faust halten kann – gerade so weich gedämpft, dass das Stück im Babyhändchen nicht zerfällt, sich aber im Mund gut zerdrücken lässt. Auch ein zahnloses Baby kann mit seinen Kiefern schon ganz gut kauen, gründlich auslutschen ist ebenfalls sehr beliebt. Baby beherrscht den Pinzettengriff? Dann liebt es sein Essen in mundgerechten Würfeln.

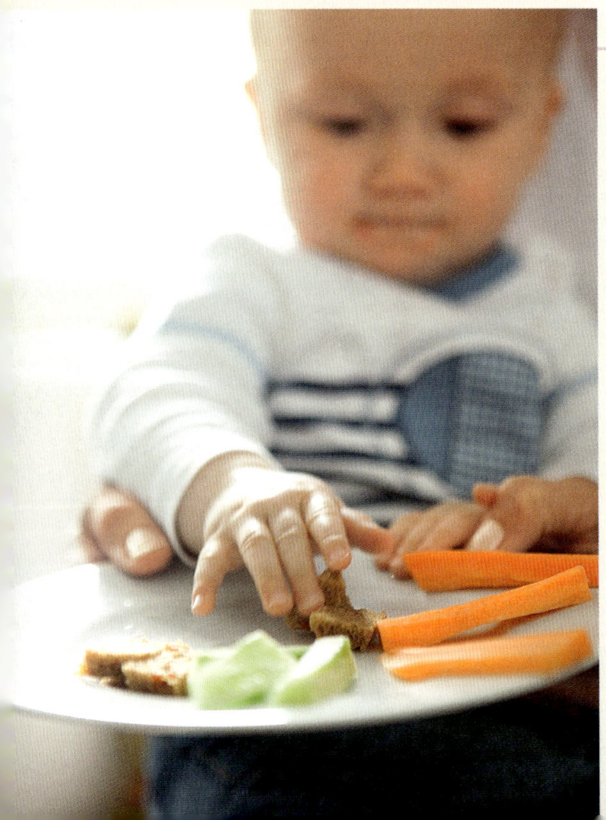

Babys-Fingerfood-Favoriten

Gemüse-Stifte, Kartoffelstücke, große Nudeln, Fleisch-Streifen (um den eisenhaltigen Saft herauszulutschen), Avocadoschnitze, Butterbrot-Würfel, Reiswaffeln, Dinkelzwieback oder -stangen, große Bananenstücke, weiche und geschälte Obstschnitze.

Brauchen wir »Kinder-Lebensmittel«?

Der Nährstoffgehalt in speziell für Kinder angepriesenen Lebensmitteln, wie z.B. Kindermilch, »entspricht ernährungsphysiologisch genau dem Gegenteil dessen, was Ernährungsexperten für eine ausgewogene Kinderernährung empfehlen« und »leistet der grassierenden Fehlernährung Vorschub«. Diese Produkte sind fast immer Zucker- und Kalorienbomben mit wenig gesunden Nährstoffen, und das sogar als Frühstücksflocken oder Milchprodukte.
Alle wissenswerten Informationen dazu bietet die Webseite www.foodwatch.de

Beim Kinderarzt: U6

10.–12. Monat. Dieses Mal darf das Baby vorführen, was es schon alles kann: seine ersten Silben, seine motorischen und insbesondere auch seine feinmotorischen Errungenschaften. Krabbelt und sitzt es schon? Beherrscht es den Pinzettengriff? Auch die ersten Zähnchen können ein Thema sein mit Zahnpflege und Karies-Prophylaxe.

Betreff: Mampf!

Liebe Amelie,
Timo hat eine Leibspeise entdeckt: Avocado! Seitdem lässt er alles andere auf seinem Teller links liegen. Er sitzt jetzt so gut, dass er mit beiden Händen »mampfen« kann – also z.B. Brotwürfel in der Faust zerdrücken. Oder auf den Boden werfen – superlustig ☺ Wir sollten einen Hund anschaffen, der alles auffrisst. Aber es geht, einiges wandert ja doch in seinen Mund. Heute hat er eine halbe Avocado verdrückt! Tom deckt jetzt morgens und abends den Tisch für uns drei und Timo »isst« mit, was er mag. Das doofe Füttern lass ich bleiben, selber essen macht ihm mehr Freude. Aber »Mahlzeiten ersetzen«? Fehlanzeige. Ganz anders als bei Jona! ☹ Wie lang das wohl noch dauert? Ihm geht's ja gut, ich soll mich nicht sorgen, sagt Tom. Stöhn!!! LG Caro

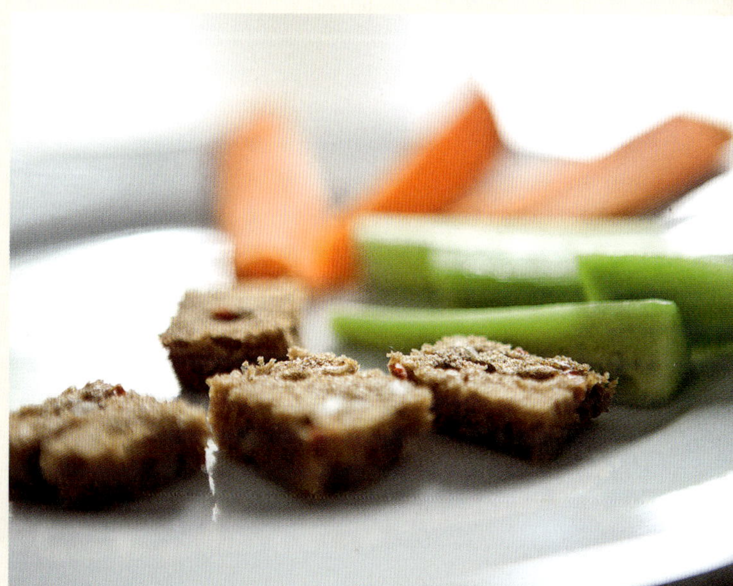

Schlaf Kindchen, schlaf ... doch endlich!

Die größte Herausforderung im Babyjahr sind die unterbrochenen Nächte und die oft gar so früh beginnenden Tage. Aber mit einem schönen Mittagsschlaf – immer noch absolute Top-Priorität für jeden Baby-nachts-versorgenden Erwachsenen, ob Mama oder Papa – stellt sich der Körper irgendwie darauf ein. Denn, so sagen Schlafwissenschaftler, der Mensch ist gar nicht dafür gemacht, 8 Stunden am Stück zu schlafen – das wäre nämlich die meiste Zeit der Evolution lebensgefährlich gewesen. Der Säbelzahntiger hätte leichtes Spiel gehabt ... Üblich waren kürzere und unterbrochene Nächte mit ein oder zwei Schläfchen am Tag. So etwa, wie's bei Mama oder Papa jetzt ist. Schlafen, wann immer das Baby schläft. Das ist immer noch die beste Lösung.

Wann schläft das Baby durch?

Die meisten Babys schlafen von Anfang an durch – wenn man es so sieht: Der Grund dafür, dass der kleine Träumer alle 3–4 Stunden aufwacht, ist ja nicht sein Schlaf, sondern seine Ernährung. Der kleine Organismus macht längere Essenspausen noch nicht mit. Solange das Baby also aufwacht, kurz trinkt und gleich wieder weiterschläft, schläft es genau genommen durch.

Der nächste Schritt in der Entwicklung ist es, eine längere Phase zu schlafen, ohne zum Trinken aufzuwachen. Und hier definieren Schlafwissenschaftler gute 6 Stunden am Stück als Durchschlafen. Das schaffen viele Babys schon recht früh. Aber leider tun sie das in aller Regel in der ersten Nachthälfte, also nach dem ersten Einschlafen um 19 oder 20 Uhr. Wenn Mama um 23 Uhr schlafen geht, hat sie leider nichts von diesem ersten großen Meilenstein in Babys Schlafentwicklung – sie wird trotzdem 3 Stunden später um 1 oder 2 Uhr nachts geweckt. Ein kleiner Trost: Sie lügt nicht, wenn sie sagt: »Mein Baby schläft durch!«

Ihre Nerven leiden unter Schlafentzug? Das stärkt sie

Viel Vitamin-B-Komplex und Calcium! »Passiflora Nerventonikum« oder »Nervennahrung« (beides: Wala). Schüssler-Salz Nr. 5, Kalium phosphoricum D6 (Apotheke). Johanniskraut-Tee oder Dragees.

Einschlaf-Basics

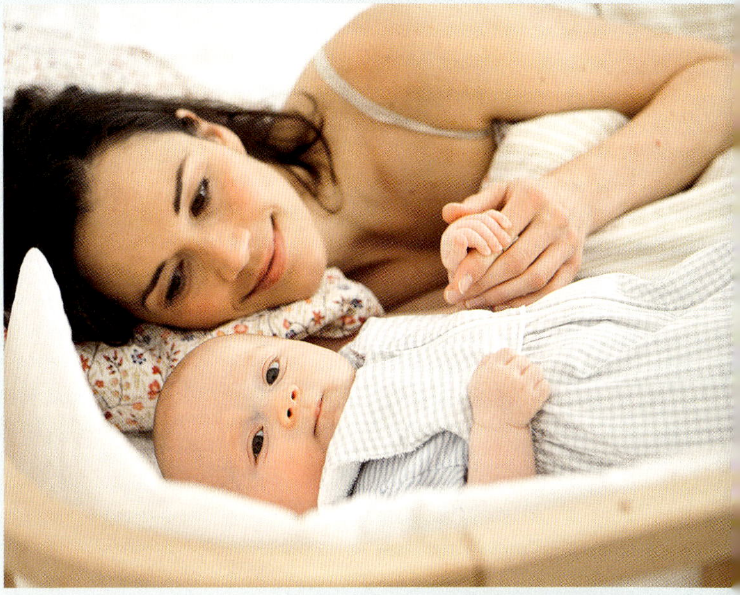

Babys brauchen zum Einschlafen genau dasselbe wie alle anderen Menschen auch: Sie müssen satt sein, dürfen nicht frieren oder schwitzen und brauchen vor allen Dingen ein ganz sicheres Gefühl von Geborgenheit und Schutz. Das sind die wichtigsten Faktoren, dazu kommt Dunkelheit und eine Umgebung ohne Lärm. Fällt Ihnen noch etwas ein? Dann braucht Ihr Baby das vielleicht auch.

Ein Gefühl, das ihrem Nervensystem vermittelt »Du bist in Sicherheit, hier kann dir nichts passieren, du kannst dich in den Schlaf fallen lassen«, bekommen kleine Babys durch Empfindungen, die sie an das Leben im Mutterleib erinnern. Die helfen unfehlbar beim Einschlafen: Körperkontakt, rhythmische Bewegung wie das leichte Wiegen oder Wippen auf dem Pezziball, summende Geräusche wie der Föhn oder Staubsauger. Allergrößte Geborgenheit vermittelt meist das Nuckeln an der Brust.

Erst ganz allmählich lernt das Nervensystem aus Erfahrung, dass Baby auch in seinem gewohnten Bettchen sicher ist. Deshalb fördert es die Schlafentwicklung, wenn das Baby statt im Gitterbettchen auf einer großen Matratze schläft, sodass sich Mama oder Papa zu ihm legen können, um ihm Trost oder Nahrung zu geben, wann immer nötig – statt das Baby mal da, mal dort schlafen zu legen. Besser, das Baby bleibt, wo es ist, und die Eltern »wandern«, wenn sie möchten, denn ihr Schlaf ist schon stabiler.

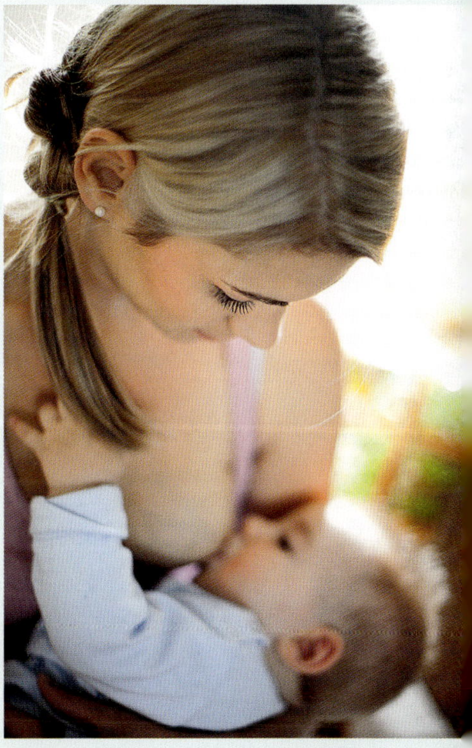

Kuschelig warm

Schläft ein Baby nach dem Trinken nicht gleich wieder weiter, liegt es normalerweise daran, dass es aus dem kuscheligen Körperkontakt in sein mittlerweile abgekühltes Bettchen zurückgelegt wird. Abkühlung und Umbettung stören den Schlaf. Besser funktioniert es auf einer großen Matratze oder einem Beibett: Baby bleibt, wo es ist, Mama rollt sich zu ihm und dreht sich nach dem Stillen wieder weg, wenn sie will. Alternativ das Babybettchen mit einer Wärmflasche warm halten.

Betreff: Schlaflos in Schlumpfhausen

Liebe Caro,
es stimmt, Jona ist ein »guter« Esser – wenn er nur auch so ein guter Schläfer wäre!! Unsere Nächte sind seit Kurzem wieder ziemlich … naja! Und ich dachte, das Thema hätten wir durch!!! Die Zähne sind's diesmal nicht, glaube ich. Jedenfalls sabbert er kein bisschen. Eher hat es wohl damit zu tun, dass er den ganzen Tag lang hochkonzentriert für Olympia trainiert: krabbeln, sitzen und sich an allem hochziehen, was in der Nähe ist. Eigentlich total beeindruckend! Ich kann mir gut vorstellen, dass er nachts noch davon träumt. Kaum hör ich nämlich was und schau zu ihm rüber, wippt er schon wieder auf allen vieren – noch fast im Schlaf! So geht es die ganze Nacht, alle paar Stunden. Zum Glück schläft er an der Brust immer gleich wieder ein.
Der Mittagsschlaf klappt auch gut, das ist meine Rettung – lege mich oft einfach fix und alle daneben und bin dann ruck, zuck eingeschlummert. Wie sind eure Nächte grad?
Müde Grüße Amelie

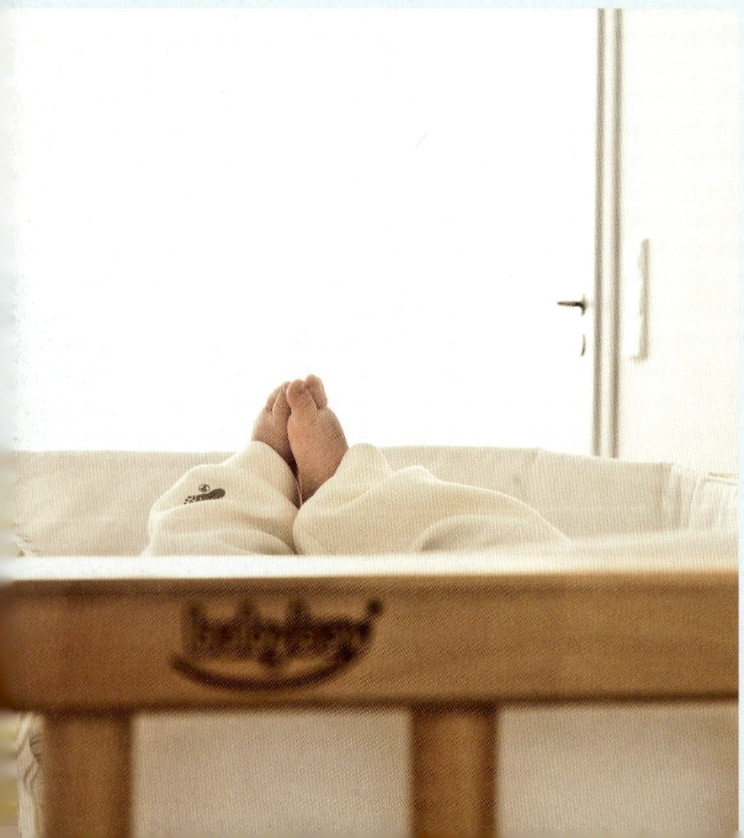

Man braucht Kinder nicht zu erziehen, sie machen einem sowieso alles nach.

Karl Valentin

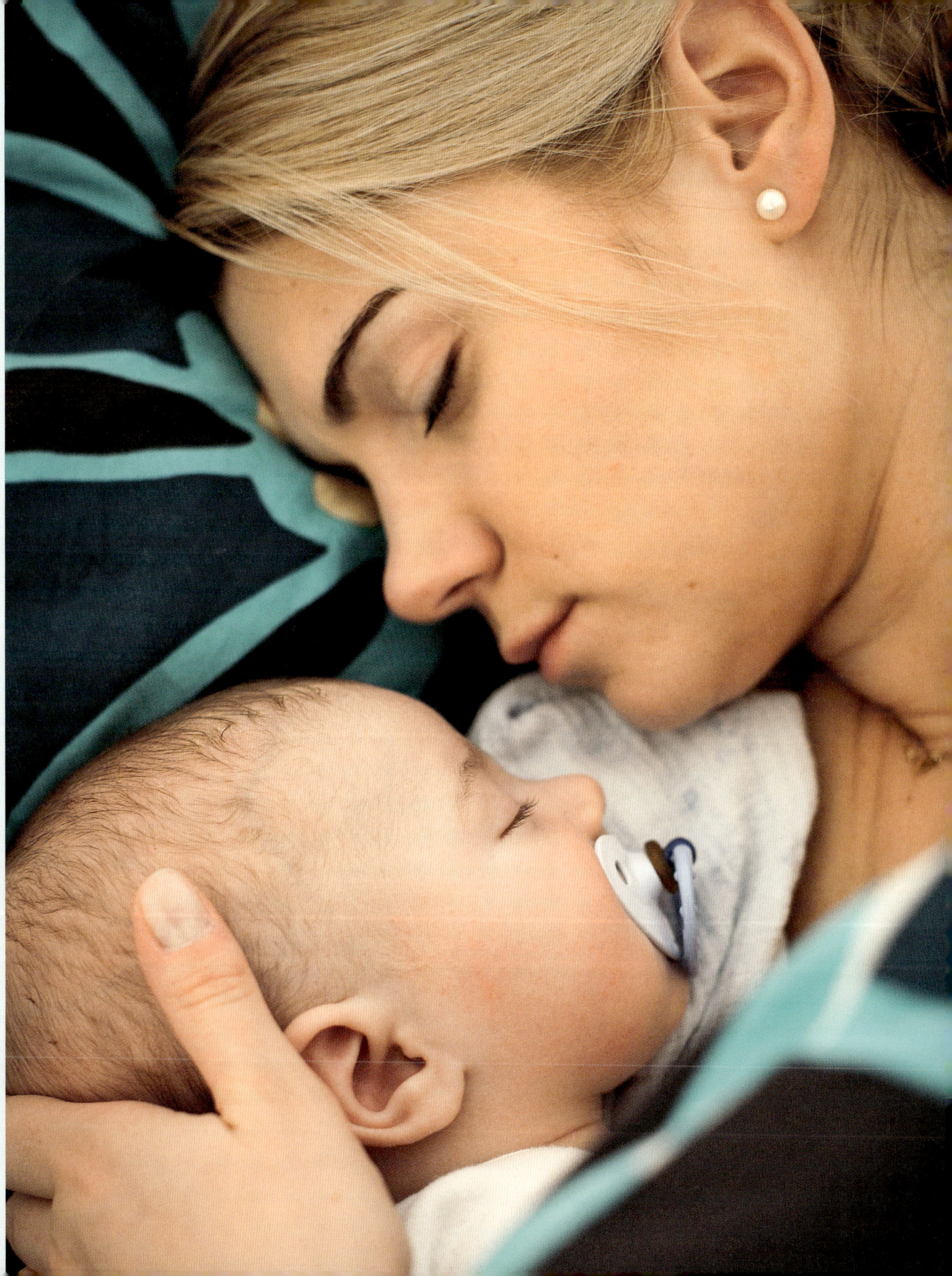

Nicht empfohlen: Schlaflernprogramme!

Alle namhaften Bindungsforscher raten einhellig vom »Schreienlassen« ab. Schreien ist beim Baby immer ein Notsignal, und man schadet ihm, wenn man es dabei ignoriert und alleine lässt. Genau das wird aber Baby-Eltern gern von wohlmeinenden Freunden oder Kollegen empfohlen. »Bei uns hat's geklappt, unser Kind schläft durch«, heißt es dann. Klingt natürlich sehr verlockend! Aber: Ein Baby, das alleine gelassen wird, bekommt Angst und schreit verzweifelt nach seinen Eltern – kommen sie nicht, resigniert es irgendwann und schläft aus Erschöpfung ein. Angst, Verzweiflung, Resignation, Ohnmacht – das überschwemmt das kleine Gehirn mit Stresshormonen. Je nachdem, wie oft das geschieht, kann es – sagt die Wissenschaft – bis hin zu lebenslangen Folgen in Form von Verhaltensauffälligkeiten oder Suchterkrankungen führen.

Betreff: AW: Schlaflos in Schlumpfhausen

Liebe Amelie,
nein, ich kann mich nachts nicht beklagen. Bevor ich schlafen geh, stille ich Timo. Dann wacht er nur noch 1 x auf – so um ca. 3 Uhr, trinkt und schläft durch bis morgens. Dann ist allerdings die Nacht vorbei – und das um 6 Uhr früh! Doch Tom steht netterweise mit ihm auf, und ich kann noch ein Stündchen schlafen. Tagsüber haben wir´s momentan schwerer. Da schläft er nur noch im Tragetuch richtig, und wehe, ich setze mich hin! Aber das lässt sich ja bestens mit unserem geplanten Walken verbinden ☺ Nicht vergessen: Morgen wollten wir uns treffen – Ausreden gelten nicht! Caro

Nuckeln hilft beim Entspannen

Manche Babys möchten einfach gern viel mehr nuckeln, als ihre Mama es an der Brust zulassen kann. Dann hilft ein Schnuller gut beim Runterkommen und Einschlafen. Aber: Damit sich das Baby gar nicht erst angewöhnt, ihn auch beim Spielen »ständig« im Mund zu haben, bleibt er am besten einfach im Bettchen. Sonst ist nämlich ausnahmslos jede Art von Schnuller schlecht für die Kieferorthopädie und Sprach-Entwicklung (Logopädie).

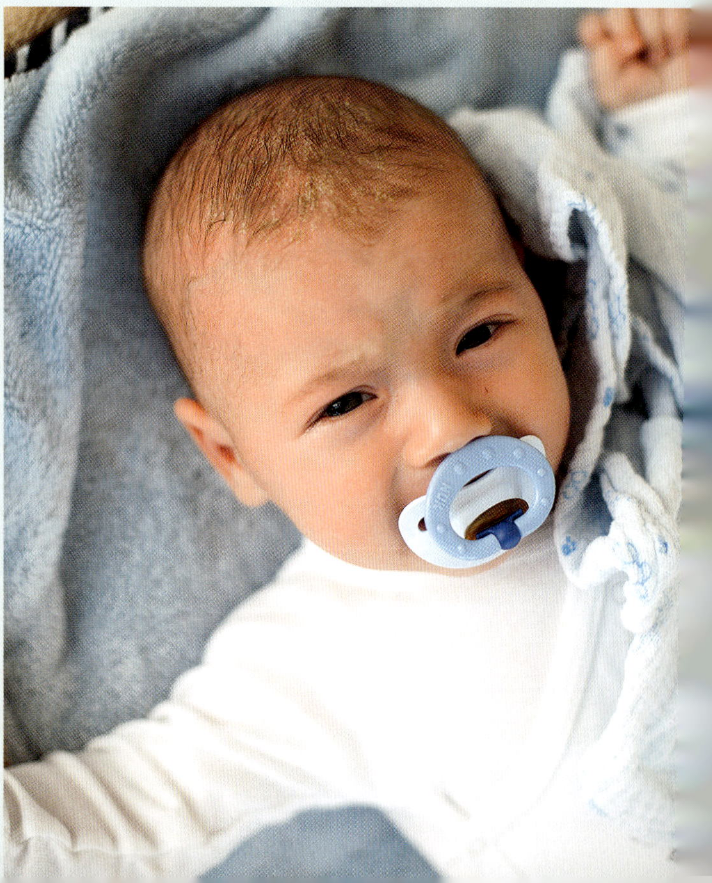

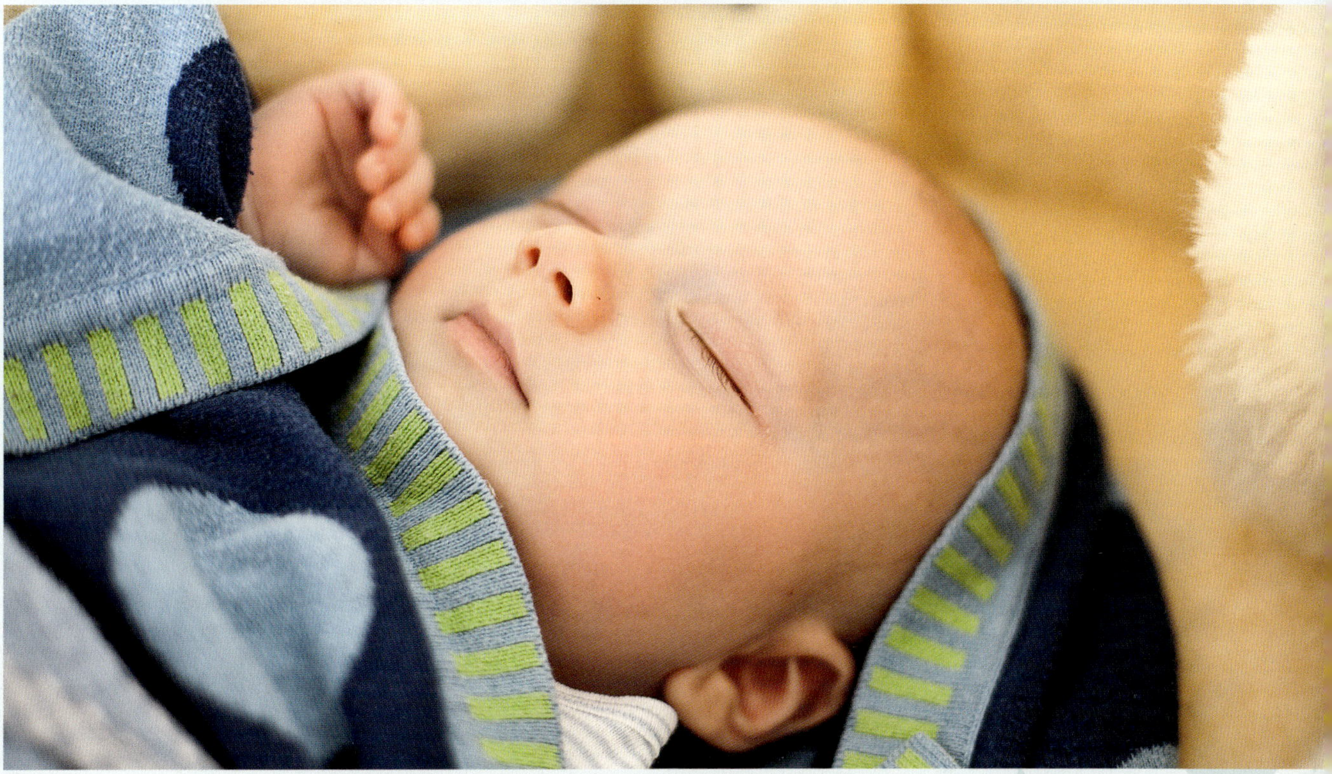

Schlafklänge fürs Baby

- Schlaf und Ruhe finden – Harmonische Klänge für Neugeborene, z.B. bei www.heba-shop.de
- Franz Schuier, *Musik zum Einschlafen: So schlafen und träumen Kinder gut*
- CD mit beruhigenden Alltagsgeräuschen, eine pfiffige Idee von Niko Chainopoulos – glücklicher, aber im Schlafentzug erfahrener Papa. Gibt's als CD, aber auch als App fürs iPhone: *Träum suß, Baby – Geräusche, die beim Einschlafen helfen* von www.babysounds.de

Die Liebe nach der Geburt

Meistens läuft es so: Zuerst kommt das Baby, dann kommt lange nichts, und dann kommt der Tag, an dem ein Paar sich fragt: »Wann haben wir eigentlich zuletzt über etwas anderes geredet als über unser Kind?« Doch so groß das Glück mit dem Baby auch ist, man braucht ebenso Zeiten der Zweisamkeit, damit die Partnerschaft nicht auf der Strecke bleibt. Dass seine Eltern ein glückliches Paar sind, ist für das Baby schließlich genauso wichtig wie alles andere.

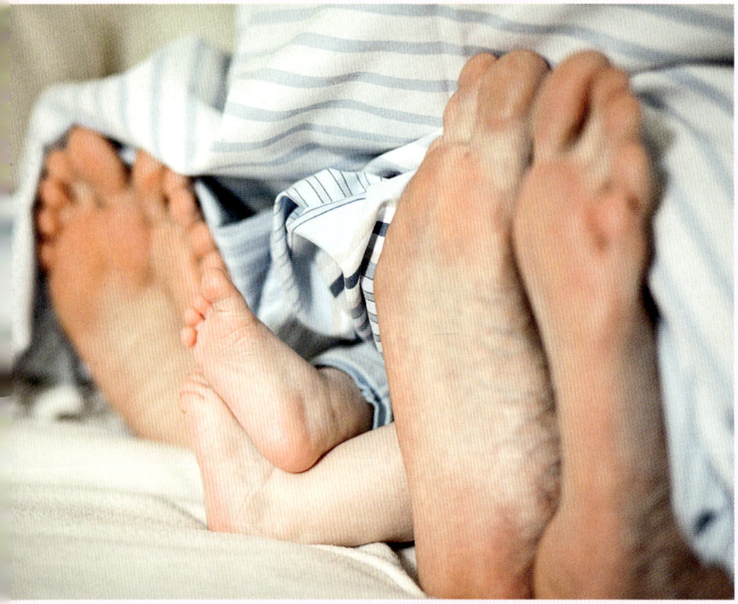

Geheimtipps glücklicher Paare

- Solange das Baby zu klein ist für einen Babysitter, gönnt man sich einmal pro Woche zu Hause ein schönes Dinner-for-two. Es beginnt, sobald das Baby schläft, das Menü wird fertig ins Haus geliefert (und notfalls warm gehalten). Kerzen anzünden, Musik auflegen, Telefone abschalten … Sollte das Baby vorzeitig aufwachen, ist ein Ausweichtermin da.
- Haushaltsarbeiten werden weitgehend gemeinsam am Wochenende erledigt, so bleibt jeden Abend ein wenig Zeit füreinander – sich aufs Sofa kuscheln, plaudern, zuhören. Sich kurze Stücke aus einem Buch vorlesen. Gemeinsam duschen. Ein bisschen früher schlafen gehen.
- Viel Paar-Zeit lässt sich auch zu dritt erleben – ein Baby will gar nicht immer im Mittelpunkt stehen. Ein bisschen Körpernähe reicht ihm meist schon.
- Wichtig: Viel miteinander reden – aber eben nicht nur über das Baby. Tipps für innige Gespräche: Mam@Plus 1011.

Welche Rollenaufteilung stimmt für uns?

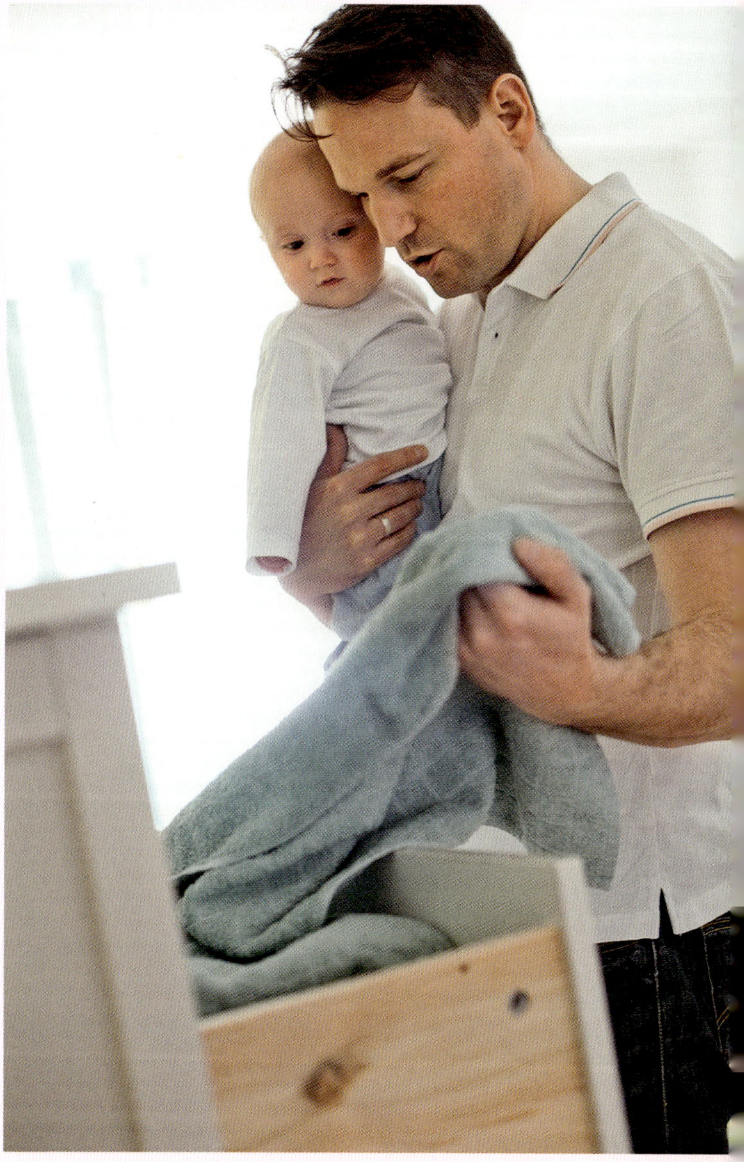

Traditionell oder partnerschaftlich? Was heißt das für uns ganz praktisch gesehen? Selbst wenn man vor der Geburt schon mal darüber geredet hat, gibt es jetzt Dinge, an die man früher nicht denken konnte. Deshalb klappt es nach der Geburt mit der Rollenverteilung oft nicht auf Anhieb so reibungslos. Und in Nullkommanix entwickelt sich ein Beziehungsproblem. Also lieber keinen Groll schieben, sondern bald darüber reden, wenn sich etwas nicht stimmig anfühlt:

- Was erwartet der Partner, der arbeiten geht, von demjenigen, der zu Hause bleibt? Gepflegten Haushalt, gedeckten Tisch und frische Wäsche? Nein, klar, das wäre überzogen – aber etwas in der Richtung?
- Was erwartet der Partner, der zu Hause bleibt, von demjenigen, der arbeiten geht? Absolut keine Überstunden? Beim Heimkommen schon in der Tür das unruhige Baby übernehmen?
- Wie viel Rücksicht auf die notwendige Erholung wünscht sich jeder der Partner am Abend und am Wochenende – wie lassen sich diese Bedürfnisse gerecht befriedigen?
- Wie lange soll die jetzige Aufgabenverteilung so bleiben? Lässt sich auch mal tauschen? Normalerweise hat der zu Hause bleibende Partner berufliche/ökonomische Nachteile – ist innerhalb der Partnerschaft ein angemessener Ausgleich geregelt, solange der gesetzlich nicht besteht?

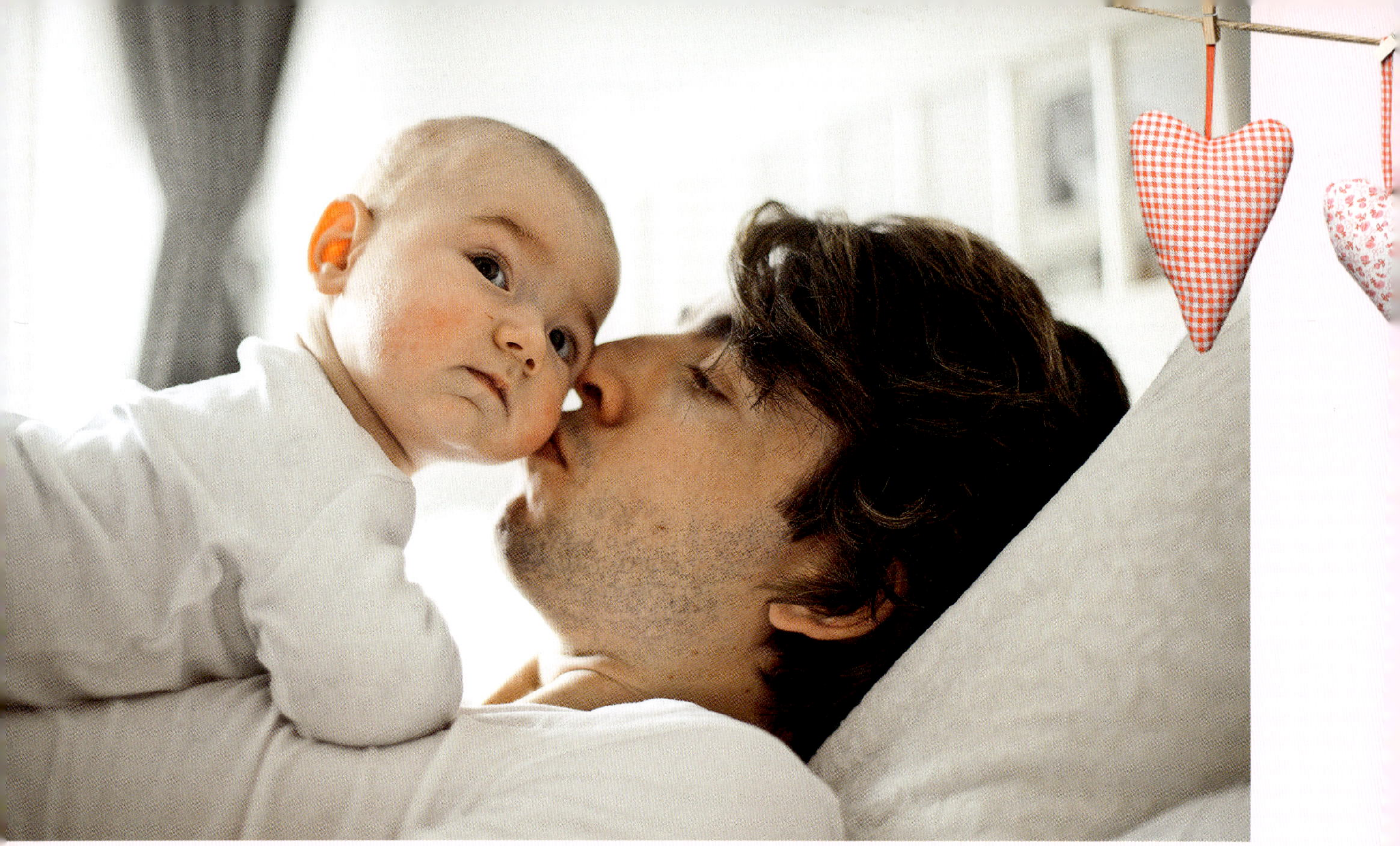

Das bisschen Haushalt …

Erwartungen von außen gibt es bestimmt genug – doch am meisten machen oft die eigenen Erwartungen das Leben schwer! Junge Eltern setzen sich vor allem anfangs zu sehr unter Druck, alles soll immer perfekt sauber und ordentlich sein. Viel Erwartungsdruck an sich selbst bringt viel innere Unruhe.

Sobald Eltern lernen, lockerer zu sein, entspannt sich die Situation. Ein chinesisches Sprichwort sagt: »Die Arbeit läuft dir nicht davon, wenn du deinem Kind den Regenbogen zeigst. Aber der Regenbogen wartet nicht, bis du mit der Arbeit fertig bist.«

Witzige Accessoires

Fußmatte oder Schild für die Haustür, die gleich zeigen, was Sache ist, z.B.: »*My house was clean last week. (Sorry you missed it)*« (Letzte Woche war alles aufgeräumt – sorry, du hast es verpasst.) Das Türschild gibt es z.B. unter: www.caramondo.de. Als Fußmatte selbst gestalten unter: www.mymat.de oder www.meinedesignmatte.de

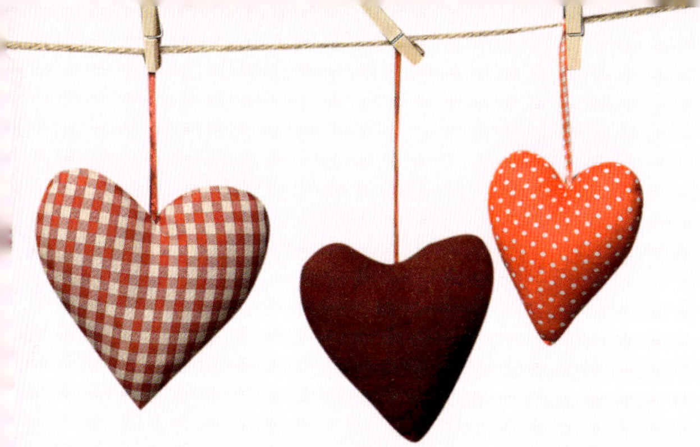

Das erste Jahr mit dem Baby ist eine sehr kurze Phase im Leben. Es macht Sinn, sich in dieser Zeit so viel Hilfe im Haushalt zu leisten wie möglich. Vielleicht würden die Großeltern einen Wäschetrockner schenken, der spart viel Zeit. Vielleicht reicht es wenigstens in den ersten Monaten für eine Putzfrau. Ohne große Zusatzkosten kann der Einkauf regelmäßig ins Haus geliefert werden, ebenso wie fertige Mahlzeiten, von der Pizza bis zum speziellen Menü. Das bisschen Organisation lohnt sich! Diese Links führen weiter: www.lieferservice.de • www.lebensmittel.de • www.bringmeister.de

Austausch tut gut

Mama sein – das ist wunderschön. Aber nicht nur. Natürlich gibt es auch hier viele Aufs und Abs. Da tut es gut, sich mal mit anderen Müttern auszutauschen – Reden hilft (und Jammern übrigens manchmal auch) ☺ Das gilt natürlich genauso für Papas! In immer mehr Städten gibt es Väter-Kind-Treffs, oft als Samstags-Brunch organisiert. Auch für Eltern von schon größeren Babys! Einfach mal googlen.

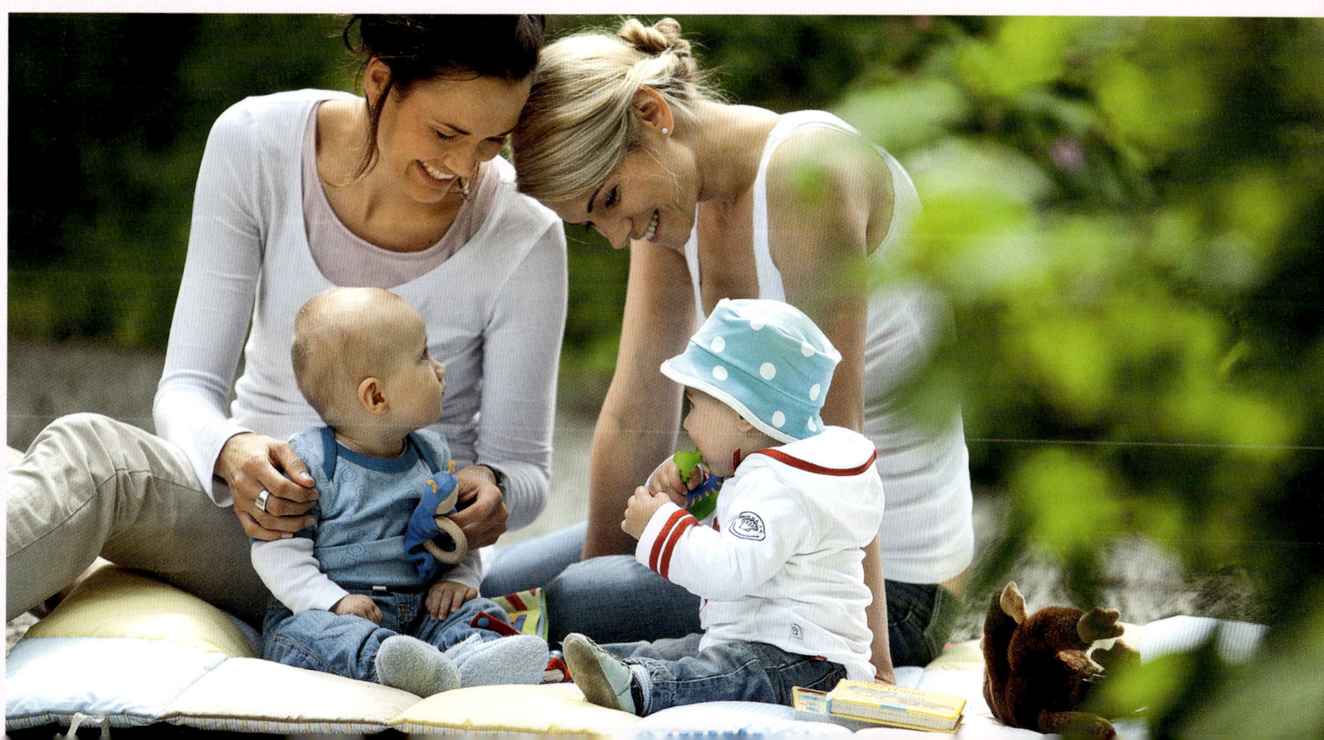

Papa und das Stillen

Für viele Väter wird das Stillen allmählich zum wunden Punkt: Sie fühlen sich ausgeschlossen oder unzulänglich. Stimmt, es ist unfassbar, wie rigoros ein Baby seinen Papa ablehnen kann, wenn es gerade die Brust braucht. Nicht leicht zu verkraften – und sehr unpraktisch, z.B. beim Zubettbringen. Auch für Mama. Da hilft nur eins: Ausgleich schaffen. Papa kann mit so viel Feinfühligkeit Baby-Massage- und Bademeister sein, dass Mama sich da am besten ganz raushält – und sich mal ausruht.

Glückliche Babys – sichere Kinder

Was macht Babys glücklich? Dass ihre Bedürfnisse erfüllt werden. Das ist nicht wirklich schwer, denn Babys Bedürfnisse sind einfach: liebevoller Kontakt, Nahrung, Schlaf. Dazu kommt das Lernbedürfnis, das erfüllt sich in einer normalen Umgebung erst mal quasi von selbst, vor allem im Kontakt mit den Großen. Ein wenig komplizierter wird es, wenn aus Babys Kleinkinder werden, denn dann entstehen erste Wünsche. Da ändert sich etwas: Nicht alle Wünsche müssen unbedingt erfüllt werden. Anders bei den Bedürfnissen. Die brauchen Eltern jetzt im Babyjahr weder zu hinterfragen noch zu reglementieren. Sie tun das Beste, wenn sie sie einfach erfüllen.

- Wann immer sich das Baby ankuscheln möchte, darf es das. Es wird so viel, wie es will, am Körper getragen (mit Tragehilfe, versteht sich).
- Wann immer das Baby Hunger hat, bekommt es seine Milch. Egal, wie viel Uhr es ist. Rhythmus entwickelt sich zwanglos von selbst, vor allem, sobald das Baby an Mamas und Papas Mahlzeiten teilnimmt.
- Wenn es nicht alleine sein möchte beim Einschlafen, darf es im Arm oder an der Brust einschlummern und auch nah bei den Eltern die Nacht verbringen. Wenn das Baby weint, bekommt es Zuwendung, Nähe, Milch, was immer es braucht.

Solche bedürfnisorientierte Erziehung macht nicht nur den Alltag einfacher, sie fördert auch ein stabiles Selbstwertgefühl im Kind, verleiht ihm eine sichere Selbstständigkeit. Das ist wissenschaftlich vielfach belegt, die positiven Folgen haben sich in Studien bis ins Jugend- und Erwachsenenalter gezeigt.

Betreff: Und dann war JETZT

Liebe Caro,
ich muss daran denken, wie wir vor exakt einem Jahr im Park lagen, mit unseren Babys im Bauch – das ist Lichtjahre her, oder??? Damals konnten wir uns überhaupt nicht richtig vorstellen, wie das Leben nach der Geburt sein wird – und jetzt können wir uns kaum noch daran erinnern, wie es vorher mal war. Unsere Zwerge sind absolut nicht mehr wegzudenken. Und in ein paar Wochen feiern wir schon den 1. Geburtstag!!! Was für ein Jahr – mehr Grund zum Feiern gab's echt noch nie! Eine dicke Umarmung für die beste Freundin der Welt!
Deine Amelie

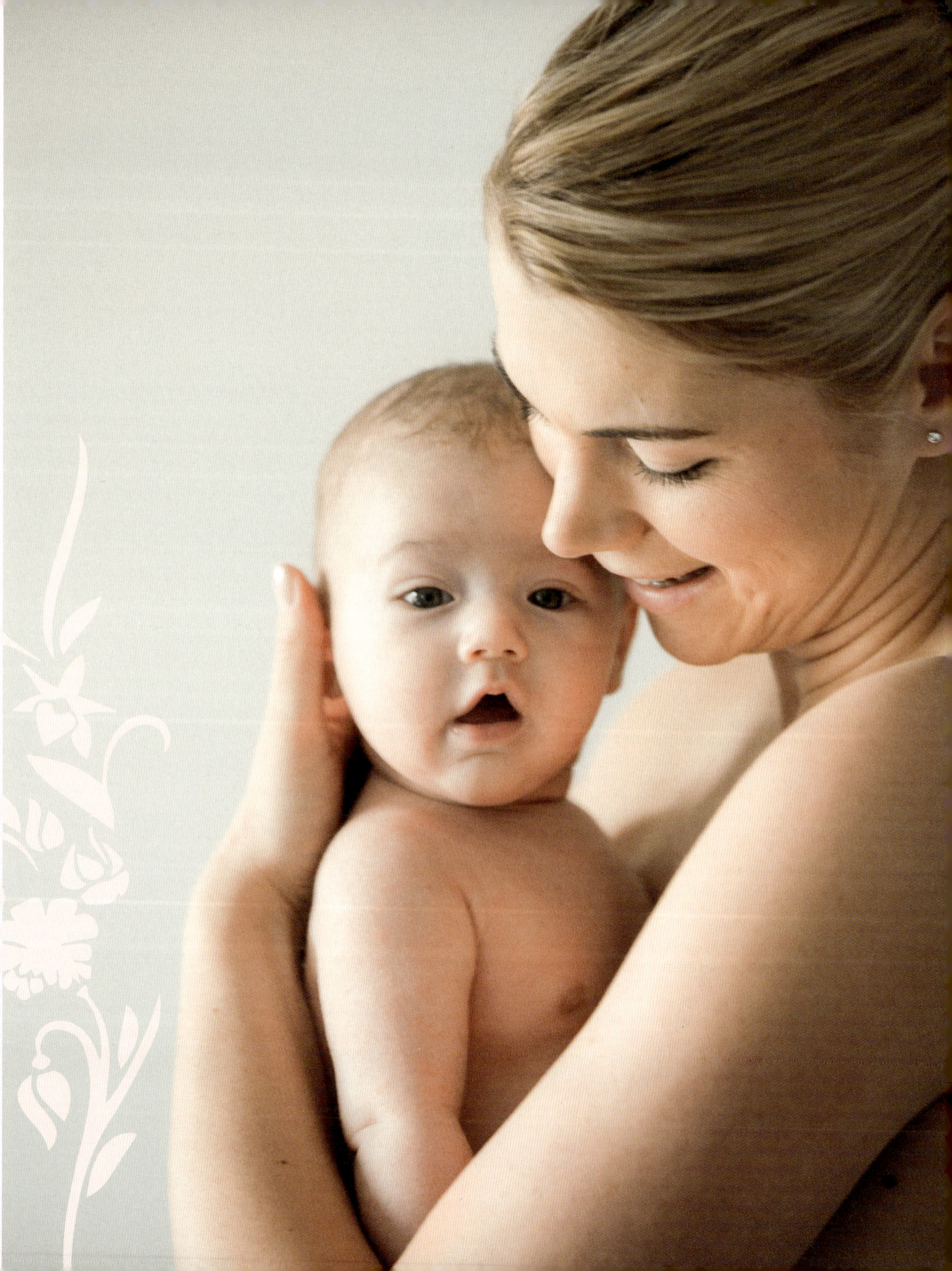

Anhang

Glossar • Literatur • Register • Schwangerschafts-Kalender • Autoren, Fotografin und Models • Bonustrack • Dank der Autorin

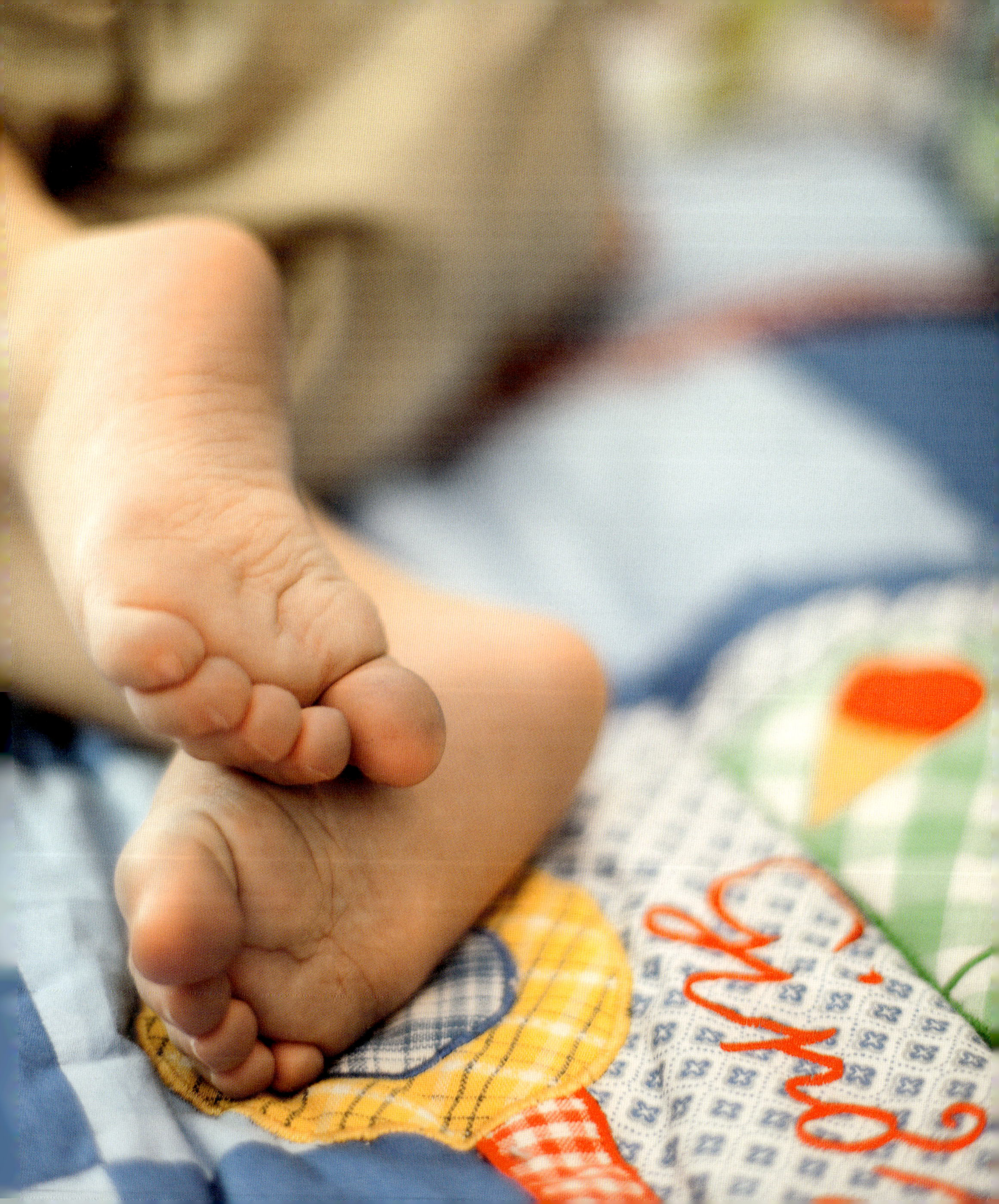

Glossar

Abort Fehlgeburt, Schwangerschaftsabbruch

Amnion Innerste Eihaut in der Babyhöhle, sondert die Amnionflüssigkeit, das Fruchtwasser, ab.

Amniozentese Einstechen einer dünnen Hohlnadel (Punktion) durch die Bauchdecke in die Fruchtblase zur Entnahme von etwas Fruchtwasser (SSW 13+0–18+6). Dieses enthält Zellen des Babys, die im Rahmen der → **Pränataldiagnostik** dazu dienen, sein Erbgut auf Abweichungen hin zu untersuchen, um ggf. die Schwangerschaft abzubrechen. Die Punktion führt bei 1 von 200 Babys zu Fehlgeburt.

Anämie »Blutarmut«: Mangel an roten Blutkörperchen

Beckenendlage Überbegriff für die Lage des Kindes in der Gebärmutter mit dem Kopf nach oben statt nach unten. Abkürzung: BEL

Cerclage Eine Kreisförmige Naht, die während der Schwangerschaft um den sich vorzeitig öffnenden Muttermund herum gelegt werden kann, um eine voranschreitende Öffnung zu unterbinden.

Cervix uteri Gebärmutterhals, der untere Teil der Gebärmutter, mit seiner Öffnung, dem → **Muttermund**

Chorionzotten Gewebe, das den Embryo umhüllt. Später wird daraus die Plazenta.

Chorionzottenbiopsie (CVS) Einstechen einer dünnen Hohlnadel (Punktion) durch die Bauchdecke in die Fruchtblase zur Entnahme von etwas Chorionzottengewebe (SSW 10+0–13+6). Dieses enthält Zellen des Babys, die im Rahmen der → **Pränataldiagnostik** dazu dienen, sein Erbgut auf Abweichungen hin zu untersuchen, um ggf. die Schwangerschaft abzubrechen. Die Punktion führt bei 1 von 200 Babys zu einer Fehlgeburt.

Cordozentese Nabelschnurpunktion, → **Pränataldiagnostik** ab SSW 18. Hierbei wird der Vene Blut entnommen, die in der Nabelschnur verläuft. Verbunden mit einem Fehlgeburtsrisiko von ca. 2–3 %

CTG Cardiotokographie: Herzton- und Wehenaufzeichnung (siehe S. 242)

Damm Extrem dehnfähiges Gewebe zwischen Vagina und After

DEGUM Der Begriff bezeichnet in der Praxis die Stufe der Qualifikation eines Ultraschalluntersuchers und ist das Kurzwort für: **De**utsche **G**esellschaft für **U**ltraschall in der **M**edizin e.V., www.degum.de

Doppler Die Doppler- bzw. Duplex-Sonografie ist eine spezielle Ultraschalluntersuchung, mit der grundsätzlich die Funktion der Plazenta und die Versorgung des ungeborenen Babys überprüft werden kann. Mit modernen Geräten werden auch Erkrankungen wie z.B. Herzfehler erkannt.

Eileiter- oder Bauchhöhlen-Schwangerschaft Bei etwa 1 von 150 Schwangerschaften erreicht das befruchtete Ei nicht die Gebärmutter (Uterus), sondern wächst außerhalb weiter. Diese »extra-uterine« Schwangerschaft im Eileiter oder in der Bauchhöhle ist nicht lebensfähig und eine Gefahr für die Mutter, die heute in der frühen Vorsorge rechtzeitig erkannt und gebannt wird. Ursache ist meist ein undurchlässiger Eileiter. Anzeichen: plötzlich sehr starke Schmerzen im Unterbauch in der SSW 6–9.

Eklampsie Dies ist eine Komplikation der → **Präeklampsie**: ein schwerer Krampfanfall, der durch eine plötzliche Verschlimmerung von Präeklampsie-Symptomen in den letzten Wochen vor, während oder kurz nach der Geburt auftritt. Kommt aber heute zum Glück nur noch selten vor, weil die vorangehende Symptomatik, eben die Präeklampsie, eigentlich nicht mehr übersehen wird, seit es die Schwangerschafts-Vorsorge gibt. Eine Eklampsie zählt zu den schweren Notfällen, man versucht den Zustand der Mutter durch blutdrucksenkende und krampflösende Medikamente zu stabilisieren. Wenn das Baby noch nicht auf der Welt ist, wird es währenddessen ununterbrochen überwacht und danach möglichst rasch entbunden, notfalls per Kaiserschnitt.

Embryo Bezeichnung des Kindes in der ersten Entwicklungsphase bis zur Vollendung der Organentwicklung (bis 10. SSW)

Endometriose Gutartige Wucherungen von Gebärmutterschleimhautzellen im Bauchraum außerhalb der Gebärmutter, die bei 4–12 % aller Frauen im gebärfähigen Alter vorkommen und für stärkere Perioden- oder Bauchschmerzen verantwortlich sein können.

Episiotomie Dammschnitt: Geburtsmedizinischer Eingriff

Erythrozythen Rote Blutkörperchen

Ersttrimesterscreening Pränataldiagnostik in SSW 11+0–13+6. Kombination mehrerer Untersuchungen zur statistischen Risikoeinschätzung für ungewöhnliche Chromosomenmuster (siehe S. 55)

FISH-Test **F**luoreszenz-**in**-**s**itu-**H**ybridisierung im Rahmen der → **Pränataldiagnostik**. Ein vorgeschalteter Schnelltest bei der Untersuchung von kindlichen Zellen im Zuge einer → **Chorionzottenbiopsie** oder → **Amniozentese**. Ergibt schon nach 1–2 Tagen ein vorläufiges Ergebnis. Weil der Test als nicht verlässlich gilt, wird er von den Krankenkassen in der Regel nicht erstattet und das Warten auf die ausführliche Analyse nach einer Langzeit-Zellkultur (2–3 Wochen) bleibt einem trotzdem nicht erspart.

Follikel Bläschen, in dem das Ei bis zum Eisprung heranreift. Bleibt nach diesem zurück im Eierstock und bildet den → **Gelbkörper.**

Fötus Bezeichnung des ungeborenen Kindes nach Vollendung der Organentwicklung (ab 10. SSW)

Fruchtblase Eine sehr elastische, mitwachsende Haut, die eine hermetisch geschlossene, keimfreie Hülle rund um das ungeborene Baby (= »Frucht«) innerhalb der Gebärmutter bildet und sie vollkommen ausfüllt. Von der Fruchtblase wird fortwährend das Fruchtwasser ausgetauscht, in dem das Baby bis zur Geburt fast schwerelos schwebt.

Fruchtwasser Eine wasserhelle Flüssigkeit, die das Baby wie ein dickes Polster vor Druck schützt und hereindringende Geräusche abdämpft. Fruchtwasser enthält Mineralsalze, Zucker und Eiweißstoffe und schmeckt leicht süßlich. Sobald das Baby trinken kann, nimmt es häufig ein Schlückchen davon, bald mehrere Milliliter pro Tag. Auf diese Weise üben Magen, Blase und Nieren ihre Funktionen und sind dann nach der Geburt bereits darin erfahren. Babys erstes »Pipi«, das sich wieder mit dem Fruchtwasser vermischt, ist übrigens steril. Weil das Fruchtwasser fortlaufend gefiltert wird, kann die Menge stark schwanken.

Fruchtwasserpunktion → **Amniozentese**

Frühchen Ein vor der 38. SSW (37+0 bis 37+6) geborenes Kind. Ab der 23. SSW steigen die Überlebenschancen mit jeder weiteren Schwangerschaftswoche.

FSH **F**ollikel**s**timulierendes **H**ormon. Wird von der Hirnanhangsdrüse (Hypophyse) gebildet, um bei der Frau die Eizellenreifung und beim Mann die Spermienbildung anzuregen.

Fundus »Kuppel«, also oberer Teil der Gebärmutter

Gelbkörper Heller Zellkörper, der sich nach dem Eisprung aus dem zurückbleibenden → **Follikel** formt, um Östrogene und vor allem Progesteron (=Gelbkörperhormon) zu bilden. Dadurch steigt der Progesteronspiegel innerhalb von wenigen Tagen um das 500-fache an und stimuliert ein starkes Wachstum der Gebärmutterschleimhaut, um sie auf die Ankunft einer befruchteten Eizelle vorzubereiten. Wenn keine Befruchtung stattfindet, löst sich der Gelbkörper etwa 9 Tage nach dem Eisprung wieder auf, die zusätzliche Gebärmutterschleimhaut verflüssigt sich und wird kurz darauf als Menstruationsblut ausgeschieden.

Gestationsdiabetes Gestation = Schwangerschaft (ebenfalls: Gravidität). Schwangerschafts-Diabetes ist eine Zuckerstoffwechselstörung, die bei 10–15 % der werdenden Mamas auftritt. Macht kaum Beschwerden und könnte leicht unerkannt bleiben – mit schlimmen Folgen für das Baby. Es würde einerseits stark wachsen, andererseits würden seine Organe nicht richtig reifen. Deshalb gehört neuerdings ein Zuckerbelastungstest zur Standard-Vorsorge und muss nicht mehr selbst bezahlt werden.

Gestose Eine Krankheit, die nur werdende Mütter bekommen können. Gestose (von lateinisch gestare = tragen) heißt wörtlich »schwangerschaftsbedingter Krankheitszustand«. Der veraltete Begriff EPH-Gestose bezeichnet drei auffallende Symptome: E = Edema oder Ödeme (Wassereinlagerungen im Gewebe), P = Proteinurie (Eiweißausscheidungen im Urin), H = Hypertension (erhöhter Blutdruck über 140/90). Die Ursachen sind noch nicht endgültig geklärt, klar ist jedoch, dass weder ein »Schwangerschaftsgift«, wie früher angenommen, noch Krankheitskeime eine Rolle spielen. Medizinisch korrekt bezeichnet man das Leiden als → **Hypertensive Schwangerschaftserkrankung**.

Hämoglobin Roter Blutfarbstoff in den roten Blutkörperchen, den Erythrozyten. Hat die wichtige Funktion, Sauerstoff an sich zu binden und zu allen Körperzellen zu transportieren. Aus diesem Grund ist es so wichtig, dass reichlich rote Blutkörperchen vorhanden sind und keine → **Anämie** besteht. Deshalb wird bei den Schwangerschafts-Vorsorgeuntersuchungen regelmäßig der Hämoglobinwert (Hb) bestimmt und in den Mutterpass eingetragen. Einem Mangel kann mit eisenreicher Ernährung vorgebeugt werden, andernfalls werden Eisenpräparate zur Therapie verordnet.

hCG **h**umanes **C**horion-**G**onadotropin. Erste Hormonbotschaft der befruchteten Eizelle, um zunächst den → **Gelbkörper** aktiv zu erhalten, der für den Aufbau der Gebärmutterschleimhaut gesorgt hat und nun durch vermehrte Progesteronbildung verhindert, dass eine Menstruation eintritt. Sobald sich in der Eihöhle erstes Chorion (→ **Chorionzotten**) und daraus wieder etwas später die Plazenta formt, wird hier das hCG gebildet. In den ersten Schwangerschaftswochen steigt der hCG-Wert so stark, dass er sich etwa jeden 2. Tag verdoppelt. Zwischen SSW 8 und SSW 10 ist das Maximum erreicht, danach sinken die Werte allmählich ab. Ab jetzt bildet die Plazenta das schwangerschaftserhaltende Hormon Progesteron.

HPL »Human placentar lactogen«: Hormon im Blut der Mutter, das Aufschluss über den Zustand der Plazenta geben kann.

HELLP Syndrom Das HELLP-Syndrom ist eine oft sehr akut verlaufende Art von → **Präeklampsie**. Das Kurzwort HELLP ist aus den englischen Symptombezeichnungen gebildet: Haemolysis (Abbau der roten Blutkörperchen), Elevated Liverenzymes (erhöhte Leberenzymwerte) und Low Platelets (niedrige Thrombozytenzahl). Kennzeichnend sind rechtsseitige Bauchschmerzen und Übelkeit. Meistens führt HELLP bald zu einem starken Krankheitsgefühl und zu Augenflimmern und Lichtempfindlichkeit. Der Verlauf eines HELLP-Syndroms kann rasch lebensgefährlich werden, sodass man das Baby so bald wie möglich mit einem Kaiserschnitt entbindet. In der ersten Zeit nach der Entbindung ist die Mutter zunächst noch schwer krank und wird intensivmedizinisch behandelt und überwacht.

Hydramnion Bezeichnet eine überdurchschnittliche Fruchtwassermenge (mehr als 2 l).

Hypertensive Schwangerschaftserkrankungen Heutige Bezeichnung für Erkrankungen, die man früher → **Gestose** oder EPH-Gestose nannte. Dazu zählen die → **Schwangerschaftshypertonie**, die → **Präeklampsie**, das → **HELLP-Syndrom** und die → **Eklampsie**.

Hypertonie Krankhafter Bluthochdruck

Hypotonie Niedriger Blutdruck (ist fast nie krankhaft)

Insuffizienz Unzulängliche Funktion eines Organs

Intrauterin Innerhalb der Gebärmutter

Katheter Dünne Röhrchen oder Schläuche, mit denen Hohlorgane (Harnblase, Venen etc.) entleert, befüllt oder gespült werden können.

Kolostrum Die erste Milch, die die Milchdrüsen produzieren. Speziell auf die Bedürfnisse des Neugeborenen abgestimmt. Zwischen dem 2. und 5. Tag nach der Geburt stellt der Körper von Kolostrum auf normale Milchbildung um.

Kontraktionen Zusammenziehen eines Muskels, z.B. der Gebärmuttermuskulatur während der Geburt

Kristellern Geburtsmedizinischer »Handgriff« (nach Samuel Kristeller), bei dem durch kräftigen Druck von außen geholfen wird, das Baby herauszuschieben.

Laktation Milchbildung

Medizinische Indikation Erlaubt nach einem »positiven« pränataldiagnostischen Befund zeitlich unbefristet den Schwangerschaftsabbruch, um »die Gefahr einer schwerwiegenden Beeinträchtigung des körperlichen oder seelischen Gesundheitszustandes der Schwangeren abzuwenden.«

Mekonium »Kindspech«: der erste Stuhl des Neugeborenen

Misgav-Ladach »Schonende« Methode der Kaiserschnitt-Operation, die das Schneiden des Muskelgewebes reduziert und stattdessen, wo möglich, durch Dehnen und Reißen öffnet. Die Operationswunde heilt dadurch schneller und komplikationsärmer.

Multipara Schwangere Frau, die bereits ein Kind geboren hat.

Muttermund Die Öffnung der Gebärmutter, die bis zur Geburt vom Gebärmutterhals fest umschlossen ist. Zur Geburt wird der Muttermund leicht mehr als 10 cm weit, während sich der Gebärmutterhals um das Köpfchen des Babys herum vollständig entfaltet.

Myome Gutartige Wucherungen der Gebärmutter

Myometrium Muskulatur der Gebärmutter

Nidation Einnistung

NT, Nackentransparenz Messung der Nackenfalte, Teil des → **Ersttrimesterscreenings**

Obstipation Verstopfung

Ödeme Wassereinlagerungen im Gewebe

Östriolbestimmung Nachweis der Funktionstüchtigkeit der Plazenta am Ende der Schwangerschaft anhand des 24-Stunden-Urins

Östrogen »Weiblichkeitshormon«. Fördert u.a. die Reifung der Eizelle und sorgt für eine gute Durchblutung der Gebärmutterschleimhaut. Gebildet wird es hauptsächlich im Eierstock und während der Schwangerschaft ebenfalls von der Plazenta. Sorgt währenddessen zum Beispiel auch für eine gute Durchblutung der Schleimhäute, auch der Nase, was den typischen Schwangerschaftsschnupfen (manchmal mit nächtlichem Schnarchen) zur Folge hat. Zum Ende der Schwangerschaft steigert sich die Bildung von Östrogen. Das Hormon gibt nun der Gebärmutter Impulse, sich rhythmisch zusammenzuziehen.

Oligohydramnion Fruchtwassermangel: weniger als 200–500 ml Fruchtwasser

Oxytozin Steuert die Wehentätigkeit unter der Geburt sowie die Bereitschaft, zu lieben und über sich hinauszuwachsen. Erreicht in den Stunden nach der Geburt seinen Höhepunkt. Regt die Milchbildung an.

Periduralanästhesie, PDA Narkose der unteren Körperhälfte zur Schmerzausschaltung während der Geburt. Das Narkosemittel wird hier durch einen dünnen Katheter verabreicht, der ca. 4–5 cm tief zwischen zwei Dornfortsätzen der Lendenwirbelsäule in den Periduralraum (Spaltraum zwischen den Rückenmarkshäuten) eingebracht wird. Synonym: Epiduralanästhesie

Plazentainsuffizienz Ungenügende Funktion der Plazenta (Mutterkuchen), verbunden mit der Gefahr einer mangelhaften Versorgung des ungeborenen Babys.

Plazenta praevia Falsche Lage der Plazenta (Mutterkuchen) – sie liegt hierbei zu nahe am Muttermund. Würde während der Öffnung des Muttermunds zu akuten Blutungen mit Lebensgefahr für Mutter und Kind führen und ist somit eine Indikation für einen Kaiserschnitt.

Präeklampsie Wird bei bestehender → **Schwangerschaftshypertonie** auch eine vermehrte Ausscheidung von Eiweiß im Urin (Proteinurie) festgestellt, mit einem Wert von mehr als 300 mg Eiweiß in 24 Stunden, dann liegt eine Präeklampsie vor. Weiteres Anzeichen für eine Präeklampsie: das plötzliche Auftauchen von Ödemen im Gesicht oder starkes Anschwellen der Hände. Laborwerte weisen meist auf eine beeinträchtigte Leber- und Nieren-Funktion hin. Bei einer schweren Präeklampsie – wenn der Blutdruck auf 160/110 mmHg oder die Proteinurie auf 5 g/24 h steigt –, kann es zu Sehstörungen, Kopfschmerzen und Übelkeit kommen.
Die Präeklampsie kann das Wachstum des Babys beeinträchtigen. Tritt die Erkrankung schon im mittleren Schwangerschaftsdrittel auf, wird im Krankenhaus der Blutdruck medikamentös eingestellt und die Lungenreifung des Kindes medikamentös gefördert, damit es eine eventuelle Frühgeburt besser übersteht. Falls sich der Zustand der werdenden Mutter verschlechtert, wird das Baby durch Kaiserschnitt entbunden.

Pränataldiagnostik Sammelbegriff für vorgeburtliche (=pränatale) Untersuchungen, mit denen beim Baby genetische oder körperliche Entwicklungen festgestellt werden können, die von der Normalität mehr oder weniger abweichen. Im Normalfall stürzt bereits jede unbedeutende »Auffälligkeit« die werdenden Eltern in tiefste Seelennot. Die Pränataldiagnostik führt in den überwiegenden Fällen bei einem »positiven« Befund zum Schwangerschaftsabbruch. Vorgeburtliche Behandlungsmöglichkeiten gibt es bisher nur in seltensten Ausnahmefällen.

Primipara Schwangere Frau, die ihr erstes Kind erwartet.

Progesteron Wird nach dem Eisprung vom → **Gelbkörper** gebildet, um die Gebärmutterschleimhaut auf die Einnistung der befruchteten Eizelle vorzubereiten. Die Produktion wird später von der Plazenta übernommen. Nun hat das Hormon die Funktion, die Schwangerschaft zu schützen, indem es für eine Ruhigstellung der Gebärmuttermuskulatur sorgt. Ebenso wie Östrogen hat es eine entspannende Wirkung und sorgt für das starke Ruhebedürfnis in der Frühschwangerschaft sowie die trägere Verdauung. Es weitet zudem die Blutgefäße und lockert das Bindegewebe. Sobald die Gebärmutter eine bestimmte Größe erreicht hat, wird die Progesteronbildung automatisch gedrosselt.

Prolaktin Hormon, das während der Schwangerschaft für das Wachstum der Brustdrüsen sorgt und während der Stillzeit für die Milchbildung.

Prophylaxe Vorbeugung

Rooming-in Unterbringung des Babys im Zimmer (engl.: room) der Mutter

Schwangerschaftshypertonie Schwangerschaftsbedingter Bluthochdruck. Wenn der bisher normale Blutdruck nach der 20. SSW auf einmal Werte von über 140/90 mmHg erreicht, definiert man das als Schwangerschaftshypertonie. Solange das Kind ein normales Wachstum zeigt, kann bei einer Schwangeren mit Bluthochdruck das spontane Eintreten der Wehen abgewartet werden.

Sectio Kaiserschnitt-Entbindung

Serum, serologisch Blutflüssigkeit, sie betreffend

Spinalanästhesie Narkose zur Schmerzausschaltung in der unteren Körperhälfte. Das Narkosemittel wird mit einer dünnen Nadel zwischen zwei Dornfortsätzen der Lendenwirbelsäule in die Gehirn-Rückenmarksflüssigkeit (Liquor) eingespritzt.

Spontangeburt Geburt auf dem natürlichen Wege, ohne medikamentöse Geburtseinleitung oder geburtshilfliche Operationen

SSW Schwangerschaftswoche

Striae Schwangerschaftsstreifen

Toxoplasmose, Toxoplasmose-Test (Früherkennung) Die Infektion mit dem Toxoplasma gondii Erreger, verläuft fast immer beschwerdefrei und symptomlos, kann jedoch dem ungeborenen Baby schwer schaden, wenn seine Mutter erstmalig daran erkrankt. Das kommt aufgrund der bekannten Vorsichtsmaßnahmen (siehe S. 44, 65, 130) und frühen Behandlungsmöglichkeiten heute fast nicht mehr vor. Ein Bluttest kann feststellen, ob man Antikörper gegen Toxoplasmen besitzt, jedoch ist seine Aussagekraft unklar.

Triple-Test Ein älteres Verfahren in der → **Pränataldiagnostik**, das wegen seiner hohen Fehlerquoten heute kaum noch empfohlen wird. Der Triple-Test kann zwischen SSW 15 bis 18 durchgeführt werden und Hinweise auf eine eventuell vorliegende Chromosomen-Auffälligkeit beim Baby geben. Der Sinn dieses Tests liegt darin, das hohe Fehlgeburtsrisiko der → **Amniozentese** nur dann einzugehen, wenn ein auffälliges Triple-Test-Ergebnis dies begründet. Doch Auffälligkeiten gibt es bei ca. 50 von 1000 Triple-Tests – und davon, wie sich zeigt, in 48 Fällen zu Unrecht. Andererseits hat der Test relativ viele »falsch-negative« Ergebnisse, wonach sich werdende Eltern in nur vermeintlicher Sicherheit wiegen.

US Ultraschall

Uterus Gebärmutter

Vaginal Durch die Vagina (Scheide), z.B. bei Untersuchungen oder Operationen

Vakuumextraktion Saugglocken-Entbindung

Varikose Krampfadern

Vulva Die äußeren weiblichen Geschlechtsteile

Vena Cava Diesen schönen Namen tragen die zwei Hauptvenen im Körper, die untere und obere Hohlvene. Die untere verläuft rechts an der Wirbelsäule entlang, direkt hinter der Gebärmutter. Falls deren Gewicht einmal zu schwer auf ihr lastet – weil Mama länger auf dem Rücken liegt –, fließt weniger Blut zum Herzen. Das kann Blutdruckabfall, Schwindel und Herzrasen hervorrufen: das Vena cava Kompressions-Syndrom. Keine Sorge, wenn Sie unbemerkt einmal auf dem Rücken schlafen: Ist die Sauerstoffversorgung eingeschränkt, wachen Sie automatisch auf. Wenn dann Ihr Herz rast, drehen Sie sich unwillkürlich schnell auf die Seite.

Zervix Gebärmutterhals

Literatur

Kinderwunsch

Ohlig, Adelheid: *Luna-Yoga. Der sanfte Weg zu Fruchtbarkeit und Lebenskraft*, Goldmann 1991

Zart, Birgit: *Die Fruchtbarkeitsmassage. Der sanfte Weg zur Empfängnis*, Südwest Verlag 2010

Schwangerschaft und Geburt

Albrecht-Engel, Ines: *Geburtsvorbereitung und Geburt: Entspannung und innere Balance, Massagen und Atemübungen*, Beltz 2010

Bardacky, Nancy: *Mindful birthing. Training the Mind, Body and Heart for Childbirth and Beyond*, HarperOne 2012 (deutsche Ausgabe in Vorbereitung)

De Jong, Theresia Maria und Kemmler, Gabriele: *Kaiserschnitt. Wie Narben an Bauch und Seele heilen können*, Kösel-Verlag, 7. Aufl. 2011

Enning, Cornelia: *Erlebnis Wassergeburt*, Vgs 2003

Gaskin, Ina May: *Die selbstbestimmte Geburt: Handbuch für werdende Eltern. Mit Erfahrungsberichten*, Kösel-Verlag, 7. Aufl. 2012

Hüther, Gerald und Krens, Inge: *Das Geheimnis der ersten neun Monate: Unsere frühesten Prägungen*, Beltz 2011

Juul, Jesper und Szöllösi, Ingeborg: *Mann und Vater sein*, Kreuz Verlag, 4. Aufl. 2011

Juul, Jesper: *Das Familienhaus. Wie Große und Kleine gut miteinander auskommen*, Kösel-Verlag 2012

Khaschei, Kirsten: *Schwanger: Mein Kind und ich – sicher und gesund*, Stiftung Warentest 2011

Lang, Christine: *Bonding. Bindung fördern in der Geburtshilfe*, Urban & Fischer/Elsevier 2009

Leboyer, Frederick: *Geburt ohne Gewalt*, Kösel-Verlag, 14. Aufl. 2011

Mariott, Susannah: *Mamis Superfood. Die beste Ernährung in der Schwangerschaft*, Kösel-Verlag 2012

Marklstorfer, Bianca und Jobst, Verena: *Ereignis Geburt. Die beste Vorbereitung auf den Geburtstermin für Sie und Ihr Baby*, Südwest 2007

Masaracchia, Regina und Taschner, Ute: *Mamas Bauch wird kugelrund. Das Kindersachbuch zum Thema Aufklärung und Schwangerschaft*, edition riedenburg 2008

Mongan, Marie: *HypnoBirthing – Der natürliche Weg zu einer sicheren, sanften und leichten Geburt*, Mankau, 3. Aufl. 2011

Montagu, Ashley: *Körperkontakt. Die Bedeutung der Haut für die Entwicklung des Menschen*, Klett-Cotta, 12. Aufl. 2012

Nilsson, Lennart und Lars Hamberger: *Ein Kind entsteht. Der Bildband*, Mosaik 2009

Oblasser, Caroline und Eirich, Martina: *Luxus Privatgeburt – Hausgeburten in Wort und Bild*, edition riedenburg, 2. Aufl. 2012

Oblasser, Caroline u.a.: *Der Kaiserschnitt hat kein Gesicht. 60 Kaiserschnitt-Mütter in Wort und Bild*, edition riedenburg 2008

Odent, Michel: *Geburt und Stillen. Über die Natur elementarer Erfahrungen*, C. H. Beck, 4. Aufl. 2010

Odent, Michel*: Im Einklang mit der Natur. Neue Ansätze der sanften Geburt*, Patmos 2004

Ott-Gmelch, Jutta und Böning, Verena: *Geburt erleben – Zwischen Niederkommen und Hochgefühl*, Urban & Fischer 2007

Schlenz, Kester: *Mensch, Papa! Vater werden – Das letzte Abenteuer. Ein Mann erzählt*, Mosaik, 10. Aufl. 2011

Schmid, Verena: *Der Geburtsschmerz: Bedeutung und natürliche Methoden der Schmerzlinderung*, Hippokrates, 2. Aufl. 2011

Schöne, Melanie und Herrmann, Dunja: *Doula-Wissen rund um die Geburt*, Arbor-Verlag 2011

Trompka, Christine: *Geburtsberichte. Selbstbestimmte Geburten, die Mut machen*, fidibus Verlag 2012

Trompka, Christine: *Hausgeburt und Gebären im Geburtshaus. Mit Erfahrungsberichten von Frauen, die Mut machen*, fidibus Verlag 2011

Vieten, Cassandra: *Ressourcen für Mütter – Praktische Hilfen für die Zeit der Schwangerschaft und das erste Jahr mit Ihrem Baby*, Arbor 2011

Weigert, Vivian und Beck, Juliane (Herausgeber): *Erlebnis Geburt. Erfahrungsberichte von Müttern, Vätern und Freunden*, Beck 1993

Weigert, Vivian: *Bekommen wir ein gesundes Baby? Was Sie über pränatale Diagnostik wissen sollten*, Kösel-Verlag 2006

Wochenbett

Bloemeke, Viresha: *Alles rund ums Wochenbett. Hebammenwissen für die ersten Monate nach der Geburt*, Kösel-Verlag 2011

Bloemeke, Viresha: *»Es war eine schwere Geburt …«. Wie traumatische Erfahrungen verarbeitet werden können*, Kösel-Verlag, 3. Aufl. 2012

Croos-Müller, Claudia: *Kopf hoch – das kleine Überlebensbuch. Soforthilfe bei Stress, Ärger und anderen Durchhängern*, Kösel-Verlag, 4. Aufl. 2012

Klaus, Marshall und Phyllis: *Das Wunder der ersten Lebenswochen*, Goldmann 2003

Klein, Margarita und Weber, Maria: *Das macht Sie fit nach der Geburt. Ganzheitliche Rückbildung: Für ein gutes Körpergefühl und innere Ausgeglichenheit*, Beltz 2010

Schütze, Tina und Cyriax, Uwe und Hertwig, Kai: *KnuddelFit. Stärkt Rücken, Beine, Bauch und Po. Fördert die kindliche Entwicklung. Macht schnell wieder fit nach der Geburt*, Kösel-Verlag 2011

Schübel-Bauer, Carmen: *Narben – mehr als eine flüchtige Erinnerung: Alles über Narbenbehandlung, Narbenentstörung, Narbenpflege*, fidibus Verlag 2012

Baby

Austermann, Marianne und Wohlleben, Gesa: *Zehn kleine Krabbelfinger. Spiel und Spaß mit unseren Kleinsten*, Kösel-Verlag, 10. Aufl. 2011

Bauer, Monika: *Schritt für Schritt ins Leben. Babys wunderbarer Weg zum Laufen*, Goldegg 2009

Drössel, Antje: *Das Schmuse-Wickel-Buch. Die besten Bewegungs- und Entspannungsübungen für Ihr Baby*, Kösel-Verlag 2011

Leboyer, Frédérick: *Sanfte Hände. Die traditionelle Kunst der indischen Baby-Massage*, Kösel-Verlag, 11. Aufl. 2011

Gonzales, Carlos: *Mein Kind will nicht essen*, La Leche Liga 2007

Harms, Thomas (Herausgeber): *Auf die Welt gekommen. Die neuen Baby-Therapien*, Leutner 2000

Imlau, Nora: *Crashkurs Baby. Anleitung für Ungeübte – garantiert ohne Schnickschnack*, GU 2012

Juul, Jesper: *Die kompetente Familie. Neue Wege in der Erziehung*, Kösel-Verlag, 8. Aufl. 2012

Kabat-Zinn, Jon und Myla: *Mit Kindern wachsen: Die Praxis der Achtsamkeit in der Familie*, Arbor, 2011

Kalbantner-Wernicke, Karin und Haase, Tina: *Baby-Shiatsu* – Glücksgriffe für Babys, Kösel-Verlag 2011

Klein, Margarita: *Schmetterling und Katzenpfoten: Sanfte Massagen für Babys und Kinder*, Ökotopia, 7. Aufl. 2009

Kirkilionis, Evelin: *Ein Baby will getragen sein. Alles über geeignete Tragehilfen und die Vorteile des Tragens*, Kösel-Verlag 2013

Kirkilionis, Evelin: *Bindung stärkt. Emotionale Sicherheit für Ihr Kind – der beste Start ins Leben*, Kösel-Verlag 2008

Liedloff, Jean: *Auf der Suche nach dem verlorenen Glück. Gegen die Zerstörung unserer Glücksfähigkeit in der frühen Kindheit*, Beck 2009

Marcovich, Marina und de Jong, Theresia Maria: *Frühgeborene – zu klein zum Leben? Geborgenheit und Liebe von Anfang an – Die Methode Marcovich*, Kösel-Verlag 2008

Pauen, Sabina: *Vom Baby zum Kleinkind: Entwicklungstagebuch zur Beobachtung und Begleitung in den ersten Jahren*, Spektrum 2011

Pikler, Emmi und Tardos, Anna: *Miteinander vertraut werden: Erfahrungen und Gedanken zur Pflege von Säuglingen und Kleinkindern*, Arbor 2002

Renz-Polster, Herbert: *Kinder verstehen. Born to be wild: Wie die Evolution unsere Kinder prägt*, Kösel-Verlag 2009

Renz-Polster, Herbert: *Gesundheit für Kinder. Kinderkrankheiten verhüten, erkennen, behandeln*, Kösel-Verlag, 2. Aufl. 2012

Ribbeck, Janko von: *Schnelle Hilfe für Kinder. Notfallmedizin für Eltern*, Kösel-Verlag 2012

Schneider, Stephanie: *Warum Mama eine rosa Handtasche braucht – und andere Geheimnisse glücklicher Mütter*, Kösel-Verlag, 6. Aufl. 2008

Skula, Arna: *Sweet Dreams – So findet Ihr Baby den besten Schlafrhythmus*, Kösel-Verlag 2013

Solter, Aletha: *Warum Babys weinen. Die Gefühle von Kleinkindern*, Kösel-Verlag 2009

Stern, Daniel N.: *Tagebuch eines Babys. Was ein Kind sieht, spürt, fühlt und denkt*, Piper 2011

Traxler, Kim: *Das Bewegungskonzept Elfriede Hengstenbergs – Die innere Aufrichtung des Kindes aus eigenem Antrieb*, Arbor 2006

Weigert, Vivian: *Warum schreit mein Baby*? Mosaik 1999

Weigert, Vivian: *Stillen. Das Begleitbuch für eine glückliche Stillzeit*, Kösel-Verlag, 3. Aufl. 2012

Weigert, Vivian und Paky, Franz: *Babys erstes Jahr: Monat für Monat das Beste für Ihr Kind*, GU 2011

Weigert, Vivian und Kunze, Petra: *Wickel, Tees & Mutterliebe: Die besten Hausmittel für kranke Kinder*, GU 2012

Register

A

Abnabeln 214, 260
Abnehmen, Mama 367
Abpumpen 382
Abstillen 391
Akupressurbänder 36
Akupunktur 218, 255
Alkohol
- Schwangerschaft 17, 42
- Stillzeit 346, 372
alkoholfreie Drinks 372
Allergien 346, 381
Alles-oder-Nichts-Prinzip 42
Amniozentese 55
Analgetika 254
Ängste 61, 193
Angst vor der Geburt 193, 254
Anlegen 276 f.
Antikörpersuchtests 150
APGAR-Schema 262
Aphrodisiaka 19
Aquagymnastik 88, 164
Arbeitgeberzuschuss 188
Arbeitsschutz 76
Arzneimittel, Schwangerschaft 45
Atemlosigkeit 185
Atemzug, erster 259
Atmung, Geburt 247
Augenfarbe 323
Augenflimmern 155
Augen-Prophylaxe 215
Ausdauersportarten 88
Ausfluss, Neugeborenes 287
Ausfluss, verstärkter 93, 227
Ausschlag, Neugeborenes 286
außerklinische Geburt 108 ff.
Austreibungsphase 245, 258
Autofahren 98, 166

B

Baby-Blues 314
babyfreundliches Krankenhaus 109
Baby-Massage 350
Babynamen 123
Babypflege 306
Babyzimmer einrichten 130, 178 ff.
Badezusätze, Baby 307
Bauchband 84
Bauch, harter 152
Bauchumfang 115, 185
Bäuerchen 332
Beckenbodenübungen, erste 316
Beckenboden, Wochenbett 303
Beckenendlage (BEL) 200, 410
Beckenlage 200
Befruchtung 12, 21
Beikost 376 ff., 394 f.
Beißring 386
Bergwandern 88
Beruf 76, 188
Beschäftigungsverbot 76, 153
Besenreiser 83, 154
Bewegungsentwicklung 345, 368, 392
Bilirubin 287, 293
Bindeanleitung, Tragetuch 326
Bindegewebe 57, 104
Bindung 260, 274 f.
Bio-Lebensmittel 67
Birkenblätter 156
Blähungen 161, 346
Blase, empfindliche 31, 41, 105
Blasenentzündung 105
Blasensprung, vorzeitiger 231
Blitzlicht, Neugeborenes 280
Blutdruck, hoher 155, 412
Blutdruck, niedriger 31, 49
Blutgruppe Rhesus-negativ 150
Blutung, vaginale, Baby 287
Blutzucker 151
Bonding 260, 274 f.
braune Flecken, Gesicht 93
Braxton-Hicks-Wehen 152
Brennnessel 156
Brust, Spannen & Prickeln 11, 58
Brustwarzenformer 216
Brustwarzen, siehe Mamillen
Bürstenmassagen 155

C

Calcium-Mangel 115, 128
Candida 128 f.
C-Griff 289
Chorionzottenbiopsie (CVS) 55, 410
Chromosomen 21
Chromosomen-Analyse 55
Clusterfeeding 336
Cordozentese 410
Cortisol 192
Couperose 83
CTG 241 f.

D

Damm, Geburtsvorbereitungen 216, 410
Dammmassage 217
Dammpflege, nach der Geburt 285, 303
Dammverletzungen 110, 258
Darmgrummeln 106
Darmträgheit 49, 58, 202

Dauerwelle 84
Depression, Postpartale 314
Diabetes 151
Dialog mit dem Baby 122, 169
Diät, Stillzeit 367
Dopton 150
Doula 124
Down-Syndrom-Test 55
Drillinge 26
Durchblutung, gesteigerte 73, 82 f., 100
Durchschlafen 396 ff.

E

Eileiterschwangerschaft 40, 410
Einnistungsblutung 11
Einschlafen, Baby 396
Eisenbedarf 66
Eisprung 12, 21
Eliminationsdiät 346
Elterngeld und -zeit 188
Embryo 50, 411
Endorphine 192, 236
Entoderm 32
Epiduralraum 255
Erbrechen 11, 35 f., 49
Ernährung, Schwangerschaft 62
Eröffnungsphase 244
errechneter Geburtstermin 24
Erstausstattung 178
Ersttrimesterscreening 55, 411
Erstuntersuchung (U1) 262

F

Familienbett 180, 397
Fechterstellung 322
Federwiege 178, 336
Fehlgeburtsrisiko 51, 73
Feiern mit Baby 372
Feinmotorik, Entwicklung der 393
Fensterputzen 130
Fersenblutentnahme 292
Fetalblutanalyse (MBU) 242
Fingerfood, Baby 394
Fingernägel, Baby 306
Fingernägel lackieren 85
FISH-Test 411
Fläschchen geben 333
Flecken, rote, Baby 286
Fleischwaren, Schwangerschaft 65
Flugreisen, Schwangerschaft 45, 99
Flüssigkeitshaushalt 67
Follikel 411
Folsäure 16
Football-Griff 288
Fötus 50, 411
Fruchtschmiere 95, 273
Fruchtwasser 74, 187, 231
Fruchtwasseruntersuchung 55, 410
Frühgeburt 127, 411
FSH 412
Füße, geschwollene 154
Füße »wachsen« 137
Fußgymnastik 80
Fußmassage 219
Füttern 330

G

Gartenarbeit 132
Gartenerde 44
Gebärmutter, Wachstum 32, 185
Geburt 228–267
- außerklinische 108 ff.
- Schmerzlinderung 255 ff.
- Sicherheit 108
- Startzeichen 230
- Vorboten 227
Geburtseinleitung, medikamentöse 224
Geburtseinleitung, natürliche 226
Geburtshaus 109 f.
Geburtskoffer 220, 240
Geburtsort, Wahl des 108
Geburtsphasen 244 f.
Geburtsplan 197
Geburtspositionen 248
Geburtstermin berechnen 24
Geburtstermin überschritten 224
Geburtsvorbereitung 111, 197
Geburtswehen 152, 230 ff.
Geburtszange 264
Gehen, Baby 392 f.
Gehirn, Entwicklung 33, 50, 139, 186
Gehör, Entwicklung 117
Gelbfieber 96
Gelbkörper 13, 412
Gelüste, sonderbare 11
Genitalherpes 100
Geruchsempfindlichkeit 11, 34
Geruchssinn, Baby 273
Geschlecht, Baby 21, 75, 126, 129
Geschlechtsentwicklung 50 f., 75, 95
Geschmacksknospen 50, 95, 273
Gesichtssinn, Baby 186
Gestationsdiabetes 412
Gewicht, Schwangerschaft 69
Gläschennahrung 379
Gleichgewichtssinn 273
Globuli, Baby 386
Gluten 380
Gravidität 412
Greifreflex 208, 304, 369
Grind, Baby 306
Gymnastik, Mama 316, 354 ff.

H
Haarausfall, Mama 367
Haare färben 44, 84
Haarpflege 83
Halt geben, Baby 322, 328, 337
Hämoglobinwert 66, 412
Hämorrhoiden 202 f.
Hängewiege 178, 336
Harndrang, gesteigerter 31, 41, 105, 303
Harnwegsinfektion 105
Hausgeburt 108 f., 238
Haushalt 130, 402 ff.
Haustier 44
Hautpflege, Mama 82, 93, 96, 189, 321
Hautschuppen, Baby 286
Hefepilze 128 f.
Heiraten 142
Heißhunger 11
HELLP-Syndrom 153, 412
Hepatitis B 167
Herpesbläschen 100
Herzschlag, Beginn des kindlichen 32
Herztöne 150
High-Heels 119
Himbeerblättertee 202
Hirtentäschel 68
Hoden, Neugeborenes 287
Hohlvene 100, 167, 416
Hohlwarzen 85, 216
Homöopathie, Baby 386
Homöopathie, Geburt 255
Honig, Baby 381
Hören, Baby 272
Hormone, Schwangerschaft 56
Hörrohr 150
Humanes Chorion-Gonadotropin (hCG) 13, 22, 35, 57, 412
Hungeranzeichen 330
Hydrotherapie 155
Hyperallergene Lebensmittel 381
Hypnobirthing 176

I
IGeL 54
Immunsystem Baby 209
Impfungen, Reise 96
Indische Brücke 201
Infektionsgefahr Schwimmen 164
Intim-Piercings 129
Intimrasur 129, 217
Intrazytoplasmatische Spermieninjektion (ICSI) 15
In-vitro-Fertilisation (IVF) 15

J
Jod 67
Joggen 43, 88
Juckreiz, Scheide 128
Junge oder Mädchen 21, 75, 126, 129

K
Kaffee 17, 68, 347
Kaiserschnitt 265 f.
- auf Wunsch 174 f.
- narbe 321
- Stillen nach 261, 278 f.
Karies-Prophylaxe 395
Käseschmiere 95, 273
Käse, Schwangerschaft 65
Katzenkot 44
Kindergeld 297
Kinderwagen 181
Kinderwunsch 14
Kinderzimmer 130, 178 ff.
Kindsbewegungen 93, 106, 116, 122, 190
Kindspech (Mekonium) 75, 209, 286
Kleidung
- Baby 294, 298
- Klinik 220
- Schwangerschaft 84, 118
Klinik
- Abend 140
- Anmeldung 196
- Geburt 109 f., 238, 240
- Koffer 220, 240
- Wahl 140 f.
Knie-Ellbogen-Lagerung 201
Kochsalzlösung 57, 73
Koffein 17, 68, 347
kohlenhydratarme Ernährung 151
Kohlwickel 290
Kolostrum 215, 278 f., 289, 293
Komforttrage 324
Kompressionsstrümpfe 96 f., 155 f.
Kontraktionen 152, 224, 227, 230, 234 f., 241
Konzentration, Schwangerschaft 185
Konzentration, Stillzeit 343
Kopfbedeckung, Baby 299
Kopf heben 322
Kopfkontrolle, Baby 344
Krabbeln 392
Krampfadern 154 ff.
krankes Baby 384
Kreislauf-Tipps 58
Kreißsaal-Führung 140 f.
Kriechreflex 305
Kuhmilch, Baby 346, 381
Kuhmilch, Schwangerschaft 65
Kündigungsschutz 76

L

Lächeln, Baby 323
Lanugo-Haar 74, 95, 209
Latenzphase 244
Lebensmittel, Baby 376 ff., 381, 394 f.
Lebensmittel, hyperallergene 381
Leberflecken 93
Leistenschmerzen 93
Leopold-Handgriff 168
Libido, nach der Geburt 343
Libido, Schwangerschaft 100 f.
Linea nigra 93, 321
Listerien 65
Lungenreifung 139 f., 162

M

Mädchen oder Junge 21, 75, 126, 129
Magen, Neugeborenes 278
Magnesium 115, 128
Malariagebiete 96
Mamillen
- abhärten 216
- beim Stillen 276 f., 288 ff.
- invertiert 85, 216
- Verfärbung 11, 93
Massage, Baby 350
Massage, Geburt 257
Massageöl gegen Schwangerschaftsstreifen 104
Massage, Schwangerschaft 165, 219
Mayahocker 250
Mehrlinge 19, 26, 52, 75, 176
Mehrwegwindeln 307 f.
Mei Tai 324
Mekonium 75, 209, 286
Melanin 93, 323
Menstruation, Ausbleiben 22, 31
Menstruation, nach der Geburt 391
Mesoderm 32
Mikroblutuntersuchung (MBU) 242
Milchdrüsen 115, 288
Milcheinschuss 285, 289
Milchpulver 332
Milchsäurebakterien 127
Milchzähne 385
Misgav-Ladach 266, 413
Mode 84, 118 ff.
Morgenübelkeit, Hilfe bei 36
Moxa-Behandlung 200
Müdigkeit 31, 57
Muttermilch
- abpumpen 382
- Bestandteile 291
Muttermund 413
Mutterpass 40
Mutterschaftsgeld 188, 297
Mutterschutzfrist 188
Mutterschutzgesetz 76

N

Nabelpflege 307
Nabelschnur 208
Nabelschnurblut konservieren 214
Nabelschnurpunktion 410
Nachgeburt 261
Nachsorgehebamme 296
Nachtschweiß 161
Nachwehen 271, 285
Nackenfaltenmessung 55
Nacken lockern 79
Nagellack 85
Nasenbeinmessung 55
Nasenbluten 73
Nasenschleimhaut, trockene 73
Nestschutz 209
Neugeborenen
- Akne 287
- Ausschlag 286
- Gelbsucht 287
- Prophylaxe 215
Nipletten 85
Nuckeln 400

O

Ödeme 137, 155 f., 303
oGTT – oraler Glukosetoleranztest 151
Organbildung 32, 51
Organultraschall 126
Orgasmus 100
Osteopathie, Baby 337
Osteopathie, Schwangerschaft 165
Östrogen 57, 235, 414
Outing 75, 126
Oxytozin 234 ff., 260, 414

P

Paarbeziehung 100 f., 402
Papa und Geburt 124, 252 f.
Partnermonate 188, 222
Partogramm 196
Periduralanästhesie (PDA) 255
Periode, Ausbleiben der 22, 31
Periode, nach der Geburt 391
Phasen der Geburt 244 f.
Pickelchen, Baby 287
Pickel, Schwangerschaft 82
Pigmentflecken 93, 96, 321
Pilzinfektion 128 f.
Pinzettengriff 393
Plazenta 214
- Entstehung 33
- Insuffizienz 414

- Nachgeburt 261 f.
- Nosode 214 f.
- praevia 414
Positionen, Geburt 248 f.
Postpartale Depression 314
Präeklampsie 155, 414
Praena-Test 55
Pränataldiagnostik 55, 126 f., 414
Pre-Nahrung 332
Presswehen 258
Progesteron 13, 31, 49, 57, 235, 412
Prolaktin 58, 415
Prostaglandine 226
Pucken 337 f.
Pudendusanästhesie 256
Putzmittel 44
Putztrieb 130

Q

Quarkwickel 289

R

Radfahren 43, 87 f.
Rasur 217
Rauchen 17, 42
Reflexe, Baby 304
Reisen 96 ff.
Reizbarkeit 57
Relaxin 87
Renovieren 45, 132
Rhesusfaktor 150
Riechzellen, Baby 186, 273
Risikoschwangerschaft 40
Robben, Baby 369
Rohe Lebensmittel 65
Rollen, Baby 368
rote Flecken, Baby 286
Röteln 16
Rückbildung, frühes Wochenbett 316
Rückbildung, Gebärmutter 271, 285, 303, 343
Rückbildung, spätes Wochenbett 321, 354
Rückenmarkspritze 255
Rücken, richtig heben 131
Rückenschmerzen 161, 165
Rückenübung 80

S

Salmonellen 65
salzreduzierte Ernährung 156
Saugglocke 264
Säuglingspflege 306
Saug-Schluck-Reflex 276, 305
Sauna 44, 89
Schachtelhalm 156
Schamlippen, Neugeborenes 287
Scheidenflora 128
Scheitel-Steiß-Länge (SSL) 33, 52
Schilddrüse 161
Schlaf, Baby 178, 310 f., 337, 396 f.
Schlafentzug, Mama 321, 396
Schlaf-gut-Tee 167
Schlaflernprogramme 400
Schlaf, Schwangerschaft 161, 167
Schleimpfropf 32, 227
Schlupfwarzen 85, 216
Schmecken, Baby 273
Schmerzen, erstes Stillen 290
Schmerzen im rechten Oberbauch 153
Schmerzlinderung, Geburt 254
Schnarchen 414
Schnuller 292, 400
Schreckreflex 304
Schreibaby 336
Schreien 334 ff.
Schreistunde, abendliche 336
Schreitreflex 305
Schwangerenvorsorge 38 f., 52, 126, 150, 167
Schwangerschafts
- Diabetes 151
- Gymnastik 78 ff., 144 ff.
- Hormone 56 ff.
- Kilos 69
- Mode 118 ff.
- Ödeme 155 f.
- Schnupfen 57 f., 414
- Streifen 93, 104, 321
- Test 22
- Übelkeit 11, 34 ff., 49
- Vergiftung, siehe Präeklampsie
- Wehen 152 f.
- Wochen, Schreibweise 23
Schwellungen, starke 155
Schwimmen 43, 87, 129, 164
Schwindel 31, 49, 100, 155
Schwitzen, Mama 303
Sectio, siehe Kaiserschnitt
Sehen, Baby 272
Seife, Baby 307
Seitenhaltung, Stillen 288
Senkwehen 207
Sex, nach der Geburt 321, 343
Sex, Schwangerschaft 100 f., 226
SFL (Scheitel-Fersen-Länge) 116
Silbernitratlösung 215
Singen fürs Baby 117, 170
Situps 88
Sitzbad für die Blase 105
Sitzen, freies 392
Sodbrennen 34, 73, 129, 185, 207
Solarium 44 f.
Sommersprossen 93
Sonne 96 f.
Speichelfluss, erhöhter 386
Spermien 19 ff.
Spider Naevi 83

Spina bifida 16
Sport
- Frühschwangerschaft 43
- nach der Geburt 316, 321, 343, 354 ff., 360 ff.
- spätere Schwangerschaft 86 ff., 164
Sprachentwicklung 345, 393
SSL (Scheitel-Steiß-Länge) 33
Standesamt, Anmeldung 296 f.
Startzeichen Geburt 230
Stehen, Baby 392
Stehreflex 305
Steißbeinschmerzen 161
Steißlage 200
Stellungen, Sex 100
Sterngucker 245, 249
Stillen 276 ff., 288 ff., 330
- Anlegen 276 f.
- Beratung 279
- BH 291
- Dauer 391
- Demenz 343
- Einlagen 290 f.
- erstes 261, 290
- Frühchen 279
- Haltungen 288 f.
- nach Bedarf 290
- nach der Uhr 277
- nach Kaiserschnitt 278 f.
- Saugreflex 276
- trotz Trennung 279
- Vorbereitungen 85, 216
- Zufüttern 278
Stimmungsschwankungen 60
Stoffwindeln 307 f.
Storchenbiss 286
Strähnchen färben 84
Strampler 298
Stress, Auswirkungen aufs Baby 102, 192
Striae, siehe Schwangerschaftsstreifen
Stuhlgang, Neugeborenes 286
Sturz in der Schwangerschaft 88
Suchreflex 305
Surfactant 138, 162
Süße-Träume-Duft 167
Symphysengürtel 165

T
Tastsinn, Baby 273
Tattoo 45
Tee, Schwangerschaft 68, 156
Tees, entwässernde 68
Tee, Stillzeit 346
Tierkot 44
Toilettendrang 31, 41, 105, 207
Tönnchen-Stellung 201
Toxoplasmose 44, 65, 132, 415
Tragetuch 324 ff.
Trinken, Schwangerschaft 67 f.
Triple-Test 415
Tritte, erste 93, 106
Trösten 334

U
U1 262
U2 292
U3 333
U4 347
U5 384
U6 395
Übelkeit 11, 34 f., 49
Übergangsphase 245
über Termin 224
Übungswehen 152, 207
Ultraschall 39, 52 ff.
Ultraschall, großer 126
Ultraschalltermine 39
Umstandskleidung 84, 118 ff.
Umzug 130
Unterwäsche 129
Urlaub, mit Baby 370 f.
Urlaub, Schwangerschaft 96 ff.

V
Vaginalflora 127
Vakuumextraktion 264
Vater, bei der Geburt 124, 254 f.
Vätermonate 188, 222
Vater werden 60, 171, 194, 197, 222
vegetarische Ernährung 66, 379
Veilchenwurzel 386
Vena Cava 100, 167, 416
Venenpflege 154 ff.
Verdauung, Wochenbett 285
Vergesslichkeit 185, 343
Verhütung 343
Verkrustung, Kopfhaut 306
Vernix caseosa 95, 273
Verreisen 96 ff., 370
Verstopfung 49, 58, 68
Vitamine 64 f., 67
Vitam K-Prophylaxe 215
Völlegefühl 185
Vorbereitungskurs 111
Vorboten Geburt 227
Vorsorgeuntersuchungen Baby 262, 292, 333, 347, 384, 395

Vorsorgeuntersuchungen
Schwangerschaft 38 ff., 52 ff., 126 f., 150, 167
Vorwehen 227

W

Wadenkrämpfe 115, 156
Walken 43
Wandern 88
Wärme, Baby 294, 299
Wärmestrahler 306, 309
Warzenhof (Areola), Verfärbung 11
Waschen, Baby 306
Wassereinlagerungen 137, 155, 303
Wassergeburt 177
Wassergymnastik 164
Wasserlassen, häufiges 31, 41, 105, 207
Wasserlassen, Schmerzen 105
Wasserqualität und Infektionsgefahr 164
Wehen 152, 230, 234, 241
- Abstand 239
- Dauer 193
- Hemmer 153
- Senk- 207
- Übungs- 152
- Vor- 227
- Vorzeitige 153
Wehenschreiber 241
Weinen, Baby 334 ff.
Weißkohlwickel 289 f.
Wendung, äußere 201
Wickeln 307 ff.
Wickeltisch 178
Wiegehaltung 288
Windeln 307 ff.
Wochenbett 271–339
Wochenbett-Hebamme 109, 296
Wochenbettsuppe 199
Wochenbett, Vorbereitung aufs 198 f.
Wochenfluss 271, 303
Wunsch-Kaiserschnitt 174 f.

Y

Yoga 88, 144 ff.

Z

Zahnbehandlung und -pflege 37
Zahnen 385 f.
Zahnfleischbluten 73
Zangengeburt 264
Zervix 416
Zitronenwasser mit Basilikum 349
Zuckerbelastungstest 151, 412
Zukunftsängste 61
Zupfmassage 104
Zwillinge 19, 26, 52, 75, 176
Zyklus 12, 391

Schwangerschafts-Kalender

1. SSW:
Letzte Periode

3. SSW:
Befruchtung

5. SSW:
Periode bleibt aus. Schwangerschaftstest ist positiv!

5.–7. SSW:
Erstuntersuchung

2. und 3. Monat:
Stoffwechsel und Hormonhaushalt stellen sich um. Häufige Begleiter: Übelkeit, Müdigkeit, Schwindel, Harndrang … die typischen Schwangerschaftsbeschwerden!

9.–12. SSW:
Erster Standard-Ultraschall

Ab 12. SSW:
Monatlich zur Vorsorgeuntersuchung

13. SSW:
- Das zweite Schwangerschafts-Trimester beginnt.
- Viele Mamas strotzen jetzt vor Energie und die Übelkeit lässt nach!
- Evtl. Arbeitgeber informieren
- Optional: Krippenplatz anmelden

Ab ca. 17. SSW:
Jetzt wird es auch von außen deutlich: Ein Baby ist unterwegs!

16.–20. SSW:
- Zum Geburtsvorbereitungskurs anmelden
- Erste Kindsbewegungen spürbar

20. SSW:
Ab jetzt können sich erste Übungswehen bemerkbar machen.

19.–22. SSW:
Zweiter Standard-Ultraschall

1 2 3 4 5 6 7 8 9 10 11 12 13 14 15 16 17 18 19 20 21

3. SSW:
Ei- und Samenzelle verschmelzen. Die Zellteilung beginnt!

5. SSW:
Baby ist so winzig wie ein Sesamkorn.

Ende 6. SSW:
Das kleine Herzchen schlägt!

8. SSW:
- Babys Größe: ca. fingernagelbreit
- Arme und Beine wachsen zu kleinen »Paddeln«. Baby beginnt, sich unmerklich zu bewegen.

10. SSW:
Baby heißt nun offiziell Fötus.

Ende 12. SSW:
Das Baby hat es geschafft: Alle Organe sind angelegt!

13. SSW:
Babys Stimmbänder sind schon entwickelt. Es könnte bereits Laute von sich geben!

Ab 15. SSW:
Evtl. »Outing« beim Ultraschall

17. SSW:
Babys eigener Kreislauf ist jetzt vollkommen funktionsfähig.

19. SSW:
Baby bekommt noch mehr Gespür für seine Umgebung.

20. SSW:
Babys Größe: so lang wie Mamas Hand

Ab 25. SSW:
Kranken- und Geburtshäuser besichtigen

29. SSW:
Das dritte Schwangerschaftstrimester beginnt.

Ab 33. SSW:
Mutterschaftsgeld und Arbeitgeberzuschuss beantragen

Ende 9. Monat:
Die Gebärmutter erreicht ihren höchsten Stand.

40. SSW:
Errechneter Geburtstermin

Ab 6. Monat:
Der Körperschwerpunkt verlagert sich durch die Babykugel nun immer mehr nach vorne.

28. SSW:
Fliegen: meist noch mit ärztlicher Erlaubnis möglich

30. SSW:
Mutterschutz beantragen (Arbeitnehmerinnen)

Ab 34. SSW:
- In der Geburtsklinik anmelden
- Der Mutterschutz beginnt.

Ab 37. SSW:
- Klinikkoffer packen
- Das Baby schiebt sich in die Startposition. Mama spürt Senkwehen.

41.–42. SSW:
Keine Panik: Manche Kinder »schlüpfen« später.

29.–32. SSW:
Dritter Standard-Ultraschall

Ab 29. SSW:
Von jetzt an: Vorsorgeuntersuchung alle zwei Wochen

Ab 41. SSW:
Zur Vorsorge: nun alle 2 Tage

22 23 24 25 26 27 28 29 30 31 32 33 34 35 36 37 38 39 40 41 42

24. SSW:
Babys Größe: wie ein DinA4-Blatt

27. SSW:
Die ersten Lungenbläschen entwickeln sich. Babys Größe: wie eine Champagner-Flasche

32. SSW:
Die Ohrmuschel ist fertig ausgebildet. Baby ist so groß wie Mamas Unterarm.

38. SSW:
Baby ist offiziell kein Frühchen mehr.

Ende 23. SSW:
Von jetzt an steigt die Überlebenswahrscheinlichkeit eines Frühchens.

28. SSW:
Baby kann die Augen öffnen und schließen.

Mama-Kalender
Vorsorge-Kalender
Baby-Kalender

Offizielle Schreibweise der hier angegebenen Schwangerschaftswochen: 1. SSW = 0+0–0+6, 3. SSW = 2+0 bis 2+6, 5. SSW = 4+0 bis 4+6 etc.

Eine noch ausführlichere Übersicht gibt es auf Mam@Plus **4271.**

Autoren, Fotografin und Models

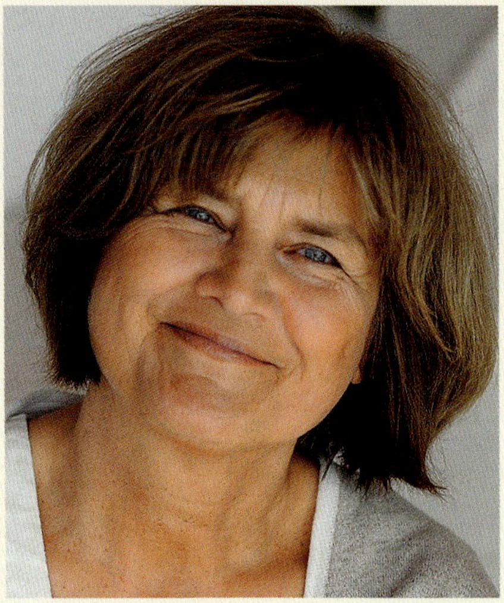

Vivian Weigert, geb. 1950 in Neumarkt, durfte 1975 erstmals eine Geburt miterleben, seitdem lässt die Faszination rund um Schwangerschaft und Babys sie nicht mehr los. 1976 brachte sie zu Hause ihren Sohn zur Welt und kaum war er aus den Windeln, gründete sie 1979 die Beratungsstelle für Natürliche Geburt und Elternsein e.V. in München mit, bekannt durch ihre neuen Kurskonzepte, von Geburtsvorbereitung bis FenKid®. Hier leitet die Baby-Expertin heute eine Naturheilpraxis sowie die Fachstelle für Bindungsfördernde Elternberatung, wo sie junge Familien bei allen Fragen rund um Schwangerschaft, Geburt, Stillen und Babyzeit unterstützt. Ihre Erfahrung und ihr Wissen um die Alltagssorgen und Wünsche frischgebackener Eltern gibt sie in vielen erfolgreichen Ratgebern weiter, die in 15 verschiedenen Sprachen gelesen werden. Vivian Weigert ist außerdem in Arbeitskreisen sowie als Referentin aktiv.

- www.vivian-weigert.de
- www. haeberlstrasse-17.de

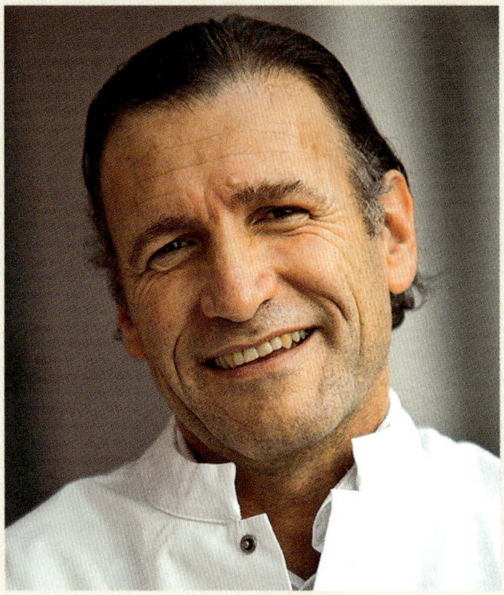

Dr. med. Wolf Lütje, geb. 1957 in Hamburg, war über 17 Jahre Facharzt für Frauenheilkunde und Geburtshilfe am Krankenhaus Dritter Orden in München, zuletzt als leitender Oberarzt; von 2004–2011 Chefarzt am Allgemeinen Krankenhaus Viersen. Seit Juli 2012 arbeitet er als Chefarzt in der Klinik für Gynäkologie und Geburtshilfe des Evangelischen Amalie Sieveking-Krankenhauses in Hamburg, das als erstes in Deutschland von WHO und UNICEF mit dem Zertifikat »Babyfreundliches Krankenhaus« ausgezeichnet wurde; Vizepräsident der Deutschen Gesellschaft für Psychosomatische Frauenheilkunde und Geburtshilfe (DGPFG e.V.). Er ist zudem Buchautor, Referent und mit Leidenschaft Vater. Seine jüngste Tochter erblickte kurz vor Fertigstellung des Buches das Licht der Welt. Dr. Lütje stand während der Entstehung des Buches Vivian Weigert beratend zur Seite.

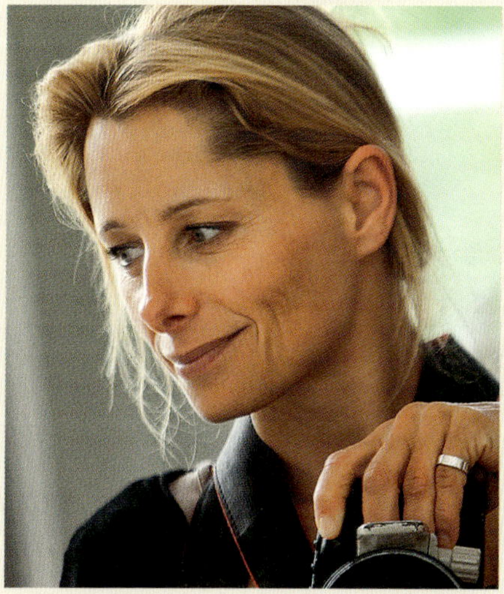 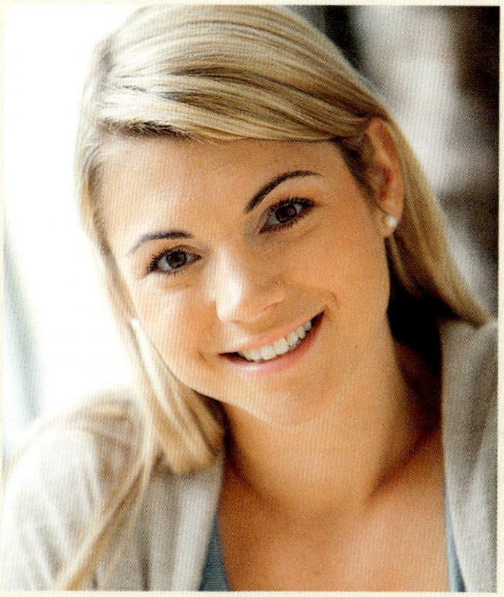 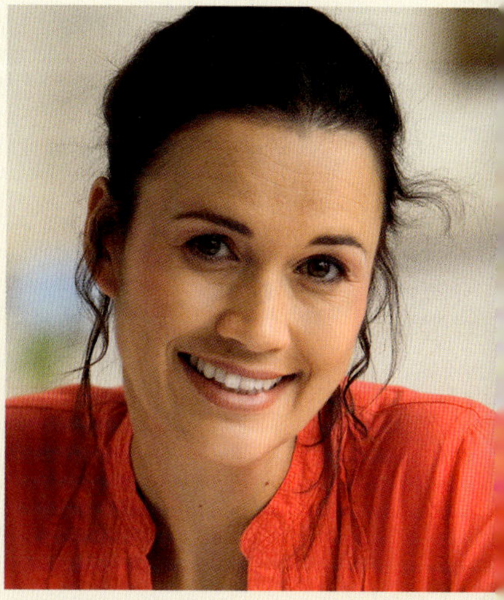

Susanne Krauss, geb. 1967 in München, Dipl.-Designerin, illustrierte und schrieb mehr als 100 verschiedene Kinderbücher, die in 10 Ländern erschienen, bevor sie 2004 in den Fotojournalismus wechselte. Seitdem arbeitet sie international in den Bereichen People-, Business- und Lifestyle-Fotografie. Zu ihren Kunden zählen unter anderem der Spiegel, Cosmopolitan und McKinsey sowie Künstler aus Architektur, Literatur, Musik und Film. Susanne Krauss ist dreifache Mädchen-Mama. www.susanne-krauss.de

Amelie und Caro, geb. 1982 und 1976, waren für das Mama-Handbuch das erste Mal als Models tätig. Entdeckt wurden sie durch einen Zufall: Caros Schwiegermama arbeitete im Kösel-Verlag und erzählte im Lektorat von den beiden Freundinnen, die gerade kurz hintereinander schwanger geworden waren. Was für ein Glück, dass beide Lust auf das Abenteuer Fotomodel hatten – und auch ihre Männer Philipp und Tom sich darauf einließen! Mittlerweile ist bei beiden kleinen Familien übrigens ein weiteres Mal Nachwuchs in Planung bzw. angekommen! Das Handbuch macht anscheinend Lust auf MEHR. ☺

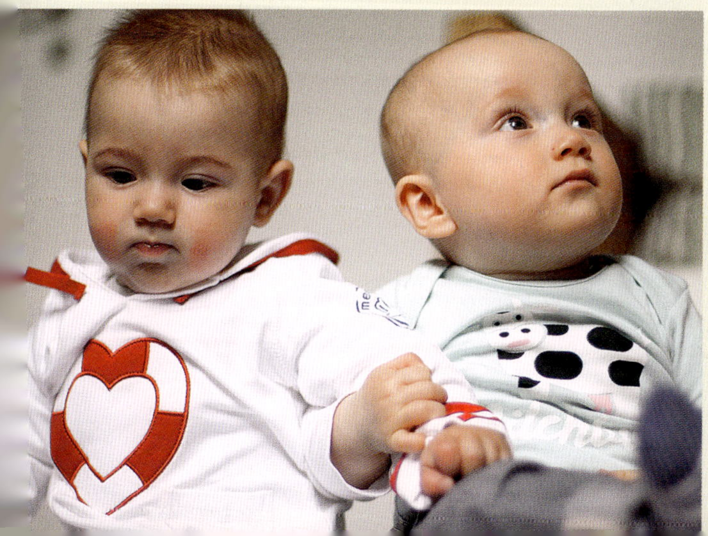

Jona und Timo, geb. 2011, unsere kleinen Glückskäfer. Waren vom ersten Moment immer dabei, aber erst später zeigten sie sich während eines Ultraschall-Fototermins auch persönlich. Ganz sicher: Sie lächelten bereits in die Kamera. Momentan überlegt sich das verschworene Duo allerdings eher, wie sie bald am besten ihre kleinen Geschwisterchen ärgern und die Mamas auf Trab halten können – es gibt so viele lustige Möglichkeiten …

Bonustrack

Eigentlich bedanken sich am Ende eines Buches ja nur die Autoren. Hier möchten wir es jedoch gerne einmal anders machen, denn am *Großen Mama-Handbuch* waren so viele Menschen mit ganzem Herzblut beteiligt, dass wir auch als Verlag an dieser Stelle DANKE! sagen möchten.

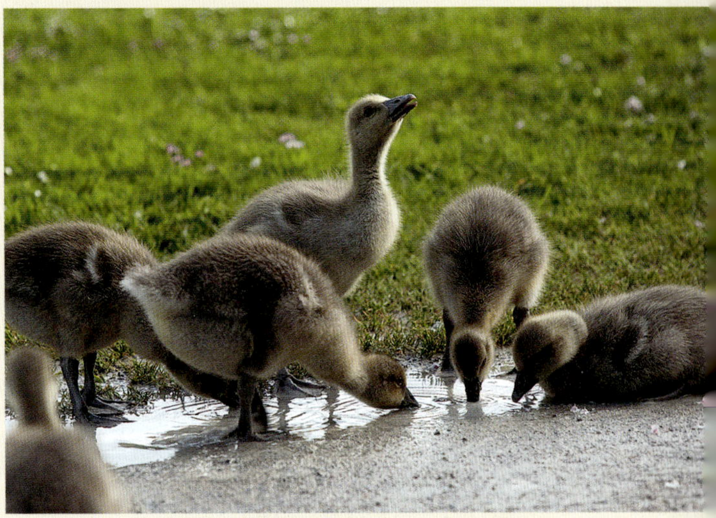

Wir bedanken uns:

- bei der wunderbaren Autorin *Vivian Weigert,* die neben den vielen kleinen Patienten, die täglich in ihrer Münchner Praxis auf sie warten, dieses Handbuch mit großer Leidenschaft und Engagement für alle Mamas und Papas gestemmt hat.
- bei *Dr. med. Wolf Lütje,* der ihr beratend zur Seite stand und dem es ein Herzensanliegen ist, schwangeren Frauen den Glauben an die eigene Geburtskraft zu vermitteln.

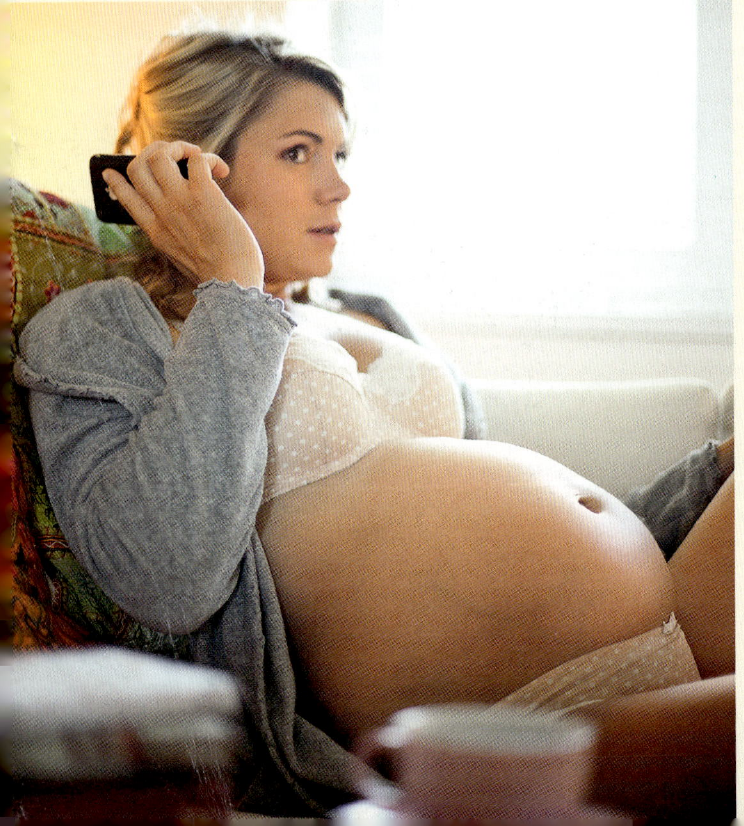

- bei *Susanne Krauss,* der besten und durch nichts aus der Ruhe zu bringenden Fotografin für ihr herzenswarmes Wesen und ihren unglaublichen Einsatz über 20 Monate Schwangerschaft, Geburt und Babyzeit: jonglierend auf Tischen und Stühlen, mitten im See, auf Socken im Kreißsaal – einfach durch nichts aufzuhalten.
- bei *Amelie* und *Caro*, »unseren« Models, sowie ihren Partnern *Philipp* und *Tom* sowie bei *Jona* und *Timo*, den süßesten Baby-Models der Welt! Danke, dass wir euch in dieser ganz besonderen Zeit begleiten durften und ihr uns Einblick in das Wunder der Geburt gegeben habt!
- bei *Laura Bertoldi*, unserer tollen Visagistin und der guten Seele des Projekts, für ihre Gelassenheit, ihr Anpacken in allen Shooting- und Lebenslagen sowie für ihre italienische Lebensfreude, mit der sie jedes Shooting bereicherte.
- bei der Hebamme *Sandra Lohrey* für ihre wichtigen Tipps und Kniffe und dafür, dass sie ihren ersten Modeljob mit Bravour gemeistert hat.
- bei *Dr. med. Peter Widschwendter* und der *Rotkreuzklinik Taxisstraße* für schöne Ultraschall-Bilder – vor und hinter den »Kameras«.

- bei Stylistin *Susa Lichtenstein*, die uns wertvolle Styling-Starthilfe leistete.
- bei der lieben Kollegin *Luise* für ihren Model-Einsatz und für ihre Schwiegertochter.
- bei der *Beratungsstelle für Natürliche Geburt und Elternsein e.V.* in der Münchner Häberlstraße, die uns ihre wunderbaren Räume zur Verfügung stellte und im *Café Netzwerk* köstlich schlemmen ließ.
- bei den Familien *Mones* und *Letzner*, dem *Schlosscafé im Palmenhaus* im Nymphenburger Park, München, den Läden *Paulina* mit *Marie Wörtz* sowie *Julies (Lili & Milou)* und *Julia Etzel*, der *Pasinger Fabrik*, dem *Perinatalzentrum Großhadern am Klinikum der Universität München* und der *Klinik für Gynäkologie und Geburtshilfe am Klinikum Dritter Orden* sowie bei der Hebamme *Susanne Hähle* und allen, die uns sonst noch für ein Shooting Haus und Hof, Bad, Schlafzimmer und Küche geöffnet haben.
- bei *Katrin Hugl*, die uns für ein Shooting ihren herrlich runden Babybauch fotografieren ließ – und das an ihrem errechneten Geburtstermin! Und bei *Lilli*, die zwei Tage darauf das Licht der Welt erblickte.
- bei *Dr. med. Bernd Berschick*, der uns 3D-Ultraschallbilder der neuesten Technik zur Verfügung stellte.
- bei folgenden Firmen, die uns für die einzelnen Shootings ihre Produkte kostenfrei zur Verfügung stellten: *www.tausendkind.de* (Baby-Outfits u.a. S. 351, 371, 392–394, 397, 405, 425), *Paulina* (Outfits S. 118, 119, 121, 142, 143), *Mamarella* (S. 47), *Julies* (S. 178–181, 298 rechts, 299 unten), *tobi GmbH* (Babybay S. 397/398), *Bykay* (Tragetuch S. 317, 362), *Didymos* (Tragetuch S. 326/327), *Babylonia* (Tragetuch S. 325, 377, 381), *BeSafe* (S. 166), *www.annaundpaul.de* (Schühchen Cover und S. 209 oben), *www.blumenkinder.eu* (Stoffwindeln, S. 308 unten).

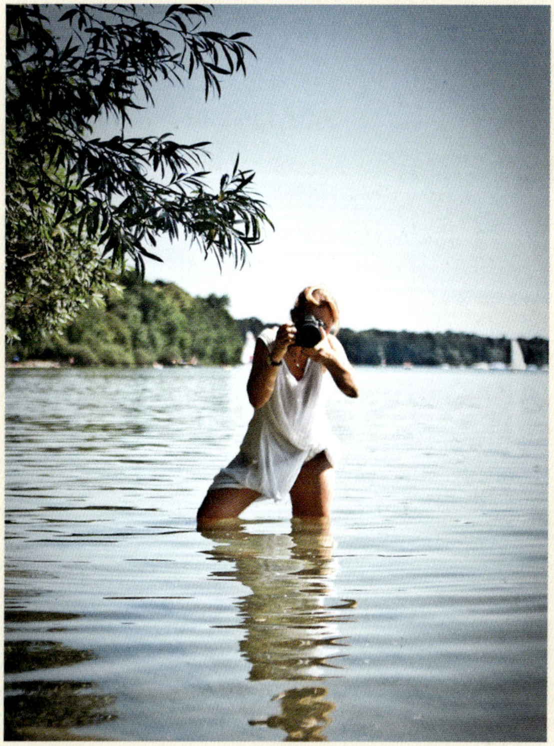

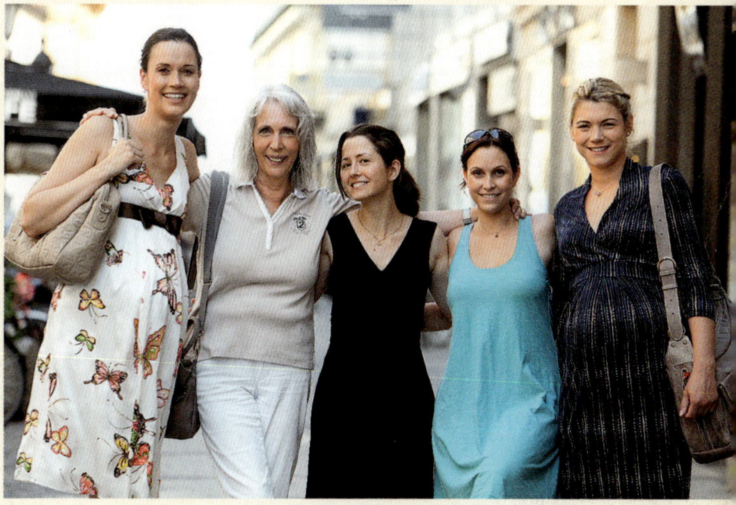

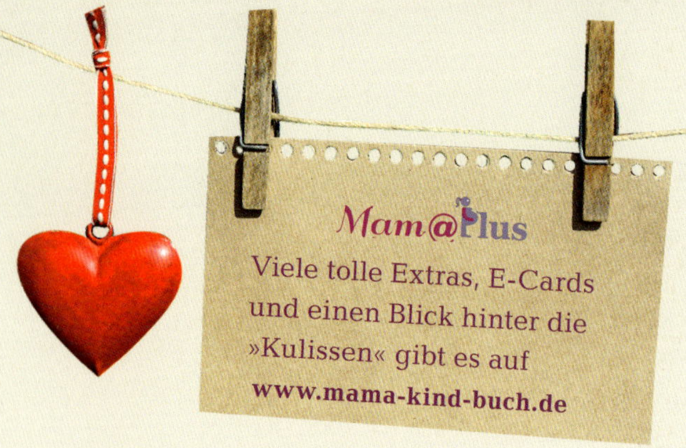

Dank der Autorin

An dieser Stelle geht mein herzlichster Dank an:

- alle Babys und ihre Eltern, die ich ein Stück begleiten durfte – dabei habe ich das meiste gelernt.
- meine Familie und FreundInnen – weil sie mir treu blieben trotz meines ewigen »Hab-keine-Zeit!«
- Ulrike Reverey, Wolf Lütje, Susanne Krauss sowie jede/n Einzelne/n in diesem fantastischen Buch-Team!
- meine unvergleichliche, allzeit unterstützende Lektorin Katrin Fischotter: Ohne sie und ihre kreativen Ideen (z.B. auch MamaPlus) wäre dieses Buch nicht halb so schön geworden!

Wichtiger Hinweis

Alle Behandlungsvorschläge, Hinweise, Ratschläge und Übungen in diesem Buch sind von den Autoren sorgfältig geprüft worden. Sie ersetzen jedoch keine ärztliche Abklärung. Im Zweifelsfall, bei akuten Schmerzen, Vorerkrankungen oder bestehender Erkrankung muss für eine konkrete Diagnose und entsprechende Behandlung stets ein Arzt aufgesucht werden. Eine Haftung vonseiten der Autoren oder des Verlags wird hiermit ausdrücklich ausgeschlossen.

Bildnachweis

Alle Fotos © Susanne Krauss, München. Ausnahmen: © Dr. med. Bernd Berschick, Praxis für Pränataldiagnostik, Willich (S. 117, 186, 208); © Fotolia / Team 5 (Memo, Memo mit Herz und Memo mit Stern: u.a. S. 39, 16, 106); © Fotolia / N-Media-Images (Stoffherzen: u.a. S. 24); © Getty Images/Stone / Neil Harding (S. 33); © Lennart Nilsson/SCANPIX (S. 138, 163 oben und unten, 187); © OKAPIA / OSF / Derek Bromhall (S. 13, 75, 95, 116, 139); © OKAPIA / NAS / Neil Bromhall (S. 94); © OKAPIA / CNRI (S. 51); © Philips AVENT | www.philips.de (S. 382); © Constanze Wild (S. 428 links)

Verlagsgruppe Random House FSC-DEU-0100
Das für dieses Buch verwendete FSC®-zertifizierte Papier *Primaset* liefert Arctic Paper Grycksbo AB, Grycksbo

Umschlag: Weiss Werkstatt München
Umschlagmotive: Susanne Krauss
Lektoratsleitung: Ulrike Reverey
Lektorat: Katrin Fischotter
Layout und Illustrationen: Karin Fercher, Alling; Nadine Wagner, München
Illustrationen Körper: Susanne Krauss, München (S. 12, 13, 26, 32, 50, 74, 95, 117, 139, 162, 187, 200, 209, 244 f., 264, 266)
Herstellung und Satz: Karin Fercher, Alling
Litho: LANAREPRO GmbH, Südtirol
Druck und Bindung: Mohn Media, Gütersloh
Printed in Germany
ISBN 978-3-466-34550-2

Weitere Informationen zu unserem gesamten lieferbaren Programm finden Sie unter
www.koesel.de